Schmerztherapie ohne Medikamente

Wolfgang Laube

Schmerztherapie ohne Medikamente

Leitfaden zur endogenen Schmerzhemmung für Ärzte und Therapeuten

Mit Geleitworten von Axel Daase, PhD und
Dr. Ulrich Frohberger

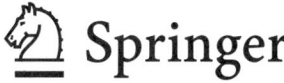

Wolfgang Laube
Department für Orthopädie, Unfall- und Wiederherstellungschirurgie
Martin-Luther-Universität Halle-Wittenberg
Halle-Wittenberg, Deutschland

ISBN 978-3-662-63845-3   ISBN 978-3-662-63846-0 (eBook)
https://doi.org/10.1007/978-3-662-63846-0

Die Deutsche Nationalbibliothek verzeichnet diese Publikation in der Deutschen Nationalbibliografie; detaillierte bibliografische Daten sind im Internet über http://dnb.d-nb.de abrufbar.

© Der/die Herausgeber bzw. der/die Autor(en), exklusiv lizenziert durch Springer-Verlag GmbH, DE, ein Teil von Springer Nature 2022
Das Werk einschließlich aller seiner Teile ist urheberrechtlich geschützt. Jede Verwertung, die nicht ausdrücklich vom Urheberrechtsgesetz zugelassen ist, bedarf der vorherigen Zustimmung des Verlags. Das gilt insbesondere für Vervielfältigungen, Bearbeitungen, Übersetzungen, Mikroverfilmungen und die Einspeicherung und Verarbeitung in elektronischen Systemen.
Die Wiedergabe von allgemein beschreibenden Bezeichnungen, Marken, Unternehmensnamen etc. in diesem Werk bedeutet nicht, dass diese frei durch jedermann benutzt werden dürfen. Die Berechtigung zur Benutzung unterliegt, auch ohne gesonderten Hinweis hierzu, den Regeln des Markenrechts. Die Rechte des jeweiligen Zeicheninhabers sind zu beachten.
Der Verlag, die Autoren und die Herausgeber gehen davon aus, dass die Angaben und Informationen in diesem Werk zum Zeitpunkt der Veröffentlichung vollständig und korrekt sind. Weder der Verlag noch die Autoren oder die Herausgeber übernehmen, ausdrücklich oder implizit, Gewähr für den Inhalt des Werkes, etwaige Fehler oder Äußerungen. Der Verlag bleibt im Hinblick auf geografische Zuordnungen und Gebietsbezeichnungen in veröffentlichten Karten und Institutionsadressen neutral.

Planung/Lektorat: Renate Eichhorn

Springer ist ein Imprint der eingetragenen Gesellschaft Springer-Verlag GmbH, DE und ist ein Teil von Springer Nature.
Die Anschrift der Gesellschaft ist: Heidelberger Platz 3, 14197 Berlin, Germany

Geleitwort Daase Axel

Hoffnung für Schmerzpatienten

Wer chronisch wiederholt oder dauerhaft Schmerzen hat, leidet nicht nur körperlich, sondern insbesondere auch seelisch, mental und kognitiv. Schmerzen ziehen „das ganze Sein" in Mitleidenschaft und beeinträchtigen die Lebensqualität des Menschen erheblich und nachhaltig. Die praktische Erfahrung belegt darüber hinaus, dass sich bei vielen Schmerzpatienten die Persönlichkeit ändert und sich daraus weitere Probleme ergeben.

Dieses Wissen und die praktischen Erfahrungen konnte ich während meiner Ausbildung zum Physiotherapeuten in den Jahren 1982–1985 natürlich noch bei Weitem nicht haben. Während dieser Zeit faszinierten aber besonders die manuellen Therapieinterventionen, mit denen Schmerzen deutlich gelindert werden konnten. Eine dieser damals bereits „faszinierenden", weil sehr wirkungsvollen, aber dennoch bis heute sehr wenig verbreiteten Techniken war die Periostmassage nach Prof. Vogler. Diese Therapietechnik sollte für das Berufsleben prägend werden. Mit der Anzahl der Behandlungen und den praktischen Erfahrungen bei Patienten mit sehr unterschiedlichen Schmerzursachen und der ständigen Beschäftigung mit den Ursachen der Wirkungen entwickelte sich ein „Antischmerzprogramm" und die Spezialisierung auf dem Gebiet der physiotherapeutischen Schmerztherapie mittels Periostdruckmassage, abgeleiteten myofaszialen Massagetechniken, aber auch einem auf die Schmerzlinderung ausgerichteten Beweglichkeitsprogramm. Eine zusätzliche sportphysiotherapeutische Ausbildung 1987 im Lehrinstitut für physikalische Therapie und Sportmedizin in Damp, eine sportphysiotherapeutische Ausbildung 2003 im Sportleistungszentrum Oberhaching sowie eine akademische Ausbildung in Physiotherapie an der Fachhochschule Nordhessen 2010–2011 boten sich logisch an, und das Konzept wurde durch aktive Programmteile erweitert, mit denen die Schmerzlinderung dauerhaft durch Trainingsanpassungen gesichert werden sollte und kann.

Die deutliche Schmerzlinderung durch die von Vogler erlernte Technik sowie mithilfe der erfahrungsbedingten Weiterentwicklungen zeigten, dass auch sogenannte „austherapierte" chronische Schmerzpatienten davon profitieren können. Diesen Menschen mit einer ergänzenden „nicht medikamentösen" Therapie zu helfen, wurde eine praktische Lebensaufgabe. Eine zwar sehr schmerzhafte, aber in der Folge effektiv die krankheitsbedingten Schmerzen lindernde Therapie kann die Lebensqualität sichern und steigern, Medikamente sparen und in vielen Fällen auch Operationen unnötig machen. Die Erfahrung besagt auch, dass Letzteres nur durch eine dauerhafte „aktive Mithilfe" der Patienten „zum eigenen Vorteil" erreicht werden kann, denn mit der Schmerzlinderung durch die Stimulation der körpereigenen Schmerzhemmung sind noch nicht die Ursachen beseitigt. Dies erfordert ein Trainingsprogramm. So entwickelte sich das Konzept der sogenannten „Regulativen Schmerztherapie", dessen einleitender Schwerpunkt die „passiven" Techniken zur Aktivierung der Schmerzlinderung sind. Sie werden durch ein Bewegungsprogramm und Beratungen und Anleitungen zum aktiven Lebensstil ergänzt. Dabei wird eine enge interdisziplinäre Zusammenarbeit mit psychologischen und sporttherapeutischen Therapeuten angestrebt.

Die Periostmassage ist notwendigerweise sehr schmerzhaft. Die Bewegungsausführungen fordern die Schmerztoleranz im Endbereich der Gelenkbewegungen, und sie sind gegenüber den „dekonditionierenden" Aktivitäten des täglichen Lebens „unüblich" sehr anstrengend, denn Ursache der Schmerzerkrankung ist vorrangig eine primäre und vielfach eine sekundäre chronische physische Inaktivität. Bei den Erklärungen der schmerzhaften Therapien und der erforderlichen Anstrengungen, um die notwendige Compliance dafür zu erreichen, den Beratungen und besonders anhand der Fragen der Patienten, wurde mir deutlich, dass die Hintergründe und Begründungen besser erklärt werden sollten. Da kam mir ein Zufall zu Hilfe.

Auf einem Weiterbildungslehrgang traf ich Dr. Laube, einen Sportmediziner, Physiologen und Reha-Mediziner, der sich in seinem gesamten Berufsleben mit Fragen der Sicherung der Belastbarkeit, der orthopädischen und traumatologischen Rehabilitation und insbesondere den therapeutischen Wirkungen des Trainings beschäftigt hat. Die Leidenschaft für das Thema Physiologie von Bewegung und Schmerz und der gemeinsame „praktische Kampf" für eine nachhaltige Schmerzlinderung und -freiheit bei den Patienten machte uns vom ersten Augenblick an zu Verbündeten. Ich, der Praktiker, und er, der Praktiker und Theoretiker. So ergänzten sich meine praktischen Erfahrungen bei der Behandlung von Schmerzpatienten mit seinem umfassenden theoretischen Wissen um die Entstehung und Therapie von chronischen Schmerzen. Entsprechend entwickelte sich in kurzer Zeit eine höchst fruchtbare Zusammenarbeit, zugunsten meiner Patienten. Meine Erklärungen, Begründungen und Empfehlungen für die Patienten wurden präziser, verständlicher und fortschreitend wissenschaftlicher unterlegt. Ein weiteres Ergebnis war, allen Interessenten die Informationen zu den Ansätzen und wissenschaftlichen Erklärungen der Therapiekomponenten der sogenannten „Regulativen Schmerztherapie" in einem Theorie- und einem Praxisbuch darzustellen. Ich darf mich auch beim Springer Verlag für das Interesse daran bedanken und wünsche, dass viele Therapeuten, aber auch Ärzte und Interessierte mit dem ersten Buch zu den wissenschaftlichen Hintergründen und Wirkungen der Komponenten viele wertvolle praktische Impulse erhalten. Des Weiteren sollen die physiologischen Grundlagen des „Buches Eins" und die Beschreibung der therapeutischen Praxis im „Buch Zwei" auch die Weiterbildung an der „Doctor painless Academy" unterstützen. Das gemeinsame Ziel ist, die Schmerzen wesentlich zu lindern, um die ursächlich wirkenden aktiven Belastungen ausreichend effektiv ausführen zu können und insgesamt einen „aktiven therapeutischen Lebensstil" zugunsten der Lebensqualität zu fördern.

Emmenbrücke, im … 2022

PhDr. Axel Daase
Schmerztherapiezentrum und painless academie

Geleitwort Frohberger Ulrich

Wissen über die Schmerzursachen und die therapeutischen Konsequenzen umsetzen

Das Wissen über die Ursachen der das Morbiditätsgeschehen absolut bestimmenden chronisch degenerativen Erkrankungen u. a. derjenigen des muskulofaszial-skelettalen Systems wie z. B. dem „low back pain", dem Schulter-Nacken-Syndrom als dem neuen Handy- bzw. Office oder auch Disuse-Syndrom, den primär nicht entzündlichen Arthrosen u. a. ist in den letzten 15–20 Jahren erheblich angestiegen. Dies gilt ebenso für die chronische Schmerzerkrankung als entweder dem „Endstadium der jeweiligen Pathogenese" oder als eine „hinzutretende eigenständige Schmerzerkrankung des Gehirns". Wenn die Konsequenzen dieses Wissens bereits präventiv bzw. therapeutisch umgesetzt werden würden, könnte die Prävalenz der Erkrankungen erheblich reduziert werden.

Auf den wissenschaftlichen Symposien zu den Ursachen, der Prävention, der Therapie und Rehabilitation und den Erfordernissen des Breitensports in den Vereinen und unterstützt durch das „Modell Leistungssport" sind die Fragen und Probleme der ansteigenden Morbidität u. a. der Stoffwechselerkrankungen „eigentlich scheinbar gelöst". So stellt sich die Frage, ob wir unser Wissen außerhalb der wissenschaftlichen Symposien konsequent nutzen oder besser, warum wir dieses Wissen „zum Vorteil des Einzelnen und der Gesellschaft" nicht nachhaltig wirksam werden lassen. Dazu gehört auch die Frage nach dem Wirksamwerden des von der WHO, der OECD und der EU erarbeiteten Konzepts der Salutogenese! Die aktuelle Antwort ist, es hapert an der Durch- und Umsetzung, die nur durch eine „Forderung und die Entwicklung der Selbstverantwortung zugunsten der eigenen Gesundheit" lösbar ist.

Die Erforschung von Krankheiten, von pharmakologischen Therapien muss für jede Lebensspanne wesentlich mehr durch begründete aktive Interventionen zur Entwicklung, Erhaltung oder Verbesserung des Gesundheitszustandes ergänzt werden. Nur Menschen nach einer aktivitätsbedingt gesunden Körperentwicklung und deren Erhaltung haben ein deutlich gemindertes Risiko für chronische Erkrankungen, sind langfristig im Freizeit- und Berufsleben leistungsfähig und werden „bevorzugt präventive ärztliche Leistungen" benötigen! Dann wäre sogar der Begriff „ganzheitlich" angebracht!

Seit Jahrzehnten reden viele von der sogenannten ganzheitlichen Medizin. In diesem Buch werden aus der Sicht des orthopädischen Praktikers die unverzichtbaren physiologischen Bausteine und Prozesse benannt, die diese Betrachtungweise einer funktionellen Medizin umsetzbar machen. Schmerzen sind das Symptom zahlreicher ineinandergreifender und bereits sehr langfristig bestehender Funktionsstörungen mit der Konsequenz von Strukturstörungen, die wiederum die Funktionsstörungen fortentwickeln. Die Darstellung der Pathogense im Kap. 5 beschreibt diese langfristigen Prozesse, ihre Ursachen und Konsequenzen sehr anschaulich. Die Identifizierung des Entwicklungsstandes dieser Prozesse macht erst eine wirklich ursächliche Therapie möglich.

So sind z. B. chronische Rückenschmerzen nur solange „unspezifisch", wie sie mit den heutigen diagnostischen Werkzeugen auf der körperlichen und psychischen Ebene noch keine Veränderungen hervorgerufen haben. Das bedeutet aber, dem sensomotorischen Funktionsstatus und den resultierenden Konsequenzen wird nur eine sehr ungenügende Aufmerksamkeit geschenkt. Die „Unspezifik" lebt von der körperlichen Dekonditionierung bzw. einem inadäquaten Trainingszustand und der fehlenden physischen Kompensation der beruflichen Anforderungen (PC-Arbeit, monotone physische Anforderungen)! Eine Ursache ist also definier- und damit beeinflussbar. Das ärztliche Tun muss die Funktionsstörungen und ihre strukturellen Folgen für den Gesamtorganismus erkennen, um begründete Interventionen abzuleiten.

Insbesondere bei intermittierenden und chronischen Schmerzen ist es notwendig, dass der/die erfahrene sich mit dem muskulofaszial-skelettalen System auskennende Arzt oder Ärztin die pathogenetische Kette gut kennt. Es liegen immer den ganzen Körper einbeziehende verkettete und parallele Funktions- und Strukturstörungen vor, die eben auch immer bereits sehr früh das Körperorgan Gehirn einbeziehen.

Dieses Buch beschreibt in anschaulicher Weise die physiologischen Ausgangspunkte und die pathophysiologischen Hintergründe, die die Ursachen der Beschwerden verständlich machen, und die Kette der aussichtsreichen therapeutischen Interventionen. Der/die engagierte und damit unvermeidlich wissenschaftlich interessierte Therapeut/-in erhält außerordentlich wichtige Brückenschläge von der Theorie in die Praxis!

Ich wünsche dem Autor, dass nach seinem Buch „Sensomotorik und Schmerz" (Springer 2020) auch dieses Buch die heutige und besonders zukünftige Generation der Ärzte motiviert, jeden Patienten mit wissenschaftlicher Neugier zu betrachten. Auf der erworbenen Wissensbasis und dem Grundsatz der immerwährenden Weiterbildung „Ich erkenne nur das, was ich kenne" ist es erforderlich, dem Patienten zuzuhören, ihn manuell bei gleichzeitiger Beobachtung der körperlichen und psychischen Reaktionen zu untersuchen, anschließend daraus begründete gezielte „Pfade" der funktionellen und einer angepassten biochemischen Diagnostik zu verfolgen und aus all diesen diagnostischen „Mosaiksteinen" ein belastbares kausales aktives Therapiekonzept abzuleiten!

Die heute leider oft so oberflächlich gewordene symptom- und nicht mehr ausreichend ursachenorientierte praktische Medizin bekommt mit diesem Buch ein Handwerkszeug, jeden Patienten wieder als eine „lohnende" Herausforderung anzusehen und dedektivisch kausale Zusammenhänge zu identifizieren und diese physiologischen/pathophysiologischen Erkenntnisse therapeutisch zu nutzen! Eines der beglückensten Resultate ist die Tatsache, dass, je weiter die ursächliche Diagnostik gekommen ist, umso besser die chemisch-medikamentöse Therapie in der Menge minimiert und nur noch befristet eingesetzt werden muss und kann!

Die Schwerpunkte der **inneren Medizin**, der **konservativen Orthopädie** und der **regenerativen Sportmedizin** sind eine Kombination aus „dem Organismus aufgezwungenen und nicht ursächlich wirkenden" funktionsverbessernden pharmakologischen, antiphlogistischen, antinozizeptiven und trophotropen Maßnahmen. Dies erfolgt „überhäufig oder vorrangig" nur „passiver" Physiotherapie. Das die Körperstruktur und die Funktion verbessernde Bewegungsprogramm, also die ursächlich wirkende Therapiekomponente, hat erhebliche Reserven. Auch psychischer Stress muss Berücksichtigung finden. Die monokausale Therapie ist bei chronischen Erkrankungen eine Illusion! Die aktive Entwicklung und Stärkung des Gesundheitsstatus schließt die Funktions- und Leistungsfähigkeit des Gehirns, der Logistiksysteme, der Muskulatur als größtes Körperorgan, immer verbunden mit den körpereigenen Signalstoffsystemen und den Immunfunktionen und die Belastungsfähigkeit der Bindegewebsstrukturen, ein.

Der aerobe Energiestoffwechsel in allen Körperregionen und nicht nur in den „für die Sportart oder den Beruf wichtigen" ist von höchster Wertigkeit, denn eine inadäquate Kapazität der energetischen Absicherung der Lebensprozesse und die Durchblutung sind die wesentlichen Quellen von Schmerzen. Die geschilderte „regulatorische" Schmerztherapie nach Daase/Laube ist zudem ein physiologisch begründbares Interventionsstufenprogramm als wertvolle Ergänzung nicht medikamentöser Schmerztherapie. Diese Zielstellung kann nur durch ein abgestimmtes Zusammenspiel von vielseitiger, auch intensiver und lang dauernder Belastung und der Regeneration erfolgen. Gesundheit ist identisch mit der physischen bzw. sportlichen Leistungsbreite und nicht mit einer Spezialisierung! Dies kommt in diesem Buch sehr gut zum Ausdruck. Des Weiteren wird verständlich, dass dem langen Entwicklungsweg chronisch degenerativer Erkrankungen auch ein langer, besser lebenslanger Therapieweg gegenübersteht und in aller Regel auch den Lebensstil betrifft.

Nicht zuletzt aus diesen Gründen sind die bisher noch zu wenigen umfassend diagnostizierenden und im Anschluss multimodal therapierenden Ärzte/-innen mit Reaktionen von Kostenträgern konfrontiert, die dann u. a. von überzogenen Maßnahmen sprechen. Hier geben die Werke von Wolfgang Laube eine hervorragende Agumentationshilfe zur wissenschaftlichen Begründung der im speziellen Falle gewählten diagnostischen und therapeutischen Wege.

Die Korrektur der Symptom-Bekämpfungs-Medizin und damit ein Paradigmenwechsel zur Förderung der Gesundheit durch vielseitige gesundheitssportliche Aktivitäten in der gesamten Lebensspanne ist dringend erforderlich. Dieses Buch möge vielen engagierten Therapeuten eine hilfreiche Unterstützung sein!

Münster/Deutschland, im ... 2021

Dr. Ulrich Frohberger
Praxis für Orthopädie, Osteologie und Sportmedizin, Zentrum für regenerative Medizin
Vorsitzender Bund der Osteologen Westfalen-Lippe e.V.

Vorwort Wolfgang Laube

Die Morbidität der Erkrankungen der physischen Inaktivität steigt

Trotz der letztendlich verschieden benannten chronisch degenerativen Krankheitsentitäten sind dennoch die dafür im Vordergrund stehenden Risikofaktoren, absolut angeführt von der ungenügenden physischen Aktivität, die heute bereits viel zu häufig und leider immer häufiger im Kindes- und Jugendalter beginnt, sehr einheitlich und „eigentlich problemlos!?!" beeinflussbar. Lt. GEDA 2014/2015-EHIS waren in Deutschland ohne wesentliche Unterschiede zwischen den Altersgruppen 54,7 % aller Menschen ab dem 18. Lebensjahr physisch inaktiv. Selbst in der Gruppe des oberen Bildungsniveaus betrug der Anteil 44,3 % (Nationale Diabetes-Surveillance am Robert Koch-Institut 2019). Die nahezu logische Konsequenz ist, dass 2010 60 % der Bevölkerung (18–79 Jahre) übergewichtig und 23,6 % an Adipositas erkrankt waren und 2015 jeder 10. Erwachsene einen Diabetes Typ II (Diabetes Typ I: 0,28 %!!!) hatte (Zylka-Menhorn 2017; Goffrier et al. 2017).

Die gemeinsame Basis chronisch-degenerativer Erkrankungen „Physische Inaktivität" dokumentiert sich somit folgerichtig auch in der Multimorbidität der Patienten. Das Ergebnis der physischen Inaktivität, die generalisierte Dekonditionierung mit ihrem Hauptmerkmal systemisch erhöhter Entzündungsstatus, ist gravierend häufig mit dem diese Entzündung zusätzlich fördernden Übergewicht bzw. der Adipositas kombiniert. Das kann mit einer diabetogenen Stoffwechselstörung gleichgesetzt warden, und durch die auch auf dieser Grundlage sich entwickelnde Kreislauferkrankung entsteht das metabolische Syndrom, das wiederum als ein „frühes" Entwicklungsstadium des Diabetes mellitus Typ II angesehen werden muss. Die Folgen der inaktivitätsbedingten Entzündung manifestieren sich gleichfalls in cerebralen Funktionsstörungen, und inzwischen sind auch 13 onkologische Erkrankungen damit in Zusammenhang gebracht worden. Des Weiteren liefert die Inaktivität die pathophysiologischen Grundlagen myofaszial-skelettaler Erkrankungen. Alle diese Entwicklungen und somit die Morbidität der Bevölkerung sind durch Aktivität und Ernährungsverhalten sicher beeinflussbar, „es kommt nur darauf an, dem absolut nicht abänderbaren biologischen Bedarf, weil phylogenetisch gewachsen und gegeben, gerecht zu werden".

Mit der beschriebenen Morbidität steigt auch die Prävalenz chronischer Schmerzsyndrome. 2013 berichteten 32,9 % einer repräsentativen Stichprobe über chronische Schmerzen. Bei 5,4 % lagen gleichzeitig körperliche und soziale und bei 2,3 % körperliche, seelische und soziale Beeinträchtigungen vor (Häuser et al. 2013). Eine Schmerzkrankheit hatten 24,0 % der Personen.

Da die physische Inaktivität der Hauptrisikofaktor der benannten Krankheitsentitäten ist, muss in logischer Konsequenz die physische Aktivität der Haupttherapiefaktor aller dieser Erkrankungen sein! Schmerzen verhindern Bewegungsaktivitäten. Es ist somit bei einem sehr großen Teil der Patienten zunächst erforderlich, dass „behindernde" Symptom Schmerz bzw. die Schmerzen als Ausdruck einer cerebralen Schmerzerkrankung abzumindern, um eine ausreichende Belastbarkeit für aktive Interventionen zu schaffen. Entsprechend stellt sich dieses Buch die Aufgabe, die Diagnostik der individuellen Schmerzhemmkapazität darzustellen und die therapeutische Kette von den „passiven" Interventionen zur Herstellung, Sicherung und Verbesserung der Belastbarkeit bis zu den dann ursächlich und nachhaltig wirkenden „aktiven" Interventionen zu beschreiben. „Passive" sollten nie ohne „aktive" Interventionen angewendet werden!!

Da der Bewegungsmangel bereits in der Jugend die Morbidität 20–40 später prägt (Crump et al. 2016, 2017), **er in allen Altersabschnitten gemeinsam mit einer überkalorischen und nicht vollwertigen Ernährung ein gravierender Risikofaktor ist und den Alterungsprozess fördert, gilt es aus gesellschaftlicher Sicht, diese Faktoren durch Forderungen und Förderungen zu minimieren, und es steht ein Wandel von einer „Reparaturmedizin" zur „Präventivmedizin" an.**

Altach, im Februar 2022

PD Dr. med. Wolfgang Laube

Facharzt für Sportmedizin, Physiologie, Physikalische und rehabilitative Medizin,

Vizepräsident der Gesellschaft für Haltungs- und Bewegungsforschung (GHBF),

Gastwissenschaftler an der Medizinischen Fakultät der Martin-Luther-Universität Halle-Wittenberg (Universitätsklinik Halle/Saale) und der Sportklinik Halle/S. – Zentrum für Gelenkchirurgie

Literatur

Crump C, Sundquist J, Winkleby MA, Sieh W, Sundquist K. Physical fitness among swedish military conscripts and long-term risk for type 2 diabetes mellitus: A cohort study. Ann Intern Med. 2016;164(9):577–84. https://doi.org/10.7326/M15-2002. Epub 2016 Mar 8.

Crump C, Sundquist J, Winkleby MA, Sundquist K. Interactive effects of physical fitness and body mass index on the risk of hypertension. JAMA Intern Med. 2016;176(2):210–6. https://doi.org/10.1001/jamainternmed.2015.7444.

Crump C, Sundquist J, Winkleby MA, Sundquist K. Interactive effects of physical fitness and body mass index on risk of stroke: A national cohort study. Int J Stroke. 2016;11(6):683–94. https://doi.org/10.1177/1747493016641961. Epub 2016 Mar 25.

Crump C, Sundquist J, Winkleby MA, Sundquist K. Interactive effects of obesity and physical fitness on risk of ischemic heart disease. Int J Obes (Lond). 2017;41(2):255–61. https://doi.org/10.1038/ijo.2016.209. Epub 2016 Nov 21.

Crump C, Sundquist J, Winkleby MA, Sundquist K. Aerobic fitness, muscular strength and obesity in relation to risk of heart failure. Heart. 2017;103(22):1780–7. https://doi.org/10.1136/heartjnl-2016-310716. Epub 2017 May 12.

Crump C, Sundquist J, Winkleby MA, Sundquist K. Interactive effects of aerobic fitness, strength, and obesity on mortality in men. Am J Prev Med. 2017;52(3):353–61. https://doi.org/10.1016/j.amepre.2016.10.002. Epub 2016 Nov 14.

Goffrier B, Schulz M, Bätzing-Feigenbaum J. Administrative Prävalenzen und Inzidenzen des Diabetes mellitus von 2009 bis 2015. Zentralinstitut für die kassenärztliche Versorgung in Deutschland (Zi). Versorgungsatlas Bericht Nr. 17/03. Berlin 2017. https://doi.org/10.20364/VA-17.03.

Häuser W, Schmutzer G, Hinz A, Hilbert A, Brähler E. Prävalenz chronischer Schmerzen in Deutschland. Befragung einer repräsentativen Bevölkerungsstichprobe. Schmerz. 2013 27:46–55. https://doi.org/10.1007/s00482-012-1280-z

Zylka-Menhorn V. Diabetes mellitus: Inzidenz und Prävalenz steigen in Deutschland. Dtsch Arztebl. 2017;114(15):A-748/B-634/C-620.

Inhaltsverzeichnis

Teil I Chronische Erkrankungen und Schmerzen

1   Primär chronisch degenerative Erkrankungen: ein Lifestyle-Produkt 3
    Literatur. 18

2   Schmerzen bei chronischen nicht entzündlichen und entzündlichen Erkrankungen 23
    Literatur. 38

3   Nicht pharmakologische Schmerztherapie: „counter-irritation" – „diffuse noxious inhibitory control" (DNIC) – „conditioned pain modulation" (CPM): eine lange Historie 43
    3.1 „Schmerz hemmt Schmerz" – ein historisches Beobachtungsergebnis. . . . 43
    3.2 Die counter-irritation 44
    3.3 „diffuse noxious inhibitory control" (DNIC) oder „heterotopic noxious counter-stimulation". 46
    3.4 „conditioned pain modulation" oder „inhibitory conditioned pain modulation" 48
    Literatur. 49

4   Chronischer Schmerz und Stressachse: autonomes Nervensystem und Hypothalamus-Hypophysen-adrenokortikale Achse (HPA) 51
    4.1 Interagierende Teilsysteme bestimmen die Gesamtfunktion 51
    4.2 Durchblutung, Schmerzen und neurovegetatives System 53
    4.3 Triggerpunkte, Schmerzen und neurovegetatives System 55
    4.4 Myofaszial-skelettale Erkrankungen und neurovegetatives System 58
    Literatur. 68

5   Pathogenese chronisch degenerativer Erkrankungen 73
    5.1 Physische Aktivität – Promotor der gesunden Ontogenese 73
    5.2 Physische Inaktivität – Promotor pathophysiologischer Prozesse. 75
    5.3 Wie kann die Pathogenese zur chronischen Schmerzerkrankung ablaufen?. . . . 80
    Literatur. 88

Teil II Physiologische Grundlagen der Schmerzhemmung und Diagnostik

6 Mechanismen der endogenen Schmerzhemmung ... 93
- 6.1 „counter-irritation" – DNIC – CPM. ... 93
  - 6.1.1 Der physiologische Mechanismus „Schmerz hemmt Schmerz" ... 96
  - 6.1.2 DNIC – CPM und höchste Hirngebiete ... 98
- 6.2 Offset-Analgesie ... 102
- 6.3 Zeitliche Summierung von Reizen („temporal summation of pain") ... 105
- 6.4 Nozizeptiver Flexorreflex (RIII-Reflex) ... 106
- 6.5 Somatosensorisch evozierte Potenziale (SEP) ... 109
- 6.6 „exercise induced hypoalgesia" (EIH) ... 110
  - 6.6.1 EIH und die Wirkungsmechanismen ... 111
  - 6.6.2 EIH und neurovegetative Regulation ... 116
  - 6.6.3 EIH und die HPA- und HPG-Achse ... 117
  - 6.6.4 EIH und Genetik ... 119
- 6.7 Interaktionen zwischen CPM und EIH ... 120
- 6.8 „hypertension-associated hypoalgesia" (HaH) ... 122
- Literatur ... 126

7 Diagnostik der endogenen Schmerzhemmkapazität und der Schmerzempfindlichkeit ... 137
- 7.1 Diagnostische Verfahren und Einflussfaktoren ... 137
- 7.2 Schmerzempfindlichkeit, -wahrnehmung und -toleranz: diagnostische Ziele ... 141
- 7.3 „conditioned pain modulation" (CPM): menschliches Korrelat der „diffuse noxious inhibitory control" ... 143
  - 7.3.1 CPM: Therapeutische Konsequenz und Prognose ... 143
  - 7.3.2 Die CPM-Diagnostik ... 145
- 7.4 „offset analgesia" ... 152
  - 7.4.1 Das diagnostische Prozedere der Offset-Analgesie ... 153
- 7.5 Zeitliche Summation von Reizen („temporal summation of pain"; TSP) ... 154
- 7.6 Nozizeptiver Flexorreflex (RIII-Reflex) ... 156
- 7.7 Somatosensorisch evozierte und laserevozierte Potenziale (SEP, LEP) ... 158
- 7.8 „exercise induced hypoalgesia" (EIH) ... 158
- 7.9 „hypertension-associated hypoalgesia" (HaH) ... 159
- Literatur ... 161

8 CPM und chronisch degenerative Erkrankungen und Schmerzsyndrome ... 167
- 8.1 Endogene Schmerzkontrolle: Gesund – chronische Schmerzen ... 167
- 8.2 Zentrale Sensibilisierung – pathophysiologisches Merkmal jeder chronischen Schmerzerkrankung ... 168
- 8.3 Chronische Schmerzsyndrome: Eigenständig oder pathogenetischer Schritt? ... 170

8.4		CPM und myofaszial-skelettale Erkrankungen	173
	8.4.1	Osteoarthrosen	173
	8.4.2	Chronischer „low back pain" (CLBP)	176
	8.4.3	Fibromyalgie	179
	8.4.4	Myofasziotendinöse Erkrankungen und Schmerzsyndrome	181
8.5		„hypertension-associated hypoalgesia"	185
Literatur.			189

9 „exercise induced hypoalgesia" – Integration von sensomotorischer Beanspruchung und Schmerzhemmung 197
   9.1 Physiologie der „exercise induced hypoalgesia" 197
   9.2 EIH und Dosis-Wirkungs-Beziehung 202
   Literatur. 207

Teil III Die therapeutischen Bausteine der „Regulatorischen" Schmerztherapie und ihre Wirkungen

10 Basis und Bausteine der nicht pharmakologischen Schmerztherapie 213
   10.1 Schmerzsyndrome: Genetische und epigenetische Faktoren 213
   10.2 Schmerzsyndrome: Physische Inaktivität – ein Hauptfaktor 214
   10.3 Chronische Schmerzen – eine Erkrankung des Gehirns 215
   10.4 Konsequenz: Multifaktorielle Schmerztherapie. 216
   10.5 Bausteine der nicht pharmakologischen Schmerztherapie 217
   Literatur. 222

11 Die passiven Bausteine der Regulativen Schmerzbehandlung – Schmerzlinderung, myofasziale Gewebehomöostase und -funktionen 225

11.1		Passiver Baustein: Periostmassage zur Aktivierung der endogenen Schmerzhemmung	225
	11.1.1	Innervation des Periosts – Grundlage der nozizeptiven Reizung	225
	11.1.2	Periostmassage	226
11.2		Weitere Interventionen mit Aktivierung der Schmerzhemmung	229
	11.2.1	Periostale elektrische Stimulation (Osteopunktur)	229
	11.2.2	Elektroakupunktur und transkutane elektrische Hyperstimulation.	232
	11.2.3	Dry needling	235
	11.2.4	Extrakorporale Stoßwelle	238
	11.2.5	Tiefe Querfriktion	239
11.3		Passiver Baustein: Bewegungen in den Endbereich des ROMs – Kapseldehnungen	243
	11.3.1	Die Innervation der Gelenkkapseln.	243
	11.3.2	Entzündungen der Gelenkkapseln bei degenerativen Prozessen.	250

　　　　　11.3.3　Schmerzhemmung durch Gelenkmobilisationen
　　　　　　　　und Dehnungen..................................... 251
　　　　　11.3.4　Mobilisationen und Dehnungen bei Schmerzsyndromen...... 253
　　　　　11.3.5　Physiologische Wirkprinzipien von Mobilisationen und
　　　　　　　　Dehnungen.. 256
　　11.4　Passiver Baustein: Weichteiltechniken zur Schmerzlinderung und
　　　　　Durchblutungsförderung – Steigerung Belastbarkeit................. 260
　　　　　11.4.1　Wirksamkeit myofaszialer Weichteiltechniken.............. 260
　　　　　11.4.2　Hauptzielstellung: Durchblutungsförderung und
　　　　　　　　Schmerzhemmung.................................. 262
　　　　　11.4.3　Massagen.. 269
　　Literatur... 274

12 Die aktiven Bausteine der Regulativen Schmerzbehandlung – langfristige anti-nozizeptive periphere und zentrale Reorganisation mit integrierter Qualifizierung der Schmerztoleranz und Schmerzhemmung 289

　　12.1　Aktiver Baustein: „exercise induced hypoalgesia"
　　　　　(EIH) – Schmerzhemmung durch kurze intensive
　　　　　Intervallbelastungen.. 289
　　　　　12.1.1　Intensive körperliche Belastungen – Stimulator
　　　　　　　　der cerebralen nozizeptiven Reorganisation................ 289
　　　　　12.1.2　Körperliche Aktivität: Ein alle Krankheiten übergreifendes
　　　　　　　　Therapieelement.................................... 291
　　　　　12.1.3　EIH bei muskuloskelettalen Schmerzen................... 293
　　　　　12.1.4　EIH bei Arthrosen.................................. 296
　　　　　12.1.5　EIH bei Fibromyalgie............................... 298
　　　　　12.1.6　EIH bei rheumatoider Arthritis........................ 300
　　　　　12.1.7　EIH bei Neuropathie................................ 301
　　　　　12.1.8　EIH bei alten Menschen.............................. 303
　　12.2　Therapeutisches Gesundheitstraining: psychophysische Bereitschaft
　　　　　und Toleranz, globale Aktivierung pedokranialer Ketten,
　　　　　schmerzadaptiertes Teil- und Ganzkörpertraining.................. 306
　　　　　12.2.1　Physische Aktivität – die essenzielle, nachhaltig wirkende
　　　　　　　　Komponente...................................... 307
　　　　　12.2.2　Therapeutisches Gesundheitstraining und Förderung
　　　　　　　　bewusster Leistungen............................... 309
　　　　　12.2.3　Therapeutisches Gesundheitstraining – komplexe
　　　　　　　　Aufgabenstellung.................................. 312
　　　　　12.2.4　Bewegungstraining ist Therapie des Gehirns, des HKS,
　　　　　　　　des Bindegewebes und der Fähigkeit zur
　　　　　　　　Strukturreorganisation.............................. 315

	12.2.5	Die Beanspruchungsformen des SMS und dessen energetische Absicherung 321
	12.2.6	Therapeutisches Gesundheitstraining: Ausgleich myofaszialer Dysbalancen 326
	12.2.7	Therapeutisches Gesundheitstraining: Lerntraining 328
	12.2.8	Therapeutisches Gesundheitstraining: Ausdauer 330
	12.2.9	Therapeutisches Gesundheitstraining: Kraft................ 333
12.3	Sekundär und tertiär präventives Gesundheitstraining................ 338	
	12.3.1	Körperstruktur: Reorganisation, Erhaltung und Verbesserung 339
	12.3.2	Ausbau und Erhaltung der energetischen Sicherung aller Lebensprozesse.. 340
	12.3.3	Muskelaktivitäten: Vermittler vielfältiger Abstimmungen und Wechselwirkungen zwischen Geweben und Organen 343
12.4	Multidisziplinäre Schmerztherapiekomponenten: Schmerzverarbeitung, aktiver Lebensstil, Ernährung 355	
	12.4.1	Hauptrisikofaktoren im Blickfeld......................... 356
	12.4.2	Lebensstil – aktive Leistung des Gehirns 357
	12.4.3	Ernährung notwendiger Einflussfaktor..................... 358
	12.4.4	Physische Belastungen – höchste Wirksamkeit 364
Literatur.. 369		

Teil IV Einführung in die Praxis der „Regulatorischen" Schmerztherapie bei chronischen Schmerzsyndromen verschiedener Ursachen

13 Die Elemente der „Regulativen" Schmerztherapie nach dem Daase-Konzept und das therapeutische Gesundheitstraining **387**
- 13.1 Anamnese und Befundaufnahme................................. 387
- 13.2 Periostdruck-, Faszienmassage und passive Dehnungen nach dem Daase-Konzept... 398
  - 13.2.1 Periostdruckmassage.................................. 398
  - 13.2.2 Faszienduckmassage 408
  - 13.2.3 Passive statische und dynamische Kapseldehnungen im Endbereich des ROM................................ 409
- 13.3 Das Painlessmotion-Programm nach dem Daase-Konzept und das therapeutische Gesundheitstraining............................... 411
  - 13.3.1 Painlessmotion-Übungen 411
  - 13.3.2 Die gesamte Therapiekette mit dem Gesundheitstraining 415
- Literatur.. 419

Stichwortverzeichnis.. **421**

Über den Autor

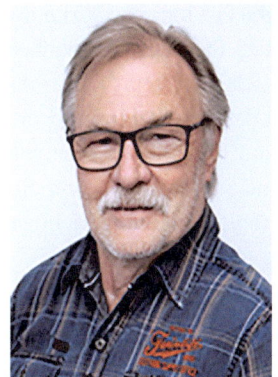

Wolfgang Laube Der Autor hat sich bereits als Jugendlicher sehr intensiv mit naturwissenschaftlichen Themen beschäftigt. Daraus entwickelte sich ein großes Interesse an Fragen „Wie funktioniert der Mensch? Wie lernt er Bewegungen? Wie entstehen sportliche Leistungen? Was ist wie und warum dafür zu tun?, und Was ist und wie entsteht körperliche und geistige Belastbarkeit und Gesundheit?" Letztere Themen ergaben sich auch fast automatisch aus seiner leistungssportlichen Aktivität bis zum 19. Lebensjahr. Während des Studiums an der Humboldt-Universität zu Berlin (Charité) wurden so auch die Fachgebiete Physiologie und Biochemie seine bevorzugten Wissensgebiete. Mit ihnen hat er sich aber nie ausschließlich aus „rein theoretischer Sicht und Interesse" beschäftigt, sondern immer in enger Verbindung mit den praktischen medizinischen Fachgebieten. Er begann nach dem 2. Studienjahr die Untersuchungen zur neurovegetativen kardialen Regulation bei untrainierten und trainierten Kindern und Jugendlichen im Belastungs-Erholungs-Zyklus für die Diplomarbeit und die Dissertation. Nach dem Studium realisierte er die Weiterbildung zum Facharzt für Sportmedizin. Hier konnte er nun auch das geweckte wissenschaftliche Interesse für die bisher bearbeiteten und nahtlos die resultierenden leistungsphysiologischen Themen voll einbringen, verwirklichen und ständig ausweiten. Nach der Facharztweiterbildung wechselte er in die sportmedizinisch-leistungsphysiologisch-sportwissenschaftliche Wissenschaft. Seit 1983 beschäftigt er sich mit dem sensomotorischen System, der neuromuskulären und neurovegetativen Diagnostik sowie der Objektivierung von Trainings- und Therapiewirkungen. Damit traten nun auch orthopädische und traumatologische Patienten in den fachlichen und wissenschaftlichen Fokus. Eine Promotion B (Habilitation) für Physiologie (Charitè) entstand zum Belastungs-Erholungsverhalten der Herz-Kreislauf- und Atemregulation in Korrelation zur muskulären Ermüdung und Erholung. Die Komplexität dieser Arbeit erlaubte es, den Facharzt für Physiologie zu erlangen. Der Autor blieb bewusst immer bevorzugt tätiger Arzt und nutzte im Weiteren die bisherigen wissenschaftlichen und praktischen Arbeitsergebnisse nahezu folgerichtig für Patienten in der Rehabilitation. Daraus resultiert der Facharzt für physikalische und rehabilitative Medizin als auch die Qualifikationen für Medizinische Informatik und Manuelle Medizin. Die stets sehr enge und für ihn fast logische Verknüpfung von Praxis und Wissenschaft ließ ihn auch mehrfacher Buchautor werden. Im „Sensomotorischen System" (Thieme) hat er sehr umfangreich und bewusst das gezielte Training als Konzept der Prävention, Therapie und Rehabilitation entwickelt. Das Konzept „Sensomotorik und Schmerz" und nun die „Nicht medikamentöse Schmerztherapie" sind folgerichtige Weiterentwicklungen.

Teil I
Chronische Erkrankungen und Schmerzen

Primär chronisch degenerative Erkrankungen: ein Lifestyle-Produkt

1

Aus der Sicht des Lebensstils gibt es hauptsächlich drei „eigentlich" sehr gut beeinflussbare Risiko- und Realisationsfaktoren für de facto alle chronisch degenerativ bedingten Erkrankungen und daraus sich entwickelnde Schmerzsyndrome:

- den Bewegungsmangel,
- das Rauchen (und weitere Genussgifte in Abhängigkeit von der Dosis [Alkohol] und Rauschgifte) und
- die kalorische Überernährung, häufig gekoppelt mit einer Fehlernährung.

Des Weiteren sind in Betracht zu ziehen die Genetik als Faktor der Ausbreitung von Erkrankungen (Goh et al. 2007) und soziale Faktoren, die die Interaktionen zwischen den Menschen wiedergeben. Letztere spielen offensichtlich im Sinne eines „lifestyle network" bzw. „physical inactivity network" (Pedersen 2009) u. a. bei der Adipositas eine höhere Rolle als die Genetik (Christakis und Fowler 2007). Die sozialen Faktoren lassen Häufungen von verschiedenen Erkrankungen auftreten.

Chronische Schmerzsyndrome werden immer häufiger und sind inzwischen ein gravierendes Problem für das Gesundheitswesen. Die Schmerzen beeinträchtigen gravierend die körperlichen Funktionen, die Lebensqualität und haben erhebliche sozioökonomische Konsequenzen. Sie entstehen als eigenständige Erkrankung des Gehirns und entwickeln sich als Ergebnis der cerebralen Sensibilisierung infolge einer vorausgehenden peripheren Sensibilisierung. Sie sind nicht „nur einfach" ein Symptom einer bestimmten Erkrankung. Für die zentrale Sensibilisierung kann eine Disposition, gegeben durch

- biologische (somatisch und/oder psychisch: kognitiv-emotionale Eigenschaften, Befinden und Verhalten, Komorbiditäten, ...) und
- psychosoziale Faktoren (Lebensqualität, Bildung, Gesundheitskompetenz, Selbstmanagement, Familie, berufliche Situation), vorliegen.

▶ **Wichtig** Regelmäßige physische Belastungen zur psychophysischen Beanspruchung zugunsten physiologischer (gesunder) Körperfunktionen sind in allen Lebensabschnitten als absolut erforderlich und wirksam erkannt. Aber aufgrund eines zu häufig „inadäquaten Bewusstseins (Gesundheitskompetenz)" zugunsten des Bedarfs zum „eigenen" gesundheitlichen Vorteil und/oder wegen ungünstiger sozialer Bedingungen werden gesundheitssportliche Aktivitäten in der gesellschaftlichen Breite nur ungenügend genutzt.

Nur 55,8 % der deutschen Bevölkerung ab dem 18. Lebensjahr haben eine „ausreichende" Gesundheitskompetenz, bei 31,9 % ist sie „problematisch" und bei 12,3 % „inadäquat". Der Bildungsgrad stellt eine wesentliche ursächliche soziale (und biologische) Komponente dar. In logischer Konsequenz drücken sich ein ungünstiges Gesundheitsverhalten bzw. eine geringe Gesundheitskompetenz in einem nachteiligen physischen und psychischen Gesundheitszustand aus (Jordan und Hoebel 2015).

Die Entwicklung einer Schmerzerkrankung hat differente pathophysiologische Ausgangspunkte und -abläufe, aber letztendlich doch gemeinsame Merkmale. Diese sind der chronische Schmerz, eingeschränkte physische Funktionen, Limitierungen der Mobilität, die Depression und Angst, emotionale Instabilität, häufig Schlafstörungen als auch eine eingeschränkte Compliance und Resilienz. Entsprechend empfehlen durchweg die Guidelines global physische Aktivitäten, aber keine konkreten diagnose- und vom Krankheitsstand abhängigen trainingstherapeutischen Parameter.

▶ **Wichtig** Die Verantwortung des Therapeuten liegt darin, die Belastungsinhalte Koordination, Ausdauer und Kraft ohne einen „Rahmentrainingsplan" in Abhängigkeit vom Stand der Pathogenese, den physischen Einschränkungen und dem psychischen Zustand individuell festzulegen, die Belastungen zustandsabhängig systematisch zu steigern und dabei psychosoziale Faktoren zu beachten.

Mindestens vier Kriterien müssen aber immer eingehalten werden:

1. die Mindestbeanspruchung bzw. der Belastungsaufbau in diese Richtung,
2. die Vielfältigkeit der Belastung,
3. das Training aller Körperregionen und
4. die längerfristig systematisch wiederholten Belastungen.

1 Primär chronisch degenerative Erkrankungen: ein Lifestyle-Produkt

In der modernen industrialisierten Welt wird der Mensch im täglichen Leben einerseits immer weniger bis kaum noch und andererseits sehr einseitig und monoton physisch gefordert. Er „verlernt" es immer mehr, „richtig" (sensomotorische Koordination), für die Erhaltung der Struktur „ausreichend intensiv" (Kraftausdauer, Maximalkraft) und für die Sicherung einer ausreichenden biologisch verwertbaren Energieproduktion auf aerober Grundlage „lange genug" (Langzeitausdauer I und II; Belastungsdauer 10–35 min bzw. 35–90 min) sein sensomotorisches System (SMS) zu fordern. Damit wird die Disposition für primär chronische Erkrankungen ohne und mit Schmerzsyndrom gelegt (Abb. 1.1).

Die industrielle gemeinsam mit der damit verbundenen kulturellen Entwicklung ist in einer sehr kurzen Zeitspanne durch einen steil fortschreitenden Bewegungsmangel charakterisiert. Immer mehr Berufe verlangen

- durch die absolut vorrangig im Sitzen ausgeführte PC-gestützte Tätigkeit im Büro (Arbeiten im Stehen wird häufiger, ist aber zz. doch noch die Ausnahme), aber auch
- durch die im steigenden Ausmaß und Umfang zunehmenden PC-gestützten Industriearbeitsplätze immer weniger physische Aktivitäten (Belastungen).

Physisch anstrengenden Berufen mit in der Regel sehr monotonen, vorrangig einzelnen bis zu häufigen kraftorientierten Belastungen fehlen genügend Ausdaueranforderungen, um damit sowohl die Ermüdungsresistenz und gleichbedeutend auch die Erholungsfähigkeit ausreichend entwickeln zu können. Die Erholung zum nächsten Tag wird über die Zeit unvollständig aber es ist stets erneut die gleiche Arbeitsleistung zu erbringen. Die Ermü-

umfänglich physische Aktivität in Art, Umfang, Intensität	ungenügende physische Aktivität in Art, Umfang, Intensität
effektive Strukturreize	defizitäre Strukturreize
Strukturentwicklung eu- / hypertroph, anti-inflammatorisch anti-nozizeptiv, anti-involutiv	Strukturentwicklung atrophisch, pro-inflammatorisch pro-nozizeptiv, pro-involutiv
Funktionen Schmerztoleranz⇑⇑, -hemmung⇑⇑ Gewebehomöostase gesichert Ermüdungsresistenz⇑⇑, Reparaturkapazität⇑⇑ Adaptationen Belastbarkeit⇑⇑, Kompensationsfähigkeit⇑⇑	Funktionen Schmerzintoleranz⇓⇓, -hemmung⇓⇓ Gewebehomöostase instabil/gestört Ermüdungsresistenz⇓⇓, Reparaturkapazität⇓⇓ Dekonditionierung/De-Adaptation Belastbarkeit⇓⇓, Kompensationsfähigkeit⇓⇓

Abb. 1.1 Konsequenzen der Aktivität und Inaktivität. Aktivität generiert umfängliche und adäquate Strukturreize, die den Organismus entwickeln (Kind, Jugend) und eine gesunde, physiologische Körperstruktur bedingen. Ungenügende physische Aktivitäten verursachen das Gegenteil

dung als reversibler Funktionsverlust aller sensomotorischen Beanspruchungsformen ist ein Faktor von myofaszial-skelettalen Fehlbelastungen. Die Selbstverantwortung für den entsprechenden aktiven Ausgleich in der Freizeit im Sinne der primären Prävention wird von zu vielen Menschen unzureichend wahrgenommen (s. Gesundheitskompetenz). Daraus folgen einerseits regionale monotone chronische Über-, aber zugleich chronische physische Unterforderungen, die eine Disposition für myofazial-skelettale Erkrankungen darstellen. In der Summe bestehen ungenügende Beanspruchungen und damit Strukturreize für viele Struktur- und Regulationsebenen des Organismus (Kap. 5). Es entwickeln sich Dysbalancen im Stütz- und Bewegungssystem mit fehl- und überbelasteten Regionen und Schwachstellen der mechanischen Belastbarkeit.

Da Menschen biologische Wesen sind, bedeutet die physische Inaktivität in jedem Alter unweigerlich Atrophie und – wenn bereits im Kindes- und Jugendalter vorherrschend – eine inadäquate Entwicklung. Dies führt nicht „nur" schlechthin zur Schwäche der Gewebe und Organe und somit zur Einschränkung ihrer Funktionsfähigkeiten, sondern zugleich sind die Ermüdungsresistenz, die Belastbarkeit, die Reparaturkapazität, die Regenerations- und Kompensationsfähigkeit gemindert. Alle Faktoren lassen die Grenze zur funktionellen und strukturellen Fehlfunktion und Schädigung durch Überlastung systematisch abfallen. Die Belastbarkeit kennzeichnet alle strukturellen und funktionellen Bedingungen und Voraussetzungen des Organismus, die es (ihm) ermöglichen, Belastungen ohne Beeinträchtigungen zu verarbeiten (Fröhner 2008). Der absolut größte Anteil resultiert aus dem Produkt des positiven Zyklus Belastung-Beanspruchung-Ermüdung-Erholung-Adaptation (Laube 2009, 2011). Bei Inaktivität läuft dieser Zyklus schleichend negativ ab, und es entstehen Dekonditionierung, De- und Maladaptation. Es ist dann „nur eine Frage der Zeit, bis sich daraus klinisch relevante chronisch degenerative Erkrankungen entwickeln" (s. Kap. 5).

▶ **Wichtig** Die Belastbarkeit ist absolut bevorzugt eine erworbene Eigenschaft. Sie verändert sich dynamisch in Relation zum Trainingszustand. Die Belastbarkeit ist gleichzeitig sowohl eine physische wie auch eine psychische Eigenschaft, denn beide Bereiche interagieren durch Aktivität oder Inaktivität positiv bzw. negativ miteinander.

Die Prävalenz muskuloskelettaler Schmerzsyndrome, des Übergewichts, der Adipositas, des metabolischen Syndroms, des Prädiabetes und des Diabetes mellitus Typ II als „Endstufe" (Laube 2020) der Entwicklung steigt weltweit deutlich an. Diese Aufzählung liest sich fast wie die pathophysiologische Kette der Entwicklung zum Diabetes Typ II mit allen verknüpften Komorbiditäten.

▶ **Wichtig** Ein weiterer gesundheitlich relevanter nachteiliger Aspekt ist mit der physischen Inaktivität verbunden. Die Alterungsprozesse werden gefördert. Die Funktionsschwächen infolge der Dekonditionierung und die altersbedingten Veränderungen laufen hinsichtlich ihrer Ergebnisse nicht nur in die gleiche Richtung, sondern „unterstützen" sich zum Nachteil der Person gegenseitig.

Der inaktivitätsbedingte Circulus vitiosus beginnt heute schon bei immer mehr Kindern und Jugendlichen, und er schreitet in der weiteren Lebensspanne systematisch fort. Schon länger bekannt und ebenso heute noch aktuell ist, dass bei ca. 40 % der Schulanfänger sensomotorische Koordinationsstörungen und bei ca. 60 % Schwächen des Bewegungsapparates vorliegen (Kunz 1993). Die Grundlagen chronisch myofaszial-skelettaler Schmerzsyndrome und von Stoffwechselerkrankungen werden somit auf der Grundlage ungenügender körperlicher Entwicklungen durch den Bewegungsmangel sehr frühzeitig gelegt. Entsprechend sind bereits 33 % der 10–19-jährigen Diabetiker am Typ II erkrankt, und 21–25 % der adipösen Kinder weisen eine verminderte Insulinaktivität auf (Künstlinger 2003). Kinder und Jugendliche sind zwar keine „kleinen Erwachsenen", aber bei ihnen wie im Erwachsenenalter bestehen gleichartige enge Korrelationen

- zwischen den Risikofaktoren physische Inaktivität, veränderte Fettstoffwechselparameter (LDH, Triglyceride), Hypertonie, Adipositas und arteriosklerotische Veränderungen bzw.
- zwischen der Adipositas, der Hypertonie und dem Diabetes mellitus (Kavey et al. 2003a, b).

Auf einen weiteren Faktor muss hingewiesen werden. Begleitet werden die atrophiebedingten Einschränkungen der Funktionen und der Abfall der mechanischen und metabolischen Belastbarkeitsgrenzen bei einer immer größeren Anzahl der Menschen von einer Über- und Fehlernährung. Unmittelbar am Körpergewicht sichtbar liegt ein Missverhältnis zwischen der Energiezufuhr und dem Energieverbrauch vor, und häufig wird die Energiebilanzstörung auch durch eine nicht vollwertige und in der Zusammensetzung nicht bedarfsgerechte Nährstoffaufnahme erweitert. Dadurch werden die Grenzen der Belastbarkeit weiter deutlich gesenkt und der pathogenetische Prozess des Entstehens und der Fortentwicklung chronisch degenerativer Erkrankungen bis zum Schmerzsyndrom vorangetrieben (Kap. 5).

▶ **Wichtig** Die Entwicklungsstadien der chronischen Erkrankungen nehmen sehr lange einen latenten Verlauf, sodass sie trotz des Starts in der frühen erst in der späten Lebensspanne oder zumindest erst nach sehr vielen Jahren klinisch relevant werden und die erforderliche Behandlung erfahren. Ein zusätzlicher Fakt ist, das Alter beeinflusst den Krankheitsverlauf. Die gleiche Erkrankung zeigt in den aufeinanderfolgenden Altersstufen, gegeben durch die unterschiedlichen Stadien der Struktur- und Funktionsstörungen, kein „einheitliches klinisches Gesicht". Der Alterungsprozess ist ein „Bias-Faktor".

Als die pathophysiologischen Grundlagen der inaktivitätsbedingten Krankheitsentwicklungen noch nicht ausreichend bekannt waren, wurden zeitgerecht die nachteiligen Auswirkungen auf das Blut, das muskuloskelettale, Herz-Kreislauf-, endokrine, gastrointestinale, reproduktive und das Nervensystem beschrieben und insgesamt als

„disuse syndrome" bezeichnet (Bortz 1984). Der gleiche Autor (Bortz 2018) schreibt viele Jahre später, dass die Wissenschaft inzwischen aus vielen Ansätzen Erklärungen für den Vorteil körperlicher Aktivitäten gefunden hat, und er schlussfolgert: „Der Körper ist am besten als System und nicht als Sammlung von Komponenten zu verstehen und das System ist als ein dynamisches Ganzes definiert, in dem der Energiefluss für die Funktion und den Stoffwechsel eine zentrale Bedeutung hat. Das Leben wird (muss) in Bezug auf die homöodynamische Beziehung zur äußeren und inneren Umwelt zu verstehen sein (verstanden werden), die (was) eine lebenslange Plastizität in Struktur und Funktion ergibt."

▶ **Wichtig** Mit dem „Energiefluss" kann problemlos der durch physische Belastungen als präventiv erkannte „motorische Energieverbrauch" in kcal/Woche verstanden werden (Paffenbarger et al. 1986; Slattery und Jacobs 1988; Slattery et al. 1989; Arraiz et al. 1992, Lee et al. 1995; Blair et al. 1995; Paffenbarger und Lee 1997; Lee und Paffenberger 2000; Sattelmair et al. 2011). Zusammengefasst kann ein Energieverbrauch zwischen 2000 kcal/Woche (8400 kJ/Woche) und 2500 kcal/Woche (10460 kJ/Woche) als optimal protektiv betrachtet werden. Aus der Sicht eines völlig Untrainierten ein sehr hoher Wert. Er muss auch erst einmal durch das Training aufgebaut werden, wenn man davon ausgeht, dass eine ca. 78 kg schwere Person bei 100 W auf dem Fahrradergometer nach einer Stunde nur ca. 400–420 kcal verbraucht hat.

▶ **Wichtig** Aus der lebenslangen Plastizität bzw. Adaptationsfähigkeit resultieren eben bei Inaktivität Schwäche und zeitabhängig komplexe Funktions- und irreversible Strukturstörungen und bei Aktivität dosisabhängig physiologische Funktionen und Strukturen mit gutem Gesundheitsstatus und einer angepassten Leistungsfähigkeit für den Beruf und das Freizeitverhalten.

Lees und Booth (2004) bezeichnen die durch physische Inaktivität begründeten multiplen chronischen Erkrankungen mit den resultierenden „Millionen vorzeitigen Todesfällen" als **„sedentary death syndrome"**. Der Diabetes mellitus Typ II wird als Beispiel benannt, denn er könnte durch ausreichende Bewegungsaktivitäten nahezu vollständig vermieden werden. „Typ 2 Diabetes is largely a human-made worldwide pandemic." Er steht dazu ausgehend von der Dekonditionierung und dessen systematischer Fortentwicklung und dem schleichenden Übergang zur Ausbildung der krankheitsspezifischen pathophysiologischen und pathomorphologischen Folgen am Ende einer langen pathogenetischen Kette (Laube 2020). Bezeichnend ist, bei Jung und Alt sind die Merkmale Glucoseintoleranz und Insulinresistenz charakteristisch für die physische Inaktivität, die Adipositas, das metabolische Syndrom und letztendlich den Diabetes Typ II wie auch vieler anderer chronischer Erkrankungen mit sekundärer Inaktivität. Aktive Personen in allen Altersklassen weisen diese Merkmale nicht auf, und somit ist auch der Alterungsprozess keine Disposition dafür.

1 Primär chronisch degenerative Erkrankungen: ein Lifestyle-Produkt

▶ **Wichtig** In Anbetracht der inzwischen vorrangig sitzenden und PC-gestützten Arbeits-, aber inzwischen auch Freizeitwelt beginnend im Kindesalter kann man beim Schulter-Nacken-Schmerzsyndrom in Anlehnung an das **„disuse bzw. sedentary death syndrome"** auch von einem **„Office-Syndrom"** oder von einem **„Handy-Syndrom"** sprechen. Die präventiven und/oder therapeutischen gesellschaftlichen wie medizinischen Konsequenzen sind übereinstimmend.

Bei vielen Ansätzen zur Erklärung der Krankheitsentwicklungen war es vorrangig noch eine phänomenologische Beschreibung der Tatsache, dass ungenügende physische Anstrengungen sowohl eine Disposition als auch der Realisator primär chronischer Erkrankungen sind. Es galt, die molekularen Mechanismen der durch Inaktivität verursachten Erkrankungen einschließlich ihrer Interaktionen mit dem genetischen Code (Gene, Polymorphismen) zu untersuchen und „frühe" Biomarker zu charakterisieren, um gezielt therapeutisch eingreifen zu können.

▶ **Wichtig** Hinsichtlich des genetischen Codes ist stets davon auszugehen und anzuerkennen, dass „bis vor historisch sehr, sehr kurzer Zeit" physische Belastungen das prägende Merkmal der ontogenetischen Lebensbewältigung und insgesamt der phylogenetischen Entwicklung waren.

Die Genetik „verlangt" physische Belastungen. Es wird auch die Meinung vertreten (Lees und Booth 2004), dass die Mechanismen aktiver Behandlungen nicht zu 100 % mit jenen identisch sind, die infolge der physischen Inaktivität die Erkrankungen verursachen und unterhalten.

▶ **Wichtig** Das therapeutische Training der Patienten bedeutet nicht einfach den „biologischen Rückweg auf der gleichen Straße" zu starten und entsprechend der langen Entwicklungsgeschichte auch lebenslang dort zurückzufahren. Der „Rückweg" hat zwar das gleiche grundsätzliche Ziel, nämlich Funktions-, Strukturverbesserung, -erhaltung und Schmerzlinderung, aber die konkreten komplexen Funktions- und Strukturstörungen der vorliegenden Erkrankung ohne und mit Komorbiditäten „versperren den direkten Weg zurück". Letzteres resultiert zugleich auch aus den immer parallel ablaufenden Alterungsprozessen, die Funktionsverluste bedeuten. Hierbei ist hervorzuheben, die klinische Symptomatik der „voll ausgebildeten" Erkrankung ist das Spiegelbild der interagierenden krankheitsspezifischen Teilfunktions- und Teilstrukturstörungen mit Auswirkungen auf die Funktion des gesamten Organismus. Der Gesamtorganismus ist krank.

Es ist nachgewiesen, dass die physische Inaktivität ein Risikofaktor für phänotypisch sehr unterschiedliche, gut bekannte chronische Erkrankungen ist, wie es bereits die Begriffe **„disuse syndrome"** und **„sedentary death syndrome"** ausdrücken. Hierzu gehören beispielhaft die des Stoffwechsels mit dem Endpunkt Diabetes Typ II, des kardiovas-

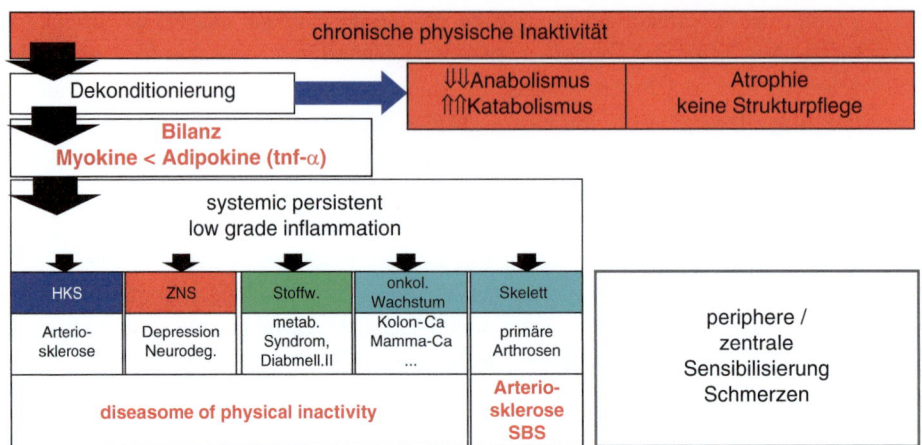

Abb. 1.2 Die Entwicklung der „diseasome of physical inactivity". Die physische Inaktivität führt zur Dekonditionierung, dessen Merkmal die systemische persistierende gering gradige Entzündung ist. Die Entzündung führt zu gewebespezifischen Struktur- und Funktionsstörungen, die klinisch als Erkrankungen des HKS, des Gehirns, des Stoffwechsels, des onkologischen Wachstums und des passiven Stütz- und Bewegungsapparates (SBS) äußern. Alle diese Erkrankungen sind in Abhängigkeit vom Stadium auch mit Schmerzen verbunden

kulären Systems, des Gehirns wie Depression und Demenz, aber auch onkologische Erkrankungen. Pedersen (2009) fasst alle diese Erkrankungen als **„diseasome of physical inactivity"** zusammen (Abb. 1.2).

▶ **Wichtig** In der Praxis wird wesentlich zu wenig oder zu spät die Tatsache betrachtet, dass die Inaktivität nicht „nur" nachteilige und krankhafte Veränderungen in der Körperperipherie verursacht. In allen Krankheitsstadien und -folgen ist, wie es auch für die peripheren Strukturen und Organe zutrifft, das Körperorgan Gehirn in unterschiedlichem Ausmaß mit seinen bewussten und unbewussten Funktionen und Leistungen einbezogen. Die resultierenden Regulationsstörungen sind das direkte Produkt der veränderten Gehirnfunktion.

Die Inaktivität und die sich langfristig entwickelnden Erkrankungen verändern auch die Motivationen, Emotionen, Einstellungen und Kompetenzen. Bei den chronischen Schmerzpatienten ist eine therapeutische Konsequenz z. B. die kognitive Verhaltenstherapie. Des Weiteren sind die im unbewussten Bereich vertretenen cerebralen Regulationen der Körperhomöostase vielfach verändert und gestört. Zentralnervöse Regulationsstörungen sind häufig auch das pathophysiologische Merkmal der Erkrankung wie z. B. bei der arteriellen Hypertonie. Es wird hier leider zu wenig die therapeutische Konsequenz Ausdauertraining eingesetzt, um die Herz-Kreislauf-Regulation zu trainieren und das periphere Gefäßbett zu vergrößern, sondern „nur" umgehend die pharmakologische Therapie eingeleitet und die „Ausdauertherapie" nicht verlangt.

Wichtig ist festzustellen, dass das Vorhandensein jeder dieser Erkrankungen das Risiko für jeweils andere bzw. weitere Erkrankungen dieser Palette steigen lässt. Die Erkrankungen liegen absolut nicht unabhängig voneinander vor. Sie stehen untereinander in Wechselbeziehung. Der physisch Inaktive und klinisch „noch" Gesunde, der übergewichtige und adipöse, derjenige mit einem metabolischen Syndrom, in der Regel der Patient mit Herz-Kreislauf-Erkrankungen, der durch Erkrankung sekundär Inaktive weist jeweils mit abgestufter Ausprägung aber übereinstimmend eine Insulinresistenz und Glucoseintoleranz auf.

> **Wichtig** Die eine phänotypische Erkrankung bedingt die Entwicklung einer anderen, und es besteht auf vergleichbarer Grundlage eine sogenannte Multimorbidität. Der Hintergrund ist, die zugrunde liegenden Funktionsstörungen z. B. im Stoffwechsel stimmen überein oder die funktions- und strukturgestörten Teilsysteme (Stoffwechsel, HKS, neuronales System, …) interagieren gegenseitig störend miteinander. Wenn das eine Teilsystem (Stoffwechsel, Mikrozirkulation, …) nicht mehr gesund funktioniert, dann kann auch das Wechselspiel mit den verknüpften Teilsystemen nicht mehr physiologisch sein. Die Systemtheorie, auf der auch das biopsychosoziale Modell beruht, muss konsequent beachtet werden.

Es ist nur einer Frage der Zeit, dass in der Konsequenz auch weitere maladaptive Veränderungen auftreten. Es läuft eine Kettenreaktion ab, die Pathogenese (Kap. 5), und die Erkrankung schreitet voran. Entsprechend ist letztendlich die Funktion des Gesamtorganismus krankhaft, obwohl dieser Funktionsstörung unterschiedliche Namen, Diagnosen, gegeben werden. So ist das Übergewicht eine Stufe und damit eine Disposition zum Diabetes, die Stoffwechselstörungen sind zugleich Promotoren für kardiovaskuläre Störungen, und die wirken auf den Stoffwechsel zurück. Für diese sehr komplexen Wechselbeziehungen im Körper gibt es immer mehr Untersuchungen und Evidenz. Die sekundäre physische Inaktivität ist der „selbst verantwortete und organisierte" Promotor (Motivation, Compliance, Resilienz) des Fortschritts der Pathogenese.

> **Wichtig** Inzwischen wurde herausgefunden, auf welcher Basis die physische Inaktivität die beschriebenen funktionellen und strukturellen Maladaptationen hervorruft und somit die pathogenetische Kette der verschiedenen chronischen Erkrankungen startet und unterhält. Es ist die **persistierende, generalisierte, systemische gering intensive Entzündung** („persistent systemic low grade inflammation"; Xu et al. 2003; Halle et al. 2004; Petersen und Pedersen 2005; Pedersen 2009; León-Pedroza et al. 2015).

Diese typischerweise nicht schmerzhafte Entzündung entsteht in allen Geweben des Körpers aufgrund einer defizitären Myokinproduktion. Ihre Entwicklung setzt nach dem Beginn einer Inaktivität nahezu unmittelbar ein (Olsen et al. 2008) und ist bei fehlender klinischer Symptomatik das eindeutigste und klarste Merkmal der Inaktivität (Handschin und Spiegelman 2008). Vertreter des Muskelsekretoms, der Myokine (Brandt und Pedersen 2010; Scheele et al. 2009; Pedersen 2011a, b; Schnyder und Handschin 2015), haben generalisiert eine antientzündliche Wirkung. Werden infolge unzureichender kontraktiler Muskelaktivitäten vermindert Myokine produziert, entsteht eine Bilanzverschiebung zugunsten der Adipokine. Dessen Vertreter TNF-α ist der Gegenspieler der entzündungshemmenden Myokine. Er stimuliert die benannte generalisierte Entzündung. Sie verursacht keine Schmerzen, und die Person ist subjektiv, aber nicht objektiv gesund. Sie ist zumindest gefährdet. Ihr Charakteristikum ist, dass sie Funktionsverluste und Schädigungen verantwortet. Sie wird deshalb auch als **„meta-inflammation"** bezeichnet. Neben der ungenügenden Entzündungshemmung finden auch die vielfachen myokinvermittelten „cross talks" (Kirk et al. 2020; Chen et al. 2020; Severinsen und Pedersen 2020) mit anderen Geweben (z. B. Bindegewebe-Knochen; Gomarasca et al. 2020) und Organen (z. B. Gehirn; Kim et al. 2019; Pedersen 2019; Fan und Xu 2020) nicht ausreichend statt. Die Wechselbeziehungen zwischen den Geweben und Organen leiden und werden zur Disposition und zeitabhängig zur Ursache von maladaptiven Entwicklungen.

Im Konzept der „diseasome of physical inactivity" sind die degenerativen Erkrankungen der Bindegewebestrukturen nicht integriert. Es musste aber bereits festgestellt werden, dass bei Kindern und Jugendlichen die Inaktivität

- ein Faktor einer inadäquaten Ausschöpfung der genetisch basierten strukturellen und funktionellen Entwicklungsmöglichkeiten des Organismus ist,
- gemeinsam mit der „unausgereiften" Gewebeentwicklung Schwächen der Gewebe-, Organ- und der sensomotorischen Funktionen verantwortet,
- eine defizitäre sensomotorische Koordination und Vielseitigkeit (s. Schulkinder) mit den jeweils zugehörigen relativ geringen konditionellen Fähigkeiten als Basis einer nachteiligen Biomechanik der myofaszialen pedo-kranialen Gelenkketten bei zusätzlich „unausgereiften", belastbarkeitsgeminderten Knorpelstrukturen hervorruft und
- wie bei Erwachsenen auch mit internistischen Krankheitsmerkmalen bzw. Erkrankungen wie u. a. Fettstoffwechselstörungen und Hypertonie einhergeht.

▶ **Wichtig** Die Funktions- und Leistungsfähigkeiten in der Jugendzeit stehen prognostisch für die Krankheitsentwicklungen in den nächsten 20–40 Jahren (Crump et al. 2016a, b, c, 2017a, b, c).

Die Entwicklungswege zur klinischen Relevanz der chronisch degenerativen Erkrankungen sind sehr lang. Entsprechend den benannten Faktoren starten die pathophysiologischen Prozesse wahrscheinlich bereits im ersten Lebensabschnitt (Syrenicz et al. 2006a, b).

▶ **Wichtig** Es wird für die primäre Osteoarthrose angenommen, dass die Grundlagen in der ungenügenden Entwicklung der Knorpelstrukturen infolge unzureichender mechanischer Belastungen im Kindes- und Jugendalter gelegt werden.

Die Gelenkknorpel erreichen nicht die „volle genetisch hinterlegte und realisierbare" Belastbarkeit. Im Ergebnis wird im jungen und mittleren Erwachsenenalter die Belastbarkeitsgrenze z. B. während beruflicher Aktivitäten wie dem Stehen über den gesamten Arbeitstag, bei handwerklichen, Transport- und Entsorgungstätigkeiten wiederholt vorzeitig erreicht. Die physischen Anforderungen wirken hierbei im Verbund mit der dekonditionierungsbedingt geschwächten Ermüdungsresistenz und Erholungsfähigkeit, häufig einem zu hohen Körpergewicht und myofaszialen Maladaptationen durch die bisherigen Tätigkeiten. Absolute Über- und Fehlbelastungen ergänzen die Ursachenpalette. Personen mit physisch nicht kompensierten PC-Arbeitsplätzen erleiden das **„Office-Syndrom"** (bevorzugt im Nacken-Schulter-Armbereich), indem eher generalisierte Defizite der sensomotorischen Funktionen und daraus folgend der myofaszialen Gewebestrukturen vorliegen. Alle diese Faktoren lassen die Knorpelschädigungen und somit die Arthroseentwicklung starten. Aus dieser Sicht sind primäre Arthrosen auch Erkrankungen des ersten Lebensabschnittes und nicht der späteren Lebensspanne, wo sie dann klinisch relevant werden. Funktionsstörungen des sensomotorischen Systems ergänzen und interagieren mit der geminderten Belastbarkeit der Bindegewebestrukturen.

▶ **Wichtig** Es ist sehr unwahrscheinlich, dass die inaktivitätsbedingten Stoffwechselveränderungen mit dem Überschreiten der Weichteil-Knochengrenze aufgehoben werden. Mikroangiopathien und die „persistent systemic low grade inflammation" liegen ebenso im Knochengewebe und somit auch an der Knochen-Knorpelgrenze vor.

Auch wenn bisher die subchondrale Mikrozirkulation sowohl als Ursache oder auch als Folge von Knorpelschädigungen nicht hinreichend analysiert ist, muss ihr ein Betrag zugeschrieben werden. Sicher ist, dass physische Inaktivität die Mikrozirkulation einschränkt. Zhong et al. (2018) nutzen die Diabetes Typ II bedingten mikrovaskulären Veränderungen in der Netzhaut und der Niere (Proteinausscheidung im Urin) bei 2170 Patienten über 50 Jahre als Modell, um die Relation zwischen Mikrozirkulation und Knochenstruktur (LWS, Hüftgelenk, Femurhals) darzustellen. Die Personen mit der ausgeprägtesten Mikroangiopathie wiesen die geringsten Mineraldichten auf. Die Mikroangiopathie zeigte sich negativ bei den postmenopausalen Frauen, aber nicht bei den Männern mit der Knochenmineraldichte (LWS, Femurhals) korreliert (LWS: $r = -0{,}522$, $p < 0{,}001$; Femurhals: $= -0{,}314$, $p < 0{,}009$). Wieder am Beispiel von älteren Diabetikern (62 ± 8 Jahre; BMI $27{,}6 \pm 4{,}2$ kg/m^2) ergab sich, dass mit fortschreitender Minderung der Knochendichte steigende systolische Blutdruckwerte vorliegen ($p = 0{,}11$). Die multiple lineare statische Analyse zeigt, dass, wenn der T-Score die abhängige Variable darstellt, der HbA1c-Wert und der systolische Blutdruck (RRs) die stärksten Prädiktoren sind. Das Alter und der RRs sind unabhängig invers mit dem T-Score des Schenkelhalses und der Hüfte assoziiert (Zhou et al. 2017). Allerdings wieder bei bereits fortgeschrittener Arthrose kann im subchondralen Tibiaplateau (Gewebeentnahme während der OP) bei Hypertonikern und Diabetikern ein verstärkter Verlust der Mineraldichte ($p = 0{,}034$) und medial eine geminderte Festigkeit (gesteigerte Porosität) gefunden werden (Wen et al.

2013). Brookes und Revell (1998) berichten, dass die Arteriosklerose im Femurknochenmark ca. 10 Jahre früher als im Gehirn, dem Myocard und der Oberschenkelmuskulatur gefunden werden kann.

▶ **Wichtig** Die Befunde zur Mikrozirkulation im Knochen und der Knochenstruktur in sehr späten Erkrankungsphasen sind zumindest ein Hinweis dafür, dass sehr wahrscheinlich auch schon diabetogene Stoffwechselstörungen, gegeben durch die Insulinresistenz und die Glucoseintoleranz, und die sehr häufige chronisch degenerative Erkrankung arterielle Hypertonie die Mikrozirkulation in den Knochen und damit auch subchondral nachteilig beeinflussen und langfristig als Faktor der Belastbarkeit wirksam werden. Die primäre Arthrose gehört zu den „diseasome of physical inacitivity".

Die diabetogene Stoffwechsellage weist jeder physisch Inaktive auf. MRT-Befunde belegen zugleich, dass bei Arthrosen ein Knochenmarködem vorliegen kann, welches dann natürlich durch verlängerte Transportwege und interstitielle Milieuveränderungen die Ver- und Entsorgung des Gewebes mindert. Die O_2-Mangelversorgung und die resultierende Azidose fördern die Osteoklasten- und hemmen die Osteoblastentätigkeit. Die diabetogene Stoffwechsellage begünstigt die Gewebeschädigungen, die im Weiteren ohne Restitutionsmöglichkeit und eigengesetzlich systematisch fortschreiten.

▶ **Wichtig** Nachteilig unterstützt werden die subchondralen Verhältnisse durch die ungenügende Nutzung des gesamten Gelenk-ROMs und zyklische und azyklische Gelenkbelastungen, die der „Auftraggeber" für die Produktion der Gelenkflüssigkeit als Ernährungsmedium des Knorpels sind.

Alle diese Fakten sprechen für die Schlussfolgerung von Frank (2003). Er sieht die degenerativen Arthrosen als eine Verlaufsform der „Arteriosklerose im Stütz- und Bewegungsapparat" an. Ausgangspunkt ist das metabolische Syndrom mit seinen Versorgungsdefiziten, Gefäßschädigungen und Stoffwechselstörungen in den Gelenkstrukturen.

▶ **Wichtig** Alle chronisch degenerativen Erkrankungen sind letztendlich auch mit Schmerzen verbunden, denn sie verursachen und verantworten Veränderungen in den Geweben, die in eine periphere Sensibilisierung der myofaszialen Strukturen münden. Bestehen über längere Zeiträume Schmerzafferenzen, kann das Gehirn maladaptiv mit einer zentralen Sensibilisierung antworten. Damit ist dann eine zusätzliche und unabhängige Schmerzerkrankung entstanden (vgl. Laube 2020[4180]).

Die Schmerzen der primär chronisch degenerativen Erkrankungen sind ein langfristiges Produkt der physischen Inaktivität. Sie hat aus einer eutrophisch bzw. anti-atrophischen, anti-inflammatorischen, anti-nozizeptiven und letztendlich auch anti-involutiven Körperstruktur und -funktion eine atrophische, pro-inflammatorische, pro-nozizeptive und pro-involutive Körperstruktur und -funktion gemacht (vgl. Kap. 5, Abb. 5.2, Laube 2014, 2020).

▶ **Wichtig** Es darf hervorgehoben werden, dass degenerative Veränderungen der Gelenke und der Wirbelsäule keine oder kaum Schmerzen verursachen müssen, wenn der Trainingszustand der Muskulatur altersgerecht sehr gut ist.

Der essenzielle Stimulator für die Adaptationen aller Gewebe und Organe des Organismus sind auf der Basis der vorausgehenden und immer ablaufenden regulatorischen zentralnervösen Funktionen (Handlungs- und Bewegungsprogramm) die Muskelaktivitäten, indem die aktive Muskulatur

- als Generator des Afferenzmusters eine „digitale Informationsquelle" für die reafferente Beanspruchung des Gehirns,
- als Signalstoffproduzent der Myokine „biochemische Informationsquelle",
- als „mechanische Informationsquelle" für die Mechanotransduktion des Muskelgewebes selbst und der Bindegewebestrukturen,
- als Stimulator des Stoffwechsels nicht muskulärer Gewebe und Organe und
- als Stimulator der lokalen Signalstoffproduktionen nicht muskulärer Gewebe fungiert (Abb. 1.3),

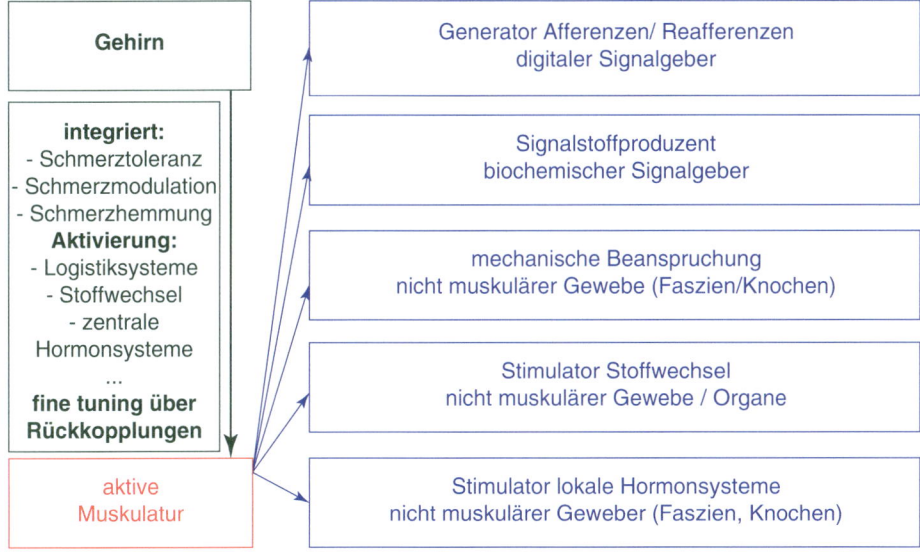

Abb. 1.3 Das Gehirn aktiviert die Muskulatur und als integrierter Teil des Programmes auch die „erwartete" Logistikfunktion, den Stoffwechsel und die zentralen Hormonachsen. Erst die daraufhin aktive Muskulatur fungiert als digitaler Signalgeber, indem die Sensoren die resultierenden Änderungen codieren, als Hormonproduzent, wenn die Mindestbelastung vorliegt, als Stimulator der mechanischen Beanspruchung des Bindegewebes, des Stoffwechsels und der lokalen Signalstoffsysteme nicht muskulärer Gewebe und Organe

um die Homöostase sowohl für sich selbst aufrechtzuerhalten und als Signalgeber die Sicherung und Anpassung der Homöostase der erforderlichen Stoffwechsel- und Gewebeanpassungen in den nicht muskulären Geweben zu gewährleisten.

▶ **Wichtig** Für die Prävention und die Therapie sind die Muskelaktivitäten die essenziellen Faktoren der generalisierten Entzündungshemmung und den „cross talks" zwischen den Geweben und Organen und damit der primäre Ausgangspunkt und die Voraussetzung für gesunde Strukturen und Funktionen des gesamten Organismus. Der Faktor Ernährung begründet einen gut funktionierenden und gesunden Baustoffwechsel, der durch die Muskeltätigkeit stimuliert wird, und kann einen wichtigen Beitrag zur Entzündungshemmung leisten.

Der Stoffwechsel wird direkt im Muskel und über Interaktionen mit nicht muskulären Geweben körperweit reguliert. Im Gehirn wird die Neurogenese (Hippocampus) gefördert und die synaptische Plastizität in Strukturen und Funktionen der bewussten Leistungen stimuliert. Die kognitiven Funktionen sind bevorteilt. Ein Faktor gegen Depression, Angst und sicher auch Schmerzen.

Fehlen die absolut aktivitätsabhängigen muskulären Signalsubstanzen, leiden die Gewebe- und Organinteraktionen und der Gesamtorganismus. Der Mensch ist über lange Zeiträume scheinbar gesund, bis die Symptome der resultierenden Erkrankungen auftreten und die Lebensqualität einschränken. Die Symptome entstehen, indem jedes Gewebe spezifisch die schwellende „persistent systemic low grade inflammation" mit maladaptiven Veränderungen beantwortet. In den Gefäßwänden läuft die Entwicklung der Arteriosklerose ab, im Gehirn Veränderungen, die sich klinisch z. B. als Depression äußern, die Muskelfasern werden insulinresistent usw., und katabolen (Atrophie) und maladaptiven Prozesse finden parallel statt.

▶ **Wichtig** Das Auslösen einer pathogenetischen Kette (Kap. 5) aufgrund des gleichen Risikofaktors, physische Inaktivität, und gut vergleichbaren bzw. übereinstimmenden biologischen oder sehr ähnlichen Störungsmustern bei letztendlich differenter Phänomenologie der verschieden benannten Erkrankungen (Diagnosen) machen sowohl die Prävention als auch die Therapie „grundsätzlich sehr einfach". Die Therapie der Wahl sind physische Aktivitäten!

Auch wenn es den direkten Weg zurück nicht geben kann, ist das Prinzip der Therapie immer das Gleiche: Modifiziert durch den Krankheitszustand sind es systematische physische Aktivitäten nach sportwissenschaftlichen Kriterien das Mittel der 1. Wahl! Es ist aus mehreren Gründen lebenslanges therapeutisches Gesundheitstraining (Laube 2020) notwendig:

1. Die Krankheitsentwicklung nimmt Jahre in Anspruch, was dann auch für den Therapiezeitraum gilt.
2. Die krankheitsbedingten Maladaptationen der Strukturen und damit der Funktionen lassen sich nicht vollständig rückgängig machen. Neben den funktionsspezifischen „physiologischen" Strukturverbesserungen sind funktionelle und strukturelle Kompensationen wichtig.
3. Die Trainierbarkeit und die Belastbarkeit des Patienten sind reduziert, und diese Faktoren gehören auch zu den therapeutischen Zielen.
4. Der Alterungsprozess interagiert sowohl mit den Erkrankungen als auch mit der Trainierbarkeit und der Belastbarkeit, denn sein Merkmal ist Ab- und Umbau.

Schmidt et al. (2020) beschreiben die Prävalenz muskuloskelettaler Symptome und Erkrankungen (Rücken, Osteoporose, Arthrose, Arthritis) auf Basis einer bevölkerungsbasierten nationalen Kohortenstudie (NAKO; März 2014 bis März 2017, Alter 20–75 Jahre, Teilnehmer: Interview 101.779, klinische Untersuchungen 9370). Die Häufigkeit von jemals aufgetretenen Rückenschmerzen von 3 Monaten und länger lag bei 22,5 % und die von Arthrosen bei 20,6 %. Die Gonarthrose und mäßige bis starke Rückenschmerzen sind mit 11 % vertreten. Die Osteoporose und die rheumatische Arthritis haben mit 2,9 % und 1,9 % nur einen sehr geringen Anteil.

In einer repräsentativen Stichprobe der allgemeinen deutschen Bevölkerung (Häuser et al. 2013) klagten 32,9 % über chronische muskuloskelettale Schmerzen. Für die USA ist bekannt (Burris und Koester 2013), dass ein Drittel der Bevölkerung von Schmerzen betroffen ist und dass dieser Anteil größer als die Anzahl der Menschen mit kardiovaskulären und onkologischen Erkrankungen zusammen ist. Diese Angaben sind mit dem gewichteten Mittel der Prävalenz des chronischen Schmerzes von 35,5 % bei einer Schwankungsbreite von 11,5 bis 55,2 % absolut übereinstimmend (Ospina und Harstall 2002).

Damit sind Überlegungen zur Pathogenese dieser Schmerzen aus biopsycho(physiologischer bzw. pathophysiologischer)sozialer Sicht nahezu zwingend erforderlich. Es gilt, dieses Phänomen einzudämmen und zu beherrschen.

Schmerzen beeinflussen gravierend

- die Motivationen,
- die Entscheidungen,
- die Emotionen,
- die psychische Widerstandsfähigkeit („resilience") und die Kooperativität und Bereitschaft zur aktiven Mitwirkung („compliance") und
- die sensomotorischen Aktivitäten des Alltags, aber ebenso die des therapeutischen Bedarfs.

> **Fazit**
> Chronisch degenerative Erkrankungen und Schmerzsyndrome sind in gravierendem Ausmaß ein Lebensstilprodukt. Entsprechend ist eine langfristige nicht pharmakologische Schmerztherapie die ursächlich wirkende Behandlungsoption. Physische Belastungen sind die Führungsgröße in Richtung der körperlichen peripheren und zentralen Reorganisation. Um diese „aktive Führungsfunktion" wirksam werden zu lassen, sind auf die persönlichen bewussten Einstellungen, Motivation, Emotionen und auf die Fähigkeit und die praktische Realisation ausgerichtete Interventionen erforderlich. Pharmakologische Interventionen sollten minimalistisch bedarfsgerecht eingesetzt werden. Entsprechend liefern für den Therapeuten die Hands-off-Methoden den roten Faden jedes Therapiekonzepts, der bedarfsgerecht von den Hands-on-Methoden abgesichert, unterstützt und begleitet wird.

Literatur

Arraiz GA, Wigle DT, Mao Y. Risk assessment of physical activity and physical fitness in the Canada Health Survey mortality follow-up study. J Clin Epidemiol. 1992;45(4):419–28.

Blair SN, Kohl HW 3rd, Barlow CE, Paffenbarger RS Jr, Gibbons LW, Macera CA. Changes in physical fitness and all-cause mortality. A prospective study of healthy and unhealthy men. JAMA. 1995;273(14):1093–8.

Bortz WM II. The disuse syndrome. West J Med. 1984;141:691–4.

Bortz WM. Perspective: why exercise is good and its lack bad for everything. Am J Lifestyle Med. 2018;13(3):269–74. https://doi.org/10.1177/1559827618778236. eCollection May–Jun 2019.

Brandt C, Pedersen BK. The role of exercise-induced myokines in muscle homeostasis and the defense against chronic diseases. J Biomed Biotechnol. 2010;2010:520258. https://doi.org/10.1155/2010/520258. Epub 2010 Mar 9.

Brookes M, Revell WJ. Blood supply of bone. Scientific aspects. London: Springer;1998. S. 70–4, 291–303.

Burris S, Koester S. Investigating the intersection of policing and public health. PLoS Med. 2013;10:e1001571. https://doi.org/10.1371/journal.pmed.1001571.

Chen W, Wang L, You W, Shan T. Myokines mediate the cross talk between skeletal muscle and other organs. J Cell Physiol. 2020. https://doi.org/10.1002/jcp.30033. Online ahead of print.

Christakis NA, Fowler JH. The spread of obesity in a large social network over 32 years. N Engl J Med. 2007;357(4):370–9. https://doi.org/10.1056/NEJMsa066082. Epub 2007 Jul 25.

Crump C, Sundquist J, Winkleby MA, Sieh W, Sundquist K. Physical fitness among Swedish military conscripts and long-term risk for type 2 diabetes mellitus: a cohort study. Ann Intern Med. 2016a;164(9):577–84. https://doi.org/10.7326/M15-2002. Epub 2016 Mar 8.

Crump C, Sundquist J, Winkleby MA, Sundquist K. Interactive effects of physical fitness and body mass index on the risk of hypertension. JAMA Intern Med. 2016b;176(2):210–6. https://doi.org/10.1001/jamainternmed.2015.7444.

Crump C, Sundquist J, Winkleby MA, Sundquist K. Interactive effects of physical fitness and body mass index on risk of stroke: a national cohort study. Int J Stroke. 2016c;11(6):683–94. https://doi.org/10.1177/1747493016641961. Epub 2016 Mar 25.

Crump C, Sundquist J, Winkleby MA, Sundquist K. Interactive effects of obesity and physical fitness on risk of ischemic heart disease. Int J Obes. 2017a;41(2):255–61. https://doi.org/10.1038/ijo.2016.209. Epub 2016 Nov 21.

Crump C, Sundquist J, Winkleby MA, Sundquist K. Aerobic fitness, muscular strength and obesity in relation to risk of heart failure. Heart. 2017b;103(22):1780–7. https://doi.org/10.1136/heartjnl-2016-310716. Epub 2017 May 12.

Crump C, Sundquist J, Winkleby MA, Sundquist K. Interactive effects of aerobic fitness, strength, and obesity on mortality in men. Am J Prev Med. 2017c;52(3):353–61. https://doi.org/10.1016/j.amepre.2016.10.002. Epub 2016 Nov 14.

Fan Z, Xu M. Exercise and organ cross talk. Adv Exp Med Biol. 2020;1228:63–76. https://doi.org/10.1007/978-981-15-1792-1_4.

Frank F. Das metabolische Syndrom, Arteriosklerose und degenerative Erkrankung des Stütz- und Bewegungsapparates. Arbeitsmed Sozialmed Umweltmed. 2003;38:31–7.

Fröhner G. Belastbarkeit. In: Schnabel G, Harre D, Krug J, Herausgeber. Trainingslehre–Trainingswissenschaft Leistung–Training–Wettkampf. Aachen: Meyer & Meyer; 2008. S. 243–69.

Goh KI, Cusick ME, Valle D, Childs B, Vidal M, Barabási AL. The human disease network. Proc Natl Acad Sci U S A. 2007;104(21):8685–90. https://doi.org/10.1073/pnas.0701361104. Epub 2007 May 14.

Gomarasca M, Banfi G, Lombardi G. Myokines: the endocrine coupling of skeletal muscle and bone. Adv Clin Chem. 2020;94:155–218. https://doi.org/10.1016/bs.acc.2019.07.010. Epub 2019 Aug 8.

Halle M, Korsten-Reck U, Wolfarth B, et al. Low grade systemic inflammation in overweight children: impact of physical fitness. Exerc Immunol Rev. 2004;10:66–74.

Handschin C, Spiegelman BM. The role of exercise in PGC1alpha in inflammation and chronic disease. Nature. 2008;454(7203):463–9.

Häuser W, Schmutzer G, Hinz A, Hilbert A, Brähler E: Prävalenz chronischer Schmerzen in Deutschland. Befragung einer repräsentativen Bevölkerungsstichprobe. Schmerz. 2013; 27:46–55. https://doi.org/10.1007/s00482-012-1280-z.

Jordan S, Hoebel J. Gesundheitskompetenz von Erwachsenen in Deutschland Ergebnisse der Studie „Gesundheit in Deutschland aktuell" (GEDA). Bundesgesundheitsbl. 2015;58:942–50. https://doi.org/10.1007/s00103-015-2200-z, Online publiziert: 31. Juli 2015, Springer, Berlin/Heidelberg; https://www.rki.de/DE/Content/GesundAZ/G/Gesundheitskompetenz/Gesundheitskompetenz_node.html.

Kavey RE, Daniels SR, Lauer RM, Atkins DL, Hayman LL, Taubert K. American Heart Association guidelines for primary prevention of atherosclerotic cardiovascular disease beginning in childhood. American Heart Association. J Pediatr. 2003a;142(4):368–72.

Kavey RE, Daniels SR, Lauer RM, Atkins DL, Hayman LL, Taubert K. American Heart Association guidelines for primary prevention of atherosclerotic cardiovascular disease beginning in childhood. American Heart Association. Circulation. 2003b;107(11):1562–6.

Kim S, Choi JY, Moon S, Park DH, Kwak HB, Kang JH. Roles of myokines in exercise-induced improvement of neuropsychiatric function. Pflugers Arch. 2019;471(3):491–505. https://doi.org/10.1007/s00424-019-02253-8. Epub 2019 Jan 9.

Kirk B, Feehan J, Lombardi G, Duque G. Muscle, bone, and fat crosstalk: the biological role of myokines, osteokines, and adipokines. Curr Osteoporos Rep. 2020;18(4):388–400. https://doi.org/10.1007/s11914-020-00599-y.

Künstlinger U. Bewegungsmangel bei Kindern – Fakt oder Fiktion? 3. Konferenz des Clubs of Cologne, 4. 12. 2003 in Köln. Dt Z Sportmed. 2003;55:29–30.

Kunz T. Weniger Unfälle durch Bewegung: Mit Bewegungsspielen gegen Unfälle und Gesundheitsschäden bei Kindergartenkindern. Schorndorf: Hofmann Verlag;1993.

Laube W. Physiologie des Zyklus Belastung – Beanspruchung – Ermüdung – Erholung – Adaptation. In: Laube W, Herausgeber. Sensomotorisches System. Stuttgart/New York: Thieme; 2009. S. 499–555.

Laube W. Der Zyklus Belastung – Adaptation – Grundlage für Struktur, Funktion, Leistungsfähigkeit und Gesundheit. Man Med. 2011;50:335–43. https://doi.org/10.1007/s00337-011-0865-4.

Laube W. Interaktion von zentralnervösen und endokrinen Funktionen bei muskulärer Beanspruchung: Bedeutung für die Prävention. In: Dienstbühl I, Stadeler M, Scholle HC, Herausgeber. Prävention von arbeitsbedingten Gesundheitsgefahren und Erkrankungen. 20. Erfurter Tage. Quedlinburg: Verlag Bussert/Stadeler; 2014. S. 151–74.

Laube W. Sensomotorik und Schmerz. Wechselwirkung von Bewegungsreizen und Schmerzempfinden. Berlin/Heidelberg: Springer;2020.

Lee IM, Paffenbarger RS Jr. Associations of light, moderate, and vigorous intensity physical activity with longevity. The Harvard Alumni Health Study. Am J Epidemiol. 2000;151(3):293–9.

Lee IM, Hsieh CC, Paffenbarger RS Jr. Exercise intensity and longevity in men. The Harvard Alumni Health Study. JAMA. 1995;273(15):1179–84.

Lees SJ, Booth FW. Sedentary death syndrome. Can J Appl Physiol. 2004;29(4):447–60; discussion 444–6. https://doi.org/10.1139/h04-029.

León-Pedroza JI, González-Tapia LA, del Olmo-Gil E, Castellanos-Rodríguez D, Escobedo G, González-Chávez A. [Low-grade systemic inflammation and the development of metabolic diseases: from the molecular evidence to the clinical practice] [Article in Spanish]. Cir Cir. 2015;83(6):543–51. https://doi.org/10.1016/j.circir.2015.05.041. Epub 2015 Jul 6.

Olsen RH, Thomsen C, Booth FW, Pedersen BK. Metabolic responses to reduced daily steps in healthy nonexercising men. JAMA. 2008;299:1261–3.

Ospina M, Harstall C. Prevalence of chronic pain: an overview. Alberta Heritage Foundation for Medical Research, Health Technology Assessment, 28th Report. Edmonton: Alberta Heritage Foundation;2002.

Paffenbarger RS Jr, Lee IM. Intensity of physical activity related to incidence of hypertension and all-cause mortality: an epidemiological view. Blood Press Monit. 1997;2(3):115–23.

Paffenbarger RS Jr, Hyde RT, Wing AL, Hsieh CC. Physical activity, all-cause mortality, and longevity of college alumni. N Engl J Med. 1986;314(10):605–13.

Pedersen BK. The diseasome of physical inactivity and the role of myokines in muscle-fat cross talk. J Physiol. 2009;587:5559–68.

Pedersen BK. Exercise-induced myokines and their role in chronic diseases. Brain Behav Immun. 2011a;25(5):811–6. https://doi.org/10.1016/j.bbi.2011.02.010. Epub 2011 Feb 25.

Pedersen BK. Muscles and their myokines. J Exp Biol. 2011b;214:337–46.

Pedersen BK. Physical activity and muscle-brain crosstalk. Nat Rev Endocrinol. 2019;15(7):383–92. https://doi.org/10.1038/s41574-019-0174-x.

Petersen AMW, Pedersen BK. The anti-inflammatory effect of exercise. J Appl Physiol. 2005;98:1154–62.

Sattelmair J, Pertman J, Ding EL, Kohl HW 3rd, Haskell W, Lee IM. Dose response between physical activity and risk of coronary heart disease: a meta-analysis. Circulation. 2011;124(7):789–95. https://doi.org/10.1161/CIRCULATIONAHA.110.010710. Epub 2011 Aug 1.

Scheele C, Nielsen S, Pedersen BK. ROS and myokines promote muscle adaptation to exercise. Trends Endocrinol Metab. 2009;20(3):95–9. Epub 2009 Mar 9.

Schmidt CO, Günther KP, Goronzy J, et al. Häufigkeiten muskuloskelettaler Symptome und Erkrankungen in der bevölkerungsbezogenen NAKO Gesundheitsstudie. Frequencies of musculoskeletal symptoms and disorders in the population-based German National Cohort (GNC). Bundesgesundheitsbl Gesundheitsforsch Gesundheitsschutz. 2020;63:415–25.

Schnyder S, Handschin C. Skeletal muscle as an endocrine organ: PGC-1α, myokines and exercise. Bone. 2015;80:115–25. https://doi.org/10.1016/j.bone.2015.02.008.

Severinsen MCK, Pedersen BK. Muscle-organ crosstalk: the emerging roles of myokines. Endocr Rev. 2020;41(4):594–609. https://doi.org/10.1210/endrev/bnaa016.

Slattery ML, Jacobs DR Jr. Physical fitness and cardiovascular disease mortality. The US Railroad Study. Am J Epidemiol. 1988;127(3):571–80.

Slattery ML, Jacobs DR Jr, Nichaman MZ. Leisure time physical activity and coronary heart disease death. The US Railroad Study. Circulation. 1989; 79(2):304–11.

Syrenicz A, Garanty-Bogacka B, Syrenicz M, Gebala A, Walczak M. Low-grade systemic inflammation and the risk of type 2 diabetes in obese children and adolescents. Neuro Endocrinol Lett. 2006a;27(4):453–8.

Syrenicz A, Garanty-Bogacka B, Syrenicz M, Gebala A, Dawid G, Walczak M. Relation of low-grade inflammation and endothelial activation to blood pressure in obese children and adolescents. Neuro Endocrinol Lett. 2006b;27(4):459–64.

Wen CY, Chen Y, Tang HL, Yan CH, Lu WW, Chiu KY. Bone loss at subchondral plate in knee osteoarthritis patients with hypertension and type 2 diabetes mellitus. Osteoarthr Cartil. 2013;21(11):1716–23. https://doi.org/10.1016/j.joca.2013.06.027. Epub 2013 Jul 4.

Xu H, Barnes GT, Yang Q, et al. Chronic inflammation in fat plays a crucial role in the development of obesity-related insulin resistance. J Clin Invest. 2003;112:1821–30.

Zhong N, Zhang Y, Pu X, Xu B, Xu M, Cai H, Zhang G, Cui R, Sheng H, Qu S. Microangiopathy is associated with bone loss in female type 2 diabetes mellitus patients. Diab Vasc Dis Res. 2018;15(5):433–41. https://doi.org/10.1177/1479164118779386. Epub 2018 Jun 12.

Zhou L, Song J, Yang S, Meng S, Lv X, Yue J, Mina A, Puchi B, Geng Y, Yang L. Bone mass loss is associated with systolic blood pressure in postmenopausal women with type 2 diabetes in Tibet: a retrospective cross-sectional study. Osteoporos Int. 2017;28(5):1693–8. https://doi.org/10.1007/s00198-017-3930-6. Epub 2017 Feb 2.

2 Schmerzen bei chronischen nicht entzündlichen und entzündlichen Erkrankungen

▶ **Wichtig** Im Gehirn gibt es kein Schmerzzentrum, sondern eine Schmerzmatrix, die nahezu alle cerebralen Neuronennetze der bewussten und unbewussten Ebenen einbezieht (siehe Schmerzkomponenten). Das Erregungsmuster der Schmerzmatrix ist die Neurosignatur (Melzack 2001). Deshalb gibt es „die Schmerzen nicht", was sich klinisch durch ein buntes und variierendes peripheres und zentrales (Emotionen, ...) Bild trotz gleicher Ursache und Diagnose äußert.

Das klinische Bild der Schmerzen ist jeweils das Ergebnis akzentuiert aktiver Netzwerke der Matrix mit ihren jeweils „eigenen" adaptiven oder maladaptiven Funktionsbedingungen einschließlich der variablen funktionellen Verknüpfungen und Interaktionen. Die Entwicklung und Aufrechterhaltung chronischer Schmerzen basiert auf den Prozessen der zentralen Sensibilisierung, die maladaptiv Dysbalancen, Defizite und Störungen in der Schmerzmatrix entstehen lässt. Die Integration von Sensomotorik und Schmerztoleranz und -hemmung wird abgeschwächt oder pathophysiologisch. Die Chronifizierung ist vorrangig durch die verstärkte Einbeziehung und die veränderten Wertigkeiten der Aktivitäten der neuronalen Netzwerke der affektiv-emotionalen und der kognitiv-erkennenden-bewertenden Schmerzkomponente charakterisiert. Sie prägen die Schmerzsituation dann vordergründig, sodass die Schmerzursachen und das Verhalten auseinanderdriften.

▶ **Wichtig** Die emotionalen und kognitiven Netzwerke sind wiederum intensiv mit denen der Stressverarbeitung verknüpft oder ein Teil davon. Sie unterliegen offensichtlich hinsichtlich der Vulnerabilität auf chronischen Stress einer genetischen Disposition.

Dennoch haben die Umgebungs- und damit beeinflussbare Faktoren einen wesentlichen Anteil an den cerebralen Funktionsänderungen, die allerdings je nach Erkrankungsdauer und -intensität schwer zurückzudrängen sind. Wie Schmerzen subjektiv empfunden werden und das Verhalten bedingen, wird also durch den Verbund der sensorisch-diskriminativen, affektiv-emotionalen, kognitiv-erkennend-bewertenden und der neurovegetativen Teilfunktionen vertreten. Das Erkennen und Bewerten ist ein Lernprozess, der frühzeitig im Leben stattfindet und als „Erinnerung abgelegt" ist. Insgesamt provozieren Schmerzen ein psychomotorisches Verhalten, welches zusätzlich im Kontext der Ursache, des physischen (Konditionierung) und psychischen (cerebralen) Zustandes, der sozialen Entwicklung und Situation und den zwischenmenschlichen Wechselbeziehungen steht. Daraus resultieren die Resilienz und die Compliance.

▶ **Wichtig** Die **Resilienz** beschreibt die psychische Fähigkeit der Widerstandsfähigkeit gegenüber schwierigen Situationen, also ob und wie Stress ohne gesundheitliche Beeinträchtigungen verarbeitet und aufgelöst wird. Hierzu gehört auch die **Gesundheitskompetenz**, kurz die Fähigkeit, Wissen, Methoden, Mittel und Bedingungen für die Gesundheit aktiv zu suchen, zu verstehen und zum eigenen Vorteil praktisch zu nutzen und systematisch umzusetzen (Jordan und Hoebel 2015).

Schmerz ist Stress für den Organismus, und somit sind die zentralnervösen Stresssysteme,

- die Achse Hypothalamus – Hypophyse – Nebennierenrinde (HPA),
- die Achse Hypothalamus – neurovegetative Regulationen (Sympathikotonus),
- das Locus-caeruleus-noradrenerge System,
- das mesolimbische dopaminerge Belohnungssystem als Teil des limbischen Systems (Verhaltensverstärkung durch „positive" Gefühle) und
- das Angstsystem mit der Amygdala als Schlüsselstruktur und wiederum Teil des limbischen Systems für emotionale Alarmreaktionen,

intensiv beteiligt. Das limbische System ist durch Veränderungen in den neuronalen Netzwerken, die mit den Transmittern Dopamin, Noradrenalin und Serotonin arbeiten, auch an Depressionen beteiligt. Deshalb werden chronische Schmerzen auch typischerweise durch Angst und Depression begleitet, bzw. sie sind Komorbiditäten. So findet man erhöhte Cortisolspiegel bei Stress wie auch bei der Depression.

Inzwischen sind 4 verschiedene Schmerztypen beschrieben worden (Kosek et al. 2016):

1. der nozizeptive, basierend auf Gewebeschädigungen und/oder Entzündungen (Arthrosen, Spondylarthritiden, rheumatoide Arthritis),
2. der neuropathische, basierend auf Schädigungen peripherer Nerven oder zentraler Nervenstrukturen (posttraumatisch, periphere und zentrale Polyneuropathie),
3. der noziplastische, basierend auf Störungen in den Schmerzhemmsystemen und Schmerzmodulationssystemen (Fibromyalgie!) und
4. der psychogene Schmerz, basierend auf Psychosen.

Die Charakterisierung der Schmerzen anhand der Mechanismen primär Entzündung, primär Degeneration mit Entzündungen und Störungen der zentralen Verarbeitung kann eine Leitlinie der Behandlung sein. Sie ist aber wiederum weniger geeignet, weil sie dazu führt, dass Interaktionen und Überlappungen zwischen den einzelnen Mechanismen ungenügend in Betracht gezogen werden. Die Schmerztypen 1–3 sind in der Regel nie absolut allein vorhanden, sondern laufen gleichzeitig ab und weisen mehr oder weniger Überlappungen auf. So können z. B. bei der rheumatischen Arthritis die Schmerzen trotz der Entzündungshemmung weiterhin bestehen, weil die degenerativen Veränderungen als Quelle myofazial-skelettaler Schmerzen aktiv bleiben. Auf der anderen Seite geht die primäre Arthrose auch immer mit Entzündungsreaktionen einher.

▶ **Wichtig** Es gibt zz. keinen diagnostischen „Goldstandard" für die Schmerzklassifizierung und damit für die Differenzierung von Schmerzkrankheiten.

Im klinischen Alltag wird mithilfe der Anamnese und der Erfahrung angenommen, dass der Befund des klinischen Schmerzmusters die zugrunde liegende Pathophysiologie widerspiegelt. Diese Vorgehensweise beachtet aber die häufig sehr ähnlichen neurobiologischen und neurophysiologischen Grundlagen der Schmerzverarbeitung bzw. der Sensibilisierung nur sehr ungenügend. Schmerzen differenter Grundlage weisen gemeinsame bzw. gut übereinstimmende und somit nur unzureichend trennende Merkmale auf. Gewebeentzündungen senken die Schwellen der Nozizeptoren und fördern das Sprouting der Nervenfasern, wodurch zusätzlich vermehrt NGF und nozizeptiv relevante Neuropeptide wie das CGRP und die SP abgegeben werden. Diese Substanzen haben bei relativ geringer Konzentration aber keinen nozizeptiven, sondern einen vasodilatatorischen Effekt. Die sympathisch vermittelte Vasokonstriktion wird deshalb nicht wirksam. Liegt keine chronische Entzündung vor, bilden sich mit der Ausheilung des Gewebes diese Veränderungen üblicherweise wieder zurück. Bleiben trotz Rückbildung der Entzündung Schmerzen bestehen, kann von einer maladaptiven zentralen Veränderung ausgegangen werden (Woolf 2011).

Die **Erkrankungen des rheumatischen Formenkreises** vereinen aus ursächlicher Sicht sehr unterschiedliche Phänotypen, bei denen das Schmerzgeschehen ein Charakteristikum ist. Es sind

I. die entzündlichen rheumatischen Erkrankungen (z. B.: rheumatische Arthritis [RA], M. Bechterew),
II. die degenerativen Gelenk- und Wirbelsäulenerkrankungen (Arthrosen),
III. der Weichteilrheumatismus (z. B.: Fibromyalgie) und
IV. die Stoffwechselerkrankungen mit rheumatischen Beschwerden (Osteoporose, Gicht; https://www.rheuma-liga-hamburg.de/der-rheumatische-formenkreis).

Die **primären entzündlichen Erkrankungen** basieren auf wahrscheinlich genetisch gestützten pathophysiologischen autoimmunologischen Reaktionen gegen das Gelenkbindegewebe. Es liegen systemische Gelenkentzündungen vor, die zu sekundären Strukturzerstörungen im Sinne einer Osteoarthritis führen. Immunzellen wandern in das Bindegewebe ein und produzieren intensiv pro-inflammatorische Zytokine wie IL-6 und TNF-α. Die Entzündung baut die Synovia um (Pannus), soll den Knorpel zerstören und durch Osteoklastenaktivierung die Osteolyse fördern. Aber die Entzündung ist offensichtlich gar nicht der Hautakteur der Pathomorphologie. Er wird einer spezifischen schubweisen onkologischen Gewebedestruktion aus der pluripotenten Synovia (Buckland 2014; Angiolilli et al. 2017), der „tumor-like proliferation", zugeschrieben. Die entzündete Synovia wird mit funktionell gestörten Gefäßen neovaskularisiert, Lymphozyten und Monzyten wandern ein, und sie lassen den tumorähnlichen Pannus entstehen. Die O_2- und Substratversorgung ist deutlich defizitär, und im Interstitium herrscht zugleich ein hypoxisches und nozizeptives Milieu. Ein abnormaler Stoffwechsel mit u. a. mitochondralen Fehlfunktionen und gesteigerter ROS-Produktion stimuliert die Entzündung (Fearon et al. 2016; Veale et al. 2017). Alle diese systematisch fortschreitenden Prozesse führen gemeinsam zu intensiven nozizeptiven Afferenzen, einer peripheren und später auch zentralen Sensibilisierung.

Aber die sogenannten **primären nicht entzündlichen Erkrankungen**, die Arthrosen (sogenannte degenerative, „verschleißbedingte?" rheumatische Erkrankungen), gehen auch mit Entzündungsreaktionen einher, die durch Gewebeschädigungen auf primär mechanischer Basis hervorgerufen werden. Die Schädigungen entstehen durch ein Missverhältnis zwischen Belastung und Belastbarkeit. Die Belastbarkeit hat genetische und erworbene Quellen und kennzeichnet alle strukturellen und funktionellen Bedingungen und Voraussetzungen des Organismus, die es ihm ermöglichen, Belastungen ohne Beeinträchtigungen der Strukturen und ihrer Funktionen zu verarbeiten (Fröhner 2008).

▶ **Wichtig** Hauptsächlich ist die Belastbarkeit ein dynamisches Produkt im Ergebnis des Zyklus Belastung (biologisch, psychologisch, sozial) – Beanspruchung – Ermüdung – Erholung – Adaptation. Sie verändert sich infolge Aktivität und Training, Inaktivität und Immobilisation, sozialen und psychologischen Belastungen, von Erkrankungen und Verletzungen (Strukturveränderungen, sekundäre Inaktivität) und mit dem Alter.

Ausgehend von der Belastbarkeit gilt es bei den Arthrosen unbedingt zu beachten, dass es zu einem wahrscheinlich großen Anteil offensichtlich keine Erkrankung des späteren Lebensabschnittes ist. Die Entwicklungswege der chronisch degenerativen Erkrankungen sind sehr lang. Die pathophysiologischen Prozesse starten häufig bereits im ersten Lebensabschnitt (Syrenicz et al. 2006a, b). Der hauptsächliche Startfaktor ist die physische Inaktivität. Hier fehlt der essenzielle Entwicklungsstimulus für die Muskulatur und für mechanisch belastbare Gelenkstrukturen. Deshalb werden für 5–17-Jährige täglich moderate und intensive Belastungen von wenigstens einer Stunde und länger empfohlen (WHO 2011). Physische Inaktivität verursacht bereits auch im Kindes- und Jugendalter als ihr klarstes Merkmal (Handschin und Spiegelman 2008) eine „persistent systemic low grade inflammation" (Petersen und Pedersen 2005) und fördert schon in diesem Alter die Entwicklung der „diseasome of physical inactivity" (Pedersen 2009), zu denen die Arthrosen hinzugefügt werden müssen (Frank 2003). So ergänzen sich ungenügende Entwicklungsstimuli mit sehr schleichenden entzündungsbedingten Schädigungen, die erst nach sehr vielen Jahren klinisch relevant werden.

▶ **Wichtig** Die Funktions- und Leistungsfähigkeiten des Organismus sind Ausdruck der körperlichen Aktivitäten. In der Jugendzeit stehen sie prognostisch für die Krankheitsentwicklungen in den nächsten 20–40 Jahren (Crump et al. 2016a, b, c, 2017a, b, c).

Die Adipositas im Kindesalter als eindeutiges Merkmal einer Stoffwechselstörung und einer überproportionalen mechanischen Gelenkbelastung erhöhen das Risiko für retropatellare Knorpelschäden nach weiteren 25 Jahren Lebenszeit (Meng et al. 2018). Prägnant und dazu absolut passend ist, dass die physische Leistungsfähigkeit in der Kindheit und Jugend (7–15 Jahre; PWC_{170}, Kraft unt. Extr.) auch signifikant für ein höheres Knorpelvolumen 20 Jahre später steht (Antony et al. 2015b). Dies gilt auch noch für die Leistungsfähigkeit Mitte des 3. Lebensjahrzehnts, die 5 Jahre später (31–41 Jahre) höhere tibiale Knorpelvolumina bedeutet (Antony et al. 2015a). Das Knorpelvolumen profitiert auch bei 26- bis 61-Jährigen (Mittel 45 Jahre) immer noch schwach positiv von einer guten Muskelkraft, und der Anstieg der PWC_{170} nach 2 Jahren Training korreliert mit dem des Knorpelvolumens (Foley et al. 2007). Das Training muss aber nach den sportwissenschaftlichen Kriterien dosiert und der Zyklus Belastung – Adaptation gestaltet werden. Die physischen Belastungen dürfen z. B. durch stets zu kurze Erholungsphasen mit defizitärer Regeneration und durch Monotonie nicht in pathomorphologischen Folgen einer chronischen Fehlbelastung münden. Die resultierenden Gewebeschädigungen gehen auch immer mit Entzündungsprozessen einher, die Schmerzen verursachen und periphere wie zentrale Sensibilisierungen entstehen lassen können.

▶ **Wichtig** Die Schmerzen haben je nach Krankheitsentität nicht klar abgrenzbar eine entzündliche oder eine nicht entzündliche Ursache, sondern die auslösende Entzündung hat differente Ursachen wie autoimmunologisch, mechanisch und/oder stoffwechselbedingt. Des Weiteren besteht bei der Fibromyalgie wahrscheinlich weder primär eine Entzündung noch eine Stoffwechselerkrankung, sondern die Schmerzen sind funktionellen cerebralen Störungen zuzuordnen, und es gibt Hinweise, dass die Mikrozirkulation in der myofaszialen Peripherie verändert ist.

Die Schmerzphänotypen neuropathisch und nicht neuropathisch wurden in einer Kohorte dänischer Arthritispatienten mithilfe des painDETECT-Fragebogens (n = 7054) untersucht. 63 % der Personen hatten einen VAS-Wert (0–100) von ≥ 30 mm. Mit einer Arthritis bzw. Spondylarthritis gaben 20 % bzw. 21 % neuropathische und 56 % bzw. 55 %

nicht neuropathische Schmerzen an, wobei diejenigen mit neuropathischen Schmerzen die höheren Schmerzintensitäten aufweisen (Rifbjerg-Madsen et al. 2017).

Bei den entzündlichen Erkrankungen liegen parallel somit auch Schmerzen auf nicht entzündlicher, über- und fehlbelastungsbedingter Grundlage vor, wie sie bei den Arthrosen zu verzeichnen sind. Die autoimmunologischen Entzündungen mindern die Belastbarkeit der Gelenkstrukturen, und Mechanismen der Arthroseentwicklung sind gleichzeitig aktiv. Ebenso weisen Patienten mit entzündlich rheumatischen Erkrankungen auch eine gesteigerte Prävalenz der Fibromyalgie (sogenannter nicht entzündlicher Weichteilrheumatismus) auf (Lampa 2019). Die Schmerzen sorgen bei gleichzeitiger Disposition für eine zentrale Sensibilisierung, deren Merkmal Defizite und Störungen der Schmerzhemmmechanismen sind.

▶ **Wichtig** Chronische Schmerzen sind offensichtlich das maladaptive Ergebnis „einer Interaktion" nicht entzündlich und entzündlich bedingter Prozesse bzw. Veränderungen, wobei Entzündungen die periphere und zentrale Sensibilisierung zusätzlich verstärken. Da die Schmerzreduzierung bei diesen Erkrankungsgruppen generell das vorrangige Ziel ist, kann nach der Abklärung der Schmerzursachen (entzündlich – nicht entzündlich, Stoffwechsel, cerebral) und der Einleitung erforderlicher spezifischer Interventionen, die nicht medikamentöse Schmerztherapie weitestgehend übereinstimmend durchgeführt werden. Diese Schlussfolgerung leitet sich auch aus den verschiedenen Komponenten des chronischen Schmerzes ab.

Bei den Erkrankungen des rheumatischen Formenkreises finden sich zwar nicht übereinstimmende, aber sehr häufig vergleichbare Defizite und Veränderungen der endogenen Schmerzmodulation. Dies trifft auch für die psychologischen Determinanten des chronischen Schmerzes wie die Depression und die Angst zu. Patienten mit primär entzündlichen Erkrankungen haben im nahezu entzündungsfreien Intervall weiterhin Schmerzen. Sie sind somit nicht zwingend an erkennbare Entzündungsprozesse gebunden (Lee 2013), wie eben auch die erhöhte Prävalenz nicht entzündlicher unter den Patienten mit entzündlichen Schmerzsyndromen belegt.

▶ **Wichtig** Dieser Befund spricht für die Eigenständigkeit einer chronischen Schmerzkrankheit infolge cerebraler Sensibilisierung unabhängig von der primären Ursache der peripheren Sensibilisierung. Demzufolge wird auch für die rheumatische Arthritis eine wichtige Schlussfolgerung gezogen. Die mit den Schmerzen assoziierten bzw. daraus folgenden psychischen Auswirkungen werden durch die spezifische pharmakologische Therapie allein nicht behandelt. Es sind zusätzliche Interventionen für die mentalen und die physischen Funktionen erforderlich (Matcham et al. 2018). Dies gilt sicher auch für die sogenannten primär nicht entzündlichen Erkrankungen, die Arthrosen.

Bei der **rheumatoiden Arthritis** bestehen auch Schmerzen bzw. eine gesteigerte Schmerzsensibilität in den klinisch nicht entzündeten Gelenken und Körperarealen. Über den entzündeten Gelenken kann bereits nach kurzer Krankheitsdauer (<1 Jahr) eine Allodynie auf Druck gefunden werden. Nach langer Krankheitsdauer (>5 Jahre) ist sie ausgeprägter, und zusätzlich hat sich dort eine Hypoästhesie gegenüber Berührung, eine Hyperästhesie gegenüber geringen Kältereizen und im nicht entzündeten Oberschenkelbereich gleichfalls eine Allodynie ausgebildet. Die Schmerzlinderung im CPM-Test („heterotopic noxious conditioning stimulation"; „cold pressure test") ergibt dagegen keine Differenzen zwischen Patienten und Kontrollpersonen, sodass die Aktivierungsfähigkeit der Schmerzmodulation als unverändert eingeschätzt werden kann. Damit sind therapeutische Interventionen zur Aktivierung des Mechanismus „Schmerz hemmt Schmerz" mittels Periostreizung eine wertvolle Option, um entweder nachfolgend auch aktive Interventionen durchführen zu können oder um die Belastbarkeit dafür zu erhalten. Die Entwicklung der Schmerzempfindung mit fortschreitender Dauer der Krankheit und dass später auch in nicht schmerzenden Bereichen eine Allodynie auftritt, spricht für fortschreitende maladaptive Veränderungen in der zentralen Verarbeitung somatosensorischer Stimuli (Leffler et al. 2002). Abweichungen in der zentralnervösen nozizeptiven Verarbeitung gegenüber Gesunden fanden auch Hummel et al. (2000), indem ein erhöhtes EEG-Potenzial auf eine schmerzhafte intranasale Reizserie gemessen wurde. Die Untersuchung der neurophysiologischen Interaktionen zwischen dem depressiven Zustand („beck depression inventory": BDI) und provozierten Schmerzen der rheumatoiden Arthritis mittels fMRT ergab eine signifikante Verknüpfung zwischen dem BDI und der Aktivierung des medialen präfrontalen Kortex. Der präfrontale Kortex ist die höchste cerebrale Instanz und vertritt die Antizipation, Planungen, die Handlungssteuerung, Problemlösungen und das Arbeitsgedächtnis. Parallel mit der Kortexaktivierung steigern signifikant auch Bereiche des limbischen Systems (Emotionen) und jene der affektiven Reaktionen sowie der Verarbeitung selbstrelevanter Informationen ihren Erregungszustand.

▶ **Wichtig** Der mediale präfrontale Kortex, als ein Teil der höchsten cerebralen Instanz, spielt somit offensichtlich eine wichtige Rolle bei der Vermittlung zwischen der depressiven Verstimmung und der klinischen Intensität der Schmerzen, indem Wechselbeziehungen zu cerebralen Arealen für die Emotionen und Affekte hergestellt werden (Schweinhardt et al. 2008).

Die fMRT-gestützte Objektivierung der Hirnaktivierung infolge einer schmerzhaften Stimulation von Fingergelenken und dem neutralen, schmerzfreien Bereich des Daumennagels bei RA-Patienten im Vergleich zu Gesunden ergab physiologische Verhältnisse

- der Schmerzempfindlichkeit in der und
- der Schmerzverarbeitung aus der nicht betroffenen Region.

Die entzündeten Gelenke haben infolge einer peripheren und spinalen Sensibilisierung eine gesteigerte Schmerzempfindlichkeit. Die Aktivierungen des Gehirns weisen auf starke Abnormalitäten und eine ungenügende kortikale Top-down-Regulation der Schmerzhemmung hin, indem es zu signifikant geringeren Aktivierungen im SI, MI, der anterioren Insel, dem SII, dem Gyrus supramarginalis (Scheitellappen: u. a. Schreiben, Rechnen,) und dem mittleren cingulären Kortex kommt (Sandström et al. 2019). Daraus resultiert, dass eine Intervention zur Aktivierung der Top-down-Schmerzhemmung durch eine intensive Periostreizung bei dieser Krankheitsgruppe indiziert ist.

Der **chronische „low back pain"** (CLBP) ist eigentlich eine Sammeldiagnose verschiedener voneinander abhängiger Pathologien der Bewegungssegmente, denn jede Störung in einem anatomischen Bestandteil des Bewegungssegments führt immer zur Störung des gesamten Segments. Zu den Pathologien gehören Bandscheibendegenerationen, -hernien, Facettengelenkarthrosen, -arthritis, Nervenwurzelirritationen und wahrscheinlich als primärer latenter Auslöser die sensomotorische Fehlfunktion bzw. Instabilität. Die systematische Prüfung von Untersuchungsergebnissen hinsichtlich ihrer Wertigkeit für die häufigsten pathomorphologischen Veränderungen der LWS führt zu einigen klinischen Diagnoseregeln und teilweise zu Ergebnissen mit nur vorläufiger Evidenz (Petersen et al. 2017). Die Entwicklungen aller Pathomorphologien geht stets mit Entzündungen einher, dessen Biomarker im Blut nachgewiesen werden können (Le Maitre et al. 2007; Wuertz und Haglund 2013; Khan et al. 2017).

Die sogenannten unspezifischen Rückenschmerzen verdanken diese Bezeichnung „noch" nicht erkennbaren pathomorphologischen Veränderungen in den übermäßig eingesetzten bildgebenden Verfahren. Die Therapie ist symptomatisch, und der Einsatz von Schmerzmitteln und nicht erforderlicher Operationen ist sehr kritisch und problemhaft zu betrachten (Maher et al. 2017). Es muss und es gibt aber Ursachen, denn ansonsten gäbe es keine Beschwerden. Damit gibt es auch eine ursächliche aktive Therapie. Die Ursachen müssen in Funktionsstörungen des/der Bewegungssegmente als „die erste pathogenetische Stufe" der Krankheitsentwicklung (Kap. 5) des chronischen LBP gesehen werden. Die Pathomorphologie in den bildgebenden Befunden sind längerfristige Folgen der Funktionsstörungen. Der sogenannte unspezifische und der chronische „low back pain" sind aber nicht „nur" eine Erkrankung auf der Grundlage einer primären funktionellen Instabilität der lumbalen Bewegungssegmente und den daraus folgenden langfristigen primär degenerativen Veränderungen. Letztere betreffen zuallererst die Bandscheibe, wodurch der Bandscheibenprolaps dann der „führende bildgebende Befund" wird und nicht oder nur sehr unterbewertet die Instabilität. Sie ist die unbekannt lange vorbestehende Funktionsstörung. Die Instabilität und die Bandscheibenschädigungen bilden ein Circulus vitiosus. Dadurch schreitet die „entzündlich gestützte" Degeneration des gesamten Bewegungssegments voran, und die benachbarten Segmente werden systematisch mit einbezogen. Die diskogenen Schmerzen als auch jene infolge von Bandscheibenvorfällen werden auch durch die Entzündungsmediatoren der lokalen Gewebe produziert (Le Maitre et al. 2007; Wuertz und Haglund 2013). Der LBP ist somit keine „rein" degenerative, sondern zugleich eine entzündliche Erkrankung. Die neuroinflammatorischen Marker sind im Blut nachweisbar. Im Serum ist die Balance zwischen den pro- und anti-inflammatorischen Zytokinen zugunsten des pro-inflammatorischen IL-6 und zum Nachteil des IL-10 verschoben. Ebenso sind CD16 Monozyten, eine pro-inflammatorische Subpopulation, erhöht. In den M1-Makrophagen, u. a. verantwortlich für pro-inflammatorische Prozesse zugunsten einer Immunreaktion zur Bekämpfung von Erregern bzw. zum Abbau nicht reparabler Gewebeschädigungen, ist die Hemmung der IL-6-Expression reduziert, und anti-inflammatorische M2-Makrophagen haben eine signifikant geminderte Kapazität für die Sekretion des Opioids β-Endorphin. Li et al. (2016) sind der Meinung, dass diese biochemischen und zellulären Veränderungen als Marker zur Einschätzung der Auslösung, der Intensität des LBP-Krankheitsprozesses und seines Fortschreitens genutzt werden können. Die Interaktionen mit den mechanischen Faktoren sind weiter zu untersuchen. Sie können für eine neurogene Entzündung verantwortlich sein, die ohne Weiteres auch zu den benannten entzündlichen Veränderungen im Blut führen könnten. Auf alle Fälle ist der CLBP auch eine entzündliche Erkrankung. Patienten mit sogenanntem unspezifischem akuten und chronischen LBP unterscheiden sich untereinander in den inflammatorischen Profilen, und die Gruppen grenzen sich damit von klinisch Gesunden ab. Die Profile beider Patientengruppen belegen aber bei übereinstimmendem mittleren VAS-Score eine prinzipiell gleichgerichtete Reaktion. Sie kennzeichnen eine Dysbalance zugunsten von pro-inflammatorischen Signalsubstanzen (Teodorczyk-Injeyan et al. 2019). Die Spiegel von TNF-α, IL-1β, IL-6 und die Relationen zum IL-10 sind signifikant erhöht (p = 0,0001 bis 0,003). Bei der Gruppe mit CLBP zeigen sich TNF-α und der Entzündungsmediator IL-1β positiv zum VAS-Score korreliert.

▶ **Wichtig** Der CLBP ist eine degenerative und entzündliche Erkrankung basierend auf einer zuvor unbekannt langen vorbestehenden Instabilität des Bewegungssegments bzw. der -segmente.

Auch beim **chronischen regionalen Schmerzsyndrom** (CRPS) nimmt bei konstantem Prozentwert der Gesamtmonozyten der der pro-inflammatorischen CD14(+)CD16(+) Subpopulation der Monozyten/Makrophagen einen signifikant gesteigerten Anteil ein (Ritz et al. 2011). Das geht mit gleichgerichteten Veränderungen der Spiegel von TNF-α, IL-6 und IL-1b und der Minderung des anti-inflammatorischen IL-10-Spiegels einher (Frankenberger et al. 1996; Ritz et al. 2011). Mit diesem Befund bleibt offen, ob diese Änderungen die Ursache oder die Folge der Erkrankung sind. Die Anzahl der Zellen der pro-inflammatorischen Subpopulation korreliert in der CRPS-Gruppe zwar nicht mit dem Gesamtschmerzniveau, aber bei jenen Patienten mit einer Kälteallodynie. Deshalb wird angenommen, dass dieser Befund mit der zentralen Sensibilisierung in Zusammenhang gebracht werden kann.

Die körperweite Hypersensitivität bei der **Fibromyalgie** wird zwar als noziplastische Störung der Schmerzhemmsysteme und der Schmerzmodulationssysteme eingeordnet (s. o.), aber periphere Schmerzquellen sind für dessen Ausbildung zu beachten. Des Weiteren kann nicht einfach von einem generalisierten diffusen Schmerz gesprochen werden, weil sich die Schmerzen häufig in bestimmten Körperregionen konzentrieren (Staud et al. 2006). Die ausgedehnten Schmerzen des Fibromyalgiesyndroms können auch als multiple regionale Schmerzen aufgefasst werden. Aus dieser Sicht sind sie das Ergebnis einer Summation bzw. klinischen Verschmelzung multipler Schmerzzentren infolge wahrscheinlich auch aktiver Triggerpunkte. Ihre tonischen nozizeptiven Afferenzen veranlassen und unterhalten die zentrale Sensibilisierung (Ge et al. 2010).

Die Muskulatur spielt offensichtlich eine sehr relevante Rolle, indem myofasziale Schmerzen einen ursächlichen Beitrag leisten. Die spontanen Schmerzen werden als das Ergebnis eines übertragenen Schmerzes („referred pain") von aktiven Triggerpunkten hergeleitet, sodass ihnen eine wesentliche Ursache zugeschrieben wird (Fernández-de-Las-Peñas und Arendt-Nielsen 2016). Bei 63 % der Fibromyalgiepatienten (n = 51) sind auch die Füße eine Schmerzregion. Aktive Triggerpunkte, bevorzugt im M. flexor hallucis brevis und M adductor hallucis, können häufig gefunden werden und bilden die Schmerzen ab. Dagegen werden bei Patienten ohne Fußschmerzen und Kontrollpersonen ausschließlich wenig latente Triggerpunkte gefunden, und zusätzlich ist deren Anzahl bei beiden Gruppen nicht gravierend unterschiedlich. Die Fibromyalgie mit Schmerzen in den Füßen geht gegenüber den Patienten ohne und den Kontrollpersonen auch mit niedrigeren plantaren Druckschmerzschwellen und höheren über dem Calcaneus (p = 0,001) einher (Tornero-Caballero et al. 2016). Entsprechend scheinen aktive Triggerpunkte eine hohe Relevanz für die Schmerzen zu haben. Im M. trap. p. desc. sind bei der Fibromyalgie bilateral aktive Triggerpunkte (7,4 ± 2,2) zu finden. Die Druckschmerzschwellen sind über dem gesamten Muskel reduziert, wobei sie in den mittleren Faserbereichen mit der höchsten Triggerpunktanzahl am niedrigsten sind. Die Muster der lokalen und der übertragenen Schmerzen durch die Triggerpunkte sind den andauernden Schmerzen im Nacken-Schulterbereich überaus ähnlich. Deshalb müssen sie auch als eine nozizeptive Quelle der spinalen und supraspinalen Sensibilisierung angesehen werden (Ge et al. 2009). Aktive Triggerpunkte sind auch vergleichbar bei der TMD- und der Fibromyalgie vorhanden (Fernandez-de-Las-Penas et al. 2010). Bei Personen mit myofaszialer temporomandibulärer Erkrankung und der Fibromyalgie verursachen aktive Triggerpunkte in der Kopf-Nacken-Schulterregion die übertragenen Schmerzen im orofazialen Bereich. Ähnliche Muster der von den Triggerpunkten ausgehenden Schmerzbereiche können aufgezeigt werden. Es bestehen Unterschiede in der Häufigkeit der Triggerpunkte in den verschiedenen Muskeln (M. temporalis, M. masseter, M. sternocleidomastoid, M. trap. p. desc., suboccipitale Muskeln), in der Lage der Schmerzbereiche und der Größe der Areale des übertragenen Schmerzes, was für Unterschiede in der Lokalisation der Schmerzgeneratoren aber nicht gegen den myofaszialen Ursachenkomplex der Schmerzen bei beiden Erkrankungen spricht.

▶ **Wichtig** Die Fibromyalgiepatienten haben die größeren Schmerzareale, klagen über länger andauernde Schmerzen und höhere Schmerzintensitäten, was u. a. auf eine längere Schmerzgeschichte zurückgeführt wird (Alonso-Blanco et al. 2012).

Die Fragen, ob die lokalen und die übertragenen Schmerzen von aktiven Triggerpunkten die spontanen weitverbreiteten „allgemeinen" Muster des Fibromyalgieschmerzes abbilden und ob die ausgedehnte Druckhypersensitivität in Beziehung zu den aktiven Triggerpunkten steht, analysierten Alonso-Blanco et al. (2011) bei 44 Frauen mit Fibromyalgie (47 ± 8 Jahre) in Relation zu 50 Gesunden (48 ± 7 Jahre). Dazu wurden Triggerpunkte in einer großen Anzahl von Muskeln (M. temporalis, M. masseter, M. trap. p. desc., M. splenius capitis, M. sternocleidomastoideus, M. suboccipitalis, M. levator scapulae, Mm. scaleni, M. pect. major, M. ext. carpi rad. brevis, M. ext. digit. communis, M. glut. maximus, M. piriformis, M. vast. med., M. tib. ant.) und die Druckschwellen über 18 „tender points" lt. American College of Rheumatology for FMS diagnostiziert. Die Patientinnen wiesen 10 ± 2 aktive Triggerpunkte und die Gesunden ausschließlich latente (2 ± 1) auf.

▶ **Wichtig** Die kombinierten übertragenen Schmerzmuster aller Triggerpunkte spiegeln vollständig die Fibromyalgieschmerzen wider, und die PPTs sind signifikant geringer (p = <0,001). Die Anzahl der aktiven MTrPs ist positiv mit der spontanen Schmerzintensität korreliert (rs = 0,455; p = 0,002). Dieser nozizeptive Input ist eine Mitursache der zentralen Sensibilisierung.

Diese Befunde und Schlussfolgerungen stimmen auch mit denen von Ge et al. (2010) überein. Die meisten der „tender points" (Orte schmerzhafter Druckempfindlichkeit auf einen Druck von 4 kp an 9 symmetrischen Muskel-Sehnen-Übergängen; 11 positive Punkte sprechen für die Diagnose Fibromyalgie) wurden als aktive Triggerpunkte erkannt, und diese sind zum Teil für die ausgedehnten spontanen Schmerzen sehr bedeutsam. Bei diesen Untersuchungen korreliert die Anzahl der aktiven (r = 0,78, p < 0,0001), aber nicht der latenten Triggerpunkte (r = −0,001, p = 0,99) noch deutlich enger mit der Schmerzintensität.

▶ **Wichtig** Die Anzahl der MTrPs spiegelt bei der Fibromyalgie die zentrale Sensibilisierung wider, und die Triggerpunkttherapie ist eine empfehlenswerte Intervention. Da Triggerpunkte eine hypoxische Grundlage haben, ist die Hands-on-Behandlung stets durch die Hands-off-Intervention Ausdauertraining zu ergänzen.

Von einer zentralen Sensibilisierung durch die MTrPs kann sicher ausgegangen werden. Dabei können gegenüber Gesunden keine veränderten Reaktionen auf Vibrationen gefunden werden.

▶ **Wichtig** Die CPM-Diagnostik weist keine Modulation der Druckschmerzschwellen aus, was auf eine Störung der „diffuse noxious inhibitory control" (DNIC) hinweist (Kosek und Hansson 1997).

Diese Befunde und Schlussfolgerungen zur ursächlichen Verantwortlichkeit der Triggerpunkte widersprechen aber wiederum den deutlichen Unterschieden, die zwischen den

Triggerpunkten und den „tender points" bestehen (Mense 2011). So sind MTrPs oft im Bereich des Muskelbauches liegende palpable Knoten und „tender points" „nur" schmerzempfindliche Punkte im Bereich des Muskel-Sehnen-Überganges. Über dem MTrP besteht Allodynie und Hyperalgesie, und der übertragende Schmerz ist sein charakteristisches Merkmal. Die Sensibilitätsstörungen sind dagegen auch außerhalb der „tender points" nachweisbar. MTrPs sind lokale Kontrakturen, und „tender points" weisen nur unspezifische histologische Veränderungen auf.

▶ **Wichtig** Es muss beachtet werden, dass bei den Patienten häufig mehrere Schmerzursachen gleichzeitig vorliegen und dass das klinische Bild aus den Kombinationen und Interaktionen resultiert.

So können die Ursachen myofaszial-skelettaler Schmerzen (Triggerpunkte, Arthrosen) die einer Fibromyalgie verstärken und auch die Hyperalgesie intensivieren. Die gegenseitige Beeinflussung ergibt sich aus den Verknüpfungen, unterschiedlichen Beiträgen und gegenseitigen Ergänzungen der Wirkungen der pathophysiologischen Ursachen und Folgen bei der Modulation bzw. Sensibilisierung der zentralen Schmerzmodulation und -hemmung (Affaitati et al. 2020). Aus diesem Grund kommt es auch häufig zu Fehldiagnosen oder Missdeutungen, indem z. B. myofaszial-skelettale Schmerzen die Diagnose Fibromyalgie bekommen oder auch umgekehrt. Begünstig wird die „Ungenauigkeit" durch die Tatsache, dass die Pathophysiologie noch ungenügend geklärt, die klinischen Manifestationen „bunt" sind und es keinen Diagnostikstandard bzw. valide Befundkonstellationen für das myofasziale Schmerzsyndrom und die Fibromyalgie gibt (Bourgaize et al. 2018).

▶ **Wichtig** Aus therapeutischer Sicht ist das aber mit einem Vorteil verbunden. Die gleichen Schmerzinterventionen behandeln zugleich die Ursachen und die klinischen Auswirkungen aller bestehenden Schmerzursachen.

Dass die myofaszialen Verhältnisse, charakterisiert anhand der Durchblutung, der aeroben Energieproduktion und des Stoffwechsels eine wichtige Rolle spielen, kann belegt werden. Ermüdende isometrische Kontraktionen des M. quadr. fem. und eine okklusionsbedingte Ischämie der oberen Extremität weist für die meisten hämodynamischen und metabolischen Parameter keine Differenzen zwischen der Fibromyalgie und Gesunden auf. Auffällig ist aber, dass während der Isometrie eine geringere O_2-Extraktion aus dem Blut vorliegt. Weiterhin sind in der Erholungsphase nach der aktiven Ermüdung und in der reaktiven Hyperämiephase nach der Ischämie der Armmuskulatur von 3 min („cuff occlusion") die Erholungshalbwertzeiten für HbO_2 und Hb signifikant verlängert.

▶ **Wichtig** Bei der Fibromyalgie liegen im Muskelgewebe Minderungen der O_2-Utilisation vor (Shang et al. 2012), die geminderten Mitochondrienfunktionen zugeschrieben werden können. Der resultierende ATP-Mangel führt zum Energiemangel sowohl für die Muskelfunktion als auch für die Erholungsprozesse. Daraus lassen sich die klinisch bekannte reduzierte Ermüdungsresistenz, aber auch die defizitäre Erholung als Faktoren des Fatigue-Syndroms erklären. Gleichfalls ist das Energiedefizit für die Schmerzen relevant, und ATP fehlt als Weichmacher, weshalb der passive Muskeltonus steigt.

Zum ATP-Mangel und dessen Folgen passen die Befunde bei den mononukleären Blutzellen (Lymphozyten und Monozyten; Immunfunktion) von FM-Patienten, in denen mehrere Veränderungen nachweisbar sind. Der Spiegel von Q10 und das Membranpotenzial sind reduziert und die der mitochondralen Superoxide (Atmungskette) erhöht (Cordero et al. 2010a). Letztere verantworten die reaktiven O_2-Radikale (ROS) und Stickstoffsubstanzen (Peroxynitrite; potentes Oxidans, induziert Apoptose und Nekrose), die als Krankheitsursachen beschrieben sind und auch die Alterungsprozesse begünstigen (Indo et al. 2015). Reaktive O_2-Radikale (ROS) sind Schlüsselsubstanzen bei Entwicklung der endothelialen Dysfunktion, der Hypertonie (Dikalov und Dikalova 2016), den Entzündungen in der Gefäßwand und weiteren Schritten der Pathogenese der Arteriosklerose (Negre-Salvayre et al. 2020), die vorangeschritten zur relativen und absoluten Ischämie führen und Schmerzen verursachen. Die Theorie des Alterungsprozesses durch den oxidativen Stress ist zu prüfen (Liochev 2013; Piotrowska und Bartnik 2014).

▶ **Wichtig** Zu beachten ist aber unbedingt, dass die vermehrte ROS-Bildung infolge aerober Belastungen positiv zu bewerten ist. Sie ist der Trigger der Myokinproduktion. Adaptationen des Ausdauertrainings schließen zugleich eine erhöhte Kapazität gegenüber Antioxidantien ein.

Bei gesunden Personen (59,2 ± 5,2 Jahre) und FM-Patientinnen (60,9 ± 5,9 Jahre; Srikuea et al. 2013) ist die Muskelfaserzusammensetzung im M. vast. lat der nicht dominanten Extremität übereinstimmend, aber bei gleichem mittleren Faserquerschnitt sind im FM-Muskel die Variabilität der Fasergröße höher und die Verteilung der unterschiedlich großen Fasern verändert.

▶ **Wichtig** Im M. quadr. fem. sind als Zeichen einer geminderten Durchblutung und Erholungsfähigkeit sowie eines nozizeptiven Interstitiums die Kapillardichte gemindert, die Gefäßpermeabilität reduziert, das Kapillarendothel ist strukturell verändert, und es kann eine inadäquate Verteilung des O_2-Partialdrucks im Gewebe gefunden werden. Diese Abweichungen in der Mikrozirkulation bedeuten eine geminderte O_2-Versorgung, die die Morphologie und die Enzymausstattung der STF-Fasern prägt, und nozizeptive myofasziale Verhältnisse. Die antioxidative Kapazität ist reduziert.

Die Ermüdung nach einem isometrischen Belastungsprotokoll mit insgesamt 78 Kontraktionen, gegeben durch den Verlust der maximalen isometrischen Kraft, war zwischen einer Fibromyalgie- und einer gesunden Gruppe ohne Unterschied (Kontrollen: −27,7 ± 10,5 % FM: −30,3 ± 4,9 %, p = 0,453). Trotzdem fühlten sich die Patientinnen subjektiv stärker ermüdet, womit vorangegangene Ergebnisse bestätigt worden sind. Das Auseinanderfallen von objektivem Messergebnis und subjektivem Befinden kann nur einer zentralen Ursache zugeordnet werden. Dazu passend korrelieren das ermüdungsbedingte Kraftdefizit direkt nach der Belastung und nach 12 min nur bei der FM mit den Schmerzen und dem Ermüdungsgefühl. Die Erholung erfolgt bei den Patientinnen mit dem höchsten STF-Anteil, der positiv mit der Kapillardichte verbunden war, am schnellsten. Die Ermüdungsresistenz konnte aber nicht wie bei den Gesunden mit dem STF-Anteil und der Hb-Oxygenierung in einen Zusammenhang gebracht werden (Srikuea et al. 2013).

FM-Personen weisen unter isometrischen Belastungen des M. quadr. fem. mit 30 % des MVC-Werts bis zur Erschöpfung (Giske et al. 2008) reduzierte Adrenalinanstiege ($p < 0{,}001$) bei normalen Noradrenalin- und Cortisolwerten auf, und die EMG-Amplituden sind höher ($p = 0{,}001$). Die höheren EMG-Amplituden sprechen im noch nicht erschöpften Zustand für eine verstärkte Rekrutierung für die zu erbringende Kraft, und im erschöpften Zustand wird die Muskelermüdung paradox abgebildet.

▶ **Wichtig** Ohne eine Relation zu den sympathoadrenalen Aktivitäten sind das Anstrengungsempfinden und die Schmerzen unter der Belastung signifikant höher ($p < 0{,}001$). Die defizitäre Adrenalinreaktion ist gleichbedeutend mit einer geminderten Mobilisation energiereicher Substanzen (Lipolyse, Glucose), einem geringeren Anstieg des Blutglucosespiegels (unterstützt durch eine α_2-adrenerg vermittelte Hemmung der Insulinproduktion), einer inadäquaten Glucoseaufnahme in die Muskelfasern und einem geringeren Energieumsatz. Diese Faktoren sind gemeinsam mit denen der veränderten Mikrozirkulation und O_2-Utilisation stark leistungslimitierend.

Abweichende OF-EMG-Befunde des M. bizeps br. bei FM fanden auch Casale et al. (2009). Das Muster der Rekrutierung während der MVC ist anders. Die Ermüdung repräsentiert sich im EMG geringer, indem die normierten Leitungsgeschwindigkeiten (FM: $-0{,}074 +/- 0{,}052$ %/s; Gesund: $-0{,}196 +/- 0{,}133$ %/s) und die spektrale Leistungsfrequenz (FM: $-0{,}29 +/- 0{,}16$ %/s; Gesund: $-0{,}66 +/- 0{,}34$ %/s) deutlich weniger abfallen. Evozierte Muskelkontraktionen weisen keine Unterschiede auf. Somit sind die Veränderungen klar zentral bedingt. Die Ergebnisse werden dem Muskelumbau in Richtung STF zugeschrieben. Der FM-Muskel (M. bizeps br.) weist während lang dauernder gering intensiver dynamischer Kontraktionen signifikant höhere Muskelfaserleitungsgeschwindigkeiten auf. Die EMG-Merkmale der Ermüdung werden gegenüber Gesunden signifikant weniger ausgeprägt (Klaver-Król et al. 2012). Die Ursache wird mit Veränderungen der Muskelfasermembran erklärt, die zu der schnelleren Signalleitung führen.

▶ **Wichtig** Bei der FM sind auch die Transmittersysteme in die Pathogenese eingeschlossen. Die Serotoninspiegel im Serum sind im Vergleich mit Gesunden um ca. 45 % gemindert, und sie korrelieren mit den Schmerzen, der Depression und der Beeinträchtigung durch die Erkrankung, aber auch mit dem Alter (Cordero et al. 2010b).

Obwohl das Serotonin vermindert ist, bestehen in der allgemeinen Population aber unklare Verknüpfungen zu den „tender points", der Dolorimetrie, der Depression und der Angst, und es können mit diesem Parameter Schmerzgruppen nicht voneinander abgetrennt werden (Wolfe et al. 1997).

▶ **Wichtig** Insgesamt können noch keine eindeutigen ursächlichen Mechanismen der FM aufgezeigt werden. Vorrangig liegen zentrale Ursachen vor, die die sensorische Verarbeitung nozizeptiver Informationen, Defizite der absteigenden Schmerzmodulation und -hemmung, eine nozizeptive Sensibilisierung und die Verhaltensregulation (Schlaf, Stimmung, Fatigue-Syndrom) betreffen. Dazu gehört eine verminderte zentralnervöse Belastbarkeit gegenüber psychischem und physischem Stress. Auch immunologisch bedingt verstärkte Entzündungszustände können beteiligt sein (Sluka und Clauw 2016).

Fazit
Chronische Schmerzen stellen die charakteristische Komponente sehr vieler unterschiedlicher Erkrankungen dar. Die zentrale Sensibilisierung ist bei den verschiedenen Schmerztypen, gleichbedeutend bei den unterschiedlichen Krankheiten Osteoarthritis, Fibromyalgie und rheumatische Arthritis, mit differenter Ausprägung vorhanden (Lee et al. 2011). Belege dafür resultieren sowohl aus der Ausweitung der nozizeptiven Sensitivität auf nicht beteiligte Gelenke oder Regionen bei der Osteoarthritis als auch der rheumatischen Arthritis. Ebenso sind beide Erkrankungen sowohl durch entzündliche als auch degenerative Prozesse geprägt (Sarzi-Puttini et al. 2014). Besteht bei der Osteoarthrose eine zentrale Sensibilisierung, bestimmt sie auch die Schwere der Symptome (Fingleton et al. 2015), und bei der Fibromyalgie ist die zentrale Sensibilisierung das Charakteristikum (Fernández-de-Las-Peñas und Arendt-Nielsen 2016; Sluka und Clauw 2016), und es liegen auch periphere myofasziale Veränderungen vor (Srikuea et al. 2013).

Die Diagnostik der psychopathologischen Profile (Millon Multiaxial Clinical Inventory; MCMI-III; Tool zur Diagnostik der Persönlichkeits- und psychopathologischen Eigenschaften) von Patienten mit Gonarthrose ohne und mit zentraler Sensibilisierung sowie mit FM weist aus, dass zwischen den Patienten mit einer zentralen Sensibilisierung weniger Unterschiede vorliegen. Deutliche Differenzen können zwischen der FM und der Arthrose ohne zentrale Sensibilisierung festgestellt werden. Der Grad der Sensibilisierung anhand der psychopathologischen Charakterisierung wird deshalb als mögliches Differenzierungsmerkmal angesehen (Lòpez-Ruiz et al. 2019).

Insgesamt kann die Schlussfolgerung gezogen werden, dass die therapeutische Schmerzhemmung nach dem Prinzip „Schmerz hemmt Schmerz" bei allen degenerativen, rheumatischen und möglicherweise primär zentralen Erkrankungen wie der FM keine Kontraindikation darstellt, sondern indiziert ist, um über die Schmerzhemmung eine ausreichende Belastbarkeit für aktive Interventionen erreichen zu können.

Literatur

Affaitati G, Costantini R, Tana C, Cipollone F, Giamberardino MA. Co-occurrence of pain syndromes. J Neural Transm (Vienna). 2020;127(4):625–46. https://doi.org/10.1007/s00702-019-02107-8. Epub 2019 Nov 29.

Alonso-Blanco C, Fernandez-de-Las-Penas C, Morales-Cabezas M, Zarco-Moreno P, Ge H, Florez-Garcia M. Multiple active myofascial trigger points reproduce the overall spontaneous pain pattern in women with fibromyalgia and are related to widespread mechanical hypersensitivity. Clin J Pain. 2011;27:405–13.

Alonso-Blanco C, Fernández-de-Las-Peñas C, de-la-Llave-Rincón AI, Zarco-Moreno P, Galán-Del-Río F, Svensson P. Characteristics of referred muscle pain to the head from active trigger points in women with myofascial temporomandibular pain and fibromyalgia syndrome. J Headache Pain. 2012;13(8):625–37. https://doi.org/10.1007/s10194-012-0477-y. Epub 2012 Aug 31.

Angiolilli C, Kabala PA, Grabiec AM, Van Baarsen IM, Ferguson BS, Garcia S, Malvar Fernandez B, McKinsey TA, Tak PP, Fossati G, Mascagni P, Baeten DL, Reedquist KA. Histone deacetylase 3 regulates the inflammatory gene expression programme of rheumatoid arthritis fibroblast-like synoviocytes. Ann Rheum Dis. 2017;76:277–85.

Antony B, Venn A, Cicuttini F, March L, Blizzard L, Dwyer T, Cross M, Jones G, Ding C. Association of physical activity and physical performance with tibial cartilage volume and bone area in young adults. Arthritis Res Ther. 2015a;17:298. https://doi.org/10.1186/s13075-015-0813-0.

Antony B, Jones G, Venn A, Cicuttini F, March L, Blizzard L, Dwyer T, Cross M, Ding C. Childhood physical performance measures and adulthood knee cartilage volume and bone area: a 25-year cohort study. Arthritis Care Res. 2015b;67(9):1263–71. https://doi.org/10.1002/acr.22588.

Bourgaize S, Newton G, Kumbhare D, Srbely J. A comparison of the clinical manifestation and pathophysiology of myofascial pain syndrome and fibromyalgia: implications for differential diagnosis and management. J Can Chiropr Assoc. 2018;62(1):26–41.

Buckland J. Rheumatoid arthritis: TNF targets histones to loosen chromatin in RA FLS. Nat Rev Rheumatol. 2014;10:636.

Casale R, Sarzi-Puttini P, Atzeni F, Gazzoni M, Buskila D, Rainoldi A. Central motor control failure in fibromyalgia: a surface electromyography study. BMC Musculoskelet Disord. 2009;10:78. https://doi.org/10.1186/1471-2474-10-78.

Cordero MD, De Miguel M, Moreno Fernández AM, Carmona López IM, Garrido Maraver J, Cotán D, Gómez Izquierdo L, Bonal P, Campa F, Bullon P, Navas P, Sánchez Alcázar JA. Mitochondrial dysfunction and mitophagy activation in blood mononuclear cells of fibromyalgia patients: implications in the pathogenesis of the disease. Arthritis Res Ther. 2010a;12(1):R17. https://doi.org/10.1186/ar2918. Epub 2010 Jan 28.

Cordero MD, Alcocer-Gómez E, Cano-García FJ, de Miguel M, Sánchez-Alcázar JA, Moreno Fernández AM. Low levels of serotonin in serum correlates with severity of fibromyalgia. Med Clin (Barc). 2010b;135(14):644–6. https://doi.org/10.1016/j.medcli.2010.05.009. Epub 2010 Jun 29.

Crump C, Sundquist J, Winkleby MA, Sieh W, Sundquist K. Physical fitness among Swedish military conscripts and long-term risk for type 2 diabetes mellitus: a cohort study. Ann Intern Med. 2016a;164(9):577–84. https://doi.org/10.7326/M15-2002. Epub 2016 Mar 8.

Crump C, Sundquist J, Winkleby MA, Sundquist K. Interactive effects of physical fitness and body mass index on the risk of hypertension. JAMA Intern Med. 2016b;176(2):210–6. https://doi.org/10.1001/jamainternmed.2015.7444.

Crump C, Sundquist J, Winkleby MA, Sundquist K. Interactive effects of physical fitness and body mass index on risk of stroke: a national cohort study. Int J Stroke. 2016c;11(6):683–94. https://doi.org/10.1177/1747493016641961. Epub 2016 Mar 25.

Crump C, Sundquist J, Winkleby MA, Sundquist K. Interactive effects of obesity and physical fitness on risk of ischemic heart disease. Int J Obes. 2017a;41(2):255–61. https://doi.org/10.1038/ijo.2016.209. Epub 2016 Nov 21.

Crump C, Sundquist J, Winkleby MA, Sundquist K. Aerobic fitness, muscular strength and obesity in relation to risk of heart failure. Heart. 2017b;103(22):1780–7. https://doi.org/10.1136/heartjnl-2016-310716. Epub 2017 May 12.

Crump C, Sundquist J, Winkleby MA, Sundquist K. Interactive effects of aerobic fitness, strength, and obesity on mortality in men. Am J Prev Med. 2017c;52(3):353–61. https://doi.org/10.1016/j.amepre.2016.10.002. Epub 2016 Nov 14.

Dikalov SI, Dikalova AE. Contribution of mitochondrial oxidative stress to hypertension. Curr Opin Nephrol Hypertens. 2016;25(2):73–80. https://doi.org/10.1097/MNH.0000000000000198.

Fearon U, Canavan M, Biniecka M, Veale DJ. Hypoxia, mitochondrial dysfunction and synovial invasiveness in rheumatoid arthritis. Nat Rev Rheumatol. 2016;12(7):385–97. https://doi.org/10.1038/nrrheum.2016.69. Epub 2016 May 26.

Fernández-de-Las-Peñas C, Arendt-Nielsen L. Myofascial pain and fibromyalgia: two different but overlapping disorders. Pain Manag. 2016;6(4):401–8. https://doi.org/10.2217/pmt-2016-0013. Epub 2016 Jun 14.

Fernandez-de-Las-Penas C, Galan-Del-Rio F, Alonso-Blanco C, Jimenez-Garcia R, Arendt-Nielsen L, Svensson P. Referred pain from muscle trigger points in the masticatory and neck-shoulder musculature in women with temporomandibular disorders. J Pain. 2010;11:1295–304.

Fingleton C, Smart K, Moloney N, Fullen BM, Doody C. Pain sensitization in people with knee osteoarthritis: a systematic review and meta-analysis. Osteoarthr Cartil. 2015;23(7):1043–56. https://doi.org/10.1016/j.joca.2015.02.163. Epub 2015 Mar 5.

Foley S, Ding C, Cicuttini F, Jones G. Physical activity and knee structural change: a longitudinal study using MRI. Med Sci Sports Exerc. 2007;39(3):426–34. https://doi.org/10.1249/mss.0b013e31802d97c6.

Frank F. Das metabolische Syndrom, Arteriosklerose und degenerative Erkrankung des Stütz- und Bewegungsapparates. Arbeitsmed, Sozialmed Umweltmed. 2003;38:31–7.

Frankenberger M, Sternsdorf T, Pechumer H, Pforte A, Ziegler-Heitbrock HW. Differential cytokine expression in human blood monocyte subpopulations: a polymerase chain reaction analysis. Blood. 1996;87(1):373–7.

Fröhner G. Belastbarkeit. In: Schnabel G, Harre D, Krug J, Herausgeber. Trainingslehre–Trainingswissenschaft Leistung–Training–Wettkampf. Aachen: Meyer & Meyer; 2008. S. 243–69.

Ge HY. Prevalence of myofascial trigger points in fibromyalgia: the overlap of two common problems. Curr Pain Headache Rep. 2010;14(5):339–45. https://doi.org/10.1007/s11916-010-0127-5.

Ge HY, Nie H, Madeleine P, Danneskiold-Samsøe B, Graven-Nielsen T, Arendt-Nielsen L. Contribution of the local and referred pain from active myofascial trigger points in fibromyalgia syndrome. Pain. 2009;147:233–40.

Ge HY, Wang Y, Danneskiold-Samsøe B, Graven-Nielsen T, Arendt-Nielsen L. The predetermined sites of examination for tender points in fibromyalgia syndrome are frequently associated with myofascial trigger points. J Pain. 2010;11(7):644–51. https://doi.org/10.1016/j.jpain.2009.10.006. Epub 2009 Nov 14.

Giske L, Vøllestad NK, Mengshoel AM, Jensen J, Knardahl S, Røe C. Attenuated adrenergic responses to exercise in women with fibromyalgia – a controlled study. Eur J Pain. 2008;12(3):351–60. https://doi.org/10.1016/j.ejpain.2007.07.007. Epub 2007 Sep 10.

Handschin C, Spiegelman BM. The role of exercise and PGC1[alpha] in inflammation and chronic disease. Nature. 2008;454:463–9.

Hummel T, Schiessl C, Wendler J, Kobal G. Peripheral and central nervous changes in patients with rheumatoid arthritis in response to repetitive painful stimulation. Int J Psychophysiol. 2000;37(2):177–83. https://doi.org/10.1016/s0167-8760(00)00087-8.

Indo HP, Yen HC, Nakanishi I, Matsumoto K, Tamura M, Nagano Y, Matsui H, Gusev O, Cornette R, Okuda T, Minamiyama Y, Ichikawa H, Suenaga S, Oki M, Sato T, Ozawa T, Clair DK, Majima HJ. A mitochondrial superoxide theory for oxidative stress diseases and aging. J Clin Biochem Nutr. 2015;56(1):1–7. https://doi.org/10.3164/jcbn.14-42. Epub 2014 Dec 23.

Jordan S, Hoebel J. Gesundheitskompetenz von Erwachsenen in Deutschland Ergebnisse der Studie „Gesundheit in Deutschland aktuell" (GEDA). Bundesgesundheitsbl. 2015;58:942–50. https://doi.org/10.1007/s00103-015-2200-z. Online publiziert: 31. Juli 2015, Springer-Verlag Berlin Heidelberg; https://www.rki.de/DE/Content/GesundAZ/G/Gesundheitskompetenz/Ge-sundheitskompetenz_node.html.

Khan AN, Jacobsen HE, Khan J, Filippi CG, Levine M, Lehman RA Jr, Riew KD, Lenke LG, Chahine NO. Inflammatory biomarkers of low back pain and disc degeneration: a review. Ann N Y Acad Sci. 2017;1410(1):68–84. https://doi.org/10.1111/nyas.13551.

Klaver-Król EG, Rasker JJ, Henriquez NR, Verheijen WG, Zwarts MJ. Muscle fiber velocity and electromyographic signs of fatigue in fibromyalgia. Muscle Nerve. 2012;46(5):738–45. https://doi.org/10.1002/mus.23382.

Kosek E, Hansson P. Modulatory influence on somatosensory perception from vibration and heterotopic noxious conditioning stimulation (HNCS) in fibromyalgia patients and healthy subjects. Pain. 1997;70(1):41–51. https://doi.org/10.1016/s0304-3959(96)03295-2.

Kosek E, Cohen M, Baron R, Gebhart GF, Mico JA, Rice AS, Rief W, Sluka AK. Do we need a third mechanistic descriptor for chronic pain states? Pain. 2016;157(7):1382–6. https://doi.org/10.1097/j.pain.0000000000000507.

Lampa J. Pain without inflammation in rheumatic diseases. Best Pract Res Clin Rheumatol. 2019;33(3):101439. https://doi.org/10.1016/j.berh.2019.101439. Epub 2019 Sep 6.

Le Maitre CL, Hoyland JA, Freemont AJ. Catabolic cytokine expression in degenerate and herniated human intervertebral discs: IL-1 beta and TNF alpha expression profile. Arthritis Res Ther. 2007;9:R77.

Lee YC. Effect and treatment of chronic pain in inflammatory arthritis. Curr Rheumatol Rep. 2013;15(1):300. https://doi.org/10.1007/s11926-012-0300-4.

Lee YC, Nassikas NJ, Clauw DJ. The role of the central nervous system in the generation and maintenance of chronic pain in rheumatoid arthritis, osteoarthritis and fibromyalgia. Arthritis Res Ther. 2011;13(2):211. https://doi.org/10.1186/ar3306.

Leffler AS, Kosek E, Lerndal T, Nordmark B, Hansson P. Somatosensory perception and function of diffuse noxious inhibitory controls (DNIC) in patients suffering from rheumatoid arthritis. Eur J Pain. 2002;6(2):161–76. https://doi.org/10.1053/eujp.2001.0313.

Li Y, Liu J, Liu Z, Duan D. Inflammation in low back pain may be detected from the peripheral blood: suggestions for biomarker. Biosci Rep. 2016;36(4):e00361. https://doi.org/10.1042/BSR20160187. Print 2016 Aug.

Liochev SI. Reactive oxygen species and the free radical theory of aging. Free Radic Biol Med. 2013;60:1–4. https://doi.org/10.1016/j.freeradbiomed.2013.02.011. Epub 2013 Feb 19.

López-Ruiz M, Losilla JM, Monfort J, Portell M, Gutiérrez T, Poca V, Garcia-Fructuoso F, Llorente J, Garcia-Fontanals A, Deus J. Central sensitization in knee osteoarthritis and fibromyalgia: beyond depression and anxiety. PLoS One. 2019;14(12):e0225836. https://doi.org/10.1371/journal.pone.0225836. eCollection 2019.

Maher C, Underwood M, Buchbinder R. Non-specific low back pain. Lancet. 2017;389(10070): 736–47. https://doi.org/10.1016/S0140-6736(16)30970-9. Epub 2016 Oct 11.

Matcham F, Galloway J, Hotopf M, Roberts E, Scott IC, Steer S, Norton S. The impact of targeted rheumatoid arthritis pharmacologic treatment on mental health: a systematic review and network meta-analysis. Arthritis Rheum. 2018;70(9):1377–91.

Melzack R. Pain and the neuromatrix in the brain. J Dent Educ. 2001;65(12):1378–82.

Meng T, Thayer S, Venn A, Wu F, Cicuttini F, March L, Dwyer T, Halliday A, Cross M, Laslett LL, Jones G, Ding C, Antony B. Association of childhood adiposity measures with adulthood knee cartilage defects and bone marrow lesions: a 25-year cohort study. Osteoarthr Cartil. 2018;26(8):1055–62. https://doi.org/10.1016/j.joca.2018.05.008. Epub 2018 May 25.

Mense S. Differences between myofascial trigger points and tender points. Schmerz. 2011;25(1):93–103; quiz 104. https://doi.org/10.1007/s00482-010-0965-4.

Negre-Salvayre A, Guerby P, Gayral S, Laffargue M, Salvayre R. Role of reactive oxygen species in atherosclerosis: Lessons from murine genetic models. Free Radic Biol Med. 2020;149:8–22. https://doi.org/10.1016/j.freeradbiomed.2019.10.011. Epub 2019 Nov 25.

Pedersen BK. The diseasome of physical inactivity and the role of myokines in muscle-fat cross talk. J Physiol. 2009;587:5559–68.

Petersen AMW, Pedersen BK. The anti-inflammatory effect of exercise. J Appl Physiol. 2005;98:1154–62.

Petersen T, Laslett M, Juhl C. Clinical classification in low back pain: best-evidence diagnostic rules based on systematic reviews. BMC Musculoskelet Disord. 2017;18(1):188. https://doi.org/10.1186/s12891-017-1549-6.

Piotrowska A, Bartnik E. The role of reactive oxygen species and mitochondria in aging. Postepy Biochem. 2014;60(2):240–7.

Rifbjerg-Madsen S, Christensen AW, Christensen R, Hetland ML, Bliddal H, Kristensen LE, Danneskiold-Samsøe B, Amris K. Pain and pain mechanisms in patients with inflammatory arthritis: a Danish nationwide cross-sectional DANBIO registry survey. PLoS One. 2017;12(7):e0180014. https://doi.org/10.1371/journal.pone.0180014. eCollection 2017.

Ritz BW, Alexander GM, Nogusa S, Perreault MJ, Peterlin BL, Grothusen JR, Schwartzman RJ. Elevated blood levels of inflammatory monocytes (CD14+ CD16+) in patients with complex regional pain syndrome. Clin Exp Immunol. 2011;164(1):108–17. https://doi.org/10.1111/j.1365-2249.2010.04308.x. Epub 2011 Feb 8.

Sandström A, Ellerbrock I, Jensen KB, Martinsen S, Altawil R, Hakeberg P, Fransson P, Lampa J, Kosek E. Altered cerebral pain processing of noxious stimuli from inflamed joints in rheumatoid arthritis: an event-related fMRI study. Brain Behav Immun. 2019;81:272–9. https://doi.org/10.1016/j.bbi.2019.06.024. Epub 2019 Jun 19.

Sarzi-Puttini P, Salaffi F, Di Franco M, Bazzichi L, Cassisi G, Casale R, Cazzola M, Stisi S, Battellino M, Atzeni F. Pain in rheumatoid arthritis: a critical review. Reumatismo. 2014;66(1):18–27. https://doi.org/10.4081/reumatismo.2014.760.

Schweinhardt P, Kalk N, Wartolowska K, Chessell I, Wordsworth P, Tracey I. Investigation into the neural correlates of emotional augmentation of clinical pain. NeuroImage. 2008;40(2):759–66. https://doi.org/10.1016/j.neuroimage.2007.12.016. Epub 2007 Dec 23.

Shang Y, Gurley K, Symons B, Long D, Srikuea R, Crofford LJ, Peterson CA, Yu G. Noninvasive optical characterization of muscle blood flow, oxygenation, and metabolism in women with fibromyalgia. Arthritis Res Ther. 2012;14(6):R236. https://doi.org/10.1186/ar4079.

Sluka KA, Clauw DJ. Neurobiology of fibromyalgia and chronic widespread pain. Neuroscience. 2016;338:114–29. https://doi.org/10.1016/j.neuroscience.2016.06.006. Epub 2016 Jun 9.

Srikuea R, Symons TB, Long DE, Lee JD, Shang Y, Chomentowski PJ, Yu G, Crofford LJ, Peterson CA. Association of fibromyalgia with altered skeletal muscle characteristics which may contribute to postexertional fatigue in postmenopausal women. Arthritis Rheum. 2013;65(2):519–28. https://doi.org/10.1002/art.37763.

Staud R, Vierck CJ, Robinson ME, Price DD. Overall fibromyalgia pain is predicted by ratings of local pain and painrelated negative affect – possible role of peripheral tissues. Rheumatology. 2006;45:1409–15.

Syrenicz A, Garanty-Bogacka B, Syrenicz M, Gebala A, Walczak M. Low-grade systemic inflammation and the risk of type 2 diabetes in obese children and adolescents. Neuro Endocrinol Lett. 2006a;27(4):453–8.

Syrenicz A, Garanty-Bogacka B, Syrenicz M, Gebala A, Dawid G, Walczak M. Relation of low-grade inflammation and endothelial activation to blood pressure in obese children and adolescents. Neuro Endocrinol Lett. 2006b;27(4):459–64.

Teodorczyk-Injeyan JA, Triano JJ, Injeyan HS. Nonspecific low back pain: inflammatory profiles of patients with acute and chronic pain. Clin J Pain. 2019;35(10):818–25. https://doi.org/10.1097/AJP.0000000000000745.

Tornero-Caballero MC, Salom-Moreno J, Cigarán-Méndez M, Morales-Cabezas M, Madeleine P, Fernández-de-Las-Peñas C. Muscle trigger points and pressure pain sensitivity maps of the feet in women with fibromyalgia syndrome. Pain Med. 2016;17(10):1923–32. https://doi.org/10.1093/pm/pnw090. Epub 2016 Jun 1.

Veale DJ, Orr C, Fearon U. Cellular and molecular perspectives in rheumatoid arthritis. Semin Immunopathol. 2017;39(4):343–54. https://doi.org/10.1007/s00281-017-0633-1. Epub 2017 May 15.

Wolfe F, Russell IJ, Vipraio G, Ross K, Anderson J. Serotonin levels, pain threshold, and fibromyalgia symptoms in the general population. J Rheumatol. 1997;24(3):555–9.

Woolf CJ. Central sensitization: implications for the diagnosis and treatment of pain. Pain. 2011;152(3 Suppl):S2–15.

World Health Organization. Global recommendations on physical activity for health. 1.Exercise. 2.Life style. 3.Health promotion. 4.Chronic disease – prevention and control. 5.National health programs. WHO World Health Organization: Schweiz;2011.

Wuertz K, Haglund L. Inflammatory mediators in intervertebral disk degeneration and discogenic pain. Global Spine J. 2013;3:175–84.

Nicht pharmakologische Schmerztherapie: „counter-irritation" – „diffuse noxious inhibitory control" (DNIC) – „conditioned pain modulation" (CPM): eine lange Historie

3.1 „Schmerz hemmt Schmerz" – ein historisches Beobachtungsergebnis

Das bereits vor Jahrhunderten beobachtete Phänomen der counter-irritation oder counterstimulation kann mit der Meinung von Hippokrates von Kos (ca. 460–370 vor der Zeitrechnung; Humeralpathologie; Begründer der Medizin) (Pohlenz 1938) sehr zutreffend charakterisiert werden: „Wenn 2 Leiden zur gleichen Zeit an verschiedenen Orten vorhanden sind, dann unterdrückt (löscht) das stärkere das schwächere (aus) („If two sufferings take place at the same time, but at different points, the stronger one makes the weaker silent")."

▶ **Wichtig** Counter-irritation beschreibt auf der Basis von Beobachtungen bereits sehr früh die Möglichkeit, einen „schmerzhaften Krankheitszustand in einer Körperregion bzw. an einer Lokalisation" durch eine schmerzhafte Behandlung in einer anderen Körperregion bzw. an einer anderen Lokalisation zu beeinflussen.

Die counter-irritation steht für das Behandeln von Schmerzen durch das gleichzeitige bewusste Auslösen eines sehr starken „therapeutischen" Schmerzes an einer entfernten Körperstelle. Kurz, die Empfindung krankheitsbedingter Schmerzen kann durch einen willkürlich vom Menschen provozierten Schmerz unterdrückt werden. Schmerzempfindungen sind Leistungen des Gehirns. Da die Schmerzursache durch das Setzen eines entfernt einwirkenden anderen Reizes nicht ausgeräumt sein kann, muss der Effekt im Gehirn entstehen und das Ergebnis der veränderten Schmerzverarbeitung sein. Für diese Schlussfolgerung war es aber geschichtlich noch deutlich zu früh. Das wirkende, zunächst „beobachtungs- und erfahrungsbedingte" Grundphänomen besagt: „krankheitsbedingte Schmerzen können durch künstlich provozierte Schmerzen gehemmt oder ausgeräumt werden!"

© Der/die Autor(en), exklusiv lizenziert durch Springer-Verlag GmbH, DE, ein Teil von Springer Nature 2022
W. Laube, *Schmerztherapie ohne Medikamente*,
https://doi.org/10.1007/978-3-662-63846-0_3

▶ **Wichtig** So haben detaillierte praktische Beobachtungen bereits vor über 2000 Jahren zu dem unausgesprochenen Ergebnis geführt, dass der Mensch „mit heutigen Worten ausgedrückt, ein Schmerzhemmsystem besitzen muss".

Die Entwicklungsgeschichte von der Beobachtung und der „zeitgerechten Anwendung" der „counter-irritation" in der Anfängerzeit bereits vor der Zeitrechnung bis sehr, sehr viel später zur „diffuse noxious inhibitory control" und dann nach relativ wenigen weiteren Jahren beim Menschen zur „conditioned pain modulation", durchweg Begriffe mit gleichem physiologischem Hintergrund, zeigt eindrucksvoll eine „typische" wissenschaftliche Entwicklung auf. An erster Stelle steht ein Beobachtungsergebnis, welches durch Wiederholung immer wieder bestätigt wird, aber auch auf Nichtzutreffendes oder Relevantes ausgeweitet wird. Die Bewertungen und Erklärungen des Phänomens sind aber zunächst lange Zeit nicht zutreffend, was auch dem wissenschaftlichen Entwicklungsstand zuzuschreiben ist.

▶ **Wichtig** Erst mit der erheblichen Fortentwicklung des Grundlagenwissens zum menschlichen Organismus und insbesondere zum Gehirn und der experimentellen als auch der diagnostischen Möglichkeiten wurde die Voraussetzung erarbeitet, sehr viel später erkennen zu können, dass ein neurophysiologisch vermittelter Wirkungsmechanismus dahintersteht.

3.2 Die counter-irritation

Praktische Erfahrungen und die Beschäftigung mit der Wirksamkeit von extern gesetzten intensiven schmerzauslösenden Reizen zur „Linderung oder sogar Heilung" von krankheitsbedingten Symptomen bzw. von Erkrankungen sind bereits sehr alt. Als counter-irritation wurden von Beginn der medizinischen Aufzeichnungen an die folgenden Interventionen dokumentiert (Wand-Tetley 1956: Literatur 1787–1954): Schröpfen, blasenverursachende Salben (blisters), Drainagen mit Reizmitteln wie Savin (Sadebaumextrakt), Fremdkörper (issues), Verbrennungen, Moxibustion, Akupunktur, elektrische Reizungen (anfangs mittel durch Fische) und Magnetismus (lodestone; Magnetit).

Granville (1838) beschreibt in seinem „eher für den Nichtmediziner (general reader)" geschriebenen Buch nach seinen Angaben das Ergebnis von neun Jahren Erfahrung und Meditation zum Thema „counter-irritation". Der Autor versucht zunächst sehr umfänglich, nicht unbedingt wissenschaftlich und wenig abgegrenzt die „Lehre" von der counter-irritation zu charakterisieren. Sie wird ausgesprochen weit gefasst, und seine Erklärungen sind heute nicht mehr annähernd haltbar. Aber es wird in dieser Arbeit mitgeteilt, die artifizielle Reizung kann mit ähnlichen schmerzhaften Auswirkungen, wie es die Krankheit an einem entfernten Ort selbst verantwortet, den von der Krankheit abhängigen Reizzustand „heilen". Dieser Wirkung wurde der Begriff counter-irritation zugeordnet.

3.2 Die counter-irritation

▶ **Wichtig** Counter-irritation wurde demnach als ein „Heilverfahren" mittels äußerer Anwendung „mechanischer und pharmazeutischer Mittel" angesehen und genutzt. Zu diesem Zweck sind auch Präparate bzw. Stimulantien entwickelt worden.

Der Fokus lag damals nicht ausschließlich oder vorrangig auf dem Schmerz, sondern auf der „gesamten Erkrankung", was heute nicht mehr haltbar ist. Grundsätzlich ist aber auch heute noch gültig, dass die künstliche Reizung die „ursprüngliche schmerzhaft empfundene Reizung durch die Krankheitsprozesse" beeinflusst, wobei es nicht erforderlich war und ist, die artifizielle Reizung in der Nähe des Erkrankungsortes, heute besser des bevorzugten Schmerzortes, auszuführen. Damals wurde die Wirksamkeit der counter-irritation mit dem Fluss von Körperflüssigkeiten von der erkrankten zur artifiziell gereizten Körperlokalisation in Verbindung gebracht. Dadurch sollte der kranke Bereich „entlastet" werden und die Wirkung begründen. Bis zur Erkenntnis der Verarbeitung der Schmerzinformationen durch das Gehirn und der Entstehung der Schmerzempfindung im Gehirn war es noch ein sehr langer Weg.

▶ **Wichtig** Das Prinzip „counter-irritation" wird in der sehr frühen Zeit auch in anderen „Schulen" unter dem Begriff „Revulsion" (Abneigung, extrem unangenehm, Abversion), „Derivation" oder auch als „antagonistische Methode" praktiziert.

Granville (1838) gibt auch „Therapiebeispiele" der counter-irritation bei sehr vielen sehr verschiedenen Krankheiten an. Diese nahezu „generalisierte" Wirksamkeit „gegen viele Erkrankungen" ist ein starker Widerspruch und nicht mehr haltbar. Heute ist gültig, dass Schmerzen verschiedener Ursachen gelindert werden können, ohne die Erkrankung zu behandeln. Es ist die Behandlung des Symptoms Schmerz.

Gillies (1895) geht von Entzündungen als eine natürliche Reaktion zur „Reparatur verletzter oder auch erkrankter Zustände" aus. „Gegenreizstoffe" werden als Stimulantien angesehen, welche über die erhöhte Blutversorgung die Gewebeernährung und Gewebereparatur steigern. So wird auch hier die Wirkung noch dem Einfluss der „Stimulantien" auf die Körperflüssigkeiten zugeschrieben, und der Erklärungsansatz über das Nervensystem steht noch aus. Fraglich beim ihm ist, ob Wundblasen gewebeschädigende Stoffe entfernen können. Mit der „erhöhten Blutversorgung" wird aber aus heutiger Sicht eine periphere Wirkungskomponente benannt, die den „nozizeptiven Gewebestatus" und damit das Afferenzmuster betrifft.

Mackenzie (1909) beschreibt den Gegenstand der „counter-irritation" als sehr weitläufig und dass es viele Theorien dazu gibt. Die schon lange bekannte praktische Tatsache zu diesem Zeitpunkt war, „Schmerzen können dadurch gelindert werden". Aber zugleich auch, dass über die Schmerzursachen und über die Wirkungsweisen der counter-irritation kaum Wissen vorhanden ist. Unter Hinzufügung von u. a. Informationen des Neurophysiologen Sherrington trug er eine in den letzten Jahren entwickelte Meinung hinsichtlich der Entstehung viszeraler Schmerzen und deren Ausbreitung vor. Mackenzie ging von mehreren wichtigen und folgerichtigen Beobachtungen bzw. Ergebnissen aus.

1. Absoluter Ausgangspunkt war, dass das Verständnis zum Schmerz es erfordert, „die Gewebe zu verstehen", in denen Schmerzen auftreten. So beschreibt er diejenigen Gewebe als schmerzsensitiv auf z. B. einen Nadelstich, die mit „cerebrospinalen Nerven" versorgt sind und jene als schmerzinsensitiv, die eine solche Versorgung nicht haben.
2. Ein weiterer wichtiger Ausgangspunkt war die Leitung der Schmerzinformationen vom konkret schmerzhaft gereizten Ort eines nervalen Versorgungsgebietes in das Gehirn und das Empfinden der Lokalisation.
3. Die Beobachtung, dass wenn der Nervenstamm oder auch das Rückenmark entzündlich beeinträchtigt sind, die Empfindung eines gesetzten Reizes auf den gesamten nervalen Versorgungsbereich ausgedehnt wird.
4. Die Ausbreitung der Schmerzempfindung bei einer Verletzung durch eine Beeinflussung benachbarter Nervenzellen im Rückenmark kommt durch die intensiven Schmerzimpulse aus dem verletzten Gewebebereich zustande.
5. Liegt viszeral eine intensive Störung vor, z. B. ein Magenulcus, wird die Vorstellung geäußert, dass im Rückenmark sensorische Nerven irritiert werden und Schmerzen in das Epigastrium projiziert werden („I suggest the stimulus arises in the ulcer, passes to the spinal cord, and is of such intensity as to irritate the sensory nerves, and the pain is felt in the epigastrium, according to the law that stimulation of a sensory nerve causes a pain referred to its peripheral distribution."). Ist die viszerale Ursache chronisch, entsteht im Rückenmark ein „irritabler Fokus", was zu einer Hyperalgesie von Hautarealen und einem erhöhten Muskeltonus führt.
6. Wird der hyperalgetische Hautbereich mit einer Salbe irritiert, ist die Schmerzempfindung bis zu deren Abklingen ausgesetzt. Dies ist sehr gut reproduzierbar. So kann der „Schmerzstimulus" von der Haut den viszeralen auslöschen.

Die letztgenannte Erklärung steht mit der Beobachtung Sherringtons im Einklang, indem Nerven die Informationen aus verschiedenen Quellen leiten und „suffizient intensive" Informationen aus einer Quelle diejenigen aus einer anderen Quelle ausschließen können (siehe bei Mackenzie 1909).

▶ **Wichtig** Zu Beginn des 20. Jahrhunderts wurde nach knapp 2000 Jahren Entwicklung aufgrund des nun vorliegenden neurophysiologischen Wissensstandes der Weg zur Erklärung des Phänomens „counter-irritation" in Richtung Nervensystem eröffnet. Ca. nach weiteren 70 Jahren konnte der Mechanismus tierexperimentell belegt werden.

3.3 „diffuse noxious inhibitory control" (DNIC) oder „heterotopic noxious counter-stimulation"

Trotz Weiterentwicklung" der Physiologie wurden die neurophysiologischen Mechanismen des Phänomens der Schmerzminderung oder auch -auslöschung durch einen „provozierten sehr schmerzhaften Reiz" sehr lange nicht bis kaum untersucht.

Die Untersuchung von Neuronen im lumbalen Bereich von Ratten, die Afferenzen von niedrig- und hochschwelligen Sensoren über A-α- und C-Fasern erhalten, zeigte dann deren sehr intensive Hemmung durch Schmerzafferenzen aus verschiedenen anderen Kompartimenten des Körpers (Le Bars et al. 1979a). Die Autoren gaben dieser Hemmung den Namen **„diffuse noxious inhibitory control (DNIC)"**. Die Schmerzafferenzen, ausgelöst durch Kneifen im Bereich des Schwanzes und der Schnauze der Tiere hemmten am effektivsten. Der Effekt kam aber auch bei der Reizung der kontralateralen hinteren und vorderen Extremitäten sowie an den Ohren zustande. Hitzereize und TENS des Schwanzes waren gleichfalls äußerst wirksam wie eine intraperitoneale Injektion von Bradykinin. So unterdrückt der DNIC-Effekt 60–100 % der C-Faseraktivität infolge sehr intensiver TENS und einer schmerzhaften Wärmestrahlung.

▶ **Wichtig** Die Hemmung der Neuronen im Hinterhorn mit einem Input nozizeptiver Informationen aus entfernten Körperregionen überdauert in Abhängigkeit von der Dauer des „konditionierenden Schmerzreizes" aus entfernter Quelle sehr lange. Dieses Ergebnis weist auf den relativ lang anhaltenden Effekt des Mechanismus „Schmerz hemmt Schmerz" hin.

Le Bars et al. (1979b) zeigten im Tierexperiment, dass ausschließlich WDR-Neuronen der benannten Hemmung unterliegen. Neuronen, die ausschließlich nozizeptive, nicht nozizeptive oder pro-priozeptive Signale erhalten, sind nicht von der Hemmung betroffen. Da der Effekt nicht bei spinalen Tieren auslösbar ist, resultierte die Schlussfolgerung, dass dafür supraspinale Strukturen verantwortlich sein müssen. Im Rückenmark gehen die Autoren von 2 Pools von segmentalen WDH-Neuronen aus. Beide erhalten nozizeptive Afferenzen, wobei der eine gehemmt und der andere aktiv wird. Das Bilanzergebnis wird dann als nozizeptive Information des WDR-Pools nach zentral weitergeleitet und aktiviert das „zentrale analgetische System".

▶ **Wichtig** Der Hirnstamm ist die wesentliche Instanz der Schmerzhemmung. Er bekommt die nozizeptiven Informationen von den WDR-Neuronen des Hinterhorns, worauf er sehr global und ausgedehnt eine absteigende Hemmung des nozizeptiven Signaleinganges zu den zweiten Neuronen der afferenten Schmerzbahn veranlasst (Le Bars und Willer 2002).

Anstelle DNIC wird auch der Begriff heterotope schmerzhafte Counterstimulation (**heterotopic noxious counter-stimulation, HNCS**) benutzt. Eine HNCS durch einen Kaltwassertest (linke Hand) reduziert sowohl elektrisch evozierte taktile nicht nozizeptive als auch nozizeptive Empfindungen auf Hitzereize, wobei Letztere ohne HNSC eine Intensität lt. VAS von 45,3 ±4,5° aufwiesen. Gleichfalls belegen die somatosensorisch evozierten Potenziale (SEP am Ableitpunkt postcentral Cz) unter HNSC eine signifikante Abnahme der Amplitude durch beide Reizqualitäten. Somit wird die subjektive Empfindung und gleichlaufend die Hirnaktivität im zugehörigen somatosensorischen Bereich infolge eines heterotopen Schmerzreizes gehemmt (Rustamov et al. 2016). Es erfolgt zugleich eine subkortikal vermittelte Schmerzhemmung (DNIC) als auch eine somatosensorisch kortikal vermittelte Reduzierung der taktilen und der sensorisch-diskriminativen Schmerzempfindung. Es sind somit auch neuronale Prozesse der höchsten Ebene eingebunden.

▶ **Wichtig** DNIC bzw. HNCS basiert auf einer durch nozizeptive Afferenzen aktivierten supraspinalen Informationsschleife, über welche der Pool der segmentalen WDR-Neuronen nachhaltig und langdauernd gehemmt wird. Die Ausprägung der Hemmung ist stark von der Reizintensität schmerzhafter Sekundärreize abhängig, sodass eine relativ lange Hyperalgesie ausgelöst wird oder auch therapeutisch hervorgerufen werden kann.

3.4 „conditioned pain modulation" oder „inhibitory conditioned pain modulation"

Die DNIC, DNIC-ähnliche Effekte, HNCS oder auch die „counter-irritation", infolge tierexperimenteller Untersuchungsergebnisse als das Ergebnis der schmerzhemmenden Funktion spinobulbospinaler Loops beschrieben, sind für den Menschen mit dem Begriff „conditioned pain modulation (CPM)" oder „inhibitory conditioned pain modulation (ICPM)" ersetzt worden (Yarnitsky 2010; Yarnitsky et al. 2010; Nir und Yarnitsky 2015).

▶ **Wichtig** Die CPM ist somit der psychophysiologische Mess- bzw. Prognosewert der individuellen endogenen Schmerzhemmung, der sich aus quantitativen sensorischen Tests (QST) nach dem Paradigma der CPM ergibt. CPM steht für das menschliche Verhaltenskorrelat der DNIC oder „counter-irritation". Die CPM zeigt die individuelle Schmerzhemmkapazität an.

Die CPM ist abhängig von der systematischen physischen Aktivität und somit neben der genetischen Anlage auch ein Ergebnis von Training oder chronischer Inaktivität. Sie ist bei fast allen chronischen Erkrankungen durch Dysbalancen und Störungen in und zwischen den Systemen zur Regulation der Schmerzhemmung und -modulation gemindert. Bei ausgeprägt fortgeschrittener Schmerzerkrankung, der zentralen nozizeptiven Sensibilisierung, kann das CPM-Ergebnis auch negativ werden. Die Schmerzen werden nicht gelindert, sondern verstärkt. Die CPM kann bei chronischen Schmerzpatienten prognostisch die schmerzlindernde Wirksamkeit physischer Therapieinterventionen anzeigen (Laube 2020).

Der schmerzlindernde Effekt vieler mit sehr unangenehmen Empfindungen und/oder mit Schmerzen verbundener physiotherapeutischer Interventionen dürfte auf diesen Mechanismus vollständig oder zumindest teilweise zurückzuführen sein. Vollständig ist er auf der Basis der schmerzhaften Periostbehandlung (Vogler 1953; Vogler und Krauß 1980; Rohde 2009, 2010). Aber auch sehr schmerzhafte sogenannte Faszienbehandlungen wie z. B. nach dem Fasziendistorsionsmodell nach Typaldos gehören wahrscheinlich dazu

(EFDMA 2014). Dessen Erklärungsmodell ist überprüfungswürdig. Neben dem „Schmerz-hemmt-Schmerz-Mechanismus" sind hier sicher auch die mechanisch bedingten Steigerungen der Durchblutung durch die myofasziale Intervention eine Wirkungskomponente. Auch die Wirksamkeit von mehr oder weniger schmerzauslösenden „tiefen und intensiven" Massageformen, der intensiven TENS-Stimulation oder die TENS-Akupunktur dürften neben den peripheren Auswirkungen partiell darauf beruhen. Bei der schmerzhaften punktförmigen Triggerpunktmassage liefert die CPM einen Teil des Wirkungsspektrums neben der Provokation der reaktiven Hyperämie, wodurch die O_2-Versorgung die ATP-Resynthese als energetische Grundlage der Muskelrelaxation (ATP als Weichmacher) wieder zur Geltung bringt. Zugleich wird die vorübergehend verbesserte Mikrozirkulation das nozizeptive interstitielle Milieu abbauen.

Fazit
Schmerzhafte therapeutische Interventionen gehören auf der Basis von Beobachtungen ca. seit Beginn der Zeitrechnung zum Repertoire der Medizin. Entsprechend des Wissensstandes zunächst sehr lange nicht korrekt erklärt, wird der Effekt als „counter-irritation" bezeichnet. Erst 1979 wurde im Tierexperiment der über den Hirnstamm vermittelte neurophysiologische Mechanismus als „diffus noxious inhibitory control" aufgedeckt. Da der Schmerz beim Menschen eine bewusste Empfindung ist und der Schmerz Komponenten unter Einbeziehung der höchsten Hirnregionen für die Motivation, die Emotionen, Entscheidungen und Bewertungen hat, wird der Effekt als „conditioned pain modulation" bezeichnet. Mit der CPM ist die individuelle Schmerzhemmkapazität diagnostizierbar.

Literatur

European Fascial Distortion Model Association (EFDMA), Herausgeber. Das Fasziendistorsionsmodell (FDM) nach Stephen Typaldos D.O. – Die Typaldos-Methode. 3. Aufl. Wien: European FDM Association;2014.
Gillies HC. The theory and practice of counter-irritation. London/New York: Macmillan;1895.
Granville AB. Counter-irritation – its principles and practice illustrated by one hundred cases of the most painful and important diseases effeually cured by external applications. London: John Churchill Publisher, Soho;1838.
Laube W. Sensomotorik und Schmerz. Heidelberg: Springer; 2020.
Le Bars D, Willer J-C. Pain modulation triggered by high-intensity stimulation: implication for acupuncture analgesia? Int Congr Ser. 2002;1238:11–29.
Le Bars D, Dickenson AH, Besson JM. Diffuse noxious inhibitory controls (DNIC). I. Effects on dorsal horn convergent neurones in the rat. Pain. 1979a;6:283–304.
Le Bars D, Dickenson AH, Besson JM. Diffuse noxious inhibitory controls (DNIC). II. Lack of effect on non-convergent neurones, supraspinal involvement and theoretical implications. Pain. 1979b;6:305–27.

Mackenzie J. Counter-irritation. Proc R Soc Med. 1909;2(Ther Pharmacol Sect):75–80.

Nir RR, Yarnitsky D. Conditioned pain modulation. Curr Opin Support Palliat Care. 2015;9(2):131–7. https://doi.org/10.1097/SPC.0000000000000126.

Pohlenz M. Hippokrates und die Begründung der wissenschaftlichen Medizin. Berlin: De Gruyter;1938.

Rohde J. Untersuchung und Therapie am Periost. Zur segmentalen Innervation des Periostes. Man Med. 2009;47:334–42. https://doi.org/10.1007/s00337-009-0702-1.

Rohde J. Schmerztherapie über das Periost. Man Med. 2010;48:447–53. https://doi.org/10.1007/s00337-010-0808-5.

Rustamov N, Tessier J, Provencher B, Lehmann A, Piché M. Inhibitory effects of heterotopic noxious counter-stimulation on perception and brain activity related to Aβ-fibre activation. Eur J Neurosci. 2016;44(1):1771–8. https://doi.org/10.1111/ejn.13258. Epub 2016 Jun 1.

Vogler P. Periostbehandlung. Stuttgart: Thieme;1953.

Vogler P, Krauß H. Periostbehandlung – Kolonbehandung. Zwei reflextherapeutische Methoden. Stuttgart: Thieme;1980.

Wand-Tetley JI. Historical methods of counter-irritation. Ann Phys Med. 1956;3(3):90–9.

Yarnitsky D. Conditioned pain modulation (the diffuse noxious inhibitory control-like effect): its relevance for acute and chronic pain states. Curr Opin Anaesthesiol. 2010;23(5):611–5. https://doi.org/10.1097/ACO.0b013e32833c348b.

Yarnitsky D, Arendt-Nielsen L, Bouhassira D, Edwards RR, Fillingim RB, Granot M, Hansson P, Lautenbacher S, Marchand S, Wilder-Smith O. Recommendations on terminology and practice of psychophysical DNIC testing. Eur J Pain. 2010;14(4):339. https://doi.org/10.1016/j.ejpain.2010.02.004. Epub 2010 Mar 12.

Chronischer Schmerz und Stressachse: autonomes Nervensystem und Hypothalamus-Hypophysen-adrenokortikale Achse (HPA)

4

4.1 Interagierende Teilsysteme bestimmen die Gesamtfunktion

Gegeben durch das aus der Systemtheorie für die Biologie abgeleitete „biopsychosoziale Konzept" von Gesundheit bzw. Krankheit ist es selbstverständlich, dass Normo-, Dys- und Fehlfunktionen in einem der physiologischen Teilsysteme des Organismus immer sofort auch die anderen wechselseitig beeinflussen, verändern und/oder stören.

> **Wichtig** Jedes Teilsystem des Organismus (kardiovaskulär, metabolisch, hormonell, neurovegetativ, …) ist zunächst für sich ein hierarchisch organisiertes „eigenes" komplexes dynamisches System mit „eigenen" Funktionsprinzipien, und es unterhält intensive direkte und/oder indirekte Wechselbeziehungen mit vielen weiteren Teilsystemen. **So funktioniert jedes Teilsystem nie „für sich allein".** Die Funktion des Gesamtorganismus ist immer das Ergebnis aller Teilsysteme und deren Wechselbeziehungen und Abhängigkeiten.

Z.B. bedeuten eine degenerative Bandscheibe und/oder andere degenerative Teilstrukturen immer eine Funktionsstörung des gesamten Bewegungssegments. Diese Störung hat unmittelbar Auswirkungen auch auf die Nachbarsegmente und letztendlich die gesamte Wirbelsäule. Die Wirbelsäule ist eine „funktionelle Einheit". Die veränderte Funktion der Wirbelsäule hat wieder Auswirkungen auf die der pedokranialen myofaszialen Ketten, deren Kettenglied sie ja ist usw.

Inaktivitätsbedingte Defizite der Mikrozirkulation verändern global die Herz-Kreislauf-Regulation, sind insgesamt mit einer inadäquaten aeroben Kapazität verbunden, mindern bzw. stören lokal den Energiestoffwechsel, verursachen in der Folge ein biochemisch nachteilig geprägtes Interstitium und dieses wiederum nozizeptive Afferenzen. Diese rufen letztendlich Schmerzempfindungen hervor, die wieder zusätzlich zu den schon benannten funktionellen peripheren Defiziten Rückwirkungen auf die globalen neurovegetativen Regulationen und die lokalen Gewebeverhältnisse haben.

▶ **Wichtig** Allein aus der Tatsache, dass sich alle Teilsysteme des Organismus immer gegenseitig beeinflussen und aufeinander angewiesen sind und dass die Gesamtfunktion das Ergebnis der „funktionellen Stärke der Einzelsysteme" und ihrer Interaktionen darstellt, macht es erforderlich, alle physischen und kognitiv-mentalen Beanspruchungsformen für die Erhaltung und/oder Verbesserung der Funktion des Menschen einsetzen zu müssen. Jede einzelne Beanspruchungsform fordert akzentuiert Teilsysteme, deren funktionelle Wirkungen sich ergänzen und nicht gegeneinander austauschbar sind.

Die biologischen Ursachen der interindividuellen Disposition für die Entwicklung chronischer Schmerzen müssen offensichtlich bereits während der Gravidität gesucht werden. Stresssituationen und entzündliche Belastungen während dieser Zeit wie auch später in der Kindheit modulieren ständig die Schmerzmatrix im Rahmen der Interaktionen zwischen dem cerebralen Neuroimmunsystem, dem neurovegetativen und neuroendokrinen System und können adaptive, aber auch maladaptive Konsequenzen haben (Zouikr und Karshikoff 2017; Zouikr et al. 2016). So können bei genetischer Disposition negative Vorgänge in der sehr frühen und frühen Kindheit ermittelt werden, welche das autonome Nervensystem und die Hypothalamus-Hypophysen-adrenale Achse „nozizeptiv" geprägt und zum klinischen Bild der Fibromyalgie geführt haben (Stisi et al. 2008).

Das autonome Nervensystem ist der Regulator der Körperhomöostase. Es passt die Funktionen an die inneren und äußeren Bedingungen an und spielt somit eine essenzielle Rolle bei der Reaktion auf nozizeptive wie nicht nozizeptive Stressoren. Unter physischen wie psychischen Stressbedingungen steigt u. a. der Blutdruck. Dessen autonome Regulation über die invers wirkenden Interaktionen zwischen den kardiovaskulären und nozizeptiven neuronalen Netzwerken nimmt mit der Auslösung der „hypertension-associated hypoalgesia" (HaH) an der Schmerzmodulation teil. Somit ist die Blutdruckregulation auch eine intrinsische Komponente der Schmerzregulation. Die Afferenzen der Barorezeptoren vermitteln nicht nur die phasischen RR-Variationen und beeinflussen die Schmerzwahrnehmung, sondern sie modulieren durch Verschaltungen des Ncl. tractus solitarius bis in die obersten Schlüsselregionen der somatosensorischen und motorischen Leistungen und des zentralen Erregungszustandes sensomotorische, kognitive und affektive Prozesse und Reaktionen.

Bei Schmerzkrankheiten sind die zugrunde liegenden Defizite und Dysfunktionen der Schmerzhemmsysteme auch immer mit pathophysiologischen Veränderungen und Dysfunktionen sowohl der autonomen Balance als auch der HPA-Achse vergesellschaftet. Sie sind ein integraler Bestandteil der pathogenetischen Teilprozesse und somit der gesamten Kette. Deshalb werden physische und psychische Reaktionen auf Stress auch inadäquat und u. a. Teil der Schmerzursache. Das neurovegetative Zusammenspiel ist charakteristisch zugunsten des Sympathikus verschoben, und die HPA-Achse ist aktiviert.

▶ **Wichtig** Es liegen für viele verschiedene Schmerzsyndrome Nachweise vor, dass in logischer Konsequenz aus den Teilsysteminteraktionen der Hypothalamus, als die Instanz der Körperhomöostase mittels der neurovegetativen und neurohumoralen Regulationen, in die nozizeptiven kortikalen und subkortikalen Umstrukturierungen einbezogen ist. Die nozizeptive Strukturierung führt auch dazu, dass die schmerzhemmende funktionelle Zusammenarbeit zwischen Baroreflex und Schmerzregulation als ein Faktor der Chronifizierung abgeschwächt wird (Meller et al. 2016). Schmerzsyndrome sind immer Störungen der Körperhomöostase.

4.2 Durchblutung, Schmerzen und neurovegetatives System

Als wichtige nicht invasive diagnostische Zugänge zum autonomen Nervensystem stehen die Analyse der Herzschlagfrequenzvariabilität (Sinusarrhythmie; Laube 1990, 1991; Hautala et al. 2016) und der Baroreflexsensitivität (Meller et al. 2016; Suarez-Roca et al. 2019) zur Verfügung.

Merkmale **chronisch myofaszialer Schmerzen** sind nicht nur veränderte psychophysiologische, sondern im Kontext auch Parameter der Photoplethysmographie (Infrarotreflektion der Haut) und der Herzschlagfrequenz- und Pulsvariabilität, mit denen der gesteigerte Sympathikotonus objektiviert werden kann. Das neurovegetative Efferenzmuster ist ein extrem fein justiertes Merkmal der sympathovagalen Bilanz und der Beanspruchung. Mittels Analyse der Herzperiodendauervariabilität können die sympathisch vermittelte periphere Durchblutung im Minutenrhythmus und die vagal vermittelte Blutdruck- und Atemrhythmik in Relation zueinander quantitativ ermittelt werden (Laube 1990).

▶ **Wichtig** Die gemeinsame Abhängigkeit der Herzperiodendauervariabilität und der muskulären Intrinsic-Kraft (Kraft der evozierten Muskelzuckungen) in der Erholung nach hoch intensiven Belastungen von der Stoffwechselsituation ist z. B. die physiologische Basis für die Verknüpfung der neurovegetativen und kontraktilen Funktionsmerkmale. Die funktionellen Wechselbeziehungen zwischen beiden Funktionssystemen kann damit beim Menschen direkt gemessen und die Herzrhythmik als indirekter diagnostischer Zugangsweg zum Muskel begründet werden (Laube 1990, 1991).

Bei Sympathikotonie ist die Durchblutungssituation der Haut und sicher auch der myofaszialen Strukturen benachteiligt. Insbesondere muss mit einer inadäquaten Anpassung der Durchblutungskapazitäten unter physischen Belastungen gerechnet werden. Hierbei ist zu beachten, dass selbst schon bei klinisch gesunden Frauen die Variabilität der intramuskulären Oxygenierung und Durchblutung im M. longissimus und M. multifidus während des Biering-Sørensen-Standardtests für die Ausdauer der Rückenextensoren deutlich größer als die zentral regulierten Beanspruchungsparameter Hf, arterieller Mitteldruck und O_2-Sättigung sind (Vrana et al. 2018).

▶ **Wichtig** Unter inadäquat hoher Sympathikotonie kommt es zu lokalisierten Versorgungs- und Stoffwechselproblemen der Muskulatur, die bei Schmerzsyndromen zusätzlich als ein Faktor der eingeschränkten physischen Leistungsfähigkeit wirksam werden. Des Weiteren muss eine eingeschränkte funktionelle Sympatholyse angenommen werden, die die Gewebeversorgung lokal und generalisiert weiter benachteiligt.

Der Mechanismus der Sympatholyse hebt normalerweise in der tätigen Muskulatur die vasokonstriktorische α-adrenerge Wirkung des Sympathikus auf und sorgt, vermittelt durch lokale Stoffwechselprodukte, über die beanspruchungsbedingt erforderliche Vasodilatation für die angepasste Hyperämie. Eine wesentliche Wirksubstanz ist intravasales ATP als Vasodilatator. Seine Konzentration steigt intensitätsabhängig während der Beanspruchung an, und es hat, ohne vollständig aufgeklärt zu sein, zwei Funktionen: erstens den vasodilatatorischen und zweitens einen sympatholytischen Effekt. Die Wirkungen könnten über Signalwege im Endothel laufen (Gliemann und Carter 2018). Die Vasodilatation auf Azetylcholin über die endothelvermittelte NO-Produktion fällt bei chronischer Inaktivität mit dem Alter (66 ± 2 Jahre) ab. Diese Entwicklung läuft bei älteren systematisch Trainierenden verzögert ab und begünstigt länger eine adäquate funktionsspezifische Durchblutung. Gleichfalls wird mit dem Alter die dilatatorische ATP-Wirkung kleiner. Entsprechend ist die belastungsbedingte Durchblutung chronisch inaktiver alter Menschen reduziert. Die Apoptose von schnellen Muskelfasern und damit die Sarkopenieentwicklung werden über die relative Ischämie und der resultierenden inadäquaten ATP-Resynthese unterstützt. Bei älteren Personen mit langer Trainingsanamnese ist dies nicht der Fall, und sie können Werte von jungen Menschen (23 ± 1 Jahre) erreichen. Des Weiteren haben die aktiven Älteren unter Belastung höhere interstitielle ATP-Konzentrationen und einen gesteigerten Prozentsatz an Rezeptoren, die durch ATP stimuliert werden. Daraus resultiert, dass physische Aktivität die funktionelle Sympatholyse erhält. Trotz der durch den Alterungsprozess geminderten endothelialen NO-Funktion bleibt die Vasodilatation durch das ATP länger erhalten (Mortensen et al. 2012; Saltin und Mortensen 2012).

▶ **Wichtig** Eine länger aufrechterhaltene gute Durchblutung ist sicher auch ein Faktor der verzögerten Sarkopenieentwicklung durch Training, denn die Mitochondrien als Adressat des Sauerstoffs sind das Regulationszentrum der Apoptose- und damit der Sarkopenieentwicklung. Im älteren Skelettmuskel sind die ATP-Produktion und der ATP-Spiegel deutlich reduziert (Drew et al. 2003). 69-Jährige haben gegenüber 39 Jahre alten Menschen eine um 50 % reduzierte oxidative Kapazität/Muskelvolumen im M. vast. lat. (Conley et al. 2000). Es kommt zu Störungen in der Atmungskette (Ramakrishna et al. 2001). Die Muskelfasern verlieren langsam die energetische Basis der biologischen Existenz.

Die Sympathikotonie und der Alterungsprozess ohne verzögernden aktiven konditionierenden Ausgleich triggern regionale, aber auch globale relative Ischämien mit nozizeptiven interstitiellen Stoffwechselverhältnissen, die C-Faseraktivitäten provozieren. Das Ergebnis ist die sympathisch unterstützte periphere Sensibilisierung, die durch Schmerzen subjektiv ausgedrückt wird. Die lokalen Mikrozirkulationsstörungen in den Muskeln infolge vaso- und neuroaktiver Substanzen und lokale passive Muskeltonusveränderungen durch das Fehlen von ATP als Weichmacher werden zur Schmerzursache, verantworten Schädigungen der motorischen Endplatten mit der Entstehung schmerzhafter Triggerpunkte und sind Quelle einer insuffizienten Bewegungsregulation (Laube und Anders 2009).

4.3 Triggerpunkte, Schmerzen und neurovegetatives System

Triggerpunkte sind ein charakteristisches pathophysiologisches Merkmal muskuloskelettaler Schmerzsyndrome (Simons 2004), zu denen eben auch autonome Regulationsstörungen gehören. Teilnehmer eines Meetings von IASP-Schmerztherapeuten und von Orthopäden schätzen eine allgemeine Prävalenz aktiver Triggerpunkte bei Patienten der ambulanten Praxis in Deutschland (Orthopäden, Internisten inklusive Rheumatologen, Anästhesisten) von 55,6 ± 22,2 % und in ihren eigenen Praxen von 64 ± 21,7 % (Fleckenstein et al. 2010). Mit hoher Prävalenz und variabel in den verschiedenen Muskeln des Schultergürtels und der HWS ausgeprägt, treten Triggerpunkte bei HWS-Schulterschmerzen auf (Lluch et al. 2015). Diese Körperregion ist auch in aller Regel konditionell aerob vernachlässigt. Während der bevorzugt ausgeführten sportlichen Aktivitäten Laufen und Fahrradfahren ist die Schultergürtelmuskulatur kein Leistungsträger und generiert daraufhin auch kaum Anpassungen der aeroben Kapazität. „Trotz Sport" entwickeln sich Schulter-Nacken-Schmerzen oder sogar ein Schmerzsyndrom. Sport ist eben nicht gleich Sport.

▶ **Wichtig** Die Lebenszeitprävalenz von Schulter-Nacken-Schmerzen beträgt in der Bevölkerung bis zu 85 % (Simons 1996) und belegt erstens, dass diese Schmerzsyndrome in der Lebensspanne fast alle Menschen betreffen und zweitens, dass das größte Organ, die Muskulatur, sehr sensibel auf relative Inaktivität, veränderte sensomotorische Aktivitätsmuster, eine ungenügende regionale Konditionierung in Relation zu den Anforderungen (z. B. PC-Arbeit) und auf muskuläre und Gelenkfehl- und Überbelastungen mit lokalen Störungen der Durchblutung, dem vermehrten Auftreten pro-nozizeptiver Mediatoren und resultierenden nozizeptiven Folgen reagiert.

Triggerpunkte sind hyperirritable Bereiche in einem taut band, liegen sehr nahe der Innervationszone und weisen, nicht einheitlich nachgewiesen, geminderte Druckschmerzschwellen auf. In die Veränderungen der Muskelfasern, die kontrakten Muskelknoten, ist das umgebende Bindegewebe eingeschlossen. Als aktive Punkte verursachen sie in typischen Muskelbereichen lokale Schmerzen in physischer Ruhe, einen „referred pain", und sie sind neben den sensomotorischen auch mit autonomen Funktionsstörungen vergesellschaftet. Latente Punkte sind nur druckschmerzhaft. Elektrophysiologisch lässt sich in der Nähe der Triggerpunkte als Merkmal ihrer Dysfunktion ein verstärktes Rauschen der motorischen Endplatten (Miniaturendplattenpotenziale) finden. Es ist mit der Irritabilität positiv korreliert (Kuan et al. 2007). Die aktiven und latenten Triggerpunkte überlappen nicht mit den Innervationszonen. Sie liegen proximal von ihnen und befinden sich ohne Unterschied zwischen aktiv oder latent in einem Abstand von 10,4 ± 5,8 mm (M. trap. p. horizontalis) voneinander (Barbero et al. 2013). Schmerzen auf dieser Grundlage sind bei Personen mit PC-Arbeitsplatz sehr häufig, wenn ein aktiver Ausgleich der monotonen, relativ statischen Belastung mit haltungsbedingt geringen, aber dennoch überproportional erhöhtem aktiven Muskeltonus mit entsprechender Minderung der Durchblutung in der Schulter-Nacken-Region ausbleibt. Zugleich entstehen Funktionsstörungen der HWS und des cervikothorakalen Überganges. Die potenzielle oder reale nozizeptive Gewebesituation interagiert klassisch systemtheoretisch mit der sympathischen und motorischen Systemaktivierung. Die Schmerzafferenzen aus der

- reaktiv passiv verspannten (nozizeptives Interstitium, ATP-Mangel als Weichmacher),
- reflektorisch inadäquat aktiv reagierenden Muskulatur (Schmerzafferenzen erhöhen die γ-Aktivität) und
- die sympathische Systemaktivierung

verstärken die Störungen der Durchblutungsregulation u. a. der Vasa nervorum und der myofaszialen Mikrozirkulation.

Mikrodialysen des interstitiellen Milieus (M. trap.) bei Personen mit aktiven Triggerpunkten kombiniert mit Nackenschmerzen, jene ohne Schmerzen, aber vorliegenden Punkten, und Personen ohne Schmerzen und Triggerpunkten weisen für die Erstgenannten verminderte pH-Werte und höhere Konzentrationen von Bradykinin, Substance P, „calcitonin gene-related peptide", „tumor necrosis factor α", „interleukin 1beta" (IL-1beta), IL-6, IL-8, Serotonin und Norepinephrine, also von nozizeptiv relevanten Gewebshormonen und Elektrolytverschiebungen auf (Shah et al. 2005, 2008; Shah und Gilliams 2008). Dass es sich bei diesen Personen um eine generalisierte Störung des muskulären interstitiellen Raumes handelt, kann belegt werden, indem diese Veränderungen auch im nicht schmerzhaften und weit entfernten M. gastrocnemius vorhanden sind. Mit diesem pathophysiologischen Merkmal unterschieden sie sich auch von den Personen ohne Schmerzen, aber mit Triggerpunkten im M. trapezius (Shah et al. 2008). Das pathophysiologische Milieu steht auch für die periphere Sensibilisierung und steigert den nozizeptiven cerebralen Input für die Entwicklung auch einer zentralen Sensibilisierung, wofür nicht unbedingt akute Schmerzen erforderlich sind (Svensson et al. 2003).

Das limbische System, informiert und aktiviert über den Thalamus, wird bei myofaszialem Schmerzsyndrom dysfunktionell (Niddam et al. 2007). Es ist eine wesentliche übergeordnete Instanz der Schmerzmodulation und generiert die emotional-affektive Schmerzkomponente. Über die Vernetzung in der Schmerzmatrix wird auch die neurovegetative

4.3 Triggerpunkte, Schmerzen und neurovegetatives System

und neurohumorale Stressachse einbezogen. Deren sympathische Säule ist wesentlich an der Exazerbation der Chronifizierung beteiligt (Morikawa et al. 2017). Das mechanische Komprimieren von Triggerpunkten führt gegenüber der Druckausübung auf Muskelgewebe ohne Triggerpunkt zur wesentlich stärkeren Minderung der Schmerzempfindung und zu einer neurovegetativen Verschiebung zum Parasympathikotonus. Dessen Merkmale steigen in der Herzschlagfrequenzvariabilität an und die des Sympathikus fallen ab. Die neurovegetative Antwort korreliert signifikant mit dem VAS-Score. Je größer der Abfall der Hf (ΔHf%), desto größer auch die Schmerzlinderung (ΔVAS). Ebenso stehen die Änderungen der geringfrequenten Komponente (ΔLF%; sympathisch vermittelte Durchblutungsrhythmik) und des Quotienten aus para- und sympathischer Aktivität (LF/HF) positiv mit denen des Schmerzscores (ΔVAS) in Beziehung (jeweils $p < 0{,}05$; $r^2 = 0{,}272$–$0{,}285$; $r \sim 0{,}52$). Statistisch liegen gleichartige Verknüpfungen der Effektgröße der Durchblutungsänderung im zentralen dorsomedialen präfrontalen Kortex mit den autonomen Parametern, aber nicht mit dem Schmerzscore vor (Morikawa et al. 2017). Diese Reaktionen wurden wiederholt nachgewiesen.

▶ **Wichtig** Schmerzen sind mit der neurovegetativen Bilanzverschiebung zum Sympathikus verbunden, bzw. sie ist ein Teilprozess der Schmerzentstehung. Die Schmerzintensität sinkt mit der Verminderung der Sympathikusaktivität. Beachte: Die Sympathikusaktivität wird nachhaltig durch Ausdauertraining zugunsten der Parasympathikusaktivität gesenkt.

Die Sympathikusaktivität hat auch einen gravierenden Einfluss auf die motorischen Endplatten, indem sympathische Kollateralen die extra-, aber auch die intrafusalen Fasern erreichen und die Acetylcholinfreisetzung stimulieren. Gemeinsam mit der Acetylcholinfreisetzung durch chronische oder auch überproportional intensive Innervationen ohne ausreichende Erholungszeiten bildet die motorische Endplatte verstärkt Endplattenpotenziale, das Rauschen aus. Es entstehen die Kontrakturen der Triggerpunkte, welche lokal die Durchblutung mechanisch beeinträchtigen und verstärkt lokale relative Ischämien und ATP-Bildungsstörungen nach sich ziehen. Die Relaxationsfähigkeit der Muskelfasern wird gemindert oder verhindert (ATP als Weichmacher). Die Ischämie ist zugleich verantwortlich für die Freisetzung nozizeptiv relevanter Substanzen und lässt das nozizeptive interstitielle Milieu entstehen und hält es aufrecht.

Im Bereich der latenten und aktiven Triggerpunkte liegt eine Vasokonstriktion vor. Die mechanische Reizung aktiver Punkte bei Ischias- und begleitendem myofaszialen Schmerzsyndrom mittels Nadel (M. glut minimus; Kriterien nach Travell und Simons 1983) provoziert eine autonome Reaktion mit plötzlicher kurzzeitiger Vasodilatation im Referred-pain-Bereich. Thermografisch steigt die Temperatur im Oberschenkel im Einzelfall um 2,6 °C, bei einer Gruppe um 1,2 ± 1,0 °C und der Wade um 0,9 °C bzw. 0,4 ± 0,8 °C (Skorupska et al. 2014, 2015b). Die Temperaturerhöhung findet nur bei Personen mit Triggerpunkten statt. Die Ausdehnung der kurzen Vasodilatation in Ober- und Unterschenkel und der resultierende Temperaturanstieg ($p < 0{,}05$) hängt mit der Schmerzverteilung und der Referred-pain-Fläche zusammen. Die Fläche des „referred pain" entscheidet also über die Minderung der Vasokonstriktion, die über den provozierten Sympathikotonusabfall zustande kommt. Zugleich kann festgestellt werden, dass die Schmerzen infolge der Nadelung mehr als die täglichen Schmerzmuster einen Einfluss nehmen. Es besteht auch eine positive Korrelation der Referred-pain-Fläche mit der Anzahl der Triggerpunkte ($p < 0{,}05$, Effekt: 0,4), und deshalb korreliert die Änderung der Hauttemperatur am Oberschenkel ($p < 0{,}000$; Z-Wert: 3,29; Effekt: 0,6 %) und der Wade ($p < 0{,}005$; Z-Wert: 2,53; Effekt: 0,46) auch positiv mit den vorhandenen Triggerpunkten (Skorupska et al. 2015a).

▶ **Wichtig** Die pathophysiologischen Veränderungen in der Muskulatur aktivieren also den Sympathikotonus und alle damit zusammenhängenden Konsequenzen. Wenn vorhanden, muss sicher von einem Circulus vitiosus gesprochen werden.

Experimentelle akute Muskelschmerzen intensivieren mikroneurografisch (Hagbarth und Vallbo 1968) nachweisbar die muskuläre sympathische Aktivität. Die Provokation eines „chronischen" Schmerzes der Intensität 5/10–6/10 über 60 min im M. tib. ant. führt zu zwei individuellen sympathischen Reaktionsmustern. Bei 7 von 12 gesunden Personen steigt die sympathische Aktivität progressiv über 45 min auf 154 ± 17 % an, und der gesteigerte Sympathikotonus wird auch anhand der Blutdruck- (115 ± 0,8 %) und Hf-Regulation (106 ± 3 %) angezeigt. 5 Personen reagieren paradox. Die muskuläre sympathische Aktivität fällt um 67 ± 11 %, ebenso der Blutdruck auf 87 ± 4 % und die Hf auf 93 ± 2 %. Die Herzschlagfrequenzvariabilität belegt, gegeben durch die spektralen Leistungen im geringfrequent sympathischen und hochfrequent parasympathischen Bereich bei den Respondern bereits vor und auch während der Schmerzreizung einen gesteigerten Sympathikotonus (Fazalbhoy et al. 2012).

▶ **Wichtig** Man kann annehmen, dass der sympathische Regulationstyp ein Dispositionsfaktor für die Entwicklung chronischer Schmerzen sein kann, aber auf alle Fälle die Herz-Kreislauf-Regulation negativ beeinflusst.

4.4 Myofaszial-skelettale Erkrankungen und neurovegetatives System

LBP-Patienten sind als Sympathikotoniker bekannt (Shankar et al. 2011). Der galvanische Hautleitwert als Parameter der sympathischen Aktivität belegt bei CLBP, aber auch bei Patienten mit postoperativ weiter bestehendem Schmerzsyndrom die inadäquat hohe sympathische Aktivität. Die sympathische Hautreaktion korreliert eng mit den funktionellen Einschränkungen (Oswestry Disability Index), und so ist diese Prägung sowohl ein Faktor der Schmerzintensität als auch der Chronifizierung (El-Badawy und El Mikkawy 2016). Die Sympathikotonie, ermittelt anhand der Analyse der Herzschlagfrequenzvariabilität über eine Minute des Sitzens oder Stehens, kann sogar LBP-Patienten von Gesunden (Alter 42 ± 10 Jahre) differenzieren. Die Herzschlagfrequenz-Variabilität, der Vagotonus, ist vermindert, und die HF, geregelt durch beide autonomen Anteile, ist sympathisch vermittelt erhöht (Hautala et al. 2016).

Es liegen Ergebnisse vor, die mit guten Effektgrößen die schmerzbedingt verschobene autonome Bilanz beschreiben und chronische Schmerzen als Risikofaktor u. a. für kardiovaskuläre Erkrankungen ansehen. Die schmerzbedingte Veränderung der autonomen Bilanz hat aber eine weitere sehr effektvolle nachteilig wirkende Ursache. Ein wesentlicher Confounder ist die physische Inaktivität, die den Trainingszustand der neurovegetativen Herz-Kreislauf-Regulation bestimmt und auch die sympathisch geprägten Stoffwechselerkrankungen mit dem Endpunkt Diabetes mellitus Typ II und ihre Wechselwirkungen mit den Herz-Kreislauf-Erkrankungen.

▶ **Wichtig** Eine langfristige physische Inaktivität, die Bilanzverschiebung zum Sympathikus und die Entwicklung chronischer Schmerzen bilden ein sich gegenseitig bedingendes Ursachengefüge. Die präventive und therapeutische Hauptintervention ist Ausdauertraining.

Schmerzzustände provozieren in aller Regel zumindest eine sekundäre Inaktivität, wenn nicht sogar schon die primäre die nachhaltige Krankheitsursache war. Unter Beachtung der Confounder physische Aktivität mit Schwitzen und Atemlosigkeit (täglich, 4–6/Wochen, 2–3/Wochen, 1/Woche, 2–3/Monat, 1/Monat und weniger), Geschlecht, BMI, Rauchen, Anzahl schmerzhafter Orte bzw. Regionen (Parameter muskuloskeletaler Schmerzen bis Fibromyalgie), Depression, Angst und die Beeinflussung der autonomen Bilanz durch Erkrankungen und Pharmaka analysierten Oura et al. (2019) die Beteiligung autonomer Veränderungen bzw. Funktionsstörungen am LBP in einem 15-jährigen Follow-up. Das Vorhandensein eines LBP resultierte aus Befragungen in der Northern Finland Birth Cohort 1966 (NFBC 1966; 1418 Männer, 1980 Frauen) im Alter von 31 und 46 Jahren, und die autonome Funktion der 46-Jährigen basierte auf der Diagnostik der Herzschlagfrequenzvariabilität und der Baroreflexsensitivität (727 Männer, 940 Frauen). Werden die Confounder vernachlässigt, können bei der LBP-Gruppe mit ansteigend intensiven und durchgängigen Schmerzen in den letzten 12 Monaten konsistent Wechselbeziehungen nachgewiesen werden. Die LBP-Personen haben höhere Hf, gemessen an der Sinusarrhythmie eine geringere Vagus- und höhere Sympathikusaktivität, eine höhere geringfrequente Blutdruckvariabilität und eine geringere Baroreflexsensitivität. Die Statistik mit den Confoundern löst aber die meisten der Verknüpfungen wieder auf. Bei der LBP-Gruppe mit ansteigenden Schmerzen bleiben statistisch die Zusammenhänge der Schmerzen nur noch mit der systolischen RR-Variabilität im Stehen ($p < 0{,}05$) und der Baroreflexsensitivität im Sitzen ($p < 0{,}01$) und Stehen ($p < 0{,}05$) erhalten. Dies trifft für die Gruppe mit Langzeitschmerzen für den Baroreflex im Stehen ($p < 0{,}05$) und diejenige mit abklingenden Schmerzen für die RR-Variabilität ($p < 0{,}05$) zu.

▶ **Wichtig** Beim LBP müssen wahrscheinlich vielmehr die Lebensstilfaktoren und Komorbiditäten für die Abweichungen der autonomen Regulationen verantwortlich gemacht werden.

Die **Fibromyalgie,** dessen Ätiologie bisher nicht umfänglich aufgeklärt ist, geht mit einer exzessiv hohen Sympathikusaktivität einher. Es bestehen wahrscheinlich trotz differenter Ätiologie hinsichtlich der Einbeziehung des neurovegetativen Gleichgewichts in die Pathogenese Übereinstimmungen mit temporomandibulären Erkrankungen (TMD), wenn diese auch das myofasziale System gravierend einbeziehen (Moreno-Fernández et al. 2017). Andere sehen in der Fibromyalgie eine Disposition oder einen Trigger für eine TMD (Gui et al. 2015). Auch das CRPS (Marinus et al. 2011) liefert Ähnlichkeiten.

Die erstmalige direkte Aufzeichnung der sympathischen Nervenaktivität und dessen Verknüpfung mit der Schmerzintensität ergab, dass die Schmerzen aus der positiven Relation zur Bilanz zwischen

- der sympathischen und parasympathischen Aktivität (spektraler Frequenzanteil („low/high"); $r = 0{,}46$, $p = 0{,}03$),
- der sympathischen vasomotorischen Kontrolle (Spektralanalyse des Blutdrucks und der systolischen arteriellen RR-Variabilität; $r = 0{,}51$, $p = 0{,}02$) und
- der „burst rate" der muskulären sympathischen Aktivität ($r = 0{,}67$, $p = 0{,}003$) abgeleitet werden können.

Die Modulation der sympathischen vasomotorischen Kontrolle durch den Baroreflex ($r = 0{,}53$, $p = 0{,}03$) und die kardiale Baroreflexkontrolle ($r = 0{,}49$, $p = 0{,}02$) sind negativ mit der Schmerzintensität gekoppelt.

▶ **Wichtig** Je höher der Sympathikotonus für die Regulation der Herz- und Gefäßfunktion, desto ausgeprägter liegen Schmerzen vor (Zamunér et al. 2015). Konsequenz: Ausdauertraining verschiebt die Bilanz zum Vagotonus und wirkt im Verbund mit weiteren adaptiven Teilaspekten des Trainings schmerzlindernd.

Mit der Analyse der Herzschlagfrequenzvariabilität in Rückenlage und während tiefer Inspiration (Provokation der Vagus-vermittelten respiratorischen Arrhythmie; $n = 20$, $48{,}2 \pm 6{,}1$ Jahre) kommen gleichfalls gut dazu passende Abweichungen der kardiovaskulären Kontrolle bei den Patienten zur Darstellung. Die Atemparameter (E/I-Verhältnis; $r = 0{,}70$), die maximale Amplitude der Hf-Reaktion auf tiefe In- und Exspiration ($r = 0{,}66$) und der spektrale Frequenzpeak zwischen 0,8–1,0 Hz während der Atemexkursionen mit einer Frequenz von 5–6/min ($r = 0{,}56$; stehen jeweils für die respiratorische Parasympathikusaktivierung) korrelieren positiv mit den Schmerzschwellen. Geringe Schmerzen zeigen die Möglichkeit hoher parasympathischer Aktivierungen an ($r = 0{,}49$; $r = 0{,}45$, $r = 0{,}50$).

▶ **Wichtig** Je größer der respiratorisch vermittelte parasympathische Antrieb, desto höher die Schmerzschwellen. Das Ergebnis des SF-36-Teils, das die Lebensqualität aus der Sicht der Schmerzen erfragt, ist mit diesen Merkmalen signifikant positiv verknüpft.

Dagegen sind die benannten physiologischen Indizes mit der Beeinträchtigung durch die Fibromyalgie (Fibromyalgia Impact Questionnaire, FIQ) negativ gekoppelt (r = −0,63, r = −0,54, r = −0,51). Je höher der Score, desto geringer der Parasympathikotonus und die Lebensqualität (Zamunèr et al. 2016).

▶ **Wichtig** Der Parasympathikotonus kann bei der Fibromyalgie und konsequenterweise auch bei den weiteren Schmerzerkrankungen als ein Merkmal der Lebensqualität bewertet werden.

Insgesamt gilt es auch immer, den Dekonditionierungszustand als Ursache der neurovegetativen Verschiebungen zu beachten. Bei allerdings nur 8 Jahre jüngeren FM-Frauen konnten Kulshreshtha et al. (2012) keine Unterschiede der maximalen vagalen Stimulation bei tiefer In- und Exspiration finden. Barakat et al. (2012) zeigen, dass die neurovegetativen Parameter Herzschlagfrequenz, die Sinus- und die respiratorische Arrhythmie (n = 1574: Gesunde, Depressive, Angst, ausgedehnte chronische Schmerzen) nach Anpassung der Confounder keine Unterschiede zwischen Kontroll- und Schmerzpatienten aufweisen, aber die Parasympathikusaktivität die Schmerzintensität mitbestimmt.

▶ **Wichtig** Ein geringerer Parasympathikotonus bei den Schmerzpatienten steht für intensivere Schmerzen.

Die Befunde zur Sympathikusaktivität bei Fibromyalgie sind also nicht immer konsistent (Kulshreshtha und Deepak 2013). Es kommt darauf an, ob sie auf kardialen oder vaskulären Befunden beruhen und unter welchen Bedingungen die neurovegetativen Regulationen untersucht werden. Dem Vorhandensein einer sympathischen kardialen Hyperreaktivität und Hyporeaktivität auf physiologische Stimuli (mentale Belastungen/Stress: Wahlreaktionszeiten, „cold pressure test", Orthostase), diagnostiziert anhand der Parameter der Herzschlagfrequenzvariabilität im Zeit- und Frequenzbereich, stehen Befunde eines normalen Sympathikotonus und/oder einer Hyperreaktivität gegenüber. Bei 42 Patientinnen (40 ± 6,4 Jahre) mit primärer Fibromyalgie seit 5,6 ± 3,1 Jahren (Diagnostikkriterien American College of Rheumatology) sind der diastolische und systolische RR signifikant erhöht und die Hf-Variabilität geringer, aber die kardiale autonome Reaktivität zeigt sich im physiologischen Limit. Die sympathische Funktion ergab sich aus dem RR im Liegen und Stehen, isometrischen Handgriffkontraktionen und dem „cold pressure test". Die parasympathische Aktivität resultiert aus dem Valsalva-Test und dem Transfer Liegen-Stehen (Kulshreshtha et al. 2012).

▶ **Wichtig** Diese Befunde lenken den Blick bevorzugt auf die pathophysiologischen hyperreaktiven sympathischen vaskulären Reaktionen mit gesteigertem und überproportional ansteigendem Gefäßwiderstand. Die α-Aktivität übersteigt die β-Aktivität, und die sympathische neurovegetative und neurohumorale Regulation funktioniert unter kognitiven, mentalen und emotionalen Belastungen nicht mehr ausbalanciert. Veränderungen der Mikrozirkulation als Schmerzursachen wurden bereits benannt.

Die Schmerzpatienten reagieren auf Stress gegenüber Gesunden mit einer defizitären Herz-Kreislauf-Antwort, aber auch einer erhöhten Durchblutungsminderung der Haut. Je geringer der beanspruchungsbedingte Hf-Anstieg ist, desto schneller entwickeln sich Schmerzen und desto verzögerter bilden sie sich auch wieder zurück (Nilsen et al. 2007). Weiterhin fällt unter psychischen Belastungen (Rechenaufgaben) bei den geminderten kardialen stressbedingten neurovegetativen Regulationen die Baroreflexsensitivität. Der antinozizeptive Einfluss des Baroreflexes reduziert sich und die Schmerzintensität steigt (Reyes Del Paso et al. 2010).

▶ **Wichtig** Bevorzugt mentale Stressoren verursachen durch die vaskuläre sympathische Hyperreaktivität inadäquat intensive Vasokonstriktionen. Resultierende Ischämien bewirken Schmerzen. Die Verknüpfung zwischen Stress und Schmerzintensität ist bei der Fibromyalgie klinisch und experimentell bekannt und sorgt für eine sekundäre physische Inaktivität.

So wurde eben auch die schmerzbedingte Dekonditionierung mit neurovegetativen Dysbalancen und dem ausgeweiteten Schmerzgeschehen verbunden. Für diesen Erklärungsansatz sprechen auch die Wirkungen konditionierender Interventionen mit rein aeroben als auch aeroben und kraftorientierten Belastungen. Die Schmerzen, die Muskelbefunde („tender points"), die Depression, die Scores des globalen SF-36 und des FIQ („fibromyalgia impact questionnaire") zeigen Verbesserungen an (Staud et al. 2010; Sanudo et al. 2010; Busch et al. 2011; Kayo et al. 2012).

▶ **Wichtig** Die Pathophysiologie der Fibromyalgie schließt auch eine noradrenalinevozierbare Schmerzverstärkung durch eine gesteigerte Katecholaminsensitivität der Nozizeptoren ein.

Die Schmerzverstärkung über diesen Mechanismus weist auch Ähnlichkeiten mit dem „complex regional pain syndrome" (CRPS) (Marinus et al. 2011) auf. Beim CRPS, einem Sammelbegriff von Krankheitsbildern mit neuropathischen Schmerzen, besteht eine Störung des somatosensiblen Systems (Aburahma 2010), und es können sympathisch unabhängige und abhängige Schmerzen unterschieden werden (Jensen et al. 2011). Noradrenalinbedingte Schmerzen (Injektion 10 μg in 0,1 ml NaCl) können bei ca. 80 % von 20 Fibromyalgiepatienten ausgelöst werden (95 % CI: 56,3–94,3 %). Aber auch jeweils bei

4.4 Myofaszial-skelettale Erkrankungen und neurovegetatives System

30 % mit rheumatoider Arthritis und klinisch gesunden Kontrollpersonen (95 % CI: 11,9–54,3 %), wobei die Schmerzzunahme um VAS 2,5 ± 2,5 deutlich geringer, aber auch interindividuell sehr variabel ausfällt (Martinez-Lavin et al. 2002). Ob der hohe Sympathikotonus die Mitursache oder die Folge der Schmerzen ist, wird damit nicht widergespiegelt. Eine β-Blockade (Light et al. 2009) führt zur Reduzierung der Anzahl der schmerzenden Körperbereiche und der Schmerzintensität, weshalb die β-adrenerge Aktivität ein Beitrag zu den veränderten kardiovaskulären (Hf, RR, sympathische neurale Muskelaktivität) und neurohumoral-gestützten Regulationen (Adrenalin, Noradrenalin) zugeschrieben wird. Nach diesen Untersuchungen existieren aber offensichtlich Subgruppen mit differenter β-adrenergen Aktivität.

▶ **Wichtig** Ausgeprägtere sympathische Dysregulationen (höhere Hf-Reaktivität – geringere Noradrenalinspiegel) spiegeln sich in höheren Schmerzen auf Placebo und einer größeren Minderung auf Propanolol wider.

Als Zeichen der neurovegetativen Störung mit überproportionaler Aktivierung der Stressachse sind, gemessen an der Fingerpulsamplitude, nachts die sympathische Aktivität erhöht und die Atmung beeinträchtigt (Stehlik et al. 2018). Morgens sind die Cortisol- und Blutzuckerkonzentrationen angestiegen.

Die Fibromyalgie als eines der ausgeprägtesten Schmerzsyndrome wird deshalb auch als sympathisch vermitteltes Schmerzsyndrom angesehen. Es kann durch eine sympathische Blockade gelindert und durch Noradrenalin wieder aktiviert werden (Martinez-Lavin 2004). Die hohe Sympathikusaktivität muss als ein Faktor der zentralen Sensibilisierung und deren Aufrechterhaltung angesehen werden. Dies weist erneut auf den Bedarf eines aufgebauten und regelmäßig durchgeführten Ausdauertrainings hin.

▶ **Wichtig** Insgesamt ist die Pathophysiologie der Fibromyalgie sehr multifaktoriell geprägt. Eine genetische Prädisposition kann angenommen werden (de Lima et al. 2019), das Immunsystem und Entzündungsprozesse sind wesentlich beteiligt (Coskun Benlidayi 2019), sehr vielfältige Stressoren (Bradley 2009; Tan et al. 2019) werden inadäquat verarbeitet, die Funktion der Hypothalamus-Hypophyse-Achse ist beeinträchtigt (Jones et al. 2007; Xu et al. 2020) und zumindest eine sekundäre Dekonditionierung (Kulshreshtha und Deepak 2013) ist zu beachten. Alle Faktoren vermitteln eine inadäquate nozizeptive Verarbeitung, eine defizitäre Schmerzmodulation und -hemmung und Funktionsstörungen des neurovegetativen und neurohumoralen Systems mit Konsequenzen für die Schmerzintensität.

An der **primären Osteoarthritis**, der primär nicht entzündlichen Degeneration der Gelenkstrukturen, beginnend mit der Knorpelschädigung bis hin zur vollständigen Destruktion durch ständige, dann auch entzündlich unterstützten Prozesse, ist das autonome Nervensystem beteiligt (Courties et al. 2017).

Im Knochen, dem Knochenmark und mit der höchsten Dichte im Periost finden sich peptiderge sensorische und sympathische Fasern. Bezogen auf die Gewebevolumina ist die Gesamtzahl der Nervenfasern im Knochenmark gefolgt vom Knochen und dem Periost am höchsten (Mach et al. 2002).

▶ **Wichtig** Physiologisch ist die autonome Aktivität in die Homöostase des fibrösen Gelenkkapselbinde-, Knorpel- und Knochengewebes eingebunden.

Die Synovia, der trabekuläre und subchondrale Knochen, das Knochenmark und das Periost sind sympathisch und die Synovia und das Periost wahrscheinlich auch parasympathisch innerviert. Die sympathische Aktivität stimuliert die Osteoklasten und unterstützt somit den Verlust von Knochen, und die in den Gelenkstrukturen noch nicht sicher nachgewiesene parasympathische Aktivität würde anti-entzündlich wirken. Die mesenchymalen Stammzellen, die synovialen Fibrozyten, die Chondro- und Osteozyten besitzen Rezeptoren für die Transmitter des autonomen Nervensystems wie auch für die Signalstoffe der nozizeptiven Nervenendigungen Substanz P und CGRP. Tierexperimentell führt eine unterbundene sympathische Aktivität zu Defiziten der mechanischen Knochenfestigkeit und der -masse. Gemeinsam mit der Substanz P ist der Sympathikus für die korrekte Knochenbildung essenziell (Niedermair et al. 2014). Die benannten Gewebe sind aber auch selbst Produzenten solcher Signalsubstanzen und sind deshalb zum Teil auch unabhängig von der Aktivität des autonomen Nervensystems.

▶ **Wichtig** Der gesunde Knorpel ist nicht innerviert und produziert kein Noradrenalin. Er reagiert aber wegen der Ausstattung mit den Rezeptoren dennoch auf die lokal in den Nachbargeweben oder auch selbst produzierten Signalsubstanzen (Grässel 2014). So steuert der Sympathikus indirekt auch reife Chondrozyten.

Die sympathische Innervation reagiert während des Osteoarthroseprozesses dynamisch. Sie weitet sich früh bereits auf den noch nicht verknöcherten Knorpel aus und überschreitet die sonst vorhandenen Gewebegrenzen.

▶ **Wichtig** Bereits bei leichten degenerativen Knorpelveränderungen sind im Rahmen der typischen pathophysiologischen Neovaskularisation perivaskulär sympathische und sensorische Nervenendigungen im Gelenkknorpel vorhanden. Sie können Schmerzen während aller Schweregrade der Degeneration vermitteln (Suri et al. 2007) und für das Auseinanderfallen von klinischem und bildgebendem Befund mit verantwortlich sein.

Die als Merkmal der Arthrose stattfindende entzündlich angetriebene Angiogenese in der Synovia, den Osteophyten und den tiefen Knorpelschichten sorgt für die Ossifikationen und den Gewebeumbau. Die das Gefäßwachstum fördernden Gewebefaktoren stimulieren und leiten zugleich das Nervenwachstum entlang der Gefäße (Mapp und Walsh 2012).

4.4 Myofaszial-skelettale Erkrankungen und neurovegetatives System

Die Beteiligung der sympathischen Neurotransmitter an der Reparatur des Knorpels während nicht entzündlicher und entzündlicher Bedingungen ist zu klären (Grässel und Muschter 2017). Für eine konkrete Mitwirkung des sympathischen Systems an der Knorpeldegeneration liegen bisher nur widersprüchliche Ergebnisse vor (Courties et al. 2017). Entzündliche (rheumatoide Arthritis) und nicht entzündliche arthrotische Gelenkveränderungen weisen in Abhängigkeit von der Intensität der Entzündung ein differentes Muster sympathischer und sensorischer Innervationen auf, aber gemessen an der Noradrenalinkonzentration sind sympathische Wirkungen wenig beeinflusst. In der Synovia osteoarthrotischer Gelenke sind die sympathischen Nervenfasern („tyrosine hydroxylase-positive") wesentlich häufiger als bei der Entzündung (4,4 ± 0,8 Fasern/mm^2 gegen 0,2 ± 0,04 Fasern/mm^2, p = 0,001), und nur bei letzterem Krankheitsgeschehen besteht eine negative Relation zwischen der sympathischen Innervation und dem Entzündungsindex. Dagegen ist die Anzahl der Substanz-P-positiven-Fasern bei der Entzündung häufiger (3,5 ± 0,2 F/mm^2 gegen 2,3 ± 0,3 F/mm^2, p = 0,009). Die sympathische Aktivität ist aber dennoch durch die Noradrenalinproduktion der synovialen Makrophagen bei beiden Krankheitsbildern vergleichbar (Miller et al. 2000).

▶ **Wichtig** Es kann geschlussfolgert werden, dass das sympathische und sensorische Nervensystem und seine Signalsubstanzen wesentlich in die Regulation des Knorpel- und Knochengewebes eingebunden sind. Beide scheinen auch entscheidend an den pathogenetischen Vorgängen muskuloskelettaler Erkrankungen wie der Arthrose beteiligt zu sein.

Schulter-Nacken-Schmerzen gehören zu den häufigsten arbeitsbedingten Störungen. In der Regel wird eine wesentliche Ursache im Missverhältnis zwischen der muskulären Beanspruchung und der Durchblutung gesehen, wodurch die ATP-Resynthese nicht dem Bedarf entsprechen kann und ein nozizeptives interstitielles Milieu entsteht. Bei chronischen Nackenschmerzen sind eine zumindest lokalisiert insuffiziente Muskeldurchblutung und Mikrozirkulation mit inadäquater Oxygenierung der Schulter-Nacken-Muskulatur bekannt, und die metabolischen Konsequenzen korrelieren mit der Schmerzwahrnehmung im M. trapezius (Sjøgaard et al. 2010).

Bei **myofaszialen Schmerzsyndromen** liegt generell eine defizitäre Mikrozirkulation infolge Dekonditionierung und funktionsgestörter Regulation vor. Für die Durchblutungsverteilung und -regulation sind das sympathische System und die lokale Sympatholyse auf der Basis der kontraktionsbedingten Stoffwechselaktivität verantwortlich.

Bei gesunden Personen steigt in den Erholungsphasen (2 min) nach jeweils 1-minütigen maximalen isometrischen Kontraktionen des M. trap. p. desc. der Oxyhämoglobingehalt mit einem sehr flachen nahezu linearen Trend. Nach der 3. MVC ist er dann signifikant über dem Vorbelastungswert und ebenfalls über dem von Personen mit Nacken- und Schulter-Schmerzen. Bei ihnen wird zwar der Vorbelastungswert wieder erreicht, aber eine reaktive Durchblutungssteigerung kann nicht erkannt werden. Zugleich reagieren die Schmerzpatienten auf die isometrischen Belastungen nicht wie die Gesunden mit einer

Änderung der sympathischen Nervenaktivität (LF/HF-Ratio der HRV). Auch der Gesamthämoglobingehalt der Gesunden liegt in den Erholungsphase stets über dem der Schmerzpatienten. Dies entspricht einer verminderten aeroben Kapazität des Muskels, die zugleich eine Verzögerung der Erholungszeiten der Sauerstoffversorgung zur Folge hat (Shiro et al. 2012). Beide Faktoren haben nachteilige metabolische Konsequenzen, die zusätzlich durch eine defizitäre sympathische Regulation ergänzt werden. Wie bei Schulter-Nacken-Schmerzen im M. trap. kann auch im M. erector spinae bei physisch inaktiven LBP-Patienten während statischer Ausdauerbelastung der Rückenmuskulatur (Biering-Sørensen „muscle endurance") eine geminderte Muskeloxygenierung und danach eine verzögerte Erholungshalbwertzeit gefunden werden (Kell und Yagesh 2006). Ebenso liegt beim LBP auch unter ermüdenden dynamischen Belastungsbedingungen eine reduzierte kardiovaskuläre Aktivität und eine geringere Sauerstoffversorgung und -utilisation als auch eine verlängerte Erholungszeit der Reoxygenierung des M. erector spinae vor (Kell und Bhambhani 2006).

Die sympathische Aktivität (Vasokontriktion) und die bisher nur unvollständig erklärte Sympatholyse (Vasodilatation; Gliemann und Carter 2018) stehen im Dienst der beanspruchungsbedingten Umverteilung des Blutes und der Absicherung der Versorgung der kontrahierenden Muskulatur. Wenn man davon ausgeht, dass die Sympatholyse durch die ATP vermittelte Hemmung der α-adrenergen Vasokonstriktion zustande kommt und bei myofaszialen Schmerzpatienten die Oxygenierung reduziert und die Erholung verlängert sind, muss neben der aeroben Kapazität auch die lokale beanspruchungsbedingte Vasodilatation beeinträchtigt sein.

▶ **Wichtig** Bei regionalen myofaszialen Schmerzen ist die muskuläre Minderdurchblutung ein prominentes und konsistent vorliegendes Merkmal, was bei der Fibromyalgie vorhanden ist, aber die Schmerzen nicht mehr vorrangig prägt (Maekawa et al. 2002).

Die Schmerzen der Fibromyalgie werden vorrangig durch die zentrale Sensibilisierung geprägt. Sie ist deshalb mehr eine zentrale als eine periphere bzw. muskuläre Schmerzerkrankung (Simms 1998). Die Durchblutungsstörung könnte einer Agonisten-induzierten β-adrenergen Desensibilisierung zuzuschreiben sein. Für die Minderdurchblutung und Schmerzauslösung durch vasomotorische Dysfunktionen (Katz et al. 2007) sprechen praktisch die Befunde, dass durchblutungsfördernde Interventionen und speziell physische Belastungen die Schmerzen bei der Fibromyalgie wie auch die lokalen myofazialen effektiv lindern. Auch plethysmografische Parameter spiegeln wie auch die HRV positive Veränderungen der Durchblutung infolge elektro- und thermotherapeutischer Interventionen wider und belegen einen erhöhten Sympathikotonus bei chronischen myofaszialen Schmerzen (Ye et al. 2018).

4.4 Myofaszial-skelettale Erkrankungen und neurovegetatives System

Fazit

Ein gesteigerter Sympathikotonus ist ein wesentliches Merkmal chronisch myofaszial-skelettaler Schmerzen bei nicht entzündlichen (Arthrosen), entzündlichen (rheumatischer Arthritis), aber auch bei akzentuiert zentral bedingter Schmerzursache (Fibromyalgie). Dies führt zusätzlich zu den dekonditionierungsbedingten Defiziten der Mikrozirkulation zu pathophysiologischen Verhältnissen der Gewebeversorgung und im interstitiellen Raum. Während physischer Belastungen kommt es zu lokalisierten Versorgungs- und Stoffwechselproblemen der Muskulatur, die bei Schmerzsyndromen zusätzlich als ein Faktor der eingeschränkten physischen Leistungsfähigkeit wirksam werden. Ebenso muss eine eingeschränkte Sympatholyse angenommen werden, die die Gewebeversorgung lokal und generalisiert benachteiligt.

Die Sympathikotonie und der Alterungsprozess triggern gemeinsam regionale, aber auch globale relative Ischämien mit nozizeptiven interstitiellen Stoffwechselverhältnissen. Das Ergebnis ist die sympathisch unterstützte periphere Sensibilisierung, die durch Schmerzen subjektiv ausgedrückt wird.

Triggerpunkte sind ein charakteristisches pathophysiologisches Merkmal muskuloskelettaler Schmerzsyndrome mit nozizeptivem Interstitium und autonomen Regulationsstörungen. Die interstitiellen Störungen liegen generalisiert vor. Es besteht eine positive Relation zwischen der Referred-pain-Fläche und der Anzahl der Triggerpunkte.

LBP-Patienten sind als Sympathikotoniker bekannt. Die sympathische Reaktion korreliert eng mit den funktionellen Einschränkungen und sie ist ein Faktor der Schmerzintensität und der Chronifizierung. Auch die **Fibromyalgie** geht mit einer exzessiv hohen Sympathikusaktivität einher. Je höher der Sympathikotonus, desto ausgeprägter die Schmerzen. Die Störung bezieht sich bevorzugt auf die hyperreaktiven sympathischen vaskulären Reaktionen mit gesteigertem und überproportional ansteigendem Gefäßwiderstand. Mit diesem pathophysiologischen Effekt reagieren die Patienten auf physischen, aber besonders auch auf psychischen Stress. Ebenso liegt eine noradrenalin-evozierbare Schmerzverstärkung vor. Die **primären Osteoarthritiden** schließen das autonome Nervensystem ein. Das sympathische und sensorische Nervensystem ist in die Regulation des Knorpel- und Knochengewebes eingebunden. Beide scheinen auch entscheidend an den pathogenetischen Vorgängen beteiligt zu sein. Insgesamt sind myofaszial-skelettale Minderdurchblutungen ein prominentes und konsistent vorliegendes Merkmal.

Literatur

Aburahma AF. Complex regional pain syndrom. In: Johnston KW, Cronenwett JL, Herausgeber. Rutherford's vascular surgery. Philadelphia: Saunders Elsevier; 2010. S. 2435–47.

Barakat A, Vogelzangs N, Licht CM, Geenen R, MacFarlane GJ, de Geus EJ, Smit JH, Penninx BW, Dekker J. Dysregulation of the autonomic nervous system and its association with the presence and intensity of chronic widespread pain. Arthritis Care Res. 2012;64:1209–16.

Barbero M, Cescon C, Tettamanti A, Leggero V, Macmillan F, Coutts F, Gatti R. Myofascial trigger points and innervation zone locations in upper trapezius muscles. BMC Musculoskelet Disord. 2013;14:179. https://doi.org/10.1186/1471-2474-14-179.

Bradley LA. Pathophysiology of fibromyalgia. Am J Med. 2009;122(12 Suppl):S22–30. https://doi.org/10.1016/j.amjmed.2009.09.008.

Busch AJ, Webber SC, Brachaniec M, Bidonde J, Bello-Haas VD, Danyliw AD, Overend TJ, Richards RS, Sawant A, Schachter CL. Exercise therapy for fibromyalgia. Curr Pain Headache Rep. 2011;15:358–67.

Conley KE, Jubrias SA, Esselman PC. Oxidative capacity and ageing in human muscle. J Physiol. 2000;626:203–10.

Coskun Benlidayi I. Role of inflammation in the pathogenesis and treatment of fibromyalgia. Rheumatol Int. 2019;5:781–91. https://doi.org/10.1007/s00296-019-04251-6. Epub 2019 Feb 13.

Courties A, Sellam J, Berenbaum F. Role of the autonomic nervous system in osteoarthritis. Best Pract Res Clin Rheumatol. 2017;31(5):661–75. https://doi.org/10.1016/j.berh.2018.04.001.

Drew B, Phaneuf S, Dirks A, Selman C, Gredilla R, Lezza A, Barja G, Leeuwenburgh C. Effects of aging and caloric restriction on mitochondrial energy production in gastrocnemius muscle and heart. Am J Phys. 2003;284:R474–80.

El-Badawy MA, El Mikkawy DM. Sympathetic dysfunction in patients with chronic low back pain and failed back surgery syndrome. Clin J Pain. 2016;32(3):226–31. https://doi.org/10.1097/AJP.0000000000000250.

Fazalbhoy A, Birznieks I, Macefield VG. Individual differences in the cardiovascular responses to tonic muscle pain: parallel increases or decreases in muscle sympathetic nerve activity, blood pressure and heart rate. Exp Physiol. 2012;97(10):1084–92. https://doi.org/10.1113/expphysiol.2012.066191. Epub 2012 May 11.

Fleckenstein J, Zaps D, Rüger LJ, Lehmeyer L, Freiberg F, Lang PM, Irnich D. Discrepancy between prevalence and perceived effectiveness of treatment methods in myofascial pain syndrome: results of a cross-sectional, nationwide survey. BMC Musculoskelet Disord. 2010;11:32.

Gliemann L, Carter H. Sympatholysis: the more we learn, the less we know. J Physiol. 2018;596(6):963–4. https://doi.org/10.1113/JP275513. Epub 2018 Feb 12.

Grässel S, Muschter D. Peripheral nerve fibers and their neurotransmitters in osteoarthritis pathology. Int J Mol Sci. 2017;18(5):931. https://doi.org/10.3390/ijms18050931.

Grässel SG. The role of peripheral nerve fibers and their neurotransmitters in cartilage and bone physiology and pathophysiology. Arthritis Res Ther. 2014;16(6):485.

Gui MS, Pimentel MJ, Rizzatti-Barbosa CM. Temporomandibular disorders in fibromyalgia syndrome: a short-communication. Rev Bras Reumatol. 2015;55(2):189–94. https://doi.org/10.1016/j.rbr.2014.07.004. Epub 2014 Oct 22.

Hagbarth KE, Vallbo AB. Pulse and respiratory grouping of sympathetic impulses in human muscle nerves. Acta Physiol Scand. 1968;74:96–108.

Hautala AJ, Karppinen J, Seppanen T. Short-term assessment of autonomic nervous system as a potential tool to quantify pain experience. Conf Proc IEEE Eng Med Biol Soc. 2016;2016:2684–7. https://doi.org/10.1109/EMBC.2016.7591283.

Jensen TS, Baron R, Haanpää M, Kalso E, Loeser JD, Rice AS, Treede RD. A new definition of neuropathic pain. Pain. 2011;152:2204–5.

Jones KD, Deodhar P, Lorentzen A, Bennett RM, Deodhar AA. Growth hormone perturbations in fibromyalgia: a review. Semin Arthritis Rheum. 2007;36(6):357–79. Epub 2007 Jan 16.

Katz DL, Greene L, Ali A, Faridi Z. The pain of fibromyalgia syndrome is due to muscle hypoperfusion induced by regional vasomotor dysregulation. Med Hypotheses. 2007;69(3):517–25. https://doi.org/10.1016/j.mehy.2005.10.037. Epub 2007 Mar 21.

Kayo AH, Peccin MS, Sanches CM, Trevisani VF. Effectiveness of physical activity in reducing pain in patients with fibromyalgia: a blinded randomized clinical trial. Rheumatol Int. 2012;32:2285–92.

Kell RT, Bhambhani Y. In vivo erector spinae muscle blood volume and oxygenation measures during repetitive incremental lifting and lowering in chronic low back pain participants. Comp Study Spine (Phila Pa 1976). 2006;31(22):2630–7. https://doi.org/10.1097/01.brs.0000240647.57959.72.

Kell RT, Yagesh B. Relationship between erector spinae static endurance and muscle oxygenation-blood volume change in healthy and low back pain subject. Eur J Appl Physiol. 2006;66:241–8.

Kuan TS, Hsieh YL, Chen SM, Chen JT, Yen WC, Hong CZ. The myofascial trigger point region: correlation between the degree of irritability and the prevalence of endplate noise. Am J Phys Med Rehabil. 2007;86(3):183–9.

Kulshreshtha P, Deepak KK. Autonomic nervous system profile in fibromyalgia patients and its modulation by exercise: a mini review. Clin Physiol Funct Imaging. 2013;33(2):83–91. https://doi.org/10.1111/cpf.12000. Epub 2012 Nov 4.

Kulshreshtha P, Gupta R, Yadav RK, Bijlani RL, Deepak KK. A comprehensive study of autonomic dysfunction in the fibromyalgia patients. Clin Auton Res. 2012;22:117–22.

Laube W. Zur Rückführung des vegetativ-chronotropen Tonus, der Erholung im neuromuskulären System und den Wechselbeziehungen zwischen beiden Funktionssystemen nach Auslösung einer identischen anaeroben Stoffwechselsituation durch verschiedene Belastungsarten. Dissertation B (Dr. med. sc.). Humboldt-Universität zu Berlin, Bereich Medizin Charité, Physiologisches Institut; 1990.

Laube W. Zur Rückführung des vegetativ-chronotropen Tonus, der Erholung im neuromuskulären System und den Wechselbeziehungen zwischen beiden Funktionssystemen nach Auslösung einer identischen anaeroben Stoffwechselsituation nach verschiedene Belastungsarten. Z klin Med. 1991;46:1269.

Laube W, Anders C. Pathophysiologie des low back pain. In: Laube W, Herausgeber. Sensomotorisches system. Stuttgart/New York: Thieme; 2009. S. 440–72.

Light KC, Bragdon EE, Grewen KM, Brownley KA, Girdler SS, Maixner W. Adrenergic dysregulation and pain with and without acute beta-blockade in women with fibromyalgia and temporomandibular disorder. J Pain. 2009;10(5):542–52. https://doi.org/10.1016/j.jpain.2008.12.006.

de Lima LO, Zicarelli CAM, Matsumura AS, Moroti-Perugini LR, de Castro TD, Fernandes KBP, de Oliveira Perrucini PD, Poli-Frederico RC. Lower limb muscle strength and serotonin receptor gene polymorphism as factors associated in women with fibromyalgia. Adv Rheumatol. 2019;59(1):59. https://doi.org/10.1186/s42358-019-0101-9.

Lluch E, Nijs J, De Kooning M, Van Dyck D, Vanderstraeten R, Struyf F, Roussel NA. Prevalence, incidence, localization, and pathophysiology of myofascial trigger points in patients with spinal pain: a systematic literature review. J Manip Physiol Ther. 2015;38(8):587–600. https://doi.org/10.1016/j.jmpt.2015.08.004. Epub 2015 Sep 19.

Mach DB, Rogers SD, Sabino MC, Luger NM, Schwei MJ, Pomonis JD, Keyser CP, Clohisy DR, Adams DJ, O'Leary P, Mantyh PW. Origins of skeletal pain: sensory and sympathetic innervation of the mouse femur. Neuroscience. 2002;113(1):155–66.

Maekawa K, Clark GT, Kuboki T. Intramuscular hypoperfusion, adrenergic receptors, and chronic muscle pain. J Pain. 2002;3(4):251–60. https://doi.org/10.1054/jpai.2002.125923.

Mapp PI, Walsh DA. Mechanisms and targets of angiogenesis and nerve growth in osteoarthritis. Nat Rev Rheumatol. 2012;8(7):390–8. https://doi.org/10.1038/nrrheum.2012.80.

Marinus J, Moseley GL, Birklein F, Baron R, Maihöfner C, Kingery WS, van Hilten JJ. Clinical features and pathophysiology of complex regional pain syndrome. Lancet Neurol. 2011;10(7):637–48. https://doi.org/10.1016/S1474-4422(11)70106-5.

Martinez-Lavin M. Fibromyalgia as a sympathetically maintained pain syndrome. Curr Pain Headache Rep. 2004;8:385–9.

Martinez-Lavin M, Vidal M, Barbosa RE, Pineda C, Casanova JM, Nava A. Norepinephrine-evoked pain in fibromyalgia. A randomized pilot study [ISRCTN70707830]. BMC Musculoskelet Disord. 2002;3:2. Epub 2002 Jan 16.

Meller T, Stiehm F, Malinowski R, Thieme K. [Baroreflex sensitivity and chronic pain: pathogenetic significance and clinical implications] [Article in German]. Schmerz. 2016;30(5):470–76. https://doi.org/10.1007/s00482-016-0150-5.

Miller LE, Jüsten HP, Schölmerich J, Straub RH. The loss of sympathetic nerve fibers in the synovial tissue of patients with rheumatoid arthritis is accompanied by increased norepinephrine release from synovial macrophages. FASEB J. 2000;14(13):2097–107.

Moreno-Fernández AM, Jiménez-Castellanos E, Iglesias-Linares A, Bueso-Madrid D, Fernández-Rodríguez A, de Miguel M. Fibromyalgia syndrome and temporomandibular disorders with muscular pain. A review. Mod Rheumatol. 2017;27(2):210–6. https://doi.org/10.1080/14397595.2016.1221788. Epub 2017 Feb 1.

Morikawa Y, Takamoto K, Nishimaru H, Taguchi T, Urakawa S, Sakai S, Ono T, Nishijo H. Compression at myofascial trigger point on chronic neck pain provides pain relief through the prefrontal cortex and autonomic nervous system: a pilot study. Front Neurosci. 2017;11:186. https://doi.org/10.3389/fnins.2017.00186. eCollection 2017.

Mortensen SP, Nyberg M, Winding K, Saltin B. Lifelong physical activity preserves functional sympatholysis and purinergic signalling in the ageing human leg. J Physiol. 2012;590(23):6227–36. https://doi.org/10.1113/jphysiol.2012.240093. Epub 2012 Sep 10.

Niddam DM, Chan RC, Lee SH, Yeh TC, Hsieh JC. Central modulation of pain evoked from myofascial trigger point. Clin J Pain. 2007;23(5):440–8. [PubMed: 17515743].

Niedermair T, Kuhn V, Doranehgard F, Stange R, Wieskötter B, Beckmann J, Salmen P, Springorum HR, Straub RH, Zimmer A, Grifka J, Grässel S. Absence of substance P and the sympathetic nervous system impact on bone structure and chondrocyte differentiation in an adult model of endochondral ossification. Matrix Biol. 2014;38:22–35. https://doi.org/10.1016/j.matbio.2014.06.007. Epub 2014 Jul 22.

Nilsen KB, Sand T, Westgaard RH, Stovner LJ, White LR, Bang Leistad R, Helde G, Rø M. Autonomic activation and pain in response to low-grade mental stress in fibromyalgia and shoulder/neck pain patients. Eur J Pain. 2007;11:743–55.

Oura P, Hautala A, Kiviniemi A, Auvinen J, Puukka K, Tulppo M, Huikuri H, Seppänen T, Karppinen J. Are 15-year trajectories of low back pain and sciatica associated with cardiovascular autonomic function in the general population?: the Northern Finland Birth Cohort 1966 study. Spine (Phila Pa 1976). 2019;44(22):E1325–35. https://doi.org/10.1097/BRS.0000000000003126.

Ramakrishna R, Edwards JS, McCulloch A, Palsson BO. Flux-balance analysis of mitochondrial energy metabolism: consequences of systemic stoichiometric constrains. Am J Physiol Regul Integr Physiol. 2001;280:R695–704.

Reyes Del Paso GA, Garrido S, Pulgar A, Martín-Vázquez M, Duschek S. Aberrances in autonomic cardiovascular regulation in fibromyalgia syndrome and their relevance for clinical pain reports. Psychosom Med. 2010;72(5):462–70. https://doi.org/10.1097/PSY.0b013e3181da91f1. Epub 2010 May 13.

Saltin B, Mortensen SP. Inefficient functional sympatholysis is an overlooked cause of malperfusion in contracting skeletal muscle. J Physiol. 2012;590(24):6269–75. https://doi.org/10.1113/jphysiol.2012.241026. Epub 2012 Sep 17.

Sanudo B, Galiano D, Carrasco L, Blagojevic M, de Hoyo M, Saxton J. Aerobic exercise versus combined exercise therapy in women with fibromyalgia syndrome: a randomized controlled trial. Arch Phys Med Rehabil. 2010;91:1838–43.

Shah JP, Gilliams EA. Uncovering the biochemical milieu of myofascial trigger points using in vivo microdialysis: an application of muscle pain concepts to myofascial pain syndrome. J Bodyw Mov Ther. 2008;12(4):371–84. Epub 2008 Aug 13.

Shah JP, Phillips TM, Danoff JV, Gerber LH. An in vivo microanalytical technique for measuring the local biochemical milieu of human skeletal muscle. J Appl Physiol. 2005;99(5):1977–84. Epub 2005 Jul 21.

Shah JP, Danoff JV, Desai MJ, Parikh S, Nakamura LY, Phillips TM, Gerber LH. Biochemicals associated with pain and inflammation are elevated in sites near to and remote from active myofascial trigger points. Arch Phys Med Rehabil. 2008;89(1):16–23.

Shankar N, Thakur M, Tandon OP, Saxena AK, Arora S, Bhattacharya N. Autonomic status and pain profile in patients of chronic low back pain and following electro acupuncture therapy: a randomized control trial. Indian J Physiol Pharmacol. 2011;55(1):25–36.

Shiro Y, Arai YC, Matsubara T, Isogai S, Ushida T. Effect of muscle load tasks with maximal isometric contractions on oxygenation of the trapezius muscle and sympathetic nervous activity in females with chronic neck and shoulder pain. BMC Musculoskelet Disord. 2012;13:146. https://doi.org/10.1186/1471-2474-13-146.

Simms RW. Fibromyalgia is not a muscle disorder. Am J Med Sci. 1998;315(6):346–50. https://doi.org/10.1097/00000441-199806000-00002.

Simons DG. Clinical and etiological update of myofascial pain from trigger points. J Musculoskelet Pain. 1996;4:93–122.

Simons DG. Review of enigmatic MTrPs as a common cause of enigmatic musculoskeletal pain and dysfunction. J Electromyogr Kinesiol. 2004;14:95–107.

Sjøgaard G, Rosendal L, Kristiansen J, Blangsted AK, Skotte J, Larsson B, Gerdle B, Saltin B, Søgaard K. Muscle oxygenation and glycolysis in females with trapezius myalgia during stress and repetitive work using microdialysis and NIRS. Eur J Appl Physiol. 2010;108:657–69.

Skorupska E, Rychlik M, Pawelec W, Bednarek A, Samborski W. Trigger point-related sympathetic nerve activity in chronic sciatic leg pain: a case study. Acupunct Med. 2014;32(5):418–22. https://doi.org/10.1136/acupmed-2013-010504. Epub 2014 Jun 26.

Skorupska E, Rychlik M, Samborski W. Intensive vasodilatation in the sciatic pain area after dry needling. BMC Complement Altern Med. 2015a;15:72. https://doi.org/10.1186/s12906-015-0587-6.

Skorupska E, Rychlik M, Pawelec W, Samborski W. Dry needling related short-term vasodilation in chronic sciatica under infrared thermovision. Evid Based Complement Alternat Med. 2015b;2015:214374. https://doi.org/10.1155/2015/214374. Epub 2015 Mar 2.

Staud R, Robinson ME, Weyl EE, Price DD. Pain variability in fibromyalgia is related to activity and rest: role of peripheral tissue impulse input. J Pain. 2010;11(12):1376–83.

Stehlik R, Ulfberg J, Zou D, Hedner J, Grote L. Morning cortisol and fasting glucose are elevated in women with chronic widespread pain independent of comorbid restless legs syndrome. Scand J Pain. 2018;18(2):187–94. https://doi.org/10.1515/sjpain-2018-0026.

Stisi S, Cazzola M, Buskila D, Spath M, Giamberardino MA, Sarzi-Puttini P, Arioli G, Alciati A, Leardini G, Gorla R, Marsico A, Ceccherelli F, Bazzichi L, Carignola R, Gracely RH, Salaffi F, Marinangeli F, Torta R, Di Franco M, Biasi G, Cassisi G, Casale R, Altomonte L, Atzeni F, Italian Fibromyalgia Network. Etiopathogenetic mechanisms of fibromyalgia syndrome. Reumatismo. 2008;60(Suppl 1):25–35.

Suarez-Roca H, Klinger RY, Podgoreanu MV, Ji RR, Sigurdsson MI, Waldron N, Mathew JP, Maixner W. Contribution of baroreceptor function to pain perception and perioperative outcomes. Anesthesiology. 2019;130(4):634–50. https://doi.org/10.1097/ALN.0000000000002510.

Suri S, Gill SE, Massena de Camin S, Wilson D, McWilliams DF, Walsh DA. Neurovascular invasion at the osteochondral junction and in osteophytes in osteoarthritis. Ann Rheum Dis. 2007;66(11):1423–8. Epub 2007 Apr 19.

Svensson P, Cairns BE, Wang K, Arendt-Nielsen L. Injection of nerve growth factor into human masseter muscle evokes long-lasting mechanical allodynia and hyperalgesia. Pain. 2003;104(1–2):241–7. [PubMed: 12855334].

Tan AC, Jaaniste T, Champion D. Chronic widespread pain and fibromyalgia syndrome: life-course risk markers in young people. Pain Res Manag. 2019;2019:6584753. https://doi.org/10.1155/2019/6584753. eCollection 2019.

Travell JG, Simons DG. Myofascial pain and dysfunction: the trigger point manual. Baltimore: Williams & Wilkins;1983.

Vrana A, Scholkmann F, Wirth B, Flueck M, Humphreys BK. Changes in spinal muscle oxygenation and perfusion during the Biering-Sørensen test: preliminary results of a study employing NIRS-based muscle oximetry. Adv Exp Med Biol. 2018;1072:103–9. https://doi.org/10.1007/978-3-319-91287-5_17.

Xu J, Casserly E, Yin Y, Cheng J. A systematic review of growth hormone in pain medicine: from rodents to humans. Pain Med. 2020;21(1):21–31. https://doi.org/10.1093/pm/pny280.

Ye JJ, Lee KT, Chou YY, Sie HH, Huang RN, Chuang CC. Assessing pain intensity using photoplethysmography signals in chronic myofascial pain syndrome. Pain Pract. 2018;18(3):296–304. https://doi.org/10.1111/papr.12601. Epub 2017 Nov 23.

Zamunér AR, Barbic F, Dipaola F, Bulgheroni M, Diana A, Atzeni F, Marchi A, Sarzi-Puttini P, Porta A, Furlan R. Relationship between sympathetic activity and pain intensity in fibromyalgia. Clin Exp Rheumatol. 2015;33(1 Suppl 88):S53–7. Epub 2015 Mar 18.

Zamunér AR, Forti M, Andrade CP, Avila MA, da Silva E. Respiratory sinus arrhythmia and its association with pain in women with fibromyalgia syndrome. Pain Pract. 2016;16(6):704–11. https://doi.org/10.1111/papr.12321. Epub 2015 Jun 1.

Zouikr I, Karshikoff B. Lifetime modulation of the pain system via neuroimmune and neuroendocrine interactions. Front Immunol. 2017;8:276. https://doi.org/10.3389/fimmu.2017.00276. eCollection 2017.

Zouikr I, Bartholomeusz MD, Hodgson DM. Early life programming of pain: focus on neuroimmune to endocrine communication. J Transl Med. 2016;14(1):123. https://doi.org/10.1186/s12967-016-0879-8.

Pathogenese chronisch degenerativer Erkrankungen

5.1 Physische Aktivität – Promotor der gesunden Ontogenese

Es ist inzwischen sicher bekannt und nachgewiesen, dass bei frühzeitig im Kindes- und Jugendalter beginnendem und langfristig andauerndem systematischen Bewegungsmangel in der „Gesellschaft des Handys und der elektronischen Medien" die genetisch angelegten, epigenetisch zugänglichen und somit realisierbaren biologischen Potenzen der psychophysischen Entwicklungsmöglichkeiten nicht voll ausgenutzt werden. Sie bleiben somit „unvollständig" und sind im Erwachsenenalter kaum bis nicht mehr vollständig „nachholbar". Der Versuch „des Nachholens" bleibt auch in der Regel aus, weil mit dem sensomotorischen Verhalten im Kindes- und Jugendalter auch dasjenige der nächsten Lebensabschnitte entsteht und gefestigt wird. Die ungenügende physische Aktivität wird ein „erlerntes" bzw. „konditioniertes" Element des Lebensstils, und es ist später, wenn therapeutischer Bedarf eintritt, nur noch sehr schwer wandelbar. Die „gesunde Entwicklung" ist primär eine gesellschaftliche Aufgabe.

Die sensomotorische Aktivität ist der essenzielle Realisationsfaktor für die physiologische Ausschöpfung der kognitiven, emotionalen und somatischen Reifungsprozesse und des Wachstums (Abb. 5.1). Sie prägt zugleich die Sozialisation, denn die Sensomotorik ist „von Anfang an" der „Kommunikator" mit der Umwelt sowohl in der sehr frühen und frühen Entwicklungsphase der nonverbalen Interaktionen als auch während der Phase der Sprachentwicklung und deren Vervollkommnung bis zum 6. Lebensjahr. Die Voraussetzung für Sprache ist Wahrnehmung, denn darauf baut die Sprachentwicklung auf. Sie wird basal durch sensomotorische Fähigkeiten und Fertigkeiten entwickelt. So gehören sensomotorische Erfahrungen zur indirekten Grundvoraussetzung der Sprachentwicklung (Zimmer 2005, 2016), indem sie sensomotorisches Signalverständnis und Nachahmungsaktivitäten aufbauen, schulen und qualifizieren (Affolter 1975). Nach dem Lebensabschnitt, wo die sensomotorischen Aktivitä-

5 Pathogenese chronisch degenerativer Erkrankungen

soziale(s) Erziehung/Verhalten/Kontakte/ Umfeld/Bedingungen

Reifung:
genetisch (und epigenetisch) geregelte endogene „Qualifizierung" der Morphologie und Funktion besser!: von Funktionsvoraussetzungen immer! in Wechselbeziehung mit abverlangten Funktionen

SMS ⇄ Kognition.
Lernen, Kraft, Ausd.
Triebkraft für Reifung / Wachstum / Erhaltung; funktions- bzw. tätigkeitsspezifische Entwicklung und Veränderung der Morphologie und Funktion

Wachstum:
genetisch (und epigenetisch) geregelte endogene rein quantitative Vermehrung oder Erhaltung der Morphlologie mit zugehöriger Funktion
- in der Entwicklung
- durch Training
- als aktives anti-Aging

Sozialisation:
Vermittlung und Aneignung von Normen und Verhalten mit sensomotor. Konsequenzen

Alterungsprozess:
systematischer Rück- und Umbau (Involution) aller Körperstrukturen und integraler Funktionen

soziale(s) Erziehung/Verhalten/Kontakte/ Umfeld/Bedingungen

Abb. 5.1 Die SMS-Aktivität ist der Realisationsfaktor der Reifung und des Wachstums. Die abverlangte Funktion stimuliert die Ausprägung der genetisch und epigenetisch vorhandenen biologischen Potenzen der einzelnen funktionellen Teilsysteme und ihrer Wechselbeziehungen auf allen Ebenen. Beanspruchungsabhängig werden alle Strukturen und Funktionen vermehrt, qualifiziert und ebenso ihre Interaktionen für die Gesamtfunktion. Reifung und Wachstum bleiben ohne Funktion defizitär. Ebenso ist die Sensomotorik der Vermittler für soziale Kompetenzen und später der ursächliche Anti-Aging-Faktor. Alle Leistungen unterliegen den Wechselbeziehungen zum sozialen Umfeld und den sich daraus ergebenden Anforderungen (biopsychosoziale Zusammenhänge)

ten der essenziellen „Stimulatoren und Qualifikatoren" der psychophysischen Entwicklung eines leistungsfähigen und belastbaren Organismus war, wird sie in allen folgenden Lebensabschnitten für die Sicherung und Erhaltung des Funktions- und Gesundheitszustandes essenziell. Spätestens ab dem 3. Lebensjahrzehnt sind sensomotorische Aktivitäten im Sinne des präventiven oder auch therapeutischen Gesundheitstrainings (Laube 2020a) die Basis für die verzögernde Beeinflussung der Alterungsprozesse. Die individuelle Entwicklung und das Aufrechterhalten der Körperfunktionen interagieren generell mit den interindividuellen Wechselbeziehungen und den sozialen Umweltbedingungen (Abb. 5.1).

▶ **Wichtig** Im Kindes- und Jugendalter sind sehr intensive und andauernde physische Belastungen erforderlich (ACSM 1998; WHO 2011; Laube 2020a), um eine gesunde funktions- und leistungsfähige adaptive, eutroph-hypertrophe, anti-nozizeptive und leistungsfähige und belastbare physisch-kognitiv-mentale Körperstruktur aufzubauen. Je nach der Definition des Beginns der Alterungsprozesse kommt unmittelbar oder wenig später das anti-involutive Element hinzu. Eine entgegengesetzte Körperstruktur und -funktion entsteht durch psychophysische Inaktivität (Abb. 5.2).

5.2 Physische Inaktivität – Promotor pathophysiologischer Prozesse

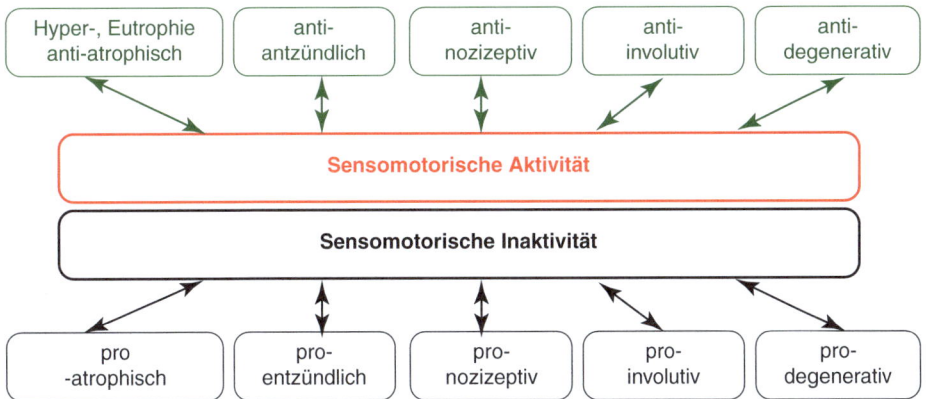

Abb. 5.2 Die körperliche Entwicklung, Struktur und Funktion infolge systematischer körperlicher Aktivität bzw. Inaktivität

5.2 Physische Inaktivität – Promotor pathophysiologischer Prozesse

Die

- bio (somatische [körperliche] Funktions- und Leistungsfähigkeit)
- psychischen (alle Ebenen der cerebralen Funktions- und Leistungsfähigkeit: mental, kognitiv, emotional) Folgen,
- die sozialen Faktoren wie auch
- die Ergebnisse (sogenanntes biopsychosoziales Krankheitsmodell)

einer

- inadäquaten und geringen und

    später beruflich bedingt damit gepaarten

- monotonen, einseitig belastenden körperlichen Aktivität ohne Ausgleich

sind die anerkannten absoluten Hauptrisikofaktoren und damit Promotoren des Gesundheitszustandes.

▶ **Wichtig** Das subjektive Befinden spiegelt die unbekannt lange dauernden frühen Entwicklungsabschnitte chronisch degenerativer Erkrankungen bis zu den ersten klinisch relevanten Symptomen, die zur wiederholten ärztlichen Konsultation führen, nicht wider. Das subjektive Gefühl bleibt lange im „Bewertungsbereich gesund", obwohl „relevante" Funktionsstörungen vorliegen, die sich zu Strukturstörungen und damit chronischen Erkrankungen weiterentwickeln.

Relevant bedeutet, nicht jede Funktionsstörung benachteiligt nachhaltig den Gesundheitszustand wie z. B. der immer ausheilende Muskelkater nach intensiven Belastungen, aber auch klinisch nicht bemerkte oder nicht störende Funktionsstörungen der Bewegungssegmente. Bei Letzteren ist diese Aussage nicht unkritisch. Rezidivierende Funktionsstörungen stellen mechanische Fehlbelastungen dar und können auch langfristige „funktionelle Vorläufer" von Knorpelschädigungen in den kleinen Wirbelgelenken sein und die Funktion des Bewegungssegments mit ihren Verknüpfungen mit den benachbarten nachteilig verändern.

Der Muskelstatus als Resultat der sensomotorischen Aktivität spielt hierbei eine überragende Rolle. Über viele Jahre bis Jahrzehnte läuft die Entwicklung bzw. Pathogenese der chronisch degenerativen Erkrankungen

- des Herz-Kreislauf-Systems (Makro-, Mikroangiopathien),
- des Stoffwechsels (Adipositas, metabolisches Syndrom, Diabetes mellitus Typ II),
- des Gehirns (Depression, Demenz) und
- onkologischer Erkrankungen (Mamma-, Prostata-, Mesenterial-, Kolon-Ca; vgl. Abb. 1.2)

ab.

Pedersen (2009) hat die Erkrankungen dieser Gruppe deshalb auch als „diseasome of physical inactivity" bezeichnet. Noch ohne die Beschreibung der pathophysiologischen Grundlage wurde die physische Inaktivität als Ursache des „disuse syndrome" (Bortz 1984) bzw. später des „sendentary death syndrome" (Lees und Booth 2004) charakterisiert (vgl. Kap. 1). Diese Krankheitsentwicklungen werden durch physische Inaktivitäten in der Jugendzeit gravierend gefördert. Körperliche Defizite in der Jugend u. a. als das Ergebnis der ungenügenden biologischen Realisation und Ausprägung der genetisch vorhandenen Potenzen der Gewebe für ihre Funktionsfähigkeit, Belastbarkeit und Belastungsverträglichkeit bestimmen die Morbidität und Mortalität im späteren Leben (Crump et al. 2016a, b, c, 2017a, b, c). Dies gilt für alle Gewebe und damit Funktionen.

Zur Erkrankungsgruppe müssen aber auch die degenerativen myofaszial-skelettalen Erkrankungen, die sogenannten primären Arthrosen, gezählt werden (Frank 2003; vgl. Laube 2020a). Als primär werden sie zz. bezeichnet, weil „keine ermittel- bzw. erkennbaren äußeren Ereignisse (Anamnese) oder inneren Ursachen (Bildgebung)" benannt werden können. Aber es gibt klare Ursachen, die eben bereits bei vielen Menschen ihren Ursprung im Kindes- und Jugendalter haben (Antony et al. 2015, 2016) und die Belastbarkeit betreffen.

5.2 Physische Inaktivität – Promotor pathophysiologischer Prozesse

▶ **Wichtig** Die physische bzw. die psychophysische Belastbarkeit ist aber kein „Messwert", sondern eine klinische Diagnose. Sie resultiert aus der Bilanz zwischen Belastung und Belastbarkeit bzw. Belastungsverträglichkeit. Die Belastbarkeit steht für die Gesamtkapazität, Belastungen ohne Schädigungen zu verarbeiten und die Belastungsverträglichkeit für die obere Belastungsgrenze im Zyklus Belastung-Adaptation bis zu der noch keine Maladaptationen in Gang gesetzt werden. Die Belastbarkeit hat genetische Grundlagen und klinische, funktionsdiagnostische und belastungsbedingte Merkmale und kann prognostisch eingeschätzt werden. Letztendlich wird sie aber erst als „klinisches Ergebnis" der Belastung sichtbar, indem Beschwerden zu verzeichnen sind.

Ungenügende physische Belastungen verursachen eine erworbene verminderte mechanische Gewebebelastbarkeit, wodurch im späteren Leben die Belastbarkeitsgrenze früher überschritten und der Arthroseprozess viel zu früh gestartet und fortlaufend unterhalten wird (Abb. 5.3). Die Phylogenese hat zwar das Knorpelgewebe hinsichtlich seiner Zusammensetzung und Gewebearchitektur zu einem sehr widerstandsfähigen Gewebe gemacht,

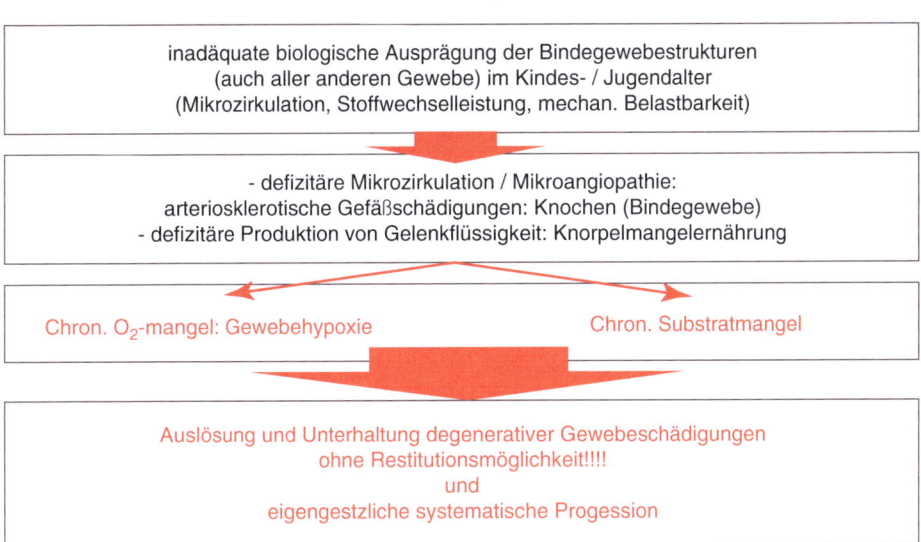

Abb. 5.3 Physische Inaktivität bewirkt eine inadäquate biologische Entwicklung der Bindegewebestrukturen hinsichtlich der Mikrozirkulation, der Stoffwechselleistung und der mechanischen Belastbarkeit (betrifft grundsätzlich alle Gewebe). Demzufolge besteht eine defizitäre Mikrozirkulation, aus der eine Mikroangiopathie wird. Der Bewegungsmangel mindert die Produktion von Gelenkflüssigkeit, wodurch der bereits „entwicklungsbedingt" geschwächte Knorpel zusätzlich einen Ernährungsmangel erleidet. Im Ergebnis des relativen O^2- und Substratmangels sind die Strukturen anfälliger für Mikrotraumen, die Reparaturkapazität ist infolge der benannten Entwicklung gleichfalls reduziert, und es starten die degenerativen Gewebeschädigungen. Sie sind ohne Restitutionsmöglichkeit und schreiten „eigengesetzlich" voran

aber einmal verletzt reduziert sich seine Reparaturkapazität bis zum Verlust. Die Pathogenese der Arthrose startet und setzt sich unweigerlich fort. Wenn klinisch relevant geworden, mindern die bisher zur Verfügung stehenden Therapieansätze die Symptome wenig effektiv und vor allem je nach Stadium zeitlich nur vorübergehend.

▶ **Wichtig** Es muss als effektivste Therapieform eine Anpassung der Belastung an die Belastbarkeit erfolgen, und die klinischen Symptome müssen behandelt werden. Anpassung an die Belastbarkeit bedeutet, die Struktur (Art, Umfang, Intensität) und den Belastungs-Erholungs-Zyklus zu verändern, ohne daraus Inaktivität entstehen zu lassen. Die psychophysische Belastbarkeit als dynamisches Produkt des benannten Zyklus ist durch Training mit verringertem Fehlbelastungspotenzial zu verbessern.

Relativ zeitig reagieren die Facettengelenke mit arthrotischen Entwicklungen u. a. infolge rezidivierender Funktionsstörungen durch koordinative sensomotorische und zugehörige konditionelle Defizite und/oder bindegewebig begründete Instabilitäten der Bewegungssegmente. Die Degeneration der Bandscheiben basiert auf einem komplexen Zusammenspiel genetischer Voraussetzungen, erfolgter struktureller Adaptationen und Mikro- und Makrotraumata. Altersbedingte Veränderungen unterstützten dann den Prozess. Startet die Degeneration aus klinischer Sicht nicht traumatisch, hat sie ihren Ursprung in der geminderten Versorgung der Bandscheibe mit O_2 und Substraten und Veränderungen der extrazellulären Matrix. Koordinative und konditionelle Defizite disponieren für Mikrotraumen. Die mechanische Beanspruchung wird von gesunden im Unterschied zu pathomorphologisch veränderten Bandscheiben bzw. Bewegungssegmenten noch nicht mit Schmerzen beantwortet. Der Grund sind Sensibilisierungen durch Nervenfasersprouting in Gewebelücken und in tiefe Schichten der Bandscheiben (Kim et al. 2020).

▶ **Wichtig** Es kommt nie zu Funktions- bzw. Strukturstörungen von nur einzelnen Teilen eines Bewegungssegments, aber auch von Gelenken, sondern es betrifft immer das „Gesamtsystem Bewegungssegment und Gelenk". Zu diesem System gehört eben auch die Muskulatur, die in den Befunden der Bildgebung (WS) zz. leider absolut keine Rolle spielt, aber therapeutisch die wichtigste Instanz ist. Nur die Muskulatur ist im Sinn der Koordination, der Ermüdungsresistenz und Erholungsfähigkeit (Ausdauer) und der mechanischen Funktionsfähigkeit (Kraft) trainier- und damit therapierbar. Die Therapie der strukturgestörten Bindegewebestrukturen ist stets nur eine symptomatische.

Es gibt auch keinen Grund anzunehmen, dass die inaktivitätsbedingte defizitäre Mikrozirkulation an der Weichteil-Knochengrenze „plötzlich aufgehoben ist" und das Knochengewebe im Gegensatz zu allen anderen Geweben dennoch „ausreichend ver- und entsorgt" wird. Das inaktivitätsbedingte Defizit der Mikrozirkulation und die resultierende Mikroangiopathie betrifft alle Gewebe und sorgt für gewebespezifische Funktionslimitierungen

5.2 Physische Inaktivität – Promotor pathophysiologischer Prozesse

mit systematischen Übergängen in funktionelle und strukturelle Veränderungen und -störungen. Folgerichtig sieht Frank (2003) die degenerativen Knochen-Knorpel-Veränderungen auch als das Ergebnis einer Arteriosklerose der passiven Strukturen des Stütz- und Bewegungsapparates bzw. als eine metabolische Osteoarthrose an. Hinzu kommt, dass das Bewegungsdefizit auch im Knorpel- und Knochengewebe die Low-grade-Entzündung mit ihren langfristigen Folgen schwelen lässt.

Als ein weiterer Faktor ist die Produktion von Gelenkflüssigkeit bewegungsbedingt eingeschränkt. Darunter leidet die Knorpelernährung, und insgesamt ist es ein zusätzlicher Faktor für die geminderte Belastbarkeit. Die reduzierte Belastbarkeit steht zugleich

- für eine geminderte Reparaturkapazität für die „offensichtlich zum Leben dazugehörenden" und systematisch auftretenden Mikrotraumatisierungen durch die physischen Lebensaktivitäten und erst recht durch die sogar erforderlichen intensiven oder lang dauernden physischen Belastungen, aber
- auch für die Funktionen und Kapazitäten der cerebralen Schmerzhemmmechanismen (Laube 2020a).

▶ **Wichtig** Die Dekonditionierung, gleichbedeutend die verminderte Belastbarkeit, stellt eine Disposition für den Start, die Unterhaltung und den Fortschritt auch degenerativer Gelenkveränderungen dar, für myofasziale Schmerzen und die potenzielle Entwicklung einer myofaszial-skelettalen Schmerzerkrankung.

Die mikrovaskulären Veränderungen begründen eine „nozizeptive interstitielle biochemische Situation", was der Boden für verstärkte nozizeptive Afferenzen und die periphere Sensibilisierung ist. Das Gehirn wird zunächst intermittierend und später dauerhaft mit den vermehrten und intensiveren Afferenzen versorgt. Das bedeutet, die Mechanismen der Schmerzmodulation werden langfristig verstärkt gefordert, was je nach individueller Disposition und sozialen Umfeldbedingungen zum Erreichen und Überschreiten der Verarbeitungskapazität führen kann. Im Ergebnis entwickeln sich durch pathophysiologische Reorganisationsprozesse im Gehirn Dysbalancen und Defizite in der Schmerzmodulation und -hemmung, und die chronisch degenerative Erkrankung „des peripheren Bereiches" generiert langfristig eine zusätzliche eigenständige Schmerzerkrankung des Gehirns, die auch als fortgeschrittenes Stadium der Pathogenese angesehen werden kann. Das Gehirn war aber bereits vor der Entstehung der „eigenen Schmerzerkrankung" durch die zentrale Sensibilisierung dafür disponiert, denn es ist wie alle anderen Gewebe und Organe auch strukturell und funktionell erheblich am Dekonditionierungsprozess beteiligt.

▶ **Wichtig** Das Gehirn steht „nie außerhalb der Dekonditionierung oder für sich", sondern es ist immer als ein Bestandteil darin integriert. Die Dekonditionierung betrifft auch das Gehirn, schwächt die Compliance und die Resilienz und ist eine Disposition für die Entwicklung einer Schmerzerkrankung.

5.3 Wie kann die Pathogenese zur chronischen Schmerzerkrankung ablaufen?

Mithilfe des roten Fadens der biopsychosozialen Faktoren der Krankheitsentwicklung, aber auch von biologischen Dispositionen ist es möglich, eine grobe und dennoch hochkomplexe pathogenetische Kette

- der Entwicklung chronisch degenerativer Erkrankungen des HKS, des Stoffwechsels, des Nervensystems und von einigen onkologischen Krankheiten („diseasome of physcal inactivity"),
- den sogenannten primären Arthrosen mit immer auch entzündlicher Komponente,
- den Arthrosen als Bestandteil der Erkrankungen des rheumatischen Formenkreises (Kap. 2) bis hin
- zur Schmerzkrankheit des Gehirns zu zeichnen (Abb. 5.4, 5.7, 5.8, und 5.9).

Mit der biologischen Disposition sind ebenfalls die primär entzündlichen Entitäten des rheumatischen Formenkreises, die Fibromyalgie als akzentuiert zentrale Erkrankung und

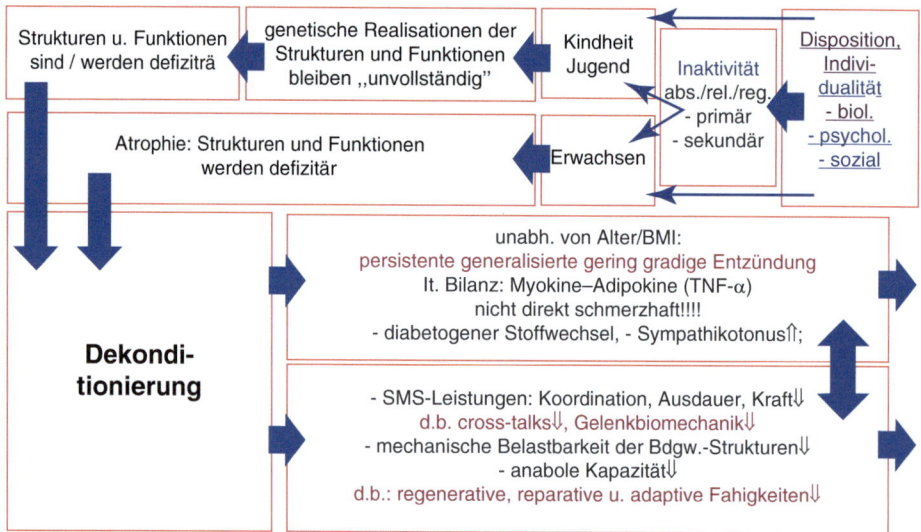

Abb. 5.4 Inadäquate physische Aktivität in jedem Alter und für die Körperstruktur und die Belastbarkeit besonders prägend im Kindes- und Jugendalter verantwortet unvollständig entwickelte Gewebe mit veränderter und eingeschränkter Belastbarkeit und später einsetzend den fortschreitenden Verlust von Funktion und Belastbarkeit. Das Ergebnis ist die Dekonditionierung mit defizitären sensomotorischen und damit direkt verbundenen Funktionen und Leistungen. Es liegt gleichbedeutend eine generalisierte nicht schmerzhafte Entzündung mit resultierenden sehr schleichenden Gewebeschädigungen vor, und die sensomotorischen Defizite verursachen Fehlbelastungen des Stütz- und Bewegungsapparates sowie eine geminderte Regenerations- und Reparaturfähigkeit

5.3 Wie kann die Pathogenese zur chronischen Schmerzerkrankung ablaufen?

die Stoffwechselerkrankungen mit rheumatischen Beschwerden eingeschlossen (https://www.rheuma-liga-hamburg.de/der-rheumatische-formenkreis).

Die pathogenetische Kette hat ihren Ausgangspunkt (Abb. 5.4)

- mit den individuellen biologischen Voraussetzungen (Genetik, Epigenetik),
- den darin enthaltenen Dispositionen,
- den abgelaufenen psychophysischen Realisationen der genetischen Voraussetzungen in der bisherigen Ontogenese aus kognitiver und physischer Sicht,
- den wirksam gewordenen Krankheitsursachen (Verletzungen, …) und
- den sozialen Faktoren.

Der größte Risikofaktor ist die primäre, durch den Lebensstil gegebene, oder die sekundäre, durch z. B. Krankheiten oder Verletzungen bedingte, relative oder auch regionale physische Inaktivität.

Besteht diese bereits im **Kindes- und Jugendalter,** fehlt wie beschrieben der essenzielle biologische Realisationsfaktor für die genetisch mögliche Entwicklung und damit die Funktions- und Leistungsfähigkeit und die Belastbarkeit aller Körperstrukturen. Für eine/ein gesundheitsrelevante/s

- respiratorische, kardiovaskuläre, metabolische, neurovegetative, neurohumorale und muskuläre Fitness (Golle et al. 2015; Tomkinson et al. 2018; Colley et al. 2019),
- cerebrale Entwicklung der Funktions- und Leistungsfähigkeit (kognitiv, emotional),
- gesundes Körpergewicht und
- belastbare Bindegewebestruktur (Faszien, Gelenk, Knochen)

empfiehlt die WHO (Abb. 5.5) für Kinder und Jugendliche zwischen 5–17 Jahren (Janssen 2007; WHO 2011) täglich mindestens 60 min moderate bis intensive physische Belastungen.

Setzt die Inaktivität im frühen **Erwachsenenalter** oder auch später ein, dann werden die ehemals entwickelten Strukturen und Funktionen fortschreitend atrophisch und defizitär. Umfangreiche Untersuchungen über die Zusammenhänge zwischen der physischen Fitness und dem Risiko für Herz-Kreislauf-Erkrankungen (Arraiz et al. 1992: Canada Health Survey mortality follow-up study; Paffenbarger et al. 1986; Lee et al. 1995; Lee und Paffenbarger 2000: Harvard Alumni Health Study; Slattery und Jacobs 1988; Slattery et al. 1989: US Railroad Study; Blair et al. 1995; Paffenbarger und Lee 1997; Sattelmair et al. 2011, Abb. 5.6) ergaben den biologischen Bedarf eines wöchentlichen „motorischen" Energieverbrauchs von 1000 kcal bis zu 3500 kcal. Die 1000 kcal (4200 kJ) stellen offensichtlich ein absolutes Minimum dar. Erst mit dessen Überschreitung fällt die Gesamtmortalität deutlich ab. Ein Energieverbrauch von 2000 kcal (8400 kJ) bis 3000 kcal (12400 kJ) ist offensichtlich protektiv optimal wirksam (Lee und Paffenbarger 2000) und entspricht weitestgehend dem phylogenetischen Ursprung des Menschen. Die zeitbasierten WHO-Empfehlungen von optimal 300 min/Woche (Abb. 5.5) entsprechen diesen Angaben aus energetischer Sicht.

Kindes-/Jugendalter 5 – 17 Jahre	Erwachsenenalter 18 – 64 Jahre	Erwachsenenalter > 65 Jahre
Minimum: tgl. 60 Min. moderate bis intensive physische Aktivität günstig: länger 3x/Wo. Intensität für Muskel / Bindegewebe	Minimum: 150 Min./Wo. moderat bis intensive physische Aktivität oder 75 Min./Wo. Intensität günstig: doppelte Zeit	Minimum: 150 Min./Wo. moderat bis intensive physische Aktivität oder 75 Min./Wo. Intensität günstig: doppelte Zeit 3x/Wo. Balance
Entwicklung	**Erhaltung – anti-aging**	

| Gehirn
- kognitive Leistungen
- Antizipation
- Exekutivleistungen
- „Bewegungsdenken" | Globale
Hormon-
systeme | Logistik
- Atmung
- Herz-Kreislauf
- Energie-und
Baustoffwechsel | Muskeln
- kontraktil
- lokale Signal-
-sustanzen | Bindegewebe:
- Faszien
- Knorpel, Knochen
- lokale Signal-
substanzen |

Abb. 5.5 Die Empfehlungen der WHO zur physischen Aktivität (WHO 2011)

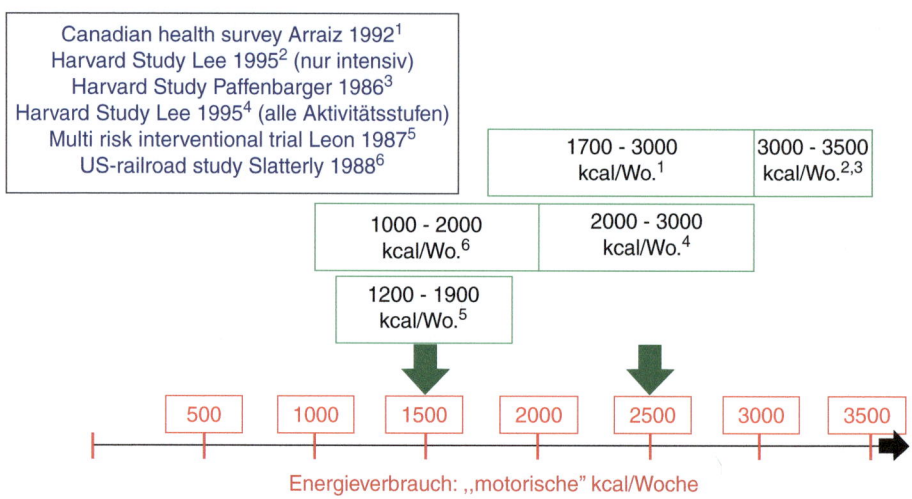

Abb. 5.6 Ergebnisse der Studien zum protektiv wirksamen „motorischen Verbrauch" an kcal/Wo. Diese Studien waren primär auf die Protektion von Herz-Kreislauf-Erkrankungen ausgerichtet

Das Ergebnis einer schon frühzeitig ungenügenden oder später einsetzenden Inaktivität ist der **Dekonditionierungszustand** (Abb. 5.4). Er bezieht alle Körperstrukturen und Funktionen ein, sodass alle sensomotorischen Leistungen (Koordination, Ausdauer, Kraft) und folgend die Gelenkbiomechanik, die mechanische Belastbarkeit der Bindegewebes-trukturen, die neurovegetative Bilanz, der Baustoffwechsel inklusive der anabolen Systeme, die aerobe Kapazität und integriert auch die regenerativen, reparativen und adaptiven Fähigkeiten schleichend fortschreitend eingeschränkt bzw. nachteilig verändert

5.3 Wie kann die Pathogenese zur chronischen Schmerzerkrankung ablaufen?

werden. Der Stoffwechsel wird diabetogen, das viszerale Fett und mit ihm die Adipokine (TNF-α) steigen, und die Myokinproduktion fällt.

Das charakteristische Merkmal (Abb. 5.7)

1. ist die persistierende systemische geringgradige Entzündung durch die Bilanzverschiebung der Signalstoffe zugunsten des viszeralen Fetts (TNF-α) und dem defizitären Ausgleich durch die Myokine (Pedersen 2009; Brandt und Pedersen 2010; Pedersen 2010) in jedem Alter (Petersen und Pedersen 2005),
2. ist der Dekonditionierungszustand mit Schwächen und Defiziten
   - der sensomotorischen Koordination,
   - der bewegungsspezifischen Kraft- und Ausdauerleistungsfähigkeit für die täglichen Aktivitäten,
   - der Gelenkmechanik,
   - der Ermüdungsresistenz,
   - der Erholungs-, Regenerations- und Adaptationsfähigkeiten der Gewebe über die belastungsbedingt geminderte Stimulation und die dekonditionierten Kapazitäten der anabolen globalen und lokalen Systeme und

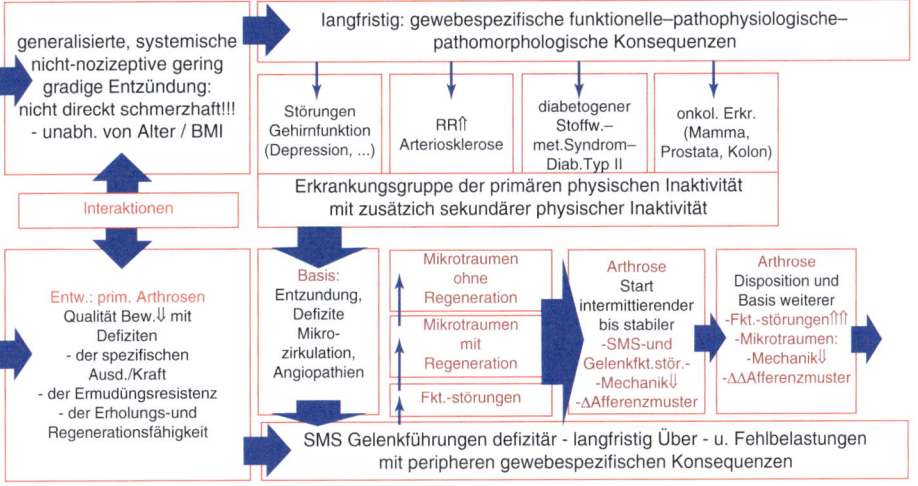

Abb. 5.7 Die für den Dekonditionierungszustand in jedem Alter charakteristische generalisierte Entzündung in Kombination mit den sensomotorischen Defiziten führt langfristig zur Erkrankungsgruppe der physischen Inaktivität. Beide Faktoren schließen eine geminderte bis defizitäre Mikrozirkulation und Belastbarkeit des Bindegewebes ein. Es entstehen zunächst latente Störungen der Gelenkfunktionen mit Mikrotraumen, die zeitlich unbekannt später ohne Regeneration bleiben. Damit starten rezidivierende sensomotorisch und biomechanisch bedingte Gelenkfunktionsstörungen, die schleichend fortschreitend die Gelenkstrukturen schädigen. Dieser Prozess wird mit einem nachteiligen zeitlichen und räumlichen Muster der Mechano- und der Nozisensoren begleitet, wodurch fortschreitend die Sensomotorik zum Nachteil einer korrekten Gelenkführung verändert wird, und die pathophysiologischen und pathomorphologischen Prozesse schreiten voran

3. ist die eingeschränkte biochemische Kommunikation der Gewebe über ihre Signalstoffe zur gegenseitigen Information, der Vermittlung und Anpassung eines abgestimmten Gewebestatus und des Stoffwechsels zwecks Sicherung des Gleichgewichts der physiologischen Verhältnisse zwischen ihnen.

Die folgenden „cross talks" (Abschn. 12.3, Abb. 12.5) werden durch physische Belastungen aktiviert und bestimmen die Gewebeinteraktionen:

- Muskulatur und Gehirn (Myokine, „brain derived neurotropic factor"),
- Muskulatur und Skelett (Myokine, Osteokine),
- Muskulatur und viszerales Fettgewebe (Myokine, Adipokine),
- Knochen und Stoffwechsel (Osteocalcin, Insulin),
- Knochen und Gonadenachse (Osteocalcin, Testosteron).

Die generalisierte, nicht schmerzhafte Low-grade-Entzündung und die sensomotorischen Defizite interagieren und ergänzen sich langfristig wechselseitig in ihren negativen Auswirkungen sowohl

- auf die Belastbarkeit der Bindegewebestrukturen als zugleich auch
- auf die gewebespezifischen pathophysiologischen Reaktionen mit sehr schleichendem Übergang in pathomorphologische Veränderungen, wodurch die Funktionsstörungen fixiert werden (Abb. 5.3 und 5.7).

Die eine Entwicklungslinie der Pathogenese führt zu den **„diseasome of physical inactivity"** (Abb. 5.7 oben).

▶ **Wichtig** Die erkrankten Personen unterliegen im Weiteren überhäufig einer sekundären, krankheitsbedingten Inaktivität, obwohl gerichtete therapeutische körperliche Aktivitäten die Interventionen der ersten Wahl wären. Sofern erkannt, könnte die Borderlineentwicklungsstufe sogar noch vielfach rückgängig gemacht werden. Dies gilt insbesondere für das unmittelbar erkennbare Übergewicht mit ihren Dispositionen und den krankmachenden Konsequenzen.

Die andere Entwicklungslinie der Pathogenese führt zu den Arthrosen. Die persistierende systemische Low-grade-Entzündung sorgt u. a. auch für Mikrozirkulationsstörungen in den Gelenkstrukturen, die ihre Belastbarkeit mindern und zur Disposition für direkte Fehl- und Überbelastungen und indirekte Fehl- und Überbelastungen durch die sensomotorischen Defizite aller Beanspruchungsformen werden (Abb. 5.7 links). Die Gelenke entwickeln **biomechanische Funktionsstörungen**. Diese verursachen **Mikrotraumen** des nicht ausreichend mechanisch belastbaren Gelenkknorpels, die anfangs über einen unbekannten Zeitraum wahrscheinlich noch repariert werden können (Abb. 5.7; Mikrotraumen mit Regeneration/Reparatur). Es folgt das Stadium der unvollständigen

Regeneration und somit das **Arthrosestadium 1**. Der Knorpel erhält zunächst regional eine dezent raue Oberfläche wie „feines Sandpapier". Die primären sensomotorischen Defizite werden nun durch die sich entwickelnden Veränderungen des Knorpels und beginnenden entzündlichen Reaktionen der Synovia ergänzt. Die biomechanischen Abweichungen der Gelenkmechanik entwickeln sich fort, und es resultieren damit auch zeitliche und räumliche Veränderungen des Afferenzmusters der Mechanosensoren des Gelenkbindegewebes, aber auch der pedokranialen myofaszialen Kette. Die Konsequenz ist, dass das weitere unbemerkte Folgen für das sensomotorische Programm hat. Die Veränderungen der Gelenkmechanik im Verbund mit den sensomotorischen Abweichungen und das direkt davon abhängige Afferenzmuster schreiten schleichend fort, und langfristig sinkt die Belastbarkeit weiter. Gelenkfunktionsstörungen treten rezidivierend auf. Der Knorpel wird schleichend fortschreitend geschädigt, weshalb auch intensivere Entzündungsprozesse hinzutreten, die eigentlich der Entsorgung und Reparatur dienen sollen. Die ersten klinischen Symptome sind zu verzeichnen.

Ein Circulus vitiosus ist gestartet. Das Weiterbestehen und Fortschreiten

- der systemischen Entzündung,
- lokaler struktureller Schädigungen,
- entzündlicher Reaktionen im Gelenk durch die begonnene Arthroseentwicklung und
- der Veränderungen der Sensomotorik

wirken im Gelenk ohne volle Restitutionsmöglichkeit für den Knorpel und alle weiteren Gelenkstrukturen eigengesetzlich weiter. Die Knorpelschädigungen schreiten in Richtung des **Arthrosestadiums 2** voran. Das bedeutet, dass die Knorpeldicke regional sinkt und die Oberfläche immer rauer wird. Knorpelmaterial schilfert ab und muss im Rahmen einer Entzündung abgebaut werden, wodurch auch die Synovia immer stärker einbezogen wird. (Abb. 5.8). Die Weiterentwicklung der pathophysiologischen und pathomorphologischen Veränderungen des Arthroseprozesses erreicht das Stadium, indem intermittierend klinisch relevante myofaszial-skelettale Schmerzen auftreten. Die Basis für eine verstärkte Beanspruchung der Schmerzhemm- und -modulationsmechanismen ist gegeben. Die Bewegungsaktivität wird weiter eingeschränkt, und zusätzlich entwickelt sich eine arthrosebedingte **sekundäre Inaktivität**, die bedingt durch die Belastbarkeit und die Schmerzen noch ausgeprägter als die primäre wird. Das „dosierte" Gegenteil müsste der Fall sein. Einerseits weisen z. B. Arthrosepatienten des Kniegelenkes eine bis zu 30 % geringere Kraft des M. quadr. fem. auf, und andererseits mindern kraftorientierte therapeutische Aktivitäten die Schmerzen und das Kraftdefizit bevorzugt durch eine verbesserte sensomotorische Koordination.

Damit erreicht die Pathogenese das Stadium mit den Grundlagen für die Ausprägung einer **peripheren Sensibilisierung** (Abb. 5.9). Die Schmerzen sind ein weiterer Faktor für die Fortentwicklung der sensomotorischen Veränderungen und -insuffizienzen im Sinne des Circulus vitiosus. Die sekundäre Inaktivität wird weiter verstärkt. Die Schmerzen haben nun die Potenz, eine chronifizierende Entwicklung im Gehirn einzuleiten. Die zentra-

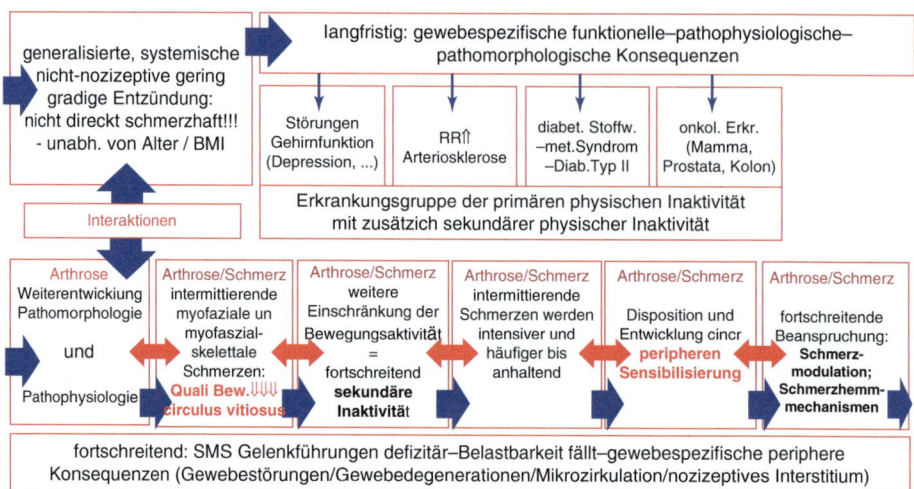

Abb. 5.8 Die fortschreitenden pathophysiologischen und pathomorphologischen Prozesse generieren fortschreitende biomechanische, sensomotorische und nun auch nozizeptive Prozesse. Es treten myofaszial-skelettale Schmerzen auf, die in diesem Stadium den Arthroseprozess ergänzen. Eine sekundäre Inaktivität tritt hinzu, und es entwickelt sich eine periphere Sensibilisierung. Dadurch werden die cerebralen Mechanismen der Schmerzmodulation und -hemmung beansprucht

len Schmerzmodulations- und -hemmmechanismen, welche integraler Bestandteil des sensomotorischen Programmes sind, werden durch die intermittierenden und/oder anhaltenden Noziafferenzen fortschreitend mehr gefordert. Die myofaszialen und die skelettalen Veränderungen schreiten fort, und die nozizeptive Aktivität beansprucht immer mehr den cerebralen Verarbeitungsbedarf. Es kommt zur Überforderung. Dies ist die Basis für das Stadium der Pathogenese mit der Entwicklung einer **zentralen Sensibilisierung** (Abb. 5.9). Dieser maladaptive Prozess bedeutet veränderte zentrale Repräsentationen, Dysbalancen und Störungen der Mechanismen der Schmerzhemmung und -modulation sowie auch der Schmerztoleranz als primäre cerebrale Funktion. Eine **eigenständige Schmerzerkrankung** bzw. die Schmerzerkrankung als „Endstufe der Pathogenese" ist entstanden und ergänzt die muskuloskelettale Erkrankung.

Mit dieser Sichtweise sind

- die inaktivitätsbedingte „persistent systemic low grade inflammation" und
- die dekonditionierungsbedingten sensomotorischen Defizite

die „Vorläufer" für

- die peripheren gewebespezifischen Krankheitsprozesse,
- das Entstehen der peripheren Ursachen von Schmerzen und
- die Entstehung der Defizite und Dysbalancen der Schmerzhemmung

5.3 Wie kann die Pathogenese zur chronischen Schmerzerkrankung ablaufen?

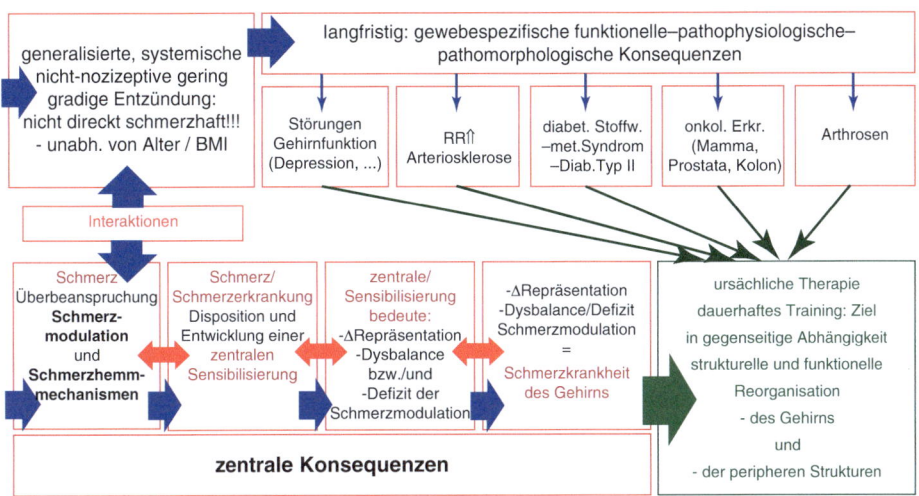

Abb. 5.9 Die überproportionale Beanspruchung der Schmerzmodulation und -hemmung infolge der peripheren Sensibilisierung kann zur Ausprägung einer zentralen Sensibilisierung führen. Das bedeutet die Entwicklung von Dysbalancen und Defiziten der Schmerzmodulation und -hemmung und eine Veränderung der cerebralen Körperrepräsentation. Diese pathophysiologischen und pathomorphologischen Veränderungen im Gehirn sind die Merkmale einer Schmerzkrankheit. Eine ursächliche Therapie sind multimodale Interventionen zur „physiologischen und strukturellen Reorganisation" der Körperperipherie und des Gehirns, dessen machbares Ausmaß vom Stadium des Krankheitsprozesses und der Adhärenz der Person abhängig sein wird. Nur mit systematischem Training der sensomotorischen Funktionen, zu denen untrennbar die Schmerzmodulation und -hemmung sowie alle mentalen und kognitiven Leistungen gehören, ist die Schmerzkrankheit beeinflussbar

bei primär nicht entzündlichen degenerativen Erkrankungen des Stütz- und Bewegungsapparates, zu denen sekundär aber immer auch Entzündungsprozesse gehören. Bei primär entzündlichen Gelenkerkrankungen entstehen durch die Entzündung Schmerzen, und parallel laufen gleichfalls Arthroseprozesse ab. Beide Krankheitsprozesse ergänzen sich bei der Entwicklung einer zentralen Sensibilisierung.

▶ **Wichtig** Zur Prävention dieser Entwicklungen und auf allen Stufen dieser pathogenetischen Kette ist dauerhaftes therapeutisches Gesundheitstraining (Laube 2020b) als ursächliche Interventionsform erforderlich. Das dem pathogenetischen Zustand angepasste vielseitige Training für „die Peripherie" und „das Gehirn" muss zunächst einer fortschreitenden pathomorphologischen und -physiologischen Reorganisation der Körperperipherie und des Gehirns entgegenwirken und längerfristig erneut eine physiologische Körperstruktur und -funktion anstreben. Eine strukturelle und funktionelle Restitutio ad Integrum ist nicht erreichbar, aber bei bestehender Pathomorphologie des Stütz- und Bewegungsapparates kann über den Status des myofaszialen Systems die Schmerzsituation beherrschbar werden. Auch für die Erkrankungsgruppe der „diseasome of physical inactivity" ist das therapeutische Gesundheitstraining die Therapiemethode der ersten Wahl, weil ursächlich wirkend.

Fazit
Die Prävention der beschriebenen Entwicklungen und der lang dauernde pathogenetische, aber auch der notwendige dauerhafte therapeutische Prozess wird durch die Faktoren des biopsychosozialen Modells begünstigend oder nachteilig bestimmt. Die erforderliche körperliche Aktivität für die „Erarbeitung" einer gesunden Entwicklung als auch die Erhaltung der Körperfunktionen ist sowohl psychisch als auch sozial geprägt. Die psychische Prägung entspricht primär dem Vorbild, den Leistungen und der pädagogischen Einflussnahme der Eltern, sportliche Aktivitäten als Bestandteil des Lebensstils zu implementieren. Die frühe psychologische (physiologische) Prägung (des Gehirns), gegeben durch das Verhalten der Eltern, verantwortet die sich entwickelnden und später charakteristischen Denkmuster, die Emotionen und das psychophysische Verhalten. Hier wirken die sozialen Faktoren Familie, die Bildung der Eltern, ihre soziale Stellung und -möglichkeiten und später das pädagogische Ergebnis der Erziehung zum aktiven Lebensstil, der Beruf und das persönliche Umfeld, welches wiederum von den gesellschaftlichen Bedingungen beeinflusst wird. Chronisch degenerative Erkrankungen sind ein „Lebensstilfaktor" (vgl. Kap. 1).

Da es sicher keinen „idealen" Menschen gibt, der während der gesamten Lebensspanne „ein effektives präventives Verhalten" an den Tag legt und die sogar erforderlichen sportlichen Aktivitäten bei vorher unbekannter Disposition immer auch die Belastbarkeitsschwelle überschreiten können und der Mensch dem Alterungsprozess unterliegt, gibt es kaum bis keinen Menschen, der im späteren Alter keine degenerativen Veränderungen im Stütz- und Bewegungsapparat hat. Aus der Sicht der Schmerzen kann aber der Aktive eine gute Lebensqualität absichern.

Literatur

ACSM. The recommended quantity and quality of exercise for developing and maintaining cardiorespiratory and muscular fitness, and flexibility in healthy adults. Med Sci Sports Exerc. 1998;30:975–91.

Affolter F. Wahrnehmungsprozesse, deren Störung und Auswirkung auf die Schulleistung, insbesondere Lesen und Schreiben. Z Kinder Jugendpsychiatr. 1975;3:223–34.

Antony B, Jones G, Venn A, Cicuttini F, March L, Blizzard L, Dwyer T, Cross M, Ding C. Association between childhood overweight measures and adulthood knee pain, stiffness and dysfunction: a 25-year cohort study. Ann Rheum Dis. 2015;74(4):711–7. https://doi.org/10.1136/annrheumdis-2013-204161. Epub 2013 Dec 17.

Antony B, Jones G, Jin X, Ding C. Do early life factors affect the development of knee osteoarthritis in later life: a narrative review. Arthritis Res Ther. 2016;18(1):202. https://doi.org/10.1186/s13075-016-1104-0.

Arraiz GA, Wigle DT, Mao Y. Risk assessment of physical activity and physical fitness in the Canada Health Survey mortality follow-up study. J Clin Epidemiol. 1992;45(4):419–28.

Blair SN, Kohl HW 3rd, Barlow CE, Paffenbarger RS Jr, Gibbons LW, Macera CA. Changes in physical fitness and all-cause mortality. A prospective study of healthy and unhealthy men. JAMA. 1995;273(14):1093–8.

Bortz WM II. The disuse syndrome. West J Med. 1984;141:691–4.

Brandt C, Pedersen BK. The role of exercise-induced myokines in muscle homeostasis and the defense against chronic diseases. J Biomed Biotechnol. 2010;2010:520258.

Colley RC, Clarke J, Doyon CY, Janssen I, Lang JJ, Timmons BW, Tremblay MS. Trends in physical fitness among Canadian children and youth. Health Rep. 2019;30(10):3–13. https://doi.org/10.25318/82-003-x201901000001-eng.

Crump C, Sundquist J, Winkleby MA, Sieh W, Sundquist K. Physical fitness among Swedish military conscripts and long-term risk for type 2 diabetes mellitus: a cohort study. Ann Intern Med. 2016a;164(9):577–84. https://doi.org/10.7326/M15-2002. Epub 2016 Mar 8.

Crump C, Sundquist J, Winkleby MA, Sundquist K. Interactive effects of physical fitness and body mass index on the risk of hypertension. JAMA Intern Med. 2016b;176(2):210–6. https://doi.org/10.1001/jamainternmed.2015.7444.

Crump C, Sundquist J, Winkleby MA, Sundquist K. Interactive effects of physical fitness and body mass index on risk of stroke: a national cohort study. Int J Stroke. 2016c;11(6):683–94. https://doi.org/10.1177/1747493016641961. Epub 2016 Mar 25.

Crump C, Sundquist J, Winkleby MA, Sundquist K. Interactive effects of obesity and physical fitness on risk of ischemic heart disease. Int J Obes. 2017a;41(2):255–61. https://doi.org/10.1038/ijo.2016.209. Epub 2016 Nov 21.

Crump C, Sundquist J, Winkleby MA, Sundquist K. Aerobic fitness, muscular strength and obesity in relation to risk of heart failure. Heart. 2017b;103(22):1780–7. https://doi.org/10.1136/heartjnl-2016-310716. Epub 2017 May 12.

Crump C, Sundquist J, Winkleby MA, Sundquist K. Interactive effects of aerobic fitness, strength, and obesity on mortality in men. Am J Prev Med. 2017c;52(3):353–61. https://doi.org/10.1016/j.amepre.2016.10.002. Epub 2016 Nov 14.

Frank F. Das metabolische Syndrom, Arteriosklerose und degenerative Erkrankung des Stütz- und Bewegungsapparates. Arbeitsmed Sozialmed Umweltmed. 2003;38:31–7.

Golle K, Muehlbauer T, Wick D, Granacher U. Physical fitness percentiles of German children aged 9–12 years: findings from a longitudinal study. PLoS One. 2015;10(11):e0142393. https://doi.org/10.1371/journal.pone.0142393. eCollection 2015.

Janssen I. Physical activity guidelines for children and youth. Can J Public Health. 2007;98(Suppl 2):S109–21.

Kim HS, Wu PH, Jang IT. Lumbar degenerative disease part 1: anatomy and pathophysiology of intervertebral discogenic pain and radiofrequency ablation of basivertebral and sinuvertebral nerve treatment for chronic discogenic back pain: a prospective case series and review of literature. Int J Mol Sci. 2020;21(4):1483. https://doi.org/10.3390/ijms21041483.

Laube W. Sensomotorik und Schmerz. Heidelberg: Springer;2020a.

Laube W. Schmerz, Zyklus Belastung – Adaptation und Gesundheitstraining. In: Sensomotorik und Schmerz. Heidelberg: Springer; 2020b. S. 319–34.

Lee IM, Paffenbarger RS Jr. Associations of light, moderate, and vigorous intensity physical activity with longevity. The Harvard Alumni Health Study. Am J Epidemiol. 2000;151(3):293–9.

Lee IM, Hsieh CC, Paffenbarger RS Jr. Exercise intensity and longevity in men. The Harvard Alumni Health Study. JAMA. 1995;273(15):1179–84.

Lees SJ, Booth FW. Sedentary death syndrome. Can J Appl Physiol. 2004;29:447–60.

Paffenbarger RS Jr, Lee IM. Intensity of physical activity related to incidence of hypertension and all-cause mortality: an epidemiological view. Blood Press Monit. 1997;2(3):115–23.

Paffenbarger RS Jr, Hyde RT, Wing AL, Hsieh CC. Physical activity, all-cause mortality, and longevity of college alumni. N Engl J Med. 1986;314(10):605–13.

Pedersen BK. The diseasome of physical inactivity and the role of myokines in muscle-fat cross talk. J Physiol. 2009;587:5559–68.

Pedersen BK. Muscles and their myokines. J Exp Biol. 2010;214:337–46.

Petersen AM, Pedersen BK. The anti-inflammatory effect of exercise. J Appl Physiol. 2005;98(4):1154–62.

Sattelmair J, Pertman J, Ding EL, Kohl HW 3rd, Haskell W, Lee IM. Dose response between physical activity and risk of coronary heart disease: a meta-analysis. Circulation. 2011;124(7):789–95. https://doi.org/10.1161/CIRCULATIONAHA.110.010710. Epub 2011 Aug 1.

Slattery ML, Jacobs DR Jr. Physical fitness and cardiovascular disease mortality. The US Railroad Study. Am J Epidemiol. 1988;127(3):571–80.

Slattery ML, Jacobs DR Jr, Nichaman MZ. Leisure time physical activity and coronary heart disease death. The US Railroad Study. Circulation. 1989;79(2):304–11.

Tomkinson GR, Carver KD, Atkinson F, Daniell ND, Lewis LK, Fitzgerald JS, Lang JJ, Ortega FB. European normative values for physical fitness in children and adolescents aged 9–17 years: results from 2 779 165 Eurofit performances representing 30 countries. Br J Sports Med. 2018;52(22):1445–1463. https://doi.org/10.1136/bjsports-2017-098253. Epub 2017 Nov 30.

World Health Organization. Global recommendations on physical activity for health. 1.Exercise. 2.Life style. 3.Health promotion. 4.Chronic disease – prevention and control. 5.National health programs. Genf: WHO;2011.

Zimmer R. Bewegung und Sprache – Verknüpfung des Entwicklungs- und Bildungsbereichs Bewegung mit der sprachlichen Förderung in Kindertagesstätten. München: Deutsches Jugendinstitut. gefördert vom Bundesministerium für Familie, Senioren, Frauen und Jugend;2005.

Zimmer R. Handbuch Sprache und Bewegung. Freiburg im Breisgau/Basel/Wien: Verlag Herder;2016.

Teil II

Physiologische Grundlagen der Schmerzhemmung und Diagnostik

Mechanismen der endogenen Schmerzhemmung

6.1 „counter-irritation" – DNIC – CPM

Definition: „conditioned pain modulation" (CPM) bedeutet die Aktivierung der deszendierenden schmerzhemmenden und -modulierenden Projektionen aus dem Mittelhirn (spinobulbospinaler Loop), der „diffuse noxious inhibitory control" (DNIC), durch eine heterotope intensive konditionierende schmerzhafte Stimulation. Diagnostisch wird mittels quantitativer sensorischer Tests die Aktivierung der Schmerzhemmung anhand der Veränderung der Sensitivität und/oder der Intensität der Wahrnehmung von schmerzhaften mechanischen, thermischen oder elektrischen Testreizen widergespiegelt (Yarnitsky et al. 2010). Der grundsätzliche Grundmechanismus lautet „Schmerz hemmt Schmerz". Beim Menschen ist die spinal-bulbospinale Schleife die funktionelle Grundlage, aber weil auch bewusste Hirnareale eingebunden sind, ist dafür der Begriff CPM eingeführt worden. Einflussgrößen auf die Wirksamkeit der Schmerzhemmung sind die Faktoren Alter, Geschlecht, Schlafqualität, die hormonelle Situation, der psychische Zustand und die sportlichen Aktivitäten (Hermans et al. 2016a).

▶ **Wichtig** Sportlich regelmäßig aktive Menschen haben eine erhöhte und Schmerzpatienten eine verminderte Schmerzhemmkapazität, und wenige Patienten weisen eine paradoxe Reaktion auf.

Die „endogene Analgesie" ist eine physiologische Leistung des Gehirns und als solche ein integrales Funktionsmerkmal jedes Handlungs- und Bewegungsprogramms. Man kann unter dieser Gehirnleistung sowohl jene der Schmerztoleranz als auch die für die psychophysischen Schmerzschwellen subsumieren. Beide Gehirnleistungen werden insbesondere durch intensive Ausdauer- und/oder Kraftbelastungen ausgebildet und qualifiziert (vgl. Laube 2020). Für die „endogene Hypo- bzw. Analgesie" stehen verschiedene, komplex vernetzte zentrale bahnende und hemmende Mechanismen der Schmerzmodulation und -hemmung zur Verfügung, die durch neuronale Netzwerke des Hirnstamms mit Interaktionen höherer und höchster Hirnregionen vertreten werden (Abb. 6.1, 6.2, und 6.3). Ihre Wirkung wurde zunächst als „counter-irritation" und später als „diffuse noxious inhibitory control" (DNIC) bezeichnet (Kap. 3). Der letztgenannte Begriff steht für tierexperimentelle Ergebnisse bei Ratten, mit denen die Strukturen des Mechanismus erkannt und zunächst von Le Bars et al. (1979a, b) beschrieben worden sind.

▶ **Wichtig** Beim Menschen wird die DNIC als grundlegender diffuser generalisiert wirksamer endogener hemmender Schmerzmechanismus und deren diagnostizierte Kapazität auf der Grundlage eines psychophysischen Erklärungsmodells als „conditioned pain modulation" (CPM: konditionierte Schmerzmodulation) oder „inhibitory conditioned pain modulation" (ICPM) bezeichnet (Granot et al. 2008; Yarnitsky et al. 2008, 2010; Moont et al. 2011, 2012; Lewis et al. 2012; Nahman-Averbuch et al. 2013, vgl. Kap. 7).

Die CPM ist das menschliche psychophysische Wahrnehmungs- und Verhaltenskorrelat der DNIC. Die DNIC bzw. die CPM steht partiell bis ganz für die Wirkungsweise vieler peripher gesetzter therapeutischer bzw. therapierelevanter nozizeptiver „konditionierender" Stimulationsmodi wie z. B. der Akupunktur, der transkutanen elektrischen Nervenstimulation wie auch von schmerzhaften physiotherapeutischen Interventionen wie z. B. der Methode nach Typaldos, verschiedenen Massageformen und vor allem der Periostreizung. Die letztgenannte Intervention wurde von Vogler 1928 eingeführt, von ihm 1953 beschrie-

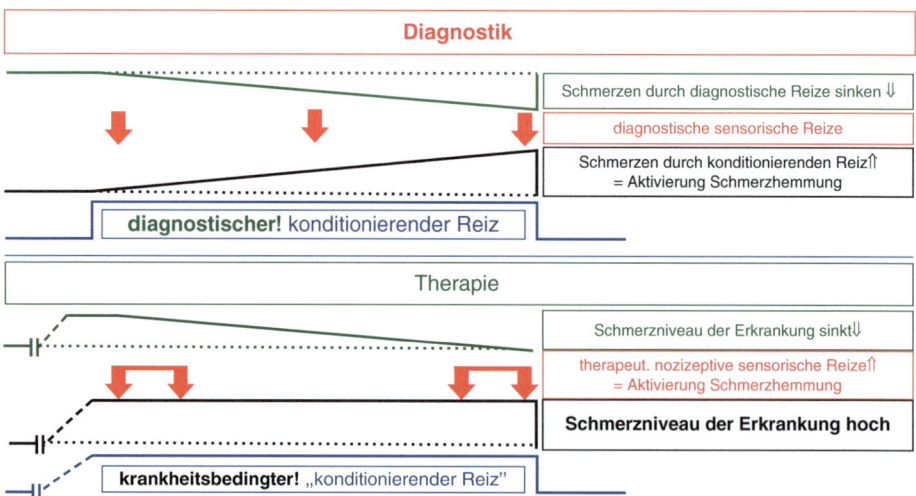

Abb. 6.1 Die CPM-Diagnostik: Es wird ein konditionierender schmerzhafter Reiz gesetzt, der die Schmerzhemmung aktiviert. Die diagnostischen sensorischen Teststimuli werden mit weniger Schmerz beantwortet. Die „CPM-Therapie": Es besteht ein chronischer Schmerz. Die therapeutische nozizeptive Reizung aktiviert die Schmerzhemmung, und die krankheitsbedingten Schmerzen werden gemindert empfunden, ohne die Ursache behandelt zu haben

6.1 „counter-irritation" – DNIC – CPM

Abb. 6.2 Sehr vereinfachtes Schema der aufsteigenden Bahn der nozizeptiven Afferenzen (Vorderseitenstrangsystem) zum Hirnstamm und der Projektion seiner schmerzrelevanten neuronalen Netzwerke in das Hinterhorn zur modulierenden bzw. hemmenden Beeinflussung des spinalen nozizeptiven Inputs

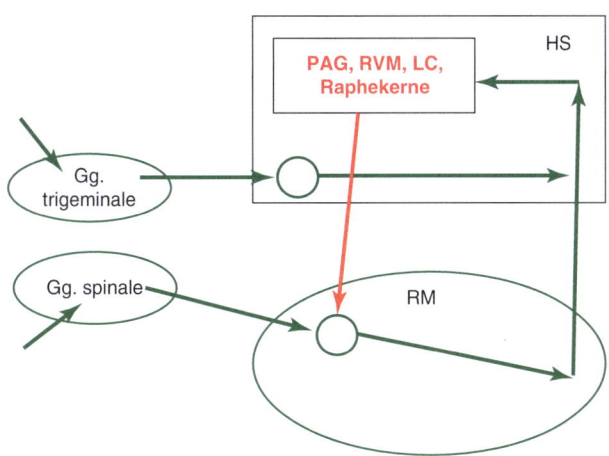

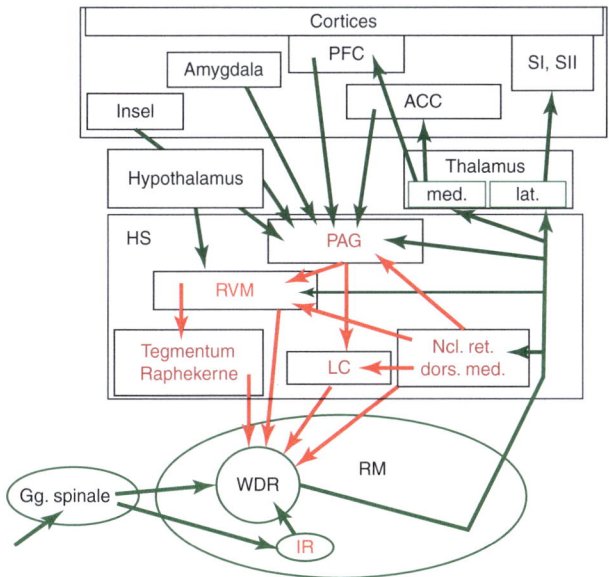

Abb. 6.3 Das Schema kennzeichnet die aszendierende Projektion der nozizeptiven Afferenzen über das Vorderseitenstrangsystem über den lateralen Thalamus zum primären (SI) und sekundären (SII) somatosensorischen Kortex als Orte der sensorisch-diskriminativen Schmerzkomponente. Dieses Projektionssystem ist im Hirnstamm mit Kollateralen mit dem Ncl. reticularis dorsalis medullaris, dem periaqueduktalen Grau (PAG), der rostralen ventromedialen Medulla (RVM) oblongata verbunden, und im Thalamus erhält auch der mediale Anteil die Informationen. Auch die kortikalen Strukturen präfrontaler (oberste Instanz), anteriorer cingulärer und der Inselkortex erhalten Informationen (schmerzbedingte Handlungen, Emotionen, Affektionen). Diese zentralen Strukturen projizieren alle auch zum PAG als die wesentliche Struktur der Schmerzmodulation und -hemmung. Diese Leitung vermittelt das PAG über die rostrale ventromediale Medulla und oder die Raphekerne. Die Modifikation des nozizeptiven Inputs des Hinterhorn erfolgt nun über deszendierende Projektionen (opioid, serotonerg, noradrenerg) ausgehend von der RVM, den Raphekernen, dem Locus caeruleus und den Ncl. reticularis dorsalis. Angedeutet mit einem Interneuron (IR) funktionieren auch Rückkopplungen im Hinterhorn selbst. Zu beachten ist, dass die gezeichneten Verknüpfungen und Wechselbeziehungen bei Weitem nicht vollständig sind!

ben, weiter ausgebaut (Vogler und Kraus 1980) und später auch in ihrer schmerzlindernden Wirksamkeit untersucht (Rohde 2009, 2010). So provoziert bei 55-jährigen Patienten mit einem HWS- bzw. LWS-Syndrom eine sehr schmerzhafte punktförmige Intervention am Periost einen schmerzlindernden Effekt von 51 % auf der VAS-Skala über zunächst 4,7 h (Rohde 2010). Dieser ausgeprägte Effekt kann nur durch eine vorübergehende intensive Stimulation der endogenen Schmerzhemmung durch den therapeutischen Schmerzreiz, also vermittelt durch den „Schmerz hemmt Schmerzmechanismus" zustande kommen.

▶ **Wichtig** Das Setzen schmerzhafter Reize reduziert bis minimiert vorliegende Schmerzen, aber es ist keine ursächliche Therapie der Schmerzursache. Der Effekt klingt mäßig schnell ab, aber er schafft ein „ausreichendes" Zeitfenster für aktive, ursächlich wirkende Interventionen.

Die Therapie mit intensiven Schmerzreizen entspricht grundsätzlich auch dem Modus der CPM-Diagnostik, welche die Schmerzhemmkapazität sichtbar macht. Bei der Diagnostik (vgl. Kap. 7) wird ein schmerzhafter „konditionierender" Reiz gesetzt (z. B. „cold pressure test"), und mittels quantitativer sensorischer Tests werden die schmerzlindernden Auswirkungen der konditionierenden Schmerzprovokation auf Testreize ermittelt. Bei der Therapie des Schmerzpatienten sind die Verhältnisse umgedreht. Nicht der artifizielle „konditionierende" Reiz aktiviert die Schmerzhemmung, sondern der therapeutische. Die vorliegenden krankheitsbedingten Schmerzen entsprechen denen durch den „konditionierenden" Reiz in der Diagnostik. Sie sind langfristig und haben die Sensibilisierung hervorgerufen. Die ehemals diagnostischen Reize der sensorischen Tests werden nun zu „therapeutischen", indem sie die Schmerzhemmung aktivieren (Abb. 6.1).

6.1.1 Der physiologische Mechanismus „Schmerz hemmt Schmerz"

Die Untersuchung von Neuronen im lumbalen Bereich von Ratten, die Afferenzen von niedrig- und hochschwelligen Sensoren über A-α- und C-Fasern erhalten, zeigte dessen sehr intensive Hemmung durch Schmerzafferenzen aus verschiedenen Kompartimenten des Körpers. Die Autoren gaben dieser Hemmung den Namen **„diffuse noxious inhibitory control": DNIC** (Le Bars et al. 1979a). Im Tierversuch waren die Schmerzafferenzen durch Kneifen des Schwanzes und im Bereich der Schnauze am effektivsten. Ein deutlicher Effekt kam aber auch bei der Reizung der kontralateralen hinteren und vorderen Extremitäten und den Ohren zustande. Hitzereize und TENS des Schwanzes waren gleichfalls äußerst wirksam wie auch eine intraperitoneale Injektion von Bradykinin.

▶ **Wichtig** Die DNIC unterdrückt zu 60–100 % die C-Faseraktivität infolge sehr intensiver TENS, schmerzhafter Wärmestrahlung und mechanischer Reize. Die Hemmung der Neuronen überdauert in Abhängigkeit von der Dauer des konditionierenden Schmerzreizes sehr lange.

Le Bars et al. (1979b) gehen zunächst von 2 Pools konvergenter spinaler Neuronen (WDR) aus. Ein Pool wird durch die schmerzhafte Stimulation aktiviert und der andere gehemmt. Die Erregungsbilanz beider Pools liefert die Intensität und das Muster der von spinal ausgehenden Afferenzen nach zentral, wodurch der paradoxe schmerzlindernde Effekt der counter-irritation hervorgerufen wird. Der Begriff DNIC basiert somit auf der Tatsache, dass ausschließlich Neuronen mit konvergentem Signaleingang (WDR-Neurone) durch nozizeptive Konditionierungsreize aus entfernten Körperregionen gehemmt werden. Spezifische propriozeptive und nozizeptive Neuronen im Hinterhorn betrifft diese Hemmung nicht. Die Hemmung der konvergent funktionierenden Neuronen überdauert den konditionierenden Reiz. Sie wird nicht segmental vermittelt, denn bei spinalen Tieren tritt der Effekt nicht ein (Le Bars et al. 1979b). Er entsteht durch einen Hirnstammloop (Abb. 6.2 und 6.3) mit dem aszendierenden Schenkel im anterolateralen Bereich des Rückenmarks zur dorsomedullären Formatio reticularis und dem deszendierenden dorsolateralen Schenkel (Villanueva et al. 1986a, b) mit Projektionen in alle spinalen segmentalen Ebenen (Le Bars et al. 1992).

▶ **Wichtig** Psychophysische Daten und nozizeptive Reflexuntersuchungen (RIII-Reflex) bestätigen die Aktivierung des spinobulbären-spinalen Loops auch beim Menschen.

Die Schmerzempfindung als auch der RIII-Reflex infolge einer Reizung z. B. des N. suralis werden durch schmerzhafte heterotope konditionierende thermische, mechanische oder auch chemische Reizungen in Abhängigkeit von deren Intensität und der Einwirkungsdauer reduziert.

Aber es gibt auch eine segmental vermittelte propriospinale Modulation schmerzhafter Stimulationen, die sich vom Mechanismus des DINIC unterscheidet. Im Gegensatz zur Wirksamkeit des DNIC-Hirnstammloops, der alle konvergenten Neuronen ausgeprägt und anhaltend einbezieht, werden durch diese Modulation nur Anteile dieser Neuronen beeinflusst. So ist die Wirkung deutlich schwächer, bildet sich schnell zurück, die konditionierenden Reize in der Nähe des primär schmerzauslösenden Reizes sind effektiver, und jene in entfernten Regionen wirken abgeschwächt (Cadden et al. 1983).

Die CPM wird grundsätzlich durch eine Funktionsschleife– rostraler Hirnstamm – spinal repräsentiert (Abb. 6.2). Verknüpfungen und Wechselwirkungen zu weiteren subkortikalen und insbesondere auch kortikalen Netzwerken (Abb. 6.3) bestehen und werden inzwischen immer mehr untersucht und verstanden. Hierbei gilt es die physiologischen Leistungen, Einflüsse und Wechselbeziehungen höchster, psychologisch relevanter Hirngebiete sowie derjenigen der Sensomotorik für und auf die verschiedenen Komponenten des Schmerzes zu ermitteln. Ihr Beitrag erscheint als sicher, aber die Mechanismen sind noch zu klären.

▶ **Wichtig** Der Hypothalamus als das Zentrum der neurovegetativen Regulationen ist mit dem PAG verknüpft, sodass die Körperhomöostase und die Schmerzen miteinander koordiniert werden können (neurovegetative Schmerzkomponente).

Im Hirnstamm sind die folgenden Strukturen prägend für die Schmerzmodulation und -hemmung.

1. Das PAG erhält nozizeptiven Input vom aufsteigenden Bahnsystem und von zentral, dem präfrontalen Kortex (kognitive Kontrolle, Aufmerksamkeit, Handlungssteuerung, Antizipation, Planung, Problemlösung, Arbeitsgedächtnis, Entscheidungsinstanz), dem Inselkortex, der Amygdala und dem anterioren cingulären Kortex (limbisches System: Emotionen, Motivation, Affekte, Angst, psychomotorischer Antrieb, Gedächtnis, neurovegetative Funktionen, Endorphine; vermittelt Aufmerksamkeit, Kontext zu Ereignissen). Das PAG projiziert aber nicht direkt in die spinalen Netze, sondern nutzt für seine Schlüsselfunktion in der Schmerzhemmung die RVM, die Raphekerne und den Locus caeruleus.
2. Die rostrale ventromediale Medulla oblongata spielt in der deszendierenden Kontrolle der spinalen nozizeptiven Neurotransmission eine wesentliche Rolle. Sie hat eine essenzielle Vermittlerrolle für die Leistungen des PAG. Sie projiziert serotonerg und nicht serotonerg zum Hinterhorn und hat einen bedeutenden Anteil an der Vermittlung des Opioid-Effekts (Marinelli et al. 2002).
3. Der Locus caeruleus (noradrenerge Neurone) ist vernetzt mit dem ventralen Tegmentum, der Substantia nigra, der Amygdala, dem Hippocampus, dem Hypothalamus, dem Thalamus und dem präfrontalen und den sensorischen Kortizes. Er projiziert zum Kleinhirn und in das Hinterhorn. Er ist extrem vernetzt, erhält vom PFC „bewertende Informationen" und ist führend an der Orientierung und der Aufmerksamkeit beteiligt. Er prägt die sympathische Aktivität. Mit dem PAG erfolgt die deszendierende Kontrolle der spinalen Interneuronenpools und der WDR-Neurone. Der nozizeptive Input wird bis zur spinalen Analgesie reduziert.
4. Dem Ncl. reticularis dors. medullaris wird eine schmerzmodulierende Funktion zugeschrieben. Er ist dafür intensiv reziprok im Hirnstamm vernetzt, wie z. B. mit der RVM, dem Locus caeruleus, noradrenergen Zellgruppen, dem PAG und dem Ncl. tractus solitarius (Abb. 6.4). Dessen Projektionen erreichen auch den Thalamus, den Hypothalamus und die Amygdala. Mit dieser Vernetzung ist der Ncl. in die motivationell-affektive Schmerzkomponente, die Schmerzkontrolle über das PAG und auch in schmerzrelevante motorische Reaktionen eingebunden.

6.1.2 DNIC – CPM und höchste Hirngebiete

Die Sinnesmodalität Schmerz mit ihren jeweiligen Intensitäten wird durch die spinalen und trigeminalen Anteile des somatosensorischen Systems kodiert und durch den primären und sekundären somatosensorischen Kortex sensorisch-diskriminativ wahrgenommen. Infolge nozizeptiver Reizungen stimmen im Tierversuch die Aktivierungen auf den subkortikalen Ebenen mit denen im primären somatosensorischen Kortex (Area 1, 3a und b) weitestgehend überein. Bei Primaten erreichen den SI im Bereich der Area 3a vorrangig

6.1 „counter-irritation" – DNIC – CPM

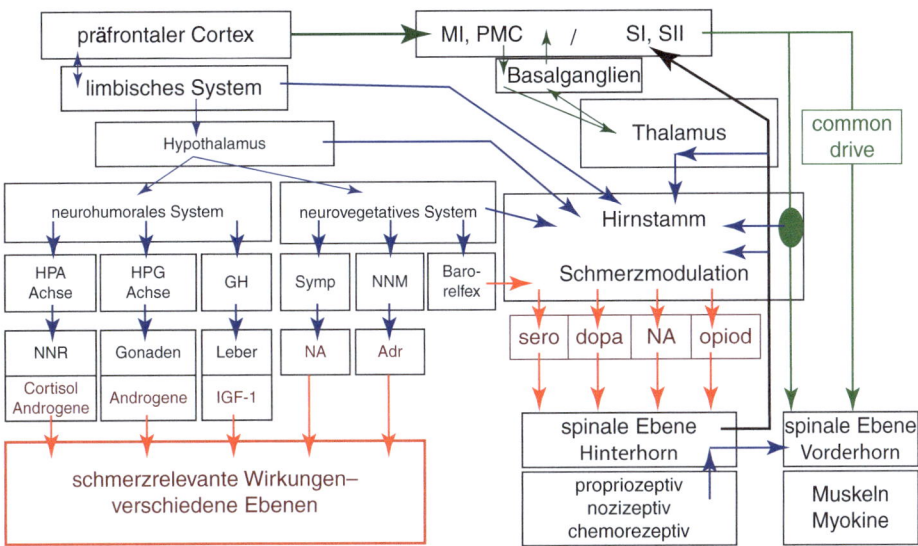

Abb. 6.4 Mit dem Start einer intensiven bzw. bei ausdauernden Belastungen („common drive") mit der fortschreitenden Ermüdungsentwicklung werden nahezu umgehend bzw. ansteigend das limbische System (s. Affektskala) und über den Hypothalamus das neurohumorale (Aktivierung HPA-, HPG-, GH-IGF-1-Achse) und neurovegetative (Bilanz zum Sympathikus) System aktiviert. Die Intensität des „common drive" generiert über die zentralen Vernetzungen bereits direkt eine gesteigerte Schmerztoleranz und aktiviert die Strukturen der affektiv-emotionalen und der kognitiv-bewertenden Schmerzkomponente. Diese Strukturen der Schmerzmatrix inklusive die des mesolimbischen Belohnungssystems sind wiederum mit dem Hypothalamus und den Hirnstammsystemen der deszendierenden Schmerzmodulation und -hemmung vernetzt, dessen Aktivierung serotonerg-, dopaminerg, noradrenerg und über das sehr weitverbreitete opioide System den spinalen nozizeptiven Eingang moduliert. Die Bilanzverschiebungen im neurovegetativen System zugunsten der belastungsbedingt erforderlichen Regulationen sind Teilprozesse der Hypoalgesie. Schmerzhemmend ist der Baroreflex („hypertension-associated hypoalgesia") beteiligt, und die Wiederherstellung der sympathisch-parasympathischen Bilanz nach Belastung ist ein Merkmal der EIH-Amplitude. Adrenalin, Noradrenalin und Cortisol sind Substanzen des Stresssystems, im Dienst der Ausbildung auch der EIH. Die Achse GH-IGF-1 ist an der Nozizeption und EIH beteiligt, ohne bisher ausreichend Details zu kennen. Das Testosteron ist auf spinaler und supraspinaler Ebene in die Schmerzwahrnehmung und die Modifikation der Schmerzschwellen einbezogen und im Hinterhorn Ausgangssubstanz für Opioide. Rückkopplungen durch die kontraktionsbedingt aktivierten A-δ- und C-Fasern erfolgen direkt auf spinaler Ebene und über Kollateralen zu den relevanten Strukturen des Hirnstamms, des Thalamus und höher (beachte: Die Grafik kann bei Weitem nicht alle Strukturen und Wechselbeziehungen berücksichtigen)

die C-Faser- und in den Bereichen 1 und 3b die A-δ-Faser-Afferenzen. Interaktionen zwischen diesen SI-Regionen bestehen und sind bei permanenter Schmerzsituation beeinflusst (Vierck et al. 2013b). Die Antizipation von Schmerzen spielt eine wichtige Rolle beim Chronifizierungsprozess. Insgesamt steht für die Schmerzantizipation ein spezialisiertes, hierarchisch organisiertes Netzwerk zur Verfügung, welches mehr durch den Kontext als die Modalität moduliert wird. Unabhängig von der Reizmodalität (taktil, visuell, auditorisch) sind der dorsolaterale präfrontale Kortex und der Gyrus cinguli einbezogen. Hauptsächlich scheint die assoziative Leistung des limbischen Systems für eine Chronifizierung bedeutsam zu sein (Gopalakrishnan et al. 2015). Der anteriore Inselkortex ist multimodal sowohl an der sensorisch-diskriminativen als auch der kognitiv-affektiv-emotionalen Schmerzkomponente beteiligt und schafft ein bewusstes interozeptives Körpergefühl bzw. -bewusstsein.

▶ **Wichtig** Es ist gut bekannt, dass ein gesteigerter nozizeptiver Input zu funktionellen und plastischen sensibilisierenden Veränderungen in den verarbeitenden Neuronenpopulationen führt, die je nach stattgehabter Ausprägung auch reversibel sein können.

▶ **Wichtig** Die Sensibilisierung manifestiert sich klinisch in einer Hypersensibilität oder Allodynie gegenüber mechanischen, thermischen und elektrischen Reizen, die mit den quantitativen sensorischen Tests, aber auch bildgebenden Verfahren objektiviert werden können. Mit dem Sensibilisierungsprozess ist wesentlich auch der häufig sehr ähnliche Schmerzcharakter verbunden, der bei den verschiedenen zugrunde liegenden Ursachen wie Arthrosen, muskuloskelettalen und Stoffwechselerkrankungen usw. vorliegt, was auf offensichtlich ähnliche pathophysiologische Grundlagen hinweist.

Eine heterotope schmerzhafte Counterstimulation („heterotopic noxious counterstimulation": HNSC) durch einen Kaltwassertest (20 min, linke Hand) reduziert sowohl elektrisch evozierte taktile nicht nozizeptive als auch nozizeptive Empfindungen (jeweils $p < 0.001$), wobei Letztere ohne HNSC eine Intensität auf der VAS-0–100-Skala von $45,3 \pm 4,5$ erreichen. Gleichfalls belegen die somatosensorisch evozierten Potenziale (SEP am Ableitpunkt postzentral Cz) unter HNSC eine signifikante Abnahme der Amplitude durch beide Reizqualitäten (Rustamov et al. 2016).

▶ **Wichtig** Die subjektive Empfindung und gleichlaufend die Hirnaktivität werden im somatosensorischen Bereich infolge eines heterotopen Schmerzreizes gehemmt.

Die zentrale Sensibilisierung bei den sehr vielen ursächlich verschiedenen Schmerzsyndromen steht für komplexe plastische Veränderungen im Nervensystem. Klinische Merkmale sind die Schmerzschwellen

- in der primär bzw. bevorzugt betroffenen Region, aber auch
- in entfernten Körperkompartimenten und
- die Schmerztoleranz.

Eine Erweiterung der Schmerzkrankheit bzw. eine fortgeschrittene zentrale Sensibilisierung besteht, wenn viele verschiedene Schmerzzustände hinsichtlich der Lokalisation, der Intensität und der Verbreitung gemeinsam auftreten. Ein solches klinisches Bild wird mit „chronisch überlappenden Schmerzbedingungen („chronic overlapping pain conditions": COPCs)" bezeichnet. Charakteristisch ist, dass sehr häufig peripher kaum äquivalente Befunde zu den Schmerzen erhoben werden können (Clauw 2015). Die Ursachen werden vielfach, wenn auch nicht ausschließlich, zentralnervösen Sensibilisierungsmechanismen zugeschrieben, was durch cerebrale Abnormalitäten in den Ergebnissen bildgebender Verfahren bei verschiedenen Krankheitsbildern unterstützt wird (Seminowicz et al. 2010; Foerster et al. 2012; Napadow et al. 2012; Kairys et al. 2015; Schrepf et al. 2016; Kutch et al. 2017; Smith et al. 2017). Smith et al. (2017) zeigen in ihrem systematischen Review, dass mit einer multivariaten Musteranalyse von fMRI-Befunden muskuloskelettale Schmerzpatienten mit einer Genauigkeit zwischen 53 % und 94 % von Gesunden diskriminiert werden können. Selbst eine Unterscheidung zwischen gesunden Personen, die nicht schmerzhaften Stimulationen ausgesetzt worden waren, gelang mit 60 % bis 94 % von jenen, die schmerzhafte Reizungen erhalten hatten. Letzteres ist grundsätzlich zu erwarten, da schmerzhafte Reizungen die Schmerzmatrix aktivieren, was sich im MRI dokumentiert.

▶ **Wichtig** Kennzeichen einer „ausgeweiteten" zentralen Schmerzsensibilisierung sind multiple und auch variierende Manifestationen, das Ermüdungssyndrom, Schlafstörungen, eine negative emotionale Stimmung und kognitive Dysfunktionen. Die häufig zusätzlich variabel vorliegende Überempfindlichkeit gegenüber Licht, Geräuschen und ansonsten nicht schmerzhaften Empfindungen (Allodynie) spricht für eine abnorme Verarbeitung der entsprechenden Afferenzen mit „pathophysiologisch erworbenen" schmerzhaften Konsequenzen in den somatischen, nicht nozizeptiv relevanten Neuronennetzen oder für ihre abnorme Interkonnektivität mit denen für die Schmerzverarbeitung (O'Brien et al. 2008; Hollins et al. 2009; Lopez-Sola et al. 2014; Harper et al. 2016; Harte et al. 2016).

In diesem Kontext gilt es festzuhalten, dass vorliegende funktionelle Syndrome wie z. B. die Fibromyalgie u. a. als Risikofaktoren für weitere anzusehen sind und nach einer gemeinsamen Pathogenese gesucht werden könnte (Warren et al. 2013). Die Inzidenz eines neuen bzw. hinzutretenden Syndroms steigt mit hoher Odds Ratio mit der Anzahl der bereits vorhanden an.

▶ **Wichtig** Es wird begründet angenommen, dass eine chronische Inaktivität und die Alterungsprozesse zu vergleichbaren defizitären funktionellen und strukturellen Ergebnissen führen (Laube 2013). Es fällt auf, dass chronische Schmerzpatienten lt. Anamnese früher zusätzlich an weiteren chronischen Erkrankungen der sogenannten späteren Lebensspanne gelitten haben, vorzeitig kognitive und physische Einbußen aufweisen und dass die Mortalität höher ist.

Am Beispiel der Fibromyalgie fanden Hassett et al. (2015) Hinweise für Zusammenhänge zwischen chronischen Schmerzsyndromen und vorzeitig ablaufenden Alterungsprozessen.

▶ **Wichtig** Es kann sehr wahrscheinlich von einer Interaktion zwischen physischer Inaktivität, chronisch degenerativen Erkrankungen, Schmerzsyndromen und dem Alterungsprozess ausgegangen werden. Die praktische Konsequenz liegt auf der Hand und spricht für das absolute Erfordernis altersadäquater physischer bzw. gesundheitssportlicher Aktivitäten beginnend im sehr frühen und in allen weiteren Lebensabschnitten (Laube 2020).

6.2 Offset-Analgesie

Definition: Die Offset-Analgesie (Off-Ana) beschreibt den Effekt einer überproportional großen Abnahme der Schmerzempfindung trotz sehr geringer Senkung des stimulierenden schmerzhaften Temperaturreizes von z. B. nur 1 °C. Die Wirkung wird einem neuronalen zeitlichen Filterungsprozess (zeitliche Summation) der Afferenzen in aktivierten schmerzverarbeitenden Netzwerken der endogenen deszendierenden Schmerzkontrolle zugeschrieben. Die Besonderheit ist, dass an diesem Prozess das Belohnungssystems beteiligt ist.

▶ **Wichtig** Das Belohnungssystem (mesolimbisches System, zentrale Rolle: Ncl. accumbens) spielt eine bedeutsame Rolle, denn die cerebrale Reaktion auf eine Intensivierung von Schmerzen geht mit der Verschlechterung des Befindens einher (affektiv-emotionale und kognitiv-bewertende Schmerzkomponente) und das Abklingen von Schmerzen ist mit einer Verbesserung, Erleichterung und Entspannung des Befindens verbunden.

Die überproportionale Reduktion der Schmerzempfindung, die Offset-Analgesie, steht somit für die Aktivierung der Schmerzhemmung in Kopplung mit einem Belohnungsgefühl und -verhalten als Ergebnis der schnellen Intensitätssenkung schmerzhafter Reize. Sie markiert die Intensitätssenkung kurzzeitig mit einem hohen überschwingenden Kontrast der Empfindung. Im Gegensatz muss deshalb aus pathophysiologischer Sicht die partielle Inaktivierung des Belohnungssystems mit verzögert getriggerten Reaktionen auf Schmerzreize und veränderten Verhaltensmustern als eine wichtige Komponente der Schmerzchronifizierung angesehen werden.

Die Offset-Analgesie, erstmalig beim Menschen beschrieben von Grill und Coghill (2002), und die CPM vertreten differente Mechanismen der Schmerzhemmung. Diejenigen der Off-Ana sind im Gegensatz zur CPM unabhängig von den NMDA- und μ-opioid-Rezeptoren (Niesters et al. 2011; Martucci et al. 2012). Für die Beteiligung der

Opioide an der CPM sind die Ergebnisse aber nicht einheitlich. So verändert bei chronischen radikulären Schmerzen eine 4-wöchige Gabe von Hydromorphin die CPM und die Off-Ana nicht (Suzan et al. 2015). Im Gegensatz verursacht die Behandlung über 4 Wochen mit einem Aktivator der µ-opioid-Rezeptoren und gleichzeitigem Hemmer der Wiederaufnahme des Noradrenalins bei diabetischer Neuropathie (n = 24) nach zuvor fehlendem CPM einen deutlich nachweisbaren Effekt, der auch gegenüber dem Placebo sicher abgrenzbar ist (baseline: 9,1 %, Placebo: 14,3 %, Medikation: 24,2 %). Die Off-Ana, ebenso nicht auslösbar vor der Intervention, bleibt nach der pharmakologischen Intervention völlig unbeeinflusst (Niesters et al. 2014). Die zeitliche Summation (Abschn. 6.3) ist wiederum offensichtlich stärker opioidabhängig als die CPM (Suzan et al. 2013).

Bei der Off-Ana spielen offensichtlich periphere als auch zentrale Mechanismen eine Rolle (Ligato et al. 2018). Die zentralen sind prägend, und die Effekte gehen nicht mit überlappenden Hirnaktivitäten einher.

▶ **Wichtig** Die Off-Ana repräsentiert die Verarbeitung (Grill und Coghill 2002; Yelle et al. 2008) der Noziafferenzen durch die neuronalen Prozesse der zeitlichen Summation. Das Erklärungsmodell CPM bzw. die DNIC steht für die heterotope Hemmung bzw. die räumliche Filterung nozizeptiver Informationen, wofür die physiologischen Prozesse der lateralen Hemmung und der räumlichen Summation zur Verfügung stehen.

Der Off-Ana-Effekt kann nicht ausreichend mit einer Adaptation (Sensibilitätsminderung bei konstantem Reiz) oder Habituation (Gewöhnung) erklärt werden. So sorgen CPM und die Off-Ana jeweils zwar für eine signifikante Reduktion der Schmerzintensität, aber die Ausprägung der Schmerzlinderung durch beide Mechanismen ist nicht miteinander korreliert, und die differenten psychophysiologischen Ergebnisse beider Mechanismen spiegeln sich auch in den Aktivierungsmustern des Gehirns wider (Nahman-Averbuch et al. 2014; Hermans et al. 2016b). So zeigen sich im MRI bei der CPM weitverbreitete Minderungen der Aktivitäten in den für die Schmerzverarbeitung relevanten Hirnstrukturen wie dem primären (SI) und sekundären (SII) somatosensorischen Cortex, dem Thalamus, der Insel und dem Gyrus cinguli (anteriorer, mittlerer Bereich), wogegen im Vergleich die Off-Ana die SI-Aktivität reduziert, aber die des periaquäduktalen Grau (PAG), der vorderen Insel, des dorsolateralen präfrontalen Kortex (PFC), des Gyrus cinguli (mittlerer Bereich), des intraparietalen Sulcus und des inferioren parietalen Lobus erhöht (Derbyshire und Osborn 2009; Pìche et al. 2009; Yelle et al. 2009; Sprenger et al. 2011; Nahman-Averbuch et al. 2014). Im Hirnstamm sind die Schlüsselstrukturen der absteigenden Top-down-Schmerzmodulation aktiv. Das betrifft das PAG und die rostroventrale Medulla, welche die PAG-Aktivität nach spinal vermittelt, und auch den Locus caeruleus. Diese Aktivierung entsteht als Folge bzw. in Wechselbeziehung mit der umgehend deutlich positiven Verstärkung der kognitiven Wahrnehmung des Abfalls der Intensität des Schmerzreizes als auch seiner Geschwindigkeit über das Belohnungssystem (Putamen, medialer präfrontaler Kortex, Ncl. accumbens). Es muss auch in Betracht gezogen werden, dass gleichartige täglich applizierte Reize mit einer Minderung der psychophysischen Schmerzintensität einhergehen. Diese Reaktion wird als Abschwächung (attenuation) bezeichnet. An einem Tag mehrfach wiederholte Hitzestimulation am volaren Unterarm lösen hoch seitenspezifisch eine lang anhaltende Abschwächung der Schmerzwahrnehmung aus, und diesem Effekt wird ein kontralateral generiertes Muster der schmerzbedingten zentralen Aktivierung zugrunde gelegt (Gallez et al. 2005). Wird das Off-Ana-Design an 3 aufeinanderfolgenden Tagen mit Reizintensitäten, die geringe, mittlere und intensive Schmerzen hervorrufen, ausgeführt, entsteht stets ein Off-Ana-Effekt. Der Abschwächungseffekt steigert die Analgesie am 2. und 3. Tag, weshalb wechselseitig interagierende Mechanismen für die Off-Ana und die Abschwächung angenommen werden (Derbyshire und Osborn 2008).

Im Bereich der Handfläche (thenar eminence) kann bei jungen wie alten Menschen keine Off-Ana ausgelöst werden. Dies könnte durch eine Maskierung durch einen intensiveren zweiten C-Faser vermittelten Schmerz zustande kommen, oder die Dicke der Haut spielt eine Rolle (Naugle et al. 2013).

Ansonsten bewerten ältere Menschen (Männer: n = 9, 67,3 ± 5,9 Jahre, Frauen: n = 11, 69,6 ± 7,1 Jahre) einen Temperaturanstieg von T_1 nach T_2 wie die Jungen (Männer: n = 10, 22,4 ± 1,7 Jahre, Frauen: n = 15, 21,9 ± 2,6 Jahre), aber der Temperaturabfall wird wesentlich weniger intensiv empfunden. In beiden Altersklassen fällt die Off-Ana geschlechtsunabhängig aus, und dieses Ergebnis steht bei der Bewertung der klinischen Relevanz mit anderen Ergebnissen in Übereinstimmung. Darüber hinaus mindert sich die Intensität bezogen auf die maximale Schmerzbewertung um 80 % bei den Jungen, aber nur um 62 % bei den alten Menschen.

▶ **Wichtig** Mit fortschreitendem Alter ist die Off-Ana gleichermaßen wie die CPM reduziert.

Schmerzpatienten weisen eine reduzierte Amplitude der Off-Ana von 10 % (Median) auf, wobei aber sowohl die Gesunden wie auch die Patienten einen großen Quartilbereich abdecken. Die Gesunden zeichnen sich durch signifikant höhere Signalstärken, die die Oxygenierung des Blutes wiedergeben, im Putamen, dem anterioren cingulären (ACC), den dorsolateralen und medialen präfrontalen Kortex, dem Ncl. accumbens und dem Hirnstamm ($p < 0,05$) aus.

▶ **Wichtig** Die Off-Ana und die CPM unterliegen sehr differenten Mechanismen, und die Aktivierung des ACC als Teil des Belohnungssystems (emotionale Schmerzbewertung, Fehlererkennung, Entscheidungen, Lernen) erfolgt desto geringer, je höher die neuropathische Schmerzkomponente ($p = 0,004$) ausgebildet ist (Zhang et al. 2018).

6.3 Zeitliche Summierung von Reizen („temporal summation of pain")

Definition: Die zeitliche Summation quantifiziert die Wahrnehmung wiederholt applizierter kurzer schmerzhafter mechanischer, thermaler oder auch elektrischer Stimuli, die mit einer Frequenz von größer als 0,33 Hz einwirken. Aus physiologischer Sicht wird die Erregbarkeitssteigerung der Neuronen im Hinterhorn („wind-up") wiedergegeben (Woolf und Salter 2000). Einflussgrößen auf die zeitliche Summation sind die Faktoren Alter, Geschlecht, Schlafqualität, die hormonelle Situation, der psychische Zustand und die sportlichen Aktivitäten (Riley et al. 2014).

▶ **Wichtig** Gesunde bilden sowohl auf aerobe als auch isometrische Belastungen sicher eine Verminderung der zeitlichen Summation aus (Koltyn et al. 2013; Naugle et al. 2014). Dagegen reagieren sehr schmerzsensibilisierte Menschen auf aerobe und isometrische Belastungen mit einer verminderten „exercise induced hypoalgesia"(EIH)-Reaktion (Abschn. 6.6). Die zeitliche Summation von Schmerzreizen nach aeroben Belastungen ist aber bei ihnen gesteigert, und nach isometrischer Belastung fehlt diese Reaktion gegenüber Personen mit einem geringeren Sensibilisierungsgrad (Vaegter et al. 2016). Dieser Befund kann auch bei Fibromyalgie erhoben werden (Vierck et al. 2001). Dies ist der Beleg einer defizitären endogenen deszendierenden Hemmung bei Schmerzpatienten auch mit verschiedenen Ursachen.

Die Schmerzreize werden durch die Afferenzen der Nozizeptoren mit relativ schnellen A-δ-Fasern (bis 30 m/s) und denjenigen mit sehr langsamen C-Fasern (bis 1 m/s) detektiert. Die Afferenzen beider Faserqualitäten generieren differente Schmerzwahrnehmungen. Die der A-δ-Fasern verantworten den frühen ersten, eher klar abgrenzbaren und hellen Schmerz. Der späte, zweite nicht klar abgrenzbare dumpfe, diffuse und tiefe Schmerz wird von der Aktivierung der C-Fasern repräsentiert (Price et al. 1977; Herrero et al. 2000; Mauderli et al. 2003). Die zeitliche Summation von Hitzereizen beruht auf der Aktivierung über N-methyl-d-aspartate (NMDA) Rezeptoren des nozizeptiv sensiblen Hinterhornneurons, bei überproportionaler Freisetzung von Glutamat als Transmitter der Erregungsübertragung zwischen dem ersten und zweiten Neuron. Das übermäßig vorhandene Glutamat bindet dann auch an den NMDA-Rezeptor des intensiv aktivierten Neurons. Damit verbunden sind die Sensibilisierungsprozesse.

Die Afferenzen der Sensortypen unterscheiden sich nicht nur in der von ihnen ausgelösten psychophysischen Schmerzqualität, sondern auch in ihrer Aktivierung. Es ist ein Unterschied, ob z. B. ein Temperaturreiz entweder kontinuierlich ausreichend schnell rampenförmig ansteigt oder ein konstanter intermittierender oder andauernder Reiz zu einer langsamen Temperaturerhöhung der tieferen Hautschichten führt. Der rampenförmige Temperaturanstieg bis auf einen schmerzauslösenden Wert aktiviert zunächst bevorzugt die myelinisierten A-δ-Fasern (Yeomans und Proudfit 1996; Nielsen und Arendt-Nielsen 1998; Vierck et al. 2013a).

▶ **Wichtig** Die A-δ-Afferenzen haben neben der Generierung des ersten Schmerzes eine weitere wichtige Funktion. Sie besteht darin, auf spinaler und zentraler Ebene einen hemmenden Einfluss auf die Verarbeitung der C-Faser-Afferenzen zu nehmen (Liu et al. 1998; Vierck et al. 2013a, b). Die repetitive physiologische, verletzungsbedingte oder auch elektrische Stimulation von C-Fasern führt spinal zu einer Langzeitpotenzierung, entsprechend einer Sensibilisierung.

Im Tierversuch (Ratten) führt eine A-δ-Faseraktivierung des N. ischiadicus mit lang andauernden hochfrequenten Burst-Stimulationen zur Langzeitdepression der spinalen C-Faser evozierten Potenziale, aber auch zur Rückbildung der C-Faser induzierten Potenzierung, also zu einer De-Potenzierung (Liu et al. 1998). In der Schlussfolgerung könnten therapeutische Nervenstimulationen, welche A-δ-Fasern aktivieren, eine C-Faser bedingte Hyperalgesie behandeln. Mit der Verarbeitung der Afferenzen für den ersten Schmerz werden somit diejenigen des zweiten unterdrückt bzw. können sogar ausgelöscht werden. Im Gegensatz zur rampenförmigen Erwärmung reagieren auf einen langsamen Temperaturanstieg der tiefen Hautschichten bevorzugt die C-Fasernozizeptoren und nicht die myelinisierten (Vierck et al. 1997; Zachariou et al. 1997). Damit kann der erste Schmerz unterlaufen werden.

Eine Serie kraftkontrollierter Stimulationen (15 Stimulationen über 1 s, Interstimulusintervalle: 3 s oder 5 s) über dem M. flexor dig. prüften Staud et al. (2003) bei Gesunden und Fibromyalgiepatienten. Im Gegensatz zu den Gesunden war die Summation des tiefen Schmerzes bei den Patienten stark überhöht. Sie trat dazu bei signifikant geringeren mechanischen Reizintensitäten, längeren Reizintervallen und mit verlängerten und ausgeprägteren Nachwirkungen auf. Die repetitive thermale Stimulation der unbehaarten Haut der Hand führt bei der Fibromyalgie bereits zu einer stärkeren Reaktion auf den ersten Stimulus und folgerichtig auch auf die gesamte Serie. Im Unterschied zu Gesunden werden aufstockende Schmerzen noch bei Interstimulusintervallen von 2 bis 5 s geklagt, was bei den Gesunden nur bis maximal 2 s der Fall ist. Die Nacheffekte dauern länger und sind schmerzhafter (Staud et al. 2001).

▶ **Wichtig** Da die zeitliche Summation und die Nacheffekte auf Hitzereize bei der Fibromyalgie verstärkt sind, scheint die zentrale Sensibilisierung auf den myofaszialen nozizeptiven Input auch auf die Afferenzen der Hautsensoren erweitert zu sein.

6.4 Nozizeptiver Flexorreflex (RIII-Reflex)

Definition: Der nozizeptive kutanomuskuläre RIII-Flexorreflex (RIII; „withdrawal reflex") ist ein polysynaptischer spinaler Reflex, der durch schmerzhafte Stimuli aktiviert wird und die Extremität von der Schmerzquelle entfernt. Spinal werden die Afferenzen über exzitatorische Interneurone auf die Motoneurone der ipsilateralen Flexoren und die

6.4 Nozizeptiver Flexorreflex (RIII-Reflex)

der kontralateralen Extensoren umgeschaltet (Flexor- mit gekreuztem Extensorenreflex). Insgesamt wird der Reflex als reliabler Index der spinalen nozizeptiven Verarbeitung betrachtet.

▶ **Wichtig** Die RIII-Reizschwelle korrespondiert mit der Schwelle nozizeptiver Wahrnehmungen und die RIII-Amplitude mit der Intensität der Schmerzwahrnehmung.

Mit der Bewertung anhand der VAS-Skala kann die Schwelle verlässlich wiedergegeben werden. Das Alter hat keinen wesentlichen Einfluss auf die Reizschwelle. Das weist darauf hin, dass der Schutzreflex auch bei alten Menschen ausreichend aktiv bleibt. Die Korrelation zwischen Reflex- und Schmerzschwelle besteht, wobei aber teilweise die Schmerzschwelle auch unter derjenigen des Reflexes gefunden wird.

▶ **Wichtig** Die Schmerzwahrnehmung benötigt weniger Afferenzen, als es die Reflexauslösung erfordert.

Die differenten Intensitäten für die Schmerzwahrnehmung und die Provokation des Flexorreflexes ist mit der Tatsache vergleichbar, dass nozizeptive Afferenzen vor ihrer Umsetzung in eine Schmerzwahrnehmung bereits die Vasodilatation hervorrufen. Diese Funktion ist wichtig, und die Schwelle dafür liegt unter der Schmerzwahrnehmungsschwelle und der motorischen Reflexschwelle.

Die Korrelation von Reiz- und Schmerzschwelle wird allerdings auch infrage gestellt, weil z. B. die mentale Belastung durch Rechenaufgaben die Beanspruchungsparameter autonomer kardialer Regulationen (Hf, RR-Intervall-Variabilität) und die Schmerzwahrnehmung signifikant ($p < 0{,}001$) verändert bzw. hemmt, aber nicht den RIII-Reflex. Dagegen hat eine gerichtete Aufmerksamkeit keinen Einfluss auf den Reflex und auch nicht auf die Schmerzwahrnehmung (Terkelsen et al. 2004).

▶ **Wichtig** Dennoch ist die Korrelation zwischen Reflex- und Schmerzschwelle anerkannt. Der RIII ist einerseits das Modell für die Top-down--Verarbeitung physiologischer und nozizeptiver Afferenzen, und andererseits können kognitive Top-downAnforderungen und das sensomotorische Handlungsprogramm, also auch aktive Therapiebelastungen, den nozizeptiven spinalen Eingang reduzieren.

Während mentaler Aktivitäten sind der RIII-Bizeps-Reflex und die Schmerzwahrnehmung gedrosselt, und unter Stress geschieht das Gegenteil. Werden Schmerzen an der oberen Extremität provoziert, bleibt der RIII unbeeinflusst, aber die Wahrnehmung wird intensiver. Werden Schmerzen durch besonders intensive Reizungen des N. suralis hervorgerufen, dissoziieren der RIII und die Wahrnehmung. Direkt nach der Reizung sind Reflex und Wahrnehmung gebahnt, aber nach 10 s klingt die Wahrnehmung auf den Wert davor ab, der Reflex bleibt jedoch noch ca. weitere 30 s empfindlicher.

▶ **Wichtig** Nozizeptive Afferenzen allein und solche gekoppelt mit motorischen Aktivitäten verursachen differente deszendierende Beeinflussungen der spinalen Ebene (Willer et al. 1979).

Die veränderte Verarbeitung und Sensibilisierung auf der spinalen Ebene infolge nozizeptiver pathophysiologischer Funktionsbedingungen wird durch den RIII-Reflex darstellbar. Geprüft mit dem RIII-Reflex können sich Gesunde mittels bildlicher Vorstellungen oder Relaxationstechniken innerhalb von 3 Sitzungen eine signifikante Minderung der spinalen nozizeptiven Verarbeitung und Weiterleitung antrainieren. Wird dieses Prozedere durch ein visuelles Feedback der RIII-Reflexantwort ergänzt, fällt die Amplitudenminderung des Reflexes noch deutlich ausgeprägter aus (ohne Feedback: auf 90 ± 15 %, fixe Stimulusintervalle: auf 72 ± 24 %, zufällige Stimulusintervalle: auf 66 ± 22 %; Ruscheweyh et al. 2015a). Ein gleiches Ausmaß der Feedback-gestützten signifikanten Erregbarkeitsminderung des RIII auf 76 ± 26 % des Baseline-Wertes konnte bei Gesunden später reproduziert werden (Krafft et al. 2017). Bei ihnen überdauert der erlernte Feedbackeffekt auch einen relativ langen Zeitraum. Bei erneuter Testung nach 4 und 8 Monaten mit und ohne Feedback (Transferreaktion) werden weiterhin reduzierte Reflexantworten gefunden. Sie reagieren immer noch wie bei der letzten realen Feedbacktrainingssession mit Amplitudenminderungen auf 50 ± 22 % bzw. 64 ± 17 % des Vortrainingswertes. Aber auch ohne Feedback sind bleibend geringere Reflexaktivitäten zu finden (auf 53 ± 21 % bzw. 68 ± 24 %; Bäumler et al. 2017). Beim CLBP ruft ein Placebodesign eine Schwellenreduktion auf 89 ± 14 % und das reale Feedback auf 82 ± 13 % hervor. Die CPM-Diagnostik belegt aber, dass nur ein reales Feedbacktraining die Effektivität der Schmerzmodulation signifikant von 98 ± 26 % auf 80 ± 21 % steigert ($p < 0{,}01$; Krafft et al. 2017).

▶ **Wichtig** Chronische muskuloskelettale Schmerzen, charakterisiert durch permanent verstärkte Gruppe III/IV-Afferenzen erhöhen nicht nur die Erregbarkeit des RIII-Reflexes, sondern auch das klassische ipsilateral-kontralaterale Reflexmuster des Flexorreflexes mit gekreuzter Extensorenaktivierung (Schomburg et al. 2015). Es grenzen sich Personen mit Fibromyalgie (−0,63; 95 % CI −0,93 bis −0,34, $p < 0{,}0001$), chronischen Kniegelenkschmerzen (−1,51; 95 % CI −2,10 bis −0,93, $p < 0{,}00001$) und nach einem Schleudertrauma (−0,73; 95 % CI −1,11 bis −0,35, $p = 0{,}0002$) mit einer erhöhten Erregbarkeit des RIII-Reflexes gegen die schmerzfreie Situation ab (Lim et al. 2011).

Die chronisch schmerzende Gonarthrose bahnt die spinale Erregbarkeit durch die permanenten nozizeptiven Afferenzen gegenüber gleichaltrigen Personen ohne Arthrose, und die Schwelle des RIII-Reflexes fällt (Courtney et al. 2010). Maximale willentliche Gelenkkompressionen verstärken die EMG- und reflexbedingten Gelenkdrehmomente noch weiter, wogegen sie ohne Arthrose unverändert bleiben oder sogar reduziert werden.

▶ **Wichtig** Oszillierende Gelenkmobilisationen mindern bei der Arthrose die Reflexintensitäten insbesondere des M. bizeps femoris. Personen mit einer chronischen Epikondylitis rad. ohne und mit positivem neurodynamischem Test sind nach Adjustierung an das Alter, das Geschlecht, die Schmerzintensität an der Reflexschwelle und die Reflexamplitude hypersensitiv und spinal übererregt, sodass auch diese lokalisierte Schmerzquelle zur Bahnung nozizeptiver Wege und Verarbeitungsmechanismen führt (Lim et al. 2012). Die Gelenkmobilisation wirkt der Hypersensitivität entgegen.

Ein Schleudertrauma veranlasst erkennbar anhand quantitativer sensorischer Tests (PPT: bilateral Facettengelenk C5/6, N. medianus Ellenbeuge, M. tib. ant.; Kälte- und Hitzeschwellen: Mitte HWS), dem RIII-Reflex (N. suralis) und weiterer relevanter Provokationstests, eine generalisierte neuronale Hypersensibilisierung inklusive der Rückenmarkreflexe. Diesen neurophysiologischen Befunden stehen adäquate Ergebnisse psychologischer Tests zu neuropathischen Schmerzen (Leeds Assessment of Neuropathic Symptoms and Signs pain scale), Distress (General Health Questionnaire), posttraumatischem (Posttraumatic Diagnostic Scale) Stress wie auch einer Schmerzkatastrophisierung an der Seite (Smith et al. 2013).

▶ **Wichtig** Nach einem Schleudertrauma sind desensibilisierende Interventionen indiziert, wozu das aktive Repertoire des therapeutischen Gesundheitstrainings gehört und durch passive Maßnahmen unterstützt werden kann.

6.5 Somatosensorisch evozierte Potenziale (SEP)

Definition: Somatosensorisch evozierte Potenziale sind Ableitungen elektrisch evozierter Aktionspotenziale schnell leitender sensibler Nervenfasern entweder in Höhe des Eintritts in das Rückenmark und/oder über dem somatotopisch zugehörigen Kortexareal.

Die mittels Feedbacktraining erlernte Reduzierung des spinalen Erregungszustandes wird mit der geminderten RIII-Amplitude angezeigt (Ruschewey et al. 2015a; Krafft et al. 2017; Bäumler et al. 2017). Stellt sich die Frage, ob dies auch mit den späten somatosensorisch evozierten Potenzialen (SEP) sichtbar gemacht werden kann (Ruscheweyh et al. 2015b).

▶ **Wichtig** Bei lernbedingter Reproduktion der Suppression der RIII-Amplitude durch ein Feedbacktraining mit oder ohne vorausgehende Relaxation auf 79 ± 21 % bzw. 70 ± 17 % fallen parallel auch die SEP-Amplituden im Zeitraum zwischen 100–150 m/s nach der Stimulation ($r = 0{,}57$, $p < 0{,}01$) ab. Die Minderung der Schmerzen kann einschließlich bei der Kontrollgruppe festgestellt und insgesamt mit der RIII-Reduktion korreliert werden ($r = 0{,}44$, $p < 0{,}01$). Der Lerneffekt hat also generalisierte Auswirkungen und schlägt sich sowohl spinal im Hinterhorn als auch zentral nieder.

Die Zusammenhänge zwischen den SEP-Amplituden und der Schmerzbewertung sind aber bisher nur ungenügend aufgeklärt. In diesen Prozess sind die Motoneuronen im spinalen Vorderhorn nicht einbezogen. Anhand der unveränderten F-Welle als Marker der spinalen Motoneuronenerregbarkeit ergibt sich keine Veränderung in Verbindung mit der RIII-Suppression. Zusätzlich wird auch sichtbar, dass ein Relaxationstraining keinen zusätzlichen Effekt auf die Schmerzminderungen hat.

6.6 „exercise induced hypoalgesia" (EIH)

Definition: Die EIH ist das Ergebnis der integralen Einbindung der endogenen Schmerzhemmung in das sensomotorische Handlungsprogramm, was anhand erhöhter Schmerzschwellen, einer gesteigerten Schmerztoleranz und geringeren psychophysischen Intensitätsbewertungen während physischer Belastungen und in einem Zeitraum danach erkennbar gemacht werden kann.

▶ **Wichtig** Die EIH wird bei schmerzfreien Personen während und nach hoch intensiven bis zu erschöpfenden dynamischen aeroben Belastungen mit hypoxiebedingten myofaszialen Schmerzen im Endstadium der Aktivität stärker als nach weniger intensiven und nicht schmerzauslösenden Belastungen vorgefunden (Ellingson et al. 2014). Auslöser sind aber auch Kraftbelastungen. Die Verknüpfung mit der Schmerzauslösung weist auf Gemeinsamkeiten der Mechanismen zwischen EIH und CPM hin. Es besteht aber keine Übereinstimmung.

Ebenso verursacht die Isometrie eine EIH, die aus der CPM-Reaktion prognostiziert werden kann. Klinisch gesunde Ältere verfügen gegenüber den Jungen (n = 19, 72,0 ± 4,5; n = 20, 21,9 ± 3,3) eine geminderte Schmerzmodulation in Ruhe (CPM: KS Eiswasser; TS Druck rechter Zeigefinger für 1 min), aber sie bilden wie die Jungen auch infolge einer submaximalen isometrischen letztendlich schmerzhaften Kontraktion der Ellenbogenflexoren (VAS_{max} 7,0 ± 3,3) eine EIH aus. Die Verknüpfung von EIH und CPM unter Beachtung des Alters und der Schmerzsituation ist durch eine sehr schwache Korrelation charakterisiert (r = 0,23, p = 0,007), sodass bei Personen mit höherer CPM zumindest grundsätzlich auch eine höhere EIH erwartet werden kann (Lemley et al. 2015). Ältere Menschen lassen auch bei verschiedenen isometrischen Kontraktionsmodi eine EIH entstehen. Infolge von 3 kurzen maximalen Kontraktionen der Ellenbogenflexoren und Kontraktionen mit 25 % MVC über 2 min als auch bis zur Erschöpfung fallen die Schmerzschwellen (rechter Zeigefinger) vergleichbar ab (Lemley et al. 2014).

▶ **Wichtig** Bei verschieden stark sensibilisierten myofaszial-skelettalen Schmerzpatienten (45,4 ± 11,2 Jahre) kann nach aeroben Belastungen noch eine schwache Verknüpfung von CPM und EIH gefunden werden (Vaegter et al. 2016). Bei stark gestörter Schmerzmodulation, ausgeprägter zentraler Sensibilisierung, kann die Relation zwischen EIH und CPM verloren gehen.

Aufgrund der bei Gesunden und auch noch bei sehr vielen Schmerzpatienten vorhandenen schwachen Relation zwischen EIH und CPM sind die verantwortlichen Mechanismen wahrscheinlich nicht deckungsgleich, aber sehr ähnlich. Die Gesunden starten die Ausbildung einer EIH offensichtlich bereits durch nicht oder noch nicht nozizeptive myofasziale Afferenzen (Chemoafferenzen?). Beim Intensitätsanstieg der Belastung und damit dem Hinzutreten auch nozizeptiver Afferenzen ergänzt bzw. erweitert der CPM- den EIH-Mechanismus. Somit resultiert eine vorliegende, aber wenig enge Relation zwischen CPM und EIH, denn der CPM-Mechanismus ist auf intensiv schmerzende Teststimuli (und physische Aktivitäten) angewiesen. Die Korrelation zwischen beiden Reaktionen müsste dann mit der Intensität der physischen Belastungen enger werden.

6.6.1 EIH und die Wirkungsmechanismen

Für die Ausbildung einer EIH (Abb. 6.4) ist interaktiv eine Reihe von Mechanismen wirksam:

- das opioide System
- das endocannabinoide System
- der CPM-Mechanismus
- die belastungsinduzierten Metabolite
- die Interaktion zwischen neurovegetativer kardiovaskulärer und nozizeptiver Regulation (HaH)
- die Hypothalamus-Hypophyse (pituitary)-adrenokortikale Achse (HPA)
- die Hypothalamus-Hypophyse-gonadale Achse (HPG)
- die Rekrutierung hochschwelliger motorischer Einheiten bzw. die Intensität des common drive infolge der Belastungsintensität oder Belastungsdauer

▶ **Wichtig** Die Aktivierungen der EIH-Mechanismen erfolgen durch primär gering intensive, aber letztendlich lang dauernde ermüdende und primär sehr anstrengende Ausdauer- und/oder Kraftbelastungen, aber auch mithilfe einer Durchblutungsrestriktion (Hughes und Patterson 2019) oder einer höhenbedingten Hypoxie.

So kann der EIH-Effekt, gemessen anhand der Hitzeschmerzschwellen nach relativ gering (Fahrrad, 20 min, 20 % unter Laktatschwelle) und hoch intensiven (20 % über Laktatschwelle) Belastungen ausgelöst werden. Beide Belastungsintensitäten lassen auch die Positive Affektskala (PANAS; Watson et al. 1988) gleichartig ansteigen. Aber die Schmerztoleranz im Kaltwassertest wird allerdings bei hoher interindividueller Variabilität von $51{,}2 \pm 33{,}7$ s auf $72{,}4 \pm 64{,}0$ s, $p = 0{,}045$) nur durch die intensive Belastung gesteigert ($p = 0{,}045$).

▶ **Wichtig** Auf den Bedarf hoher bzw. sehr ermüdender Trainingsintensitäten für die Entwicklung einer positiven Schmerztoleranz weist die Tatsache hin, dass ein guter Fitnesszustand (Fahrradergometertest) für die Ausprägung einer höheren Schmerztoleranz steht (r = 0,59, einseitig p = 0,002; Schmitt et al. 2020). Die Schmerztoleranz ist somit an eine intensive zerebrale sensomotorische Aktivität gebunden, die offensichtlich erst unter diesen Bedingungen die affektiv-emotionale sowie die bewertende-kognitive Schmerzkomponenten relevant anspricht und entwickelt. Es gilt auch hier: „Nur was beansprucht wird, bildet einen positiven Effekt aus, um die Homöostase abzusichern".

▶ **Wichtig** Ein sehr relevantes und umgehend nutzbares Ergebnis für die Praxis ist die generalisierte Ausbildung einer EIH auch durch physische Teilkörperbelastungen. Training der wenig oder nicht betroffenen Körperregionen ist Schmerztherapie für die betroffene Region.

Eine 15-minütige moderate Liegeergometerbelastung (n = 30, Männer, Frauen, 20,6 ± 1,6 Jahre, Intensität Borg 13/20) reduziert signifikant unmittelbar die Druckschmerzschwellen (Druckalgometrie, 1 cm^2) über dem M. infraspinatus der dominanten Körperseite (p = 0,003, Effektstärke 0,30–0,43; Wassinger et al. 2020). Das spricht für die sehr sinnvolle Nutzung von Teilkörperbelastungen der nicht oder weniger intensiv betroffenen Körperregionen in der Therapie und Rehabilitation sowohl in der Startphase als auch im weiteren Verlauf.

▶ **Wichtig** Für relativ junge Personen erscheint die Wirksamkeit von Teilkörperbelastungen sicher zu bestehen, aber wie ausgeprägt die generalisierte Wirkung in Abhängigkeit vom Alter, dem Trainings- oder Dekonditionierungszustand und dem Krankheitsstadium ist, muss noch geklärt werden.

Zu den konkreten physiologischen Prozessen der EIH gibt es noch eine Reihe von Fragen. Sehr praxisrelevant sind mögliche Unterschiede zwischen Männern und Frauen. Bei den Frauen sind Differenzen in Abhängigkeit vom Menstruationszyklus anzunehmen. Zumindest für die follikuläre Phase wurden keine Unterschiede in der Ausprägung der EIH gegenüber den Männern gefunden (Koltyn et al. 2013, 2014).

Es gibt offensichtlich nicht den einen Mechanismus (vgl. oben, Abb. 6.4), der zur EIH führt (Koltyn 2000). Es sind möglicherweise alle anti-nozizeptiven Systeme beteiligt.

▶ **Wichtig** Für die Aktivierung der verschiedenen Teilmechanismen und die Interaktionen zwischen ihnen sind

- die Art (Bewegungs- und Kontraktionsformen, statisch, dynamisch, kontinuierlich, intermittierend),
- der Umfang (Dauer, Wiederholungen, Häufigkeit) und
- die Intensität der Belastungsprogramme

wichtige Determinanten dafür, ob die opioiden oder die nicht opioiden Mechanismen bevorzugt die Hypoalgesie bedingen. Dies gilt für das Tierexperiment und auch für die Untersuchungen beim Menschen.

Regelmäßige und an die Belastbarkeit angepasste physische Belastungen sind bzw. sollten eine Standardintervention bei Schmerzpatienten sein. Aus der Sicht der Schmerzen zielen sie auf die wiederholt provozierte EIH ab und sollen die Reorganisation der Schmerzhemmung im Gehirn fördern. Diese wird dann anhand der Schmerzen oder auch der CPM als Gesamteffekt über den Therapiezeitraum wiedergegeben, wohl wissend, dass die derzeitigen Interventionszeiträume für die Reorganisation peripher wie zentral viel zu kurz sind. Sie dürften aus biologischer Sicht nicht enden.

▶ **Wichtig** Eine jahre- bis jahrzehntelang abgelaufene Pathogenese kann nicht in wenigen Wochen grundlegend und nachhaltig, also bleibend, „positiv" beeinflusst werden. Das Schmerzniveau kann aber deutlich gesenkt werden.

Ein re-analysiertes „review" widmete sich der Dosis-Wirkungs-Beziehung zwischen den Belastungsmerkmalen Gesamtdauer und Häufigkeit/Woche, der Dauer der Belastungen in Wochen, den geschätzten Intensitäten und der Effektstärke der Schmerzlinderung bei Schmerzpatienten.

▶ **Wichtig** Es kann eine signifikante Korrelation der Belastungsdauer zum Effekt bei Nackenschmerzen gefunden werden, und der Parameter Häufigkeit/Woche ist bei Schmerzpatienten offensichtlich sehr wichtig (Polaski et al. 2019).

Zu den hinsichtlich der Durchblutung „unbeeinflusst" ausgeführten und EIH-auslösenden physischen Aktivitäten müssen auch solche unter provozierter relativer Ischämie („blood flow restriction") und in der Höhe (Hypoxie ab ca. 2000 m) hinzugezählt werden. Eine Durchblutungsbegrenzung sorgt lokal und eine Belastung unter Hypoxiebedingungen systemisch für einen verstärkten metabolischen Stress in den kontrahierenden Muskeln. Die Stoffwechselsituation in den Muskelfasern und im Interstitium entspricht in Relation zu Normalbedingungen schon bei geringen Belastungsintensitäten bzw. vorzeitig derjenigen intensiver Belastungen. Stoffwechselmetabolite, der damit im Zusammenhang stehende reversible Funktionsverlust (Ermüdung) und ischämiebedingte nozizeptive Afferenzen entstehen vorzeitiger und können auch intensiver sein. Es ist bekannt, dass Muskelkontraktionen die A-δ- und C-Fasern stimulieren und deren Afferenzen die endogenen Schmerzhemmmechanismen aktivieren (Thoren et al. 1990). Somit lösen die Durchblutungsrestriktion und die höhenbedingte Hypoxie eine EIH aus, und diese Methoden sind ohne Weiteres auch bei chronischen Schmerzpatienten eine potenzielle Option.

▶ **Wichtig** Die Metaanalyse zur belastungsbedingten Schmerzhemmung, der EIH, von Naugle et al. (2012) kommt zur allgemeinen Aussage, dass bei gesunden Personen ein Anstieg der Schmerzschwellen infolge eines intensiven isometrischen, aeroben und dynamischen Krafttrainings sicher und durchgängig stattfindet. Die Effektstärke variiert in Abhängigkeit von der quantitativen sensorischen Testmethodik und dem Belastungsprotokoll. Aerobe Belastungen lösen moderate und intensive isometrische und dynamische Belastungen große Effekte aus. Die ausgeprägteste generalisierte Reduzierung der Schmerzschwellen und den höchsten Abfall der subjektiven Schmerzbewertung provozieren wenig intensiv, aber bis fast zur Erschöpfung realisierte Belastungen (Hoeger Bement et al. 2008).

▶ **Wichtig** Zur nachwirkenden Dauer des EIH-Effektes kann zz. keine klare Auskunft gegeben werden. Nach isometrischen Provokationen werden bis zu 15 min und nach aeroben Belastungen bis zu 30 min gefunden (Naugle et al. 2012).

Die EIH steht auf der Grundlage lokaler und zentraler Mechanismen (Lima et al. 2017a), die viele anti-nozizeptive Systeme einbeziehen. Diese sind nicht deckungsgleich verantwortlich für z. B. den Anstieg der PPTs ($p = 0{,}009$) als adaptive Folge systematischer sportlicher Aktivitäten, denn die Schwellen lassen keine Prognose für die voraussichtliche Ausprägung einer EIH zu (Vaegter et al. 2018).

▶ **Wichtig** Aus der Verantwortlichkeit eines komplexen physiologisches Ursachengefüges in Abhängigkeit von der Beanspruchung durch eine Belastungsart bzw. von einem Trainingsprogramm mit verschiedenen Komponenten resultieren wahrscheinlich auch die uneinheitlichen Untersuchungsergebnisse zur Ausprägung der EIH.

Intensive physische Belastungen sorgen für deutliche Veränderungen der Konzentrationen inflammatorischer Zytokine mit ausgeprägten Folgen für den Entzündungsstatus. Die Konzentrationen und Aktivitäten der Neurotrophine (NGF, BDNF, NT3-5) als Schutzsignalsubstanzen der neuronalen Vernetzung, der Neurotransmittersystems und des umfänglich präsenten Opioidsystems u. a. auch im Gg. spinale und im Hinterhorn werden mit ihren entsprechenden schmerzlindernden Auswirkungen verändert. Die GABA-erge Hemmung wird gefördert (Kami et al. 2017), woran auch die GABA-ergen Neurone der RVM beteiligt sind. Die kortikale Erregbarkeit fällt und somit die Summation schmerzhafter Reize.

▶ **Wichtig** Die zentrale Kapazität der Schmerzhemmung (CPM) steigt als Trainingsadaptation. Mit der vielfachen Auslösung einer EIH auch die belastungsbedingte Schmerzhemmung. Daraus resultiert die Möglichkeit aus der CPM, eine Prognose zur schmerzlindernden Wirkung physischer Beanspruchungen abzuleiten (Stolzman und Bement 2016). Dies gilt auch für Patienten (Fingleton et al. 2017).

Aber es gibt auch Befunde, die nicht für eine Beteiligung des Opioidsystems an der EIH sprechen. Ein isometrischer Handgriff mit 25 % der MVC über 3 min führt bei 58 jungen Personen (21 Jahre, 29 Männer, 29 Frauen) zu ansteigenden Muskelschmerzen ("muscle pain intensity scale" für Belastungsbedingungen: Cook et al. 1997) und einer EIH, gemessen an der zeitlichen Summation von Hitzereizen („thenar eminence", dominante Hand, PC kontrolliert: „medoc sensory analyzer", kurze Hitzeimpulse), den Druckschmerzschmerzschwellen (Zeigefinger, dominante Hand, 3 kg, Forgione-Barber-Pressure-Stimulator) und der Druckschmerzbewertung (je p = 0,05). Eine Blockade durch Opioidantagonisten hatte keinen Einfluss auf die Entwicklung der Muskelschmerzen, die BORG-Bewertung und die EIH gegenüber Placebobedingungen (Koltyn et al. 2014).

▶ **Wichtig** Eine primäre Beteiligung des Opioidsystems am EIH-Effekt infolge gering intensiver relativ kurzer isometrischer Kontraktionen kann nicht als wahrscheinlich angesehen werden. Ein Anstieg der Endocannaboide spricht für einen nicht opioiden Mechanismus. Die zeitliche Summation weist wieder global auf eine Minderung der zentralen Sensibilität bzw. Erregbarkeit hin.

Unter Belastung (Abb. 6.3 und 6.4) werden der tegmentale laterodorsale Kern und pedunculopontine Kerne als Aktivierungsquellen der dopaminergen ventralen tegmentalen Area im Dienst des Belohnungssystems aktiviert, welches wieder mit dem Hypothalamus und seiner Funktion für die Körperhomöostase und deren Anpassung an Belastungen eng vernetzt ist. In diesem Sinn spielt die wiederholte physisch bedingte Aktivierung oder Inaktivität des dopaminergen mesolimbischen Systems eine wichtige Rolle bei Schmerzerkrankungen (Senba und Kami 2017).

▶ **Wichtig** Eine physische Belastung wie das Laufen fungiert als „natürlicher" essenzieller Aktivator der dopaminergen Neuronen des ventralen Tegmentums (Teil des Belohnungssystems). Die Aktivierung erfolgt über die cholinergen und die auf nozizeptive Afferenzen reagierenden des Ncl. tegmentalis latero dorsalis im mesopontinen Tegmentum.

Das ventrale Tegmentum wiederum projiziert zum Ncl. accumbens als Teil des mesolimbischen Belohnungssystems, dem frontalen Kortex und sensomotorischen und assoziativen Kortexstrukturen. Im Tiermodell steigt mit der Laufdistanz die Aktivierung des mesolimbischen Belohnungssystems, die mit einer Analgesie einhergeht. Die Funktionskette Ncl. tegmentalis laterodorsalis – ventrales Tegmentum – mesolimbisches Belohnungssystem spielt für den EIH-Effekt eine bedeutende Rolle (Kami et al. 2018), und deren systematische Inaktivität ist bei Schmerzkranken zu verzeichnen.

Zur Wirksamkeit des **endocannabinoiden Systems** für die EIH ist wenig bekannt. Die belastungsbedingte Aktivierung des Endocannabinoidystems ist in bisher wenigen Untersuchungen nachgewiesen worden (Sparling et al. 2003; Heyman et al. 2012; Crombie et al. 2018). Es zeigt sich aber, dass wieder die Belastungsintensität eine Rolle spielt. So wurde die Aktivierung beim Laufen, aber nicht beim Gehen gefunden (Raichlen et al. 2012). Ein anderes Mal resultierte die Aktivität nur bei moderater, aber nicht infolge geringer und intensiver Laufbandbelastung (Raichlen et al. 2013). Bekannt ist, dass die Endocannabinoide an den Veränderungen des mentalen Zustandes unter und nach sehr lang andauernden Belastungen prägend beteiligt sind. Sensoren dieses neuromodulatorischen Systems sind im Körper sehr weitverbreitet. Sie sind in der Muskulatur, der Lunge, dem Endothel und im Rückenmark sowie verbreitet im Gehirn zu finden. Hier sind sie auch in den nozizeptiv relevanten Netzwerken wie dem PAG existent und besitzen eine Kontrollfunktion bei der Transmission und Verarbeitung nozizeptiver Signale (Walker und Hohmann 2005; Hohmann und Suplita 2006; Guindon und Hohmann 2009). Die belastungsbedingte Analgesie durch das opioide ist sogar weniger konsistent als die durch das endocannabinoide System.

▶ **Wichtig** Das endocannabinoide System sorgt zentral für eine Sedierung, mindert Angst und führt zum Wohlbefinden, und peripher wird eine Vasodilatation ausgelöst. Auf der Grundlage dieser Funktionen wurde eine Endocannabinoid-Hypothese (Dietrich und McDaniel 2004) aufgestellt, die auch für eine Beteiligung an der EIH spricht.

Das opioide System scheint somit nicht hauptsächlich die EIH zu verantworten, sondern das periphere und zentrale Endocannabinoid-System ist führend mitbeteiligt (Fuss et al. 2015; Crombie et al. 2018). Aber eine Blockade des Opioidsystems (Naltrexone) verhindert den signifikanten Anstieg des Endocannabinoids AEA, aber nicht anderer Endocannabinoide (2-AG). So könnte das Opioidsystem für den Anstieg nicht opioider schmerzbeeinflussender endocannabinoider Substanzen infolge physischer Belastung einen wesentlichen Beitrag leisten. Ein Zusammenspiel mit gegenseitiger Vermittlung der Aktivierungen zwischen beiden Systemen kann gezeigt werden (Pacheco et al. 2008, 2009), was für den Fall der EIH bisher nicht untersucht war. An der Entwicklung der EIH scheinen somit beide Systeme synergistisch zu arbeiten.

Die Beteiligung des opioiden Systems kann auch anhand eines Tiermodells gezeigt werden. Bei bisher untrainierten Mäusen beeinflusst ein 5-tägiges Lauftraining den motorischen Schutzmechanismus des verstärkten mechanisch ausgelösten Wegziehens der Pfoten. Die Ausschaltung des Opioidsystems erhöht die Häufigkeit des Wegziehens. Es wird häufiger als bei physisch aktiven und völlig untrainierten Mäusen. In der RVM schützt das Lauftraining vor einer Erhöhung der Serotonintransporter, die durch Inaktivität vorliegt und auch beim Modell der belastungsbedingten Hyperalgesie durch Opioidblockade der Fall ist. So entsteht die trainingsbedingte Hypoalgesie durch eine µ-opioid-Rezeptor vermittelte Modulation der Serotoninrücktransporter (Lima et al. 2017b), was auch für die Ausbildung der EIH bedeutsam sein sollte.

6.6.2 EIH und neurovegetative Regulation

Zur Einschätzung des Beitrages des autonomen Nervensystems an der EIH (Abb. 6.4) können die Befunde von Patienten mit ausgeprägten Funktionsstörungen helfen, wie es bei der Myalgischen Enzephalomyelitis (chronisches Erschöpfungssyndrom) der Fall ist. Die Patienten leiden klinisch an generalisierten Schmerzen, kognitiven Beeinträchtigungen, ausgeprägter Ermüdbarkeit und verzögerter Erholungsfähigkeit nach physischen Belastungen. Eine submaximale FE-Belastung (Start 25 W, Steigerung linear um 25 W/min bis 75 % der altersabh. Hfmax, 70 U/-min: aerober „power index") mit Monitoring der neurovegetativen Beanspruchungsparameter („heart rate variability", Blutdruck, Atemfrequenz) bis zur 10 Nachbelastungsminuten ergab bei statistisch gleichen leistungsphysiologischen Parametern gegenüber untrainierten Gesunden eine höhere Borg-Bewertung der Belastung (16 ± 3; gesund, physisch inaktiv: 12 ± 2), intensivere Schmerzen vor der Belastung und keine EIH (VAS 0–100 Skala: Patienten vor 50 ± 31,3 nach 50,0 ± 30,6; Gesunde: 16,0 ± 21,2 bzw. 5,2 ± 7,3). Die Wiederherstellung der sympathisch-parasympathischen Bilanz ist verzögert und kann als ein Merkmal für die Amplitude der EIH angesehen werden.

▶ **Wichtig** Der neurovegetative Funktionszustand ist an der EIH beteiligt. Die Verzögerung der Rückstellung des Parasympathikotonus (gering frequente Komponente der Hf-Regulation, entspricht der Sensitivität der respiratorischen und baroreflektorischen Aktivität) nach physischer Belastung korreliert mit dem Verlust der EIH. Die Effizienz der autonomen Regulation nach Belastung spiegelt den Grad der EIH-Dysfunktion wider. Hierbei spielt die Barorezeptorempfindlichkeit eine entscheidende Rolle (Oosterwijck et al. 2017).

6.6.3 EIH und die HPA- und HPG-Achse

Die physische Belastung verändert die Aktivitäten der noradrenergen, dopaminergen und serotonergen Systeme, und zur Sicherung der Homöostase werden intensitätsabhängig das Bilanzgleichgewicht im neurovegetativen System verschoben und das hormonale System aktiv. Die steigende neuronale sympathische Aktivität und die der Hypothalamus – Hypophysen („pituitary") – adrenokortikalen Achse (HPA) interagieren. Das Nebennierenmark, ein sympathisches Paraganglion, synthetisiert Noradrenalin (ca. 20 %) und Adrenalin (ca. 80 %) und die Nebennierenrinde Cortisol. Diese Signalsubstanzen fungieren im Rahmen des physiologischen Stresssystems und sind auch Faktoren der EIH.

▶ **Wichtig** Das Stresssystem scheint ein wichtiger Faktor auch für die Ausbildung der EIH zu sein. Der Anstieg der Hf und des RR aktiviert den Baroreflex, in dessen Folge Neurotransmitter und Peptide freigesetzt werden, die im Gehirn die Schmerzmodulation antreiben (Millan 2002).

Die Einbeziehung der sympathischen Wirksubstanzen erfolgt auch spinal über die Aktivierung der alpha(2)-Adrenorezeptoren (alpha(2)-ARs) im Hinterhorn durch die schmerzhemmenden Projektionen aus dem Hirnstamm. So ist die Verschiebung der autonomen Bilanz zugunsten der belastungsbedingten Blutdruckreaktion, der Durchblutung, der Blutumverteilung und des Energiestoffwechsels gleichfalls ein Faktor der belastungsbedingten Hypoalgesie. Die Verknüpfung von Blutruckregulation und Schmerzmodulation erfolgt dabei über den Baroreflex (Abb. 6.3 und 6.4; Dworkin et al. 1994; Ghione 1996; Koltyn und Umeda 2006).

Aerobe Belastungen treiben die ACTH-Ausschüttung an. Damit im Zusammenhang können mit steigender FE-Belastungsintensität die dentalen Schmerzschwellen gefunden werden. Der Effekt überdauert ca. 30 min. Da eine Kortikoidgabe die EIH und über dem negativen Feedback natürlich auch die ACTH-Freisetzung mindert, wird der Achse Hypothalamus (Corticotropin-releasing-Faktor, CRF) – Hypophyse eine Beteiligung an der EIH zugeschrieben (Kemppainen et al. 1990). Die CRF-Produktion wird u. a. auch durch das limbische System (affektiv-emotionale Komponente) angetrieben. CRF sorgt nicht nur für die ACTH-Freisetzung, sondern auch für die Aktivierung der sympathischen Aktivität, die wieder Konsequenzen u. a. für die kardiovaskuläre Funktion hat. Der überdauernde EIH-Effekt ist auch mit der nachwirkenden Aktivität der HPA-Achse vereinbar, indem im Rahmen der Restitutionsprozesse der Homöostase noch weiter Cortisol produziert wird. Der Cortisolspiegel steigt bei allerdings sehr gut ausdauertrainierten Sportlern ($22,8 \pm 3,1$ Jahre, VO2max $66,3 \pm 4,8$ ml/kg/min) durch eine lange Belastung an der ventilatorischen Schwelle ($74,7 \pm 4,6\%$ der VO2max; $96,9 \pm 10,8$ min) auf über den doppelten Wert an und erreicht nach 24 h einen Wert unter dem Vorbelastungswert. Dagegen fällt das freie Testosteron für 48 h unter die Vorbelastungskonzentration. Cortison und Testosteron sind direkt nach der Belastung negativ korreliert ($r = -0636$, $p = 0,026$; Anderson et al. 2016). Nach einer Stufenbelastung bis zur vollständigen Ermüdung ($n = 12$, $22,3 \pm 2,4$ Jahre, VO2max $61,5 \pm 4,9$ ml/kg/min) sind die Cortisolkonzentrationen im Serum noch 45 min erhöht (Powell et al. 2015). Cortisol wirkt entzündungs- und schmerzhemmend.

Das Wachstumshormon und die mit diesem Hormon in Beziehung stehenden Signalsubstanzen spielen eine Rolle in der Nozizeption und der Entwicklung chronischer Schmerzen.

▶ **Wichtig** Ein „review" zur hormonellen Kette GH-IGF-1/Ghrelin spricht für geringe GH- und IGF-1-Konzentrationen als Faktor für die Entwicklung einer Hyperalgesie und von Schmerzsyndromen (Xu et al. 2020).

Bei bisher nicht krafttrainierten Personen sorgt eine Serie Bankdrücken und Kniebeugen, ausgeführt bis zur Erschöpfung, vor und nach einer 10-wöchigen Trainingsphase für hohe Auslenkungen des GHs. Diese Belastung vor und nach der Trainingsphase wie auch eine Belastungsserie mit der Hälfte der Wiederholungen im noch untrainierten Zustand provoziert, gegeben durch die CK-Anstiege, stärkere belastungsbedingte Muskelschädigungen (Pareja-Blanco et al. 2019). Dieser Befund belegt beispielhaft, dass die Produktion und Ausschüttung von GH durch physische Belastungen in Abhängigkeit vom Trainingszustand stimuliert werden, weshalb sie auch wichtige Elemente ursächlicher antinozizeptiver Intervention sind. Mit der belastungsbedingten GH-Ausschüttung muss dieser Achse auch eine Funktion für die EIH zugeordnet werden, obwohl zz. dafür keine systematischen Untersuchungen vorliegen.

▶ **Wichtig** Eine ältere Studie (Janal et al. 1984) untersuchte vordergründig die Beteiligung des opioiden Systems an der EIH nach einem 6,3 Meilenlauf mit 85 % der VO_2max. Die Belastung löste eine EIH und eine Aufhellung der Stimmung aus, woran partiell das opioide System, aber auch die Erhöhungen des GH und des ACTH beteiligt gewesen sein mussten.

6.6.4 EIH und Genetik

Hilfe bei der Aufklärung des EIH-Mechanismus können einmal genetische Manipulationen bei Tieren, die die Verknüpfungen cerebraler Strukturen verändern, oder auch direkte Genanalysen sein.

Das mesolimbische dopaminerge Netzwerk ist mit der Beteiligung an Emotionen und am Wohlbefinden Teil des Belohnungssystems. Physische Belastungen sind ein sehr wirksamer anzustrebender positiver Aktivator. Ein tierexperimentelles Belastungsmodell zur EIH-Ausbildung bei partieller Schädigung des N. ischiadicus wurde eingesetzt, um genetisch modifizierte Tiere (Mäuse) mit unterdrückten dopaminergen Signalprojektionen von der Area tegmentalis ventralis zum Ncl. accumbens zu untersuchen. Diese Manipulation führt zu einem sehr deutlichen Anti-EIH-Effekt.

▶ **Wichtig** Das dopaminerg gestützte Zusammenspiel der Area tegmentalis ventralis mit dem Ncl. accumbens als wesentlicher Anteil des Belohnungssystems, verantwortlich für die Generierung physiologischer Aktivitätsmuster für positive Emotionen, Wohlbefinden bis zur Euphorie, minimiert oder verhindert die Schmerzempfindung und ist intensiv in den Mechanismen der EIH einbezogen (Wakaizumi et al. 2016).

Genanalysen weisen hinsichtlich der EIH-Ausbildung auf eine signifikante Interaktion zwischen dem μ-opioid-Rezeptor-Gen (OPRM1) und dem für die Serotonintransporter (5-HTT) und Serotonin-1a-Rezeptoren (5-HT1a) hin. Ohne Unterschied ist diese Wechselbeziehung bei Gesunden wie der Fibromyalgie vorzufinden. Die genetische Konstellation mit starkem Opioid-Gen bei gleichzeitig schwachen Serotonin-Genen (Transporter low/Rezeptor G) hat für die Ausprägung der EIH Vorteile gegenüber starken Serotonin-Genen (Transporter high/Rezeptor-Gen CC). So kann von einer antagonistischen Wechselbeziehung zwischen einem opioiden Rezeptorbesatz und serotonergen Mechanismen der Freisetzung, Detektion und Wiederaufnahme bei der physiologischen EIH ausgegangen werden. Die Dysfunktion der EIH bei der Fibromyalgie scheint nicht durch veränderte Interaktionen zwischen ihnen zu entstehen (Tour et al. 2017).

Aus genetischer Sicht besteht bei der Fibromyalgie hinsichtlich der Schmerzintensität eine Interaktion zwischen dem Gen des Translocator-Proteins (TSPO, rs6971: bestimmt Geschwindigkeit der Neurosteroidsynthese, moduliert die synaptische Transmission, Hochregulierung bei chronischen Schmerzen, serotonerge Wege sind eingebunden je nachdem, ob pro- und anti-nozizeptive Steroide synthetisiert werden) und dem Gen (5-HTTLPR/rs25531) für den Serotonintransporter ($p < 0{,}0001$). MRI-Befunde demonstrieren, dass der Genotyp, der das Protein mit einer Bindungsgruppe hoher Affinität ausstattet, eine höhere Schmerzintensität und eine ausgeprägtere Fibromyalgiesymptomatik verantwortet, was durch die Wechselbeziehung mit dem Serotonintransporter-Gen geregelt wird. Es entsteht eine intensivere schmerzbedingte Konnektivität im rechten frontoparietalen Netzwerk zwischen dem dorsolateralen präfrontalen und dem parietalen Kortex.

▶ **Wichtig** Das Gen des Translocator-Proteins, bei Schmerzen auch hochreguliert, hat einen Einfluss auf die affektiv-motivationale Schmerzkomponente (Kosek et al. 2016).

6.7 Interaktionen zwischen CPM und EIH

Die Mechanismen der CPM und EIH haben Gemeinsamkeiten, sind aber nicht absolut deckungsgleich. Eine Gemeinsamkeit scheint die Beteiligung des Opioidsystems zu sein. Opioidantagonisten (Naloxone) mindern im Tierexperiment und beim Menschen den CPM-Effekt und auch die EIH (Le Bars et al. 1981; Willer et al. 1990; Janal et al. 1984; Bertolini et al. 2012).

▶ **Wichtig** Opioide sind zwar klinisch hochwirksame Schmerzmittel, aber sie wirken auch als Störfaktoren der Schmerzmodulation.

Opioide lassen bei chronischen Schmerzpatienten zwar die Kälteschmerzschwellen unbeeinflusst, aber sie können Ursache einer „opioid-induced hyperalgesia" (OIH) werden. Bei Männern wird die Aktivierung des DNIC durch die konditionierenden Stimuli Wärme bzw. Kälte in Abhängigkeit von der Dosis sowie der Dauer der Gabe unterbunden (Ram et al. 2008). Der paradoxe pro-nozizeptive Mechanismus der Opioide wird mit neuroplastisch basierten Veränderungen im peripheren wie zentralen Nervensystem erklärt und partiell auch mit der Schmerztoleranz in Verbindung gebracht (Silverman 2009; Lee et al. 2011).

Es stellt sich die Frage, ob die EIH durch vorangehende intensive Schmerzreize, die eine CPM auslösen, beeinflusst wird. Entsprechend wurde der EIH-Effekt direkt nach einem Schmerzstimulus mittels eines Cold-pressure-Tests über 2 min in 2 °C kaltem Wasser mit dem EIH-Effekt ohne diese schmerzhafte Vorbelastung bewertet (n = 31, 27,7 ± 9,8 Jahre, 15 Frauen; Gajsar et al. 2018). Ohne schmerzhafte Reizung direkt vor der

15-minütigen FE-Belastung mit einer Hf entsprechend 75 % VO$_2$max stiegen die PPTs als Merkmal der EIH signifikant an ($p < 0{,}001$). Eine signifikante EIH konnte aber bei vorgeschalteter Kaltwasserreizung nicht nachgewiesen werden ($p = 0{,}125$). Wie bekannt, waren das CPM-Resultat an der Hand und der EIH-Effekt ohne vorbelastenden Schmerzreiz locker miteinander korreliert ($r = 0{,}37$, $p = 0{,}043$). Der vorgeschaltete Kaltwasserreiz führt zu einer lockeren negativen Kopplung von EIH und CPM an der Hand ($r = -0{,}50$, $p = 0{,}004$), dem Rücken ($r = -0{,}37$, $p = 0{,}036$) und dem Bein ($r = -0{,}35$, $p = 0{,}054$).

▸ **Wichtig** Eine abgeschwächte oder sogar ausbleibende EIH direkt nach schmerzhaften Reizen spricht dafür, dass diese die Hemmung bereits hervorgerufen hatten und eine weitere, noch stärkere Ausbildung einer Hypoalgesie ausbleibt, oder die Mechanismen könnten ermüdbar sein.

Für den Vergleich von CPM und EIH (Vaegter et al. 2014) wurden bei Gesunden ($n = 80$, 37,9 Jahre [18–65]) 8 Testdesigns durchgeführt (CPM: Cold-Pressure-Test Hand/Fuß [zirkulierendes Wasser 1–2 °C, 2 min]; EIH: FE geringe/hohe Intensität [Hf entsprechend 50 % und 75 % VO$_2$max., 2×10 min], Isometrie des M. bizeps br. und M. quadr. fem. geringe/hohe Intensität [30 % und 60 % MVC, 2×90 s]). Die PPTs wurden über dem M. quadr. fem., dem M. bizeps br. und dem M. trap. p. horizontalis jeweils vor, während und unmittelbar sowie 15 min nach den Belastungen bestimmt. Die anhand der PPTs diagnostizierten CPM-Effekte, die akzentuiert mehr die Sensoren in tiefen Gewebeschichten ansprechen, konnten nur während der konditionierenden Stimulation festgestellt werden. Bei Nutzung von Wärme- und elektrischen Reizen, die akzentuiert die Sensorik der Haut aktiviert, können die Effekte auch bis zu 60 min anhalten (Washington et al. 2000). Die CPM-Resultate waren stets höher als die EIH-Effekte, korrelierten nicht miteinander und zeigten sich altersunabhängig. Es liegen aber auch altersabhängige Befunde vor (Edwards et al. 2003; Lariviere et al. 2007). Der Anstieg der PPTs infolge des „cold pressure test" (CPM) fand generalisiert statt, aber es zeigen sich quantitative Unterschiede zwischen der Intervention am Fuß und der Hand. Die Kälte am Fuß generierte entfernt größere Effekte als lokal, und die Intervention an der Hand führte zu vergleichbaren Effekten entfernt und lokal. Die EIH wurde generalisiert, aber auf der belasteten dominanten Körperseite intensitätsabhängig stärker ausgeprägt. Die gering intensive aerober Belastung führt nicht zur EIH aber beide Intensitäten der isometrischen Kontraktionen, wobei die EIH durch die intensivere Kontraktion nicht weiter aufgestockt wird.

▸ **Wichtig** Es gilt festzuhalten, dass eine konditionierende schmerzhafte Reizung (CPM) und physische Belastungen (EIH) eine Hypoalgesie mit nicht übereinstimmendem zeitlichem Auftreten und auch unterschiedlichen Ausprägungen in den Körperregionen hervorrufen. CPM und EIH sind ähnlich, weil beide Wirkungen u. a. auch durch das opioide System vermittelt werden. Auch nicht opioide Mechanismen sind beteiligt.

Einer der nicht opioiden Mechanismen ist wahrscheinlich die „hypertension-associated hypoalgesia" (HaH; vgl. Abschn. 6.8). Die Barorezeptorsensitivität unter schmerzhafter Kältereizung steht mit der Schmerzwahrnehmung invers im Zusammenhang (Duschek et al. 2007), und der RR-Anstieg unter statischer (Koltyn et al. 2001; Ring et al. 2008; Umeda et al. 2010) und dynamischer (Koltyn et al. 1996; Koltyn und Umeda 2006) physischer Belastung schränkt die Schmerzwahrnehmung ein.

6.8 „hypertension-associated hypoalgesia" (HaH)

▶ **Wichtig** Das neurovegetative System ist an der Schmerzsensibilität beteiligt. Dies trifft sowohl für die Schmerzsituation in physischer Ruhe als auch die Schmerzhemmung unter und nach Belastung (EIH) zu.

Das Phänomen, dass eine arterielle Hypertonie mit einer geminderten Schmerzempfindlichkeit einhergeht, wurde bereits sehr früh beschrieben (Zamir und Shuber 1980; Zamir und Maixner 1986). Bis heute konnte dieser Befund grundsätzlich immer wieder im Tierexperiment und beim Menschen bestätigt werden. Die physiologische Verknüpfung von RR-Anstieg und Schmerzempfinden ist offensichtlich eine systemimmanente Wechselwirkung, denn sie ist

- in Tiermodellen mit verschiedenartig ausgelöster Hypertonie wie bei genetisch basierter spontaner Hypertonie als auch bei akuten RR-Erhöhungen und
- beim Menschen bei schmerzbedingter akuter RR-Reaktion, unbehandelter essenzieller Hypertonie, aber auch im RR-Borderline und normotonen Bereich nachgewiesen worden.

▶ **Wichtig** Die Verknüpfung Blutdruck – Schmerz ist ein Teilmechanismus der Stressreaktion des Körpers.

Später weisen Ergebnisse aber auch darauf hin (Taylor et al. 2001), dass der Schmerz-Phänotyp bei spontan hypertensiven Tiere (Ratten) nicht ausschließlich auf die Hypoalgesie geprägt ist. Diese Tiere reagieren zwar

- hypoalgisch auf Hitze („hot plate test"), aber
- hyperalgisch im Paw-Withdrawal- und im Tail-Flick-Test (schmerzbedingtes Wegziehen der Pfote bzw. des Schwanzes) als auch bei 2 Modellen entzündungsbedingter Schmerzen.

Da das noradrenerge System des Hirnstamms mit seinen neuronalen Subpopulationen sowohl hemmend zur nozizeptiven Impulstransmission beiträgt, aber auch in die Regulationsstörung Hypertension einbezogen ist, gilt es, das diagnostische Prozedere darauf

6.8 „hypertension-associated hypoalgesia" (HaH)

anzupassen. So mindert bei normotensiven Tieren die Ausschaltung noradrenerger Neuronen die Auswirkungen eines Formalin-induzierten permanenten entzündungsbedingten Schmerzes, aber nicht akute Schmerzreaktionen. Dagegen bleibt bei der Hypertension die Schmerzantwort auf die chronische Veränderung konstant, aber die Schwelle auf akute Hitzereize ist reduziert (Taylor et al. 2000). Akute und permanente Schmerzen werden über die deszendierenden noradrenergen Wege unterschiedlich reguliert (Martin et al. 1999).

▶ **Wichtig** Die im Hirnstamm positionierten neuronalen Netzwerke der RR-Regulation, insbesondere der Ncl. tractus solitarius (NTS) und diejenigen der Schmerzmodulation sind systematisch interaktiv miteinander verbunden (Ghione 1996; Bruehl und Chung 2004; Bruehl et al. 2008, 2010).

Zum NTS projizieren neben den kardiovaskulären Afferenzen auch gastrointestinale und respiratorische. Er ist damit eine wichtige Verarbeitungsinstanz auch viszeraler Informationen. Die vielfache Vernetzung mit schmerzrelevanten neuronalen Strukturen wie dem parabrachialen Kerngebiet, dem Hypothalamus und dem PAG ist die Strukturbasis, dass mit einer elektrischen Stimulation des NTS gezeigt werden kann, dass er an der Antinozizeption beteiligt ist (Morgan et al. 1989).

Der Baroreflex als physiologische Grundlage der HaH wurde als Puzzlebaustein der endogenen stressinduzierten Hypoalgesie erkannt (Abb. 6.5). Die baroreflektorischen Afferenzen aktivieren sowohl das opioiderge als auch das monaminerge (Adr/NA) Netzwerk. Entsprechend weisen Hypertoniker eine höhere Konzentration von zirkulierenden Endorphinen und von Noradrenalin auf. Unter physiologischen Funktionsbedingungen besteht eine inverse Interaktion zwischen

- dem RR-Niveau in physischer Ruhe und der Schmerzsensitivität sowie
- der RR-Reaktion infolge akuter, intensiver Schmerzen und der Schmerzsensitivität.

Die negative Feedbackschleife des Baroreflexes als kurzfristige Komponente der kardiovaskulären Regulation interagiert mit den Schmerzmodulationssystemen im Hirnstamm. Daraus resultiert die hypertension-associated hypoalgesia (Ghione 1996), die im Tierexperiment gezeigt und infolge akuter Schmerzen beim gesunden wie kranken Menschen nachweisbar ist (Dworkin et al. 1979; Guasti et al. 2002; Pinho et al. 2011; Sacco et al. 2013; Granot et al. 2019). Der Grundmechanismus besteht in der gekoppelten baroreflektorischen Aktivierung des neurovegetativen Nervensystems und den schmerzhemmenden deszendierenden Systemen, wodurch höhere RR-Werte zur Minderung der nozizeptiven spinalen Erregungsübertragung führen. Die RR-abhängige Antinozizeption ist auch

- im Borderlinebereich nachweisbar (Schobel et al. 1998) und erstreckt sich bis in den normotensiven RR-Bereich hinein (Nascimento Rebelatto et al. 2017) und ist
- bei jungen Erwachsenen mit einer familiären Hochdruckanamnese der Eltern als auch jenen mit einer intensivierten RR-Stressreaktion (France 1999; Campell und Ditto 2002; France et al. 2005) zu finden.

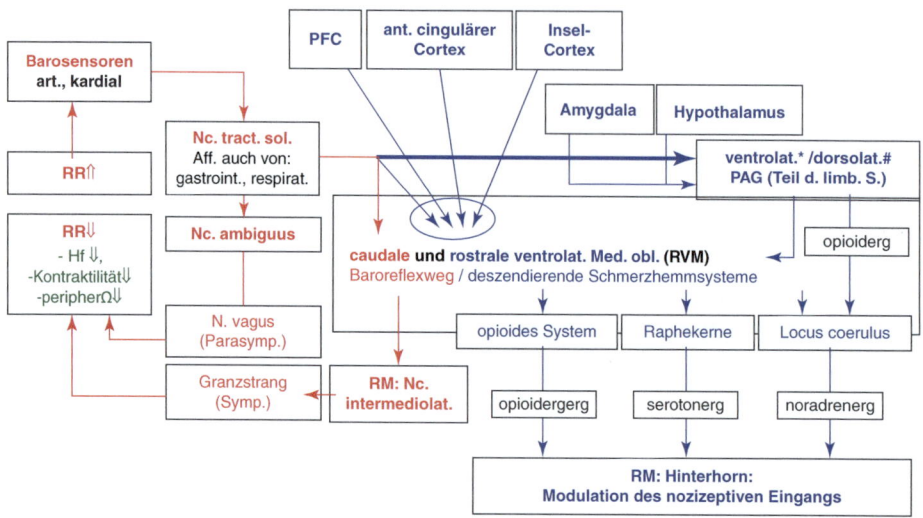

Abb. 6.5 Der Baroreflex als Baustein der endogenen stressbedingten Hypoalgesie. Links sind die Verschaltungen des Baroreflexes dargestellt. Ein RR-Anstieg wird durch die arteriellen und kardialen Barosensoren detektiert, und über den Nc. tract. sol. wird das neurovegetative Gleichgewicht zugunsten des Parasympathikus verschoben. Die gesteigerte vagale gemeinsam mit der geminderten sympathischen Aktivität begründen den Abfall der Hf, der kardialen Kontraktilität und des peripheren Wiederstandes. Der RR fällt. Die Afferenzen der Barosensoren werden vom Nc. trat. sol. auch zur caudalen und rostralen ventrolateralen Medulla oblongata und dem PAG projiziert, wodurch sie ein Funktionsbestandteil des endogenen stressinduzierten Analgesiesystems werden. Von höheren Gehirnstrukturen (PFC: präfrontaler Kortex, ant. cing. und Inselkortex, Amygdala, Hypothalamus) erhalten das ventrolaterale (vermittelt opioiderg Analgesie; beteiligt an Bewältigungsstrategien auf Schmerz mit veränderter Aktivität, Aufmerksamkeit) und dorsolaterale (vermittelt nicht opioiderg Analgesie; beteiligt an erhöhtem Sympathikotonus und seinen Folgen) PAG Impulse, die bevorzugt über die rostrale ventrale Medulla oblongata opioiderg, serotonerg und noradrenerg im Hinterhorn des Rückenmarks den nozizeptiven Afferenzeingang modulieren

Personen mit einer elternbedingten Disposition weisen bereits eine abgeschwächte Schmerzempfindlichkeit auf. Da eine Opioidblockade bei Frauen mit dieser Disposition die Schmerzbewertung steigert und im Gegensatz bei Männern die Schmerzschwellen erhöht, wurde zunächst die Schlussfolgerung gezogen, dass das Opioidsystem keinen direkten Einfluss auf dieses Ergebnis hat (France et al. 2005). Später wurde sowohl die Einbeziehung des opioidergen (Bruehl et al. 2010) als auch des noradrenegen Systems (Bruehl et al. 2008) gezeigt.

▶ **Wichtig** Es interagieren der arterielle RR und die Hf über einem negativen Feedback mit den Schmerzschwellen und der psychophysischen Schmerzempfindung.

In mehreren verschiedenen hypertensiven Tiermodellen (Ratten) mit gleichzeitiger chronischer Monarthritis können gegenüber jenen mit dieser Entzündung, aber normotonen RR-Werten, einheitlich höhere Berührungsschwellen (von Frey Haare) als auch eine geringere Fos-Expression im Hinterhorn durch schmerzhafte Stimulation nachgewiesen werden (Pinho et al. 2011). Ein Anstieg des RR um 20 % im hypertensiven Tiermodell führt zur Reduktion der c-Fos-Expression in den oberflächlichen Laminae I-II und den tiefen III-IV des Hinterhorns, und es finden sich gleichzeitig weniger Neuronen mit GABA-Rezeptoren, die Fos exprimieren. Eine Läsion der ventralen Medulla oblongata verhindert die veränderte Fos-Expression. So zeigt sie infolge des RR-Anstiegs über die deszendierende Hemmung aus der kaudalen ventrolateralen Medulla oblongata eine geminderte nozizeptive Aktivierung an (Morato et al. 2006).

Die analgetische Wirksamkeit pathologisch erhöhter RR-Werte ist offensichtlich permanent vorhanden, denn sie basiert zumindest bei spontan hypertensiven Ratten auf einer reduzierten Transmission nozizeptiver Afferenzen auf die WDR- und hochschwelligen Hinterhornneurone (Randich und Maixner 1984; Ghione 1996).

Die Wirksamkeit des Baroreflexes bzw. dessen Sensitivität, diagnostizierbar mittels der geringfrequenten Anteile an der Herzschlagfrequenzvariabilität (parasympathisch vermittelte respiratorische und baroreflektorische Aktivität) ist nach verschiedenen hochintensiven Belastungen bzw. jenen mit ermüdungsbedingtem Abbruch länger als 60 min reduziert (Laube 1990, 2009). Dies überdauert den EIH-Effekt deutlich, der bis zu maximal 30 min diagnostiziert werden kann. Der Baroreflex ist die Schnittstelle zwischen der Blutdruckregulation und dem Schmerzempfinden (Reyes del Paso et al. 2011).

▶ **Wichtig** Es kann gezeigt werden, dass chronische Schmerzen neben der Minderung der schmerzhemmenden und der Intensivierung der schmerzbahnenden Aktivitäten zum Hinterhorn auch mit einem Abfall der Baroreflexaktivität einhergehen. Dazu tragen stressbedingt das noradrenerge System (Lawler et al. 1991) und blutdruckabhängig ein Set von physiologischen und biochemischen Veränderungen an den Sensoren, der Endotheldysfunktion und der oxidative Stress (Chapleau et al. 2001) bei. Da alle diese Veränderungen und Faktoren durch die Adaptationen auf physische, insbesondere Ausdauerbelastungen positiv beeinflussbar sind, sind sie das Mittel der ersten Wahl, um die Schmerzsituation auch über eine adaptiv-basierte normalisierte RR-Regulation zu beeinflussen.

Fazit

Die „endogene Analgesie" ist als physiologische Leistung des Gehirns ein integrales Funktionsmerkmal jedes Handlungs- und Bewegungsprogramms. Die **CPM** ist das menschliche psychophysische Wahrnehmungs- und Verhaltenskorrelat der DNIC, einem spinobulbospinalen Mechanismus der Schmerzhemmung in Kombination mit höchsten Hirnarealen (s. Schmerzkomponenten). In der physiotherapeutischen Praxis ist sie eine partielle Komponente der Wirksamkeit, wenn die Intervention schmerzhaft ist. Die intensive Periostreizung ist direkt auf die Aktivierung des „Schmerz hemmt Schmerz"-Mechanismus ausgerichtet. Die **Offset-Analgesie** ist eine überproportionale Abnahme der Schmerzempfindung trotz geringer Abnahme der Reizintensität. Eine wesentliche Wirkungskomponente ist die Beteiligung des Belohnungssystems. Die Offset-Analgesie und die CPM-Analgesie unterliegen sehr differenten Mechanismen. Die **zeitliche Summation** quantifiziert die Wahrnehmung einer Serie schmerzhafter Stimulationen. Der **nozizeptive kutanomuskuläre Flexorreflex** ist ein polysynaptischer spinaler Reflex, der das Körperteil von der Schmerzquelle entfernt. Er ist ein reliabler Index der spinalen nozizeptiven Verarbeitung.

Die „**exercise induced hypoalgesia**" (EIH) wird bei schmerzfreien Personen während und nach intensiven statischen und dynamischen aeroben und Kraftbelastungen und infolge wenig intensiver, aber erschöpfender Belastungen hervorgerufen. Es gibt Gemeinsamkeiten, allerdings keine Übereinstimmung mit der CPM, wobei schmerzhafte Reizungen vor der physischen Belastung die EIH schmälern. Der Wirkungsmechanismus der EIH ist sehr komplex. Eingebungen sind in Abhängigkeit von den Belastungsparametern alle Schmerzhemmmechanismen. Gleichfalls ist die Stressachse wesentlich mit beteiligt. Auch Schmerzpatienten bilden häufig noch eine EIH aus, sodass die Wiederholung therapeutisch zur Reorganisation genutzt werden muss. Für die Entwicklung einer positiven Schmerztoleranz sind hohe bzw. ermüdende Trainingsbelastungen notwendig, weil erst intensive zerebrale sensomotorische Aktivitäten relevant die affektiv-emotionale und die bewertende-kognitive Schmerzkomponenten ansprechen und entwickeln. Es gilt: „Nur was beansprucht wird, bildet einen positiven Effekt aus".

Literatur

Anderson T, Lane AR, Hackney AC. Cortisol and testosterone dynamics following exhaustive endurance exercise. Eur J Appl Physiol. 2016;116(8):1503–9.

Bäumler M, Feller M, Krafft S, Schiffer M, Sommer J, Straube A, Weinges F, Ruscheweyh R. Learned control over spinal nociception: transfer and stability of training success in a long-term study. Clin Neurophysiol. 2017;128(12):2462–9. https://doi.org/10.1016/j.clinph.2017.09.109. Epub 2017 Oct 6.

Bertolini GRF, Rosa CT, Silva LI, Meireles A, Rocha BP. Use of resistance exercise as a factor antagonized by naloxone of analgesia in acute knee synovitis in Wistar rats. Rev Bras Med Esporte. 2012;18:126–9.

Bruehl S, Chung OY. Interactions between the cardiovascular and pain regulatory systems: an updated review of mechanisms and possible alterations in chronic pain. Neurosci Biobehav Rev. 2004;28:395–414.

Bruehl S, Chung OY, Diedrich L, Diedrich A, Robertson D. The relationship between resting blood pressure and acute pain sensitivity: effects of chronic pain and alpha-2 adrenergic blockade. J Behav Med. 2008;31:71–80.

Bruehl S, Burns JW, Chung OY, Magid E, Chont M, Gilliam W, Matsuura J, Somar K, Goodlad JK, Stone K, Cairl H. Hypoalgesia associated with elevated resting blood pressure: evidence for endogenous opioid involvement. J Behav Med. 2010;33:168–76.

Cadden SW, Villanueva L, Chitour D, Le Bars D. Depression of activities of dorsal horn convergent neurones by propriospinal mechanisms triggered by noxious inputs; comparison with diffuse noxious inhibitory controls (DNIC). Brain Res. 1983;275(1):1–11.

Campbell TS, Ditto B. Exaggeration of blood pressure-related hypoalgesia and reduction of blood pressure with low frequency transcutaneous electrical nerve stimulation. Psychophysiology. 2002;39:473–81. [PubMed: 12212639].

Chapleau MW, Li Z, Meyrelles SS, Ma X, Abboud FM. Mechanisms determining sensitivity of baroreceptor afferents in health and disease. Ann N Y Acad Sci. 2001;940:1–19.

Clauw DJ. What is the meaning of „small fiber neuropathy" in fibromyalgia? Pain. 2015;156(11): 2115–6. [PubMed: 26307862].

Cook DB, O'Connor PJ, Eubanks SA, Smith JC, Lee M. Naturally occurring muscle pain during exercise: assessment and experimental evidence. Med Sci Sports Exerc. 1997;29:999–1012. [PubMed: 9268956].

Courtney CA, Witte PO, Chmell SJ, Hornby TG. Heightened flexor withdrawal response in individuals with knee osteoarthritis is modulated by joint compression and joint mobilization. J Pain. 2010;11(2):179–85. https://doi.org/10.1016/j.jpain.2009.07.005. Epub 2009 Nov 27.

Crombie KM, Brellenthin AG, Hillard CJ, Koltyn KF. Endocannabinoid and opioid system interactions in exercise-induced hypoalgesia. Pain Med. 2018;19(1):118–23.

Derbyshire SW, Osborn J. Enhancement of offset analgesia during sequential testing. Eur J Pain. 2008;12:980–9.

Derbyshire SW, Osborn J. Offset analgesia is mediated by activation in the region of the periaqueductal grey and rostral ventromedial medulla. NeuroImage. 2009;47:1002–6. [PubMed:19375510].

Dietrich A, McDaniel WF. Endocannabinoids and Exercise. Br J Sports Med. 2004;38(5):536–41.

Duschek S, Mück I, Reyes Del Paso GA. Relationship between baroreceptor cardiac reflex sensitivity and pain experience in normotensive individuals. Int J Psychophysiol. 2007;65(3):193–200.

Dworkin BR, Filewich RJ, Miller NE, Craigmyle N, Pickering TG. Baroreceptor activation reduces reactivity to noxious stimulation: implications for hypertension. Science. 1979;205(4412): 1299–301.

Dworkin BR, Elbert T, Rau H, Birbaumer N, Pauli P, Droste C, Brunia CH. Central effects of baroreceptor activation in humans: attenuation of skeletal reflexes and pain perception. Proc Natl Acad Sci U S A. 1994;91:6329–33.

Edwards RR, Fillingim RB, Ness TJ. Age-related differences in endogenous pain modulation: a comparison of diffuse noxious inhibitory controls in healthy older and younger adults. Pain. 2003;101:155–65.

Ellingson LD, Koltyn KF, Kim JS, Cook DB. Does exercise induce hypoalgesia through conditioned pain modulation? Psychophysiology. 2014;51(3):267–76. https://doi.org/10.1111/psyp.12168. Epub 2013 Dec 20.

Fingleton C, Smart K, Doody C, Dip T. Exercise-induced hypoalgesia in people with knee osteoarthritis with normal and abnormal conditioned pain modulation. Clin J Pain. 2017;33:395–404.

Foerster BR, Petrou M, Edden RA, Sundgren PC, Schmidt-Wilcke T, Lowe SE, Harte SE, Clauw DJ, Harris RE. Reduced insular gamma-aminobutyric acid in fibromyalgia. Arthritis Rheum. 2012;64(2):579–83. [PubMed: 21913179].

France CR. Decreased pain perception and risk for hypertension: considering a common physiological mechanism. Psychophysiology. 1999;36:683–92. [PubMed: 10554582].

France CR, al'Absi M, Ring C, France J, Brose J, Spaeth D, Harju A, Nordehn G, Wittmers LE. Assessment of opiate modulation of pain and nociceptive responding in young adults with a parental history of hypertension. Biol Psychol. 2005;70:168–74. [PubMed: 15936866].

Fuss J, Steinle J, Bindila L, Auer MK, Kirchherr H, Lutz B, Gass P. A runner's high depends on cannabinoid receptors in mice. Proc Natl Acad Sci U S A. 2015;112(42):13105–8.

Gajsar H, Nahrwold K, Titze C, Hasenbring MI, Vaegter HB. Exercise does not produce hypoalgesia when performed immediately after a painful stimulus. Scand J Pain. 2018;18(2):311–20.

Gallez A, Albanese MC, Rainville P, Duncan GH. Attenuation of sensory and affective responses to heat pain: evidence for contralateral mechanisms. J Neurophysiol. 2005;94(5):3509–15.

Ghione S. Hypertension-associated hypalgesia. Evidence in experimental animals and humans, pathophysiological mechanisms, and potential clinical consequences. Hypertension. 1996;28(3): 494–504.

Gopalakrishnan R, Burgess RC, Plow EB, Floden DP, Machado AG. A magnetoencephalography study of multi-modal processing of pain anticipation in primary sensory cortices. Neuroscience. 2015;304:176–89. https://doi.org/10.1016/j.neuroscience.2015.07.049. Epub 2015 Jul 23.

Granot M, Weissman-Fogel I, Crispel Y, Pud D, Granovsky Y, Sprecher E, Yarnitsky D. Determinants of endogenous analgesia magnitude in a diffuse noxious inhibitory control (DNIC) paradigm: do conditioning stimulus painfulness, gender and personality variables matter? Pain. 2008;136(1–2):142–9.

Granot M, Dagul P, Aronson D. Resting blood pressure modulates chest pain intensity in patients with acute myocardial infarction. Pain Rep. 2019;4(3):e714. https://doi.org/10.1097/PR9.0000000000000714. eCollection 2019 May–Jun.

Grill JD, Coghill RC. Transient analgesia evoked by noxious stimulus offset. J Neurophysiol. 2002;87:2205–8.

Guasti L, Zanotta D, Mainardi LT, Petrozzino MR, Grimoldi P, Garganico D, Diolisi A, Gaudio G, Klersy C, Grandi AM, Simoni C, Cerutti S. Hypertension-related hypoalgesia, autonomic function and spontaneous baroreflex sensitivity. Auton Neurosci. 2002;99(2):127–33.

Guindon J, Hohmann AG. The endocannabinoid system and pain. CNS Neurol Disord Drug Targets. 2009;8:403–21. [PubMed: 19839937].

Harper DE, Schrepf A, Clauw DJ. Pain mechanisms and centralized pain in temporomandibular disorders. J Dent Res. 2016;95(10):1102–8. [PubMed: 27422858].

Hassett AL, Clauw DJ, Williams DA. Premature Aging in Fibromyalgia. Curr Aging Sci. 2015; 8(2):178–85.

Harte SE, Ichesco E, Hampson JP, Peltier SJ, Schmidt-Wilcke T, Clauw DJ, Harris RE. Pharmacologic attenuation of cross-modal sensory augmentation within the chronic pain insula. Pain. 2016;157(9):1933–45. [PubMed: 27101425].

Hermans L, Van Oosterwijck J, Goubert D, Goudman L, Crombez G, Calders P, Meeus M. Inventory of personal factors influencing conditioned pain modulation in healthy people: a systematic literature review. Pain Pract. 2016a;16:758–69.

Hermans L, Calders P, Van Oosterwijck J, Verschelde E, Bertel E, Meeus M. An overview of offset analgesia and the comparison with conditioned pain modulation: s systematic literature review. Pain Physician. 2016b;19(6):307–26.

Herrero JF, Laird JM, Lopez-Garcia JA. Wind-up of spinal cord neurones and pain sensation: much ado about something? Prog Neurobiol. 2000;61:169–203. [PubMed: 10704997].

Heyman E, Gamelin F-X, Goekint M, Piscitelli F, Roelands B, Leclair E, Di Marzo V, Meeusen R. Intense exercise increases circulating endocannabinoid and BDNF levels in humans – possible implications for reward and depression. Psychoneuroendocrinology. 2012;37:844–51. [PubMed: 22029953].

Hoeger Bement MK, Dicapo J, Rasiarmos R, Hunter SK. Dose response of isometric contractions on pain perception in healthy adults. Med Sci Sports Exerc. 2008;40(11):1880–9. [PubMed:18845975].

Hohmann AG, Suplita RL. Endocannabinoid mechanisms of pain modulation. AAPS J. 2006;8: E693–708. [PubMed: 17233533].

Hollins M, Harper D, Gallagher S, Owings EW, Lim PF, Miller V, Siddiqi MQ, Maixner W. Perceived intensity and unpleasantness of cutaneous and auditory stimuli: an evaluation of the generalized hypervigilance hypothesis. Pain. 2009;141(3):215–21. [PubMed: 19121558].

Hughes L, Patterson SD. Low intensity blood flow restriction exercise: rationale for a hypoalgesia effect. Med Hypotheses. 2019;132:109370.

Janal MN, Colt EW, Clark WC, Glusman M. Pain sensitivity, mood and plasma endocrine levels in man following long-distance running: effects of naloxone. Pain. 1984;19:13–25.

Kairys AE, Schmidt-Wilcke T, Puiu T, Ichesco E, Labus JS, Martucci K, Farmer MA, Ness TJ, Deutsch G, Mayer EA, Mackey S, Apkarian AV, Maravilla K, Clauw DJ, Harris RE. Increased brain gray matter in the primary somatosensory cortex is associated with increased pain and mood disturbance in patients with interstitial cystitis/painful bladder syndrome. J Urol. 2015;193(1):131–7. [PubMed: 25132239].

Kami K, Tajima F, Senba E. Exercise-induced hypoalgesia: potential mechanisms in animal models of neuropathic pain. Anat Sci Int. 2017;92(1):79–90. Epub 2016 Aug 2.

Kami K, Tajima F, Senba E. Activation of msolimbic reward system via laterodorsal tegmental nucleus and hypothalamus in exercise-induced hypoalgesia. Sci Rep. 2018;8(1):11540.

Kemppainen P, Paalasmaa P, Pertovaara A, Alila A, Johansson G. Dexamethasone attenuates exercise-induced dental analgesia in man. Brain Res. 1990;519(1–2):329–32.

Koltyn KF. Analgesia following exercise: a review. Sports Med. 2000;29:85–98.

Koltyn KF, Umeda M. Exercise, hypoalgesia and blood pressure. Sports Med. 2006;36(3):207–14.

Koltyn KF, Garvin AW, Gardiner RL, Nelson TF. Perception of pain following aerobic exercise. Med Sci Sports Exerc. 1996;28(11):1418–21.

Koltyn KF, Trine MR, Stegner AJ, Tobar DA. Effect of isometric exercise on pain perception and blood pressure in men and women. Med Sci Sports Exerc. 2001;33:282–90.

Koltyn KF, Knauf MT, Brellenthin AG. Temporal summation of heat pain modulated by isometric exercise. Eur J Pain. 2013;17:1005–11. [PubMed: 23239238].

Koltyn KF, Brellenthin AG, Cook DB, Sehgal N, Hillard C. Mechanisms of exercise-induced hypoalgesia. J Pain. 2014;15(12):1294–304. https://doi.org/10.1016/j.jpain.2014.09.006.

Kosek E, Martinsen S, Gerdle B, Mannerkorpi K, Löfgren M, Bileviciute-Ljungar I, Fransson P, Schalling M, Ingvar M, Ernberg M, Jensen KB. The translocator protein gene is associated with symptom severity and cerebral pain processing in fibromyalgia. Brain Behav Immun. 2016;58:218–27.

Krafft S, Göhmann HD, Sommer J, Straube A, Ruscheweyh R. Learned control over spinal nociception in patients with chronic back pain. Eur J Pain. 2017;21(9):1538–49. https://doi.org/10.1002/ejp.1055. Epub 2017 May 24.

Kutch JJ, Ichesco E, Hampson JP, Labus JS, Farmer MA, Martucci KT, Ness TJ, Deutsch G, Apkarian AV, Mackey SC, Klumpp DJ, Schaeffer AJ, Rodriguez LV, Kreder KJ, Buchwald D, Andriole GL, Lai HH, Mullins C, Kusek JW, Landis JR, Mayer EA, Clemens JQ, Clauw DJ, Harris RE, Network MR. Brain signature and functional impact of centralized pain: a multidisciplinary approach to the study of chronic pelvic pain (MAPP) network study. Pain. 2017;158(10):1979–91. [PubMed: 28692006].

Lariviere M, Goffaux P, Marchand S, Julien N. Changes in pain perception and descending inhibitory controls start at middle age in healthy adults. Clin J Pain. 2007;23:506–10.

Laube W. Zur Rückführung des vegetativ-chronotropen Tonus, der Erholung im neuromuskulären System und den Wechselbeziehungen zwischen beiden Funktionssystemen nach Auslösung einer identischen anaeroben Stoffwechselsituation durch verschiedene Belastungsarten. Dissertation B (Dr. med. sc.). Humboldt-Universität zu Berlin, Bereich Medizin Charité, Physiologisches Institut; 1990.

Laube W. Physiologie des Zyklus Belastung – Beanspruchung – Ermüdung – Erholung – Adapatation. In: Laube W, Herausgeber. Sensomotorisches System. Stuttgart/New York: Thieme; 2009. S. 499–555.

Laube W. Muskelaktivität: Prägung des ZNS und endokrine Funktion – somatische oder degenerativ-nozizeptive Körperstruktur. Man Med (Themenheft Muskel). 2013;51(2):141–50. https://doi.org/10.1007/s00337-012-0989-1.

Laube W. Sensomotorik und Schmerz. Heidelberg: Springer;2020.

Lawler JE, Sanders BJ, Cox RH, O'Connor EF. Baroreflex function in chronically stressed borderline hypertensive rats. Physiol Behav. 1991;49:539–42.

Le Bars D, Dickenson AH, Besson JM. Diffuse noxious inhibitory controls (DNIC). I. effects on dorsal horn convergent neurones in the rat. Pain. 1979a;6:283–304.

Le Bars D, Dickenson AH, Besson JM. Diffuse noxious inhibitory controls (DNIC). II. Lack of effect on non-convergent neurones, supraspinal involvement and theoretical implications. Pain. 1979b;6:305–27.

Le Bars D, Chitour D, Kraus E, Dickenson AH, Besson JM. Effect of naloxone upon diffuse noxious inhibitory controls (DNIC) in the rat. Brain Res. 1981;204:387–402.

Le Bars D, Villanueva L, Bouhassira D, Willer JC. Diffuse noxious inhibitory controls (DNIC) in animals and in man. Patol Fiziol Eksp Ter. 1992;4:55–65.

Lee M, Silverman SM, Hansen H, Patel VB, Manchikanti K. A comprehensive review of opioid-induced hyperalgesia. Pain Physician. 2011;14(2):145–61.

Lemley KJ, Drewek B, Hunter SK, Hoeger Bement MK. Pain relief after isometric exercise is not task-dependent in older men and women. Med Sci Sports Exerc. 2014;46(1):185–91.

Lemley KJ, Hunter SK, Bement MK. Conditioned pain modulation predicts exercise-induced hypoalgesia in healthy adults. Med Sci Sports Exerc. 2015;47(1):176–84. [PubMed: 24870571].

Lewis GN, Rice DA, McNair PJ. Conditioned pain modulation in populations with chronic pain: a systematic review and metaanalysis. J Pain. 2012;13:936–44.

Ligato D, Petersen KK, Mørch CD, Arendt-Nielsen L. Offset analgesia: the role of peripheral and central mechanisms. Eur J Pain. 2018;22(1):142–9.

Lim EC, Sterling M, Stone A, Vicenzino B. Central hyperexcitability as measured with nociceptive flexor reflex threshold in chronic musculoskeletal pain: a systematic review. Pain. 2011;152(8):1811–20. https://doi.org/10.1016/j.pain.2011.03.033. Epub 2011 Apr 27.

Lim ECW, Sterling M, Pedler A, Coombes BK, Vicenzino B. Evidence of spinal cord hyperexcitability as measured with nociceptive flexion reflex (NFR) threshold in chronic lateral epicondylalgia with or without a positive neurodynamic test. J Pain. 2012;13(7):676–84. https://doi.org/10.1016/j.jpain.2012.04.005. Epub 2012 Jun 9.

Lima LV, Abner TSS, Sluka KA. Does exercise increase or decrease pain? Central mechanisms underlying these two phenomena. J Physiol. 2017a;595(13):4141–50. https://doi.org/10.1113/JP273355. Epub 2017 May 26.

Lima LV, DeSantana JM, Rasmussen LA, Sluka KA. Short-duration physical activity prevents the development of activity-induced hyperalgesia through opioid and serotoninergic mechanisms. Pain. 2017b;158(9):1697–710.

Liu XG, Morton CR, Azkue JJ, Zimmermann M, Sandkühler J. Long-term depression of C-fibreevoked spinal field potentials by stimulation of primary afferent Ad-fibres in the adult rat. Eur J Neurosci. 1998;10:3069–75. [PubMed: 9786201].

Lopez-Sola M, Pujol J, Wager TD, Garcia-Fontanals A, Blanco-Hinojo L, Garcia-Blanco S, Poca-Dias V, Harrison BJ, Contreras-Rodriguez O, Monfort J, Garcia-Fructuoso F, Deus J. Altered functional magnetic resonance imaging responses to nonpainful sensory stimulation in fibromyalgia patients. Arthritis Rheum. 2014;66(11):3200–9. [PubMed: 25220783].

Marinelli S, Vaughan CW, Schnell SA, Wessendorf MW, Christie MJ. Rostral ventromedial medulla neurons that project to the spinal cord express multiple opioid receptor phenotypes. J Neurosci. 2002;22(24):10847–55.

Martin WJ, Gupta NK, Loo CM, Rohde DS, Basbaum AI. Differential effects of neurotoxic destruction of descending noradrenergic pathways on acute and persistent nociceptive processing. Pain. 1999;80(1–2):57–65.

Martucci KT, Eisenach JC, Tong C, Coghill RC. Opioid-independent mechanisms supporting offset analgesia and temporal sharpening of nociceptive information. Pain. 2012;153:1232–43. [PubMed: 22503222].

Mauderli AP, Vierck CJ, Cannon RL, Rodrigues A, Shen C. Relationships between skin temperature and temporal summation of heat and cold pain. J Neurophysiol. 2003;90:100–9. [PubMed: 12843304].

Millan MJ. Descending control of pain. Prog Neurobiol. 2002;66(6):355–474.

Moont R, Crispel Y, Lev R, Pud D, Yarnitsky D. Temporal changes in cortical activation during conditioned pain modulation (CPM), a LORETA study. Pain. 2011;152(7):1469–77. Epub 2011 Feb 19.

Moont R, Crispel Y, Lev R, Pud D, Yarnitsky D. Temporal changes in cortical activation during distraction from pain: a comparative LORETA study with conditioned pain modulation. Brain Res. 2012;1435:105–17. https://doi.org/10.1016/j.brainres.2011.11.056. Epub 2011 Dec 6.

Morato M, Pinho D, Sousa T, Tavares I, Albino-Teixeira A. Inhibition of nociceptive responses of spinal cord neurones during hypertension involves the spinal GABAergic system and a pain modulatory center located at the caudal ventrolateral medulla. J Neurosci Res. 2006;83(4):647–55.

Morgan MM, Sohn JH, Lohof AM, Ben-Eliyahu S, Liebeskind JC. Characterization of stimulation-produced analgesia from the nucleus tractus solitarius in the rat. Brain Res. 1989;486(1):175–80.

Nahman-Averbuch H, Granovsky Y, Coghill RC, Yarnitsky D, Sprecher E, Weissman-Fogel I. Waning of ‚conditioned pain modulation': a novel expression of subtle pronociception in migraine. Headache 2e J Head Face Pain. 2013;53(7):1104–15.

Nahman-Averbuch H, Martucci KT, Granovsky Y, Weissman-Fogel I, Yarnitsky D, Coghill RC. Distinct brain mechanisms support spatial vs temporal filtering of nociceptive information. Pain. 2014;155(12):2491–501. https://doi.org/10.1016/j.pain.2014.07.008. Epub 2014 Jul 15.

Napadow V, Kim J, Clauw DJ, Harris RE. Decreased intrinsic brain connectivity is associated with reduced clinical pain in fibromyalgia. Arthritis Rheum. 2012;64(7):2398–403. [PubMed:22294427].

Nascimento Rebelatto M, Alburquerque-Sendín F, Guimarães JF, Salvini TF. Pressure pain threshold is higher in hypertensive compared with normotensive older adults: a case-control study. Geriatr Gerontol Int. 2017;17(6):967–72. https://doi.org/10.1111/ggi.12824. Epub 2016 Jun 15.

Naugle KM, Fillingim RB, Riley JL 3rd. A meta-analytic review of the hypoalgesic effects of exercise. J Pain. 2012;13(12):1139–50. https://doi.org/10.1016/j.jpain.2012.09.006. Epub 2012 Nov 8.

Naugle KM, Cruz-Almeida Y, Fillingim RB, Riley JL 3rd. Offset analgesia is reduced in older adults. Pain. 2013;154(11):2381–7.

Naugle KM, Naugle KE, Fillingim RB, Samuels B, Riley JL 3rd. Intensity thresholds for aerobic exercise-induced hypoalgesia. Med Sci Sports Exerc. 2014;46(4):817–25.

Nielsen J, Arendt-Nielsen L. The importance of stimulus configuration for temporal summation of first and second pain to repeated heat stimuli. Eur J Pain. 1998;2:329–41. [PubMed: 10700328].

Niesters M, Dahan A, Swartjes M, Noppers I, Fillingim RB, Aarts L, Sarton EY. Effect of ketamine on endogenous pain modulation in healthy volunteers. Pain. 2011;152:656–63. [PubMed: 21237568].

Niesters M, Proto PL, Aarts L, Sarton EY, Drewes AM, Dahan A. Tapentadol potentiates descending pain inhibition in chronic pain patients with diabetic polyneuropathy. Br J Anaesth. 2014;113:148–56.

O'Brien EM, Atchison JW, Gremillion HA, Waxenberg LB, Robinson ME. Somatic focus/awareness: relationship to negative affect and pain in chronic pain patients. Eur J Pain. 2008;12(1):104–15. [PubMed: 17524684].

Oosterwijck JV, Marusic U, De Wandele I, Paul L, Meeus M, Moorkens G, Lambrecht L, Danneels L, Nijs J. The role of autonomic function in exercise-induced endogenous analgesia: a case-control study in myalgic encephalomyelitis/chronic fatigue syndrome and healthy people. Pain Physician. 2017;20(3):E389–99.

Pacheco D, Klein A, Perez A, et al. The m-opioid receptor agonist morphine, but not agonists at gabba- or delta-opioid receptors, induces peripheral antinociception mediated by cannabinoid receptors. Br J Pharmacol. 2008;154(5):1143–9.

Pacheco D, Klein A, Perez AC, et al. Central antinociception induced by mu-opioid receptor agonist morphine, but not delta- or kappa-, is mediated by cannabinoid CB1 receptor. Br J Pharmacol. 2009;158(1):225–31.

Pareja-Blanco F, Rodríguez-Rosell D, González-Badillo JJ. Time course of recovery from resistance exercise before and after a training program. J Sports Med Phys Fitness. 2019;59(9):1458–65.

Piché M, Arsenault M, Rainville P. Cerebral and cerebrospinal processes underlying counterirritation analgesia. J Neurosci. 2009;29:14236–46. [PubMed: 19906971].

Pinho D, Morato M, Couto MR, Marques-Lopes J, Tavares I, Albino-Teixeira A. Does chronic pain alter the normal interaction between cardiovascular and pain regulatory systems? Pain modulation in the hypertensive-monoarthritic rat. J Pain. 2011;12(2):194–204. https://doi.org/10.1016/j.jpain.2010.06.009. Epub 2010 Aug 23.

Polaski AM, Phelps AL, Kostek MC, Szucs KA, Kolber BJ. Exercise-induced hypoalgesia: a meta-analysis of exercise dosing for the treatment of chronic pain. PLoS One. 2019;14(1):e0210418. https://doi.org/10.1371/journal.pone.0210418. eCollection 2019.

Powell J, DiLeo T, Roberge R, Coca A, Kim JH. Salivary and serum cortisol levels during recovery from intense exercise and prolonged, moderate exercise. Biol Sport. 2015;32(2):91–5.

Price DD, Hu JW, Dubner R, Gracely RH. Peripheral suppression of first pain and central summation of second pain evoked by noxious heat pulses. Pain. 1977;3:57–68. [PubMed: 876667].

Raichlen DA, Foster AD, Gerdeman GL, Seillier A, Giuffrida A. Wired to run: exercise-induced endocannabinoid signaling in humans and cursorial mammals with implications for the „runner's high". J Exp Biol. 2012;215:1331–6. [PubMed: 22442371].

Raichlen DA, Foster AD, Seillier A, Giuffrida A, Gerdeman GL. Exercise-induced endocannabinoid signaling is modulated by intensity. Eur J Appl Physiol. 2013;13:869–75. [PubMed: 22990628].

Ram KC, Eisenberg E, Haddad M, Pud D. Oral opioid use alters DNIC but not cold pain perception in patients with chronic pain: new perspective of opioidinduced hyperalgesia. Pain. 2008;139:431–8.

Randich A, Maixner W. Interactions between cardiovascular and pain regulatory systems. Neurosci Biobehav Rev. 1984;8:343–67.

Reyes del Paso GA, Garrido S, Pulgar A, Duschek S. Autonomic cardiovascular control and responses to experimental pain stimulation in fibromyalgia syndrome. J Psychosom Res. 2011;70:125–34.

Riley JL, Cruz-Almeida Y, Glover TL, King CD, Goodin BR, Sibille KT, Bartley EJ, Herbert MS, Sotolongo A, Fessler BJ, Redden DT, Staud R, Bradley LA, Fillingim RB. Age and race effects on pain sensitivity and modulation among middle-aged and older adults. J Pain. 2014;15:272–82.

Ring C, Edwards L, Kavussanu M. Effects of isometric exercise on pain are mediated by blood pressure. Biol Psychol. 2008;78:123–8.

Rohde J. Untersuchung und Therapie am Periost. Zur segmentalen Innervation des Periostes. Man Med. 2009;47:334–42. https://doi.org/10.1007/s00337-009-0702-1.

Rohde J. Schmerztherapie über das Periost. Man Med. 2010;48:447–53. https://doi.org/10.1007/s00337-010-0808-5.

Ruscheweyh R, Weinges F, Schiffer M, Bäumler M, Feller M, Krafft S, Straube A, Sommer J, Marziniak M. Control over spinal nociception as quantified by the nociceptive flexor reflex (RIII reflex) can be achieved under feedback of the RIII reflex. Eur J Pain. 2015a;19(4):480–9.

Ruscheweyh R, Bäumler M, Feller M, Krafft S, Sommer J, Straube A. Learned control over spinal nociception reduces supraspinal nociception as quantified by late somatosensory evoked potentials. Pain. 2015b;156(12):2505–13. https://doi.org/10.1097/j.pain.0000000000000327.

Rustamov N, Tessier J, Provencher B, Lehmann A, Piché M. Inhibitory effects of heterotopic noxious counter-stimulation on perception and brain activity related to Aβ-fibre activation. Eur J Neurosci. 2016;44(1):1771–8. https://doi.org/10.1111/ejn.13258. Epub 2016 Jun 1.

Saccò M, Meschi M, Regolisti G, Detrenis S, Bianchi L, Bertorelli M, Pioli S, Magnano A, Spagnoli F, Giuri PG, Fiaccadori E, Caiazza A. The relationship between blood pressure and pain. J Clin Hypertens (Greenwich). 2013;15(8):600–5. https://doi.org/10.1111/jch.12145. Epub 2013 Jun 10.

Schmitt A, Wallat D, Stangier C, Martin JA, Schlesinger-Irsch U, Boecker H. Effects of fitness level and exercise intensity on pain and mood responses. Eur J Pain. 2020;24(3):568–79.

Schobel HP, Hanwerker HO, Schmieder RE, Heusser K, Dominiak P, Luft FC. Effects of naloxone on hemodynamic and sympathetic nerve responses to pain in normotensives vs. borderline hypertensive men. J Auton Nerv Syst. 1998;69:49–55. [PubMed: 9672123].

Schomburg ED, Steffens H, Pilyavskii AI, Maisky VA, Brück W, Dibaj P, Sears TA. Long lasting activity of nociceptive muscular afferents facilitates bilateral flexion reflex pattern in the feline spinal cord. Neurosci Res. 2015;95:51–8. https://doi.org/10.1016/j.neures.2015.01.003. Epub 2015 Jan 20.

Schrepf A, Harper DE, Harte SE, Wang H, Ichesco E, Hampson JP, Zubieta JK, Clauw DJ, Harris RE. Endogenous opioidergic dysregulation of pain in fibromyalgia: a PET and fMRI study. Pain. 2016;157(10):2217–25. [PubMed: 27420606].

Seminowicz DA, Labus JS, Bueller JA, Tillisch K, Naliboff BD, Bushnell MC, Mayer EA. Regional gray matter density changes in brains of patients with irritable bowel syndrome. Gastroenterology. 2010;139(1):48–57.e2. [PubMed: 20347816].

Senba E, Kami K. A new aspect of chronic pain as a lifestyle-related disease. Neurobiol Pain. 2017;1:6–15. eCollection Jan–Jul 2017.

Silverman SM. Opioid induced hyperalgesia: clinical implications for the pain practitioner. Pain Physician. 2009;12(3):679–84.

Smith A, López-Solà M, McMahon K, Pedler A, Sterling M. Multivariate pattern analysis utilizing structural or functional MRI-in individuals with musculoskeletal pain and healthy controls: a systematic review. Semin Arthritis Rheum. 2017;47(3):418–31.

Smith AD, Jull G, Schneider G, Frizzell B, Hooper RA, Sterling M. A comparison of physical and psychological features of responders and non-responders to cervical facet blocks in chronic whiplash. BMC Musculoskelet Disord. 2013;14:313. https://doi.org/10.1186/1471-2474-14-313.

Sparling PB, Giuffrida A, Piomelli D, Rosskopf L, Dietrich A. Exercise activates the endocannabinoid system. Neuroreport. 2003;14:2209–11. [PubMed: 14625449].

Sprenger C, Bingel U, Büchel C. Treating pain with pain: supraspinal mechanisms of endogenous analgesia elicited by heterotopic noxious conditioning stimulation. Pain. 2011;152:428–39. [PubMed: 21196078].

Staud R, Vierck CJ, Cannon RL, Mauderli AP, Price DD. Abnormal sensitization and temporal summation of second pain (wind-up) in patients with fibromyalgia syndrome. Pain. 2001;91(1–2):165–75.

Staud R, Cannon RC, Mauderli AP, Robinson ME, Price DD, Vierck CJ Jr. Temporal summation of pain from mechanical stimulation of muscle tissue in normal controls and subjects with fibromyalgia syndrome. Pain. 2003;102(1–2):87–95.

Stolzman S, Bement MH. Does exercise decrease pain via conditioned pain modulation in adolescents? Pediatr Phys Ther. 2016;28(4):470–3. https://doi.org/10.1097/PEP.0000000000000312.

Suzan E, Midbari A, Treister R, Haddad M, Pud D, Eisenberg E. Oxycodone alters temporal summation but not conditioned pain modulation: preclinical findings and possible relations to mechanisms of opioid analgesia. Pain. 2013;154:1413–8.

Suzan E, Treister R, Pud D, Haddad M, Eisenberg E. The effect of hydromorphone therapy on psychophysical measurements of the descending inhibitory pain systems in patients with chronic radicular pain. Pain Med. 2015;16:168–75.

Taylor BK, Roderick RE, Basbaum AI. Brainstem noradrenergic control of nociception is abnormal in the spontaneously hypertensive rat. Neurosci Lett. 2000;291(3):139–42.

Taylor BK, Roderick RE, St Lezin E, Basbaum AI. Hypoalgesia and hyperalgesia with inherited hypertension in the rat. Am J Physiol Regul Integr Comp Physiol. 2001;280(2):R345–54.

Terkelsen AJ, Andersen OK, Mølgaard H, Hansen J, Jensen TS. Mental stress inhibits pain perception and heart rate variability but not a nociceptive withdrawal reflex. Acta Physiol Scand. 2004;180(4):405–14. https://doi.org/10.1111/j.1365-201X.2004.01263.x.

Thoren P, Floras JS, Hoffmann P, Seals DR. Endorphins and exercise: physiological mechanisms and clinical implications. Med Sci Sports Exerc. 1990;22(4):417–28.

Tour J, Löfgren M, Mannerkorpi K, Gerdle B, Larsson A, Palstam A, Bileviciute-Ljungar I, Bjersing J, Martin I, Ernberg M, Schalling M, Kosek E. Gene-to-gene interactions regulate endogenous pain modulation in fibromyalgia patients and healthy controls-antagonistic effects between opioid and serotonin-related genes. Pain. 2017;158(7):1194–203.

Umeda M, Newcomb LW, Ellingson LD, Koltyn KF. Examination of the dose-response relationship between pain perception and blood pressure elevations induced by isometric exercise in men and women. Biol Psychol. 2010;85:90–6.

Vaegter HB, Handberg G, Graven-Nielsen T. Similarities between exercise-induced hypoalgesia and conditioned pain modulation in humans. Pain. 2014;155(1):158–67.

Vaegter HB, Handberg G, Graven-Nielsen T. Hypoalgesia after exercise and the cold pressor test is reduced in chronic musculoskeletal pain patients with high pain sensitivity. Clin J Pain. 2016;32(1):58–69.

Vaegter HB, Dørge DB, Schmidt KS, Jensen AH, Graven-Nielsen T. Test-retest reliabilty of exercise-induced hypoalgesia after aerobic exercise. Pain Med. 2018;19(11):2212–22. https://doi.org/10.1093/pm/pny009.

Vierck CJ, Cannon RL, Fry G, Maixner W, Whitsel BL. Characteristics of temporal summation of second pain sensations elicited by brief contact of glabrous skin by a preheated thermode. J Neurophysiol. 1997;78:992–1002. [PubMed: 9307129].

Vierck CJ, Mauderli AP, Riley JL III. Relationships between the intensity and duration of Peltier heat stimulation and pain magnitude. Exp Brain Res. 2013a;225:339–48. [PubMed: 23423165].

Vierck CJ, Whitsel BL, Favorov OV, Brown AW, Tommerdahl M. Role of primary somatosensory cortex in the coding of pain. PAIN®. 2013b;154:334–44. [PubMed: 23245864].

Vierck CJ Jr, Staud R, Price DD, et al. The effect of maximal exercise on temporal summation of second pain (windup) in patients with fibromyalgia syndrome. J Pain. 2001;2:334–44.

Villanueva L, Chitour D, Le Bars D. Involvement of the dorsolateral funiculus in the descending spinal projections responsible for diffuse noxious inhibitory controls in the rat. J Neurophysiol. 1986a;56(4):1185–95.

Villanueva L, Peschanski M, Calvino B, Le Bars D. Ascending pathways in the spinal cord involved in triggering of diffuse noxious inhibitory controls in the rat. J Neurophysiol. 1986b;55(1): 34–55.

Vogler P. Periostbehandlung. Stuttgart: Thieme;1953.

Vogler P, Krauß H. Periostbehandlung – Kolonbehandung. Zwei reflextherapeutische Methoden. Stuttgart: Thieme;1980.

Wakaizumi K, Kondo T, Hamada Y, Narita M, Kawabe R, Narita H, Watanabe M, Kato S, Senba E, Kobayashi K, Kuzumaki N, Yamanaka A, Morisaki H, Narita M. Involvement of mesolimbic dopaminergic network in neuropathic pain relief by treadmill exercise: a study for specific neural control with Gi-DREADD in mice. Mol Pain. 2016;12:1–11.

Walker JM, Hohmann AG. Cannabinoid mechanisms of pain suppression. Handb Exp Pharmacol. 2005;168:509–54. [PubMed: 16596786].

Warren JW, Langenberg P, Clauw DJ. The number of existing functional somatic syndromes (FSSs) is an important risk factor for new, different FSSs. J Psychosom Res. 2013;74(1):12–7. [PubMed:23272983].

Washington LL, Gibson SJ, Helme RD. Age-related differences in the endogenous analgesic response to repeated cold water immersion in human volunteers. Pain. 2000;89:89–96.

Wassinger CA, Lumpkins L, Sole G. Lower extremity aerobic exercise as a treatment for shoulder pain. Int J Sports Phys Ther. 2020;15(1):74–80.

Watson D, Clark LA, Tellegen A. Development and validation of brief measures of positive and negative affect: the PANAS scales. J Pers Soc Psychol. 1988;54(6):1063–70. https://doi.org/10.1037/0022-3514.54.6.1063. PMID 3397865.

Willer JC, Boureau F, Albe-Fessard D. Supraspinal influences on nociceptive flexion reflex and pain sensation in man. Brain Res. 1979;179(1):61–8.

Willer JC, Le Bars D, De Broucker T. Diffuse noxious inhibitory controls in man: involvement of an opioidergic link. Eur J Pharmacol. 1990;182:347–55.

Woolf CJ, Salter MW. Neuronal plasticity: increasing the gain in pain. Science. 2000;288: 1765–9.

Xu J, Casserly E, Yin Y, Cheng J. A systematic review of growth hormone in pain medicine: from rodents to humans. Pain Med. 2020;21(1):21–31.

Yarnitsky D, Crispel Y, Eisenberg E, Granovsky Y, Ben-Nun A, Sprecher E, Best LA, Granot M. Prediction of chronic post-operative pain: preoperative DNIC testing identifies patients at risk. Pain. 2008;138(1):22–8.

Yarnitsky D, Arendt-Nielsen L, Bouhassira D, Edwards RR, Fillingim RB, Granot M, Hansson P, Lautenbacher S, Marchand S, Wilder-Smith O. Recommendations on terminology and practice of psychophysical DNIC testing. Eur J Pain. 2010;14(4):339. https://doi.org/10.1016/j.ejpain.2010.02.004. Epub 2010 Mar 12.

Yelle MD, Rogers JM, Coghill RC. Offset analgesia: a temporal contrast mechanism for nociceptive information. Pain. 2008;134:174–86. [PubMed: 17533118].

Yelle MD, Oshiro Y, Kraft RA, Coghill RC. Temporal filtering of nociceptive information by dynamic activation of endogenous pain modulatory systems. J Neurosci. 2009;29:10264–71. [PubMed: 19692600].

Yeomans DC, Proudfit HK. Nociceptive responses to high and low rates of noxious cutaneous heating are mediated by different nociceptors in the rat: electrophysiological evidence. Pain. 1996;68:141–50. [PubMed: 9252009].

Zachariou V, Goldstein BD, Yeomans DC. Low but not high rate noxious radiant skin heating evokes a capsaicin-sensitive increase in spinal cord dorsal horn release of substance P. Brain Res. 1997;752:143–50. [PubMed: 9106450].

Zamir N, Maixner W. The relationship between cardiovascular and pain regulatory systems. Ann N Y Acad Sci. 1986;467:371–84.

Zamir N, Shuber E. Altered pain perception in hypertensive humans. Brain Res. 1980;201: 471–4.

Zhang S, Li T, Kobinata H, Ikeda E, Ota T, Kurata J. Attenuation of offset analgesia is associated with suppression of descending pain modulatory and reward systems in patients with chronic pain. Mol Pain. 2018;14:1–15. https://doi.org/10.1177/1744806918767512.

Diagnostik der endogenen Schmerzhemmkapazität und der Schmerzempfindlichkeit

7.1 Diagnostische Verfahren und Einflussfaktoren

Die endogene Schmerzhemmkapazität und die Schmerzempfindlichkeit werden beim Menschen anhand der Quantifizierung verschiedener psychophysiologischer Mechanismen geprüft. Dies sind

- die „conditioned pain modulation" (CPM),
- die zeitliche Summation von Schmerzreizen („temporal summation of pain": TSP),
- die Schmerzschwellen („pressure pain threshold": PPT, Druck, Wärme),
- der nozizeptive Flexorreflex (RIII-Reflex) und
- die „exercise induced hypoalgesia" (EIH; vgl. Kap. 6).

Auch aus der „hypertension-associated hypoalgesia" (HaH) lassen sich Informationen zum Krankheitszustand ableiten.

▶ **Wichtig** Bei der Bewertung der CPM, der TSP, der Schwellen und der EIH sind die Einflussfaktoren Alter, Geschlecht, Schlafqualität, hormonelle Situation, psychischer und mentaler Zustand, sportliche Aktivitäten und der Entwicklungsstand der Pathogenese der jeweiligen Erkrankung einschließlich der Komorbiditäten zu beachten.

Im **Alter** zwischen dem 18. und 75. Lebensjahr sind die zeitliche Summation von Schmerzreizen wie auch der RIII-Reflex zuverlässig und kräftig nachweisbar. Ihre zugrunde liegenden nozizeptiven Verarbeitungsprozesse unterliegen offensichtlich höchstens unwesentlich altersbedingten Veränderungen (Marouf et al. 2015). Bei „gesundem"

Altersgang liegt bevorzugt eine Beeinträchtigung der Frühwarnfunktion des Schmerzes vor. Anhand steigender Wahrnehmungsschwellen, einer reduzierten Effizienz des endogenen Systems sowie der abfallenden Schmertoleranz kann eher von einer reduzierten Kapazität der funktionellen Reserve des Schmerzsystems gesprochen werden (Gibson und Farrell 2004). Eine Metaanalyse (Lautenbacher et al. 2017) untersuchte den Einfluss des Alters auf die Schmerzwahrnehmung bei Gesunden, gemessen an der Schmerztoleranz (9 Studien) und den Schmerzschwellen (31 Studien). Sie ergab mit hoher Effektstärke ansteigende Schmerzschwellen insbesondere für Hitzereize bzw. für den Reizort Kopf. Für die Schmerztoleranz konnte dagegen kaum eine Altersabhängigkeit nachgewiesen werden.

▶ **Wichtig** Aktuell liegen ausschließlich sichere Beweise für eine im Alter erhöhte Schmerzempfindlichkeit vor. Der alte Mensch reagiert bei gleicher Reizqualität schon auf niedrigere Reizintensitäten als der jüngere.

Der Faktor **Geschlecht** besagt, dass Frauen im klinischen und diagnostischen Kontext eine höhere Schmerzempfindlichkeit für fast alle Schmerzmodalitäten aufweisen. Deshalb haben Frauen häufiger Schmerzen, sie sind länger andauernd, vielfach intensiver, beziehen mehr Körperregionen ein, die Prävalenz chronischer Schmerzerkrankungen ist höher, und der Therapieerfolg ist beeinflusst (Schmerz bei Frauen und Männer, Schmerzgesellschaft. de, 15.01.2021).

▶ **Wichtig** Die gegenüber den Männern offensichtlich höhere Schmerzempfindlichkeit der Frauen kann als Disposition angesehen werden. Das Risiko einer zentralen Sensibilisierung ist gesteigert (Fillingim et al. 2009).

Störungen des **Schlaf**es sind einerseits Symptome und Folgen von Schmerzkrankheiten, aber sie müssen wahrscheinlich auch als pathogenetische Faktoren angesehen werden (Choy 2015). Es sind Zusammenhänge mit den Schmerzen bei drastischen Beeinträchtigungen des Schlafes gefunden worden (Karmann et al. 2014). Aktuell konnten aber Parameter des Schlafes, ermittelt mit der Polysomnographie und mit Fragebögen, nicht mit den über Nacht eintretenden Veränderungen muskuloskelettaler Schmerzen in einen Zusammenhang gebracht werden (Stroemel-Scheder et al. 2019). Der Schlaf von Gesunden (n = 20; 47,5 ± 8,6 Jahre) und Patienten (n = 20, 47,3 ± 9,0 Jahre; Nacken-, oberer und unterer Rücken, Fibromyalgie) zeigt deutliche Unterschiede hinsichtlich der Merkmale Schlafzeit, -effektivität und der subjektiven Bewertung. Die Schmerzsituation weist hohe interindividuellen Differenzen auf, und die Druckschmerzschwellen der Patienten liegen tiefer. Aber die Korrelationen zwischen einer Palette von Schlafmerkmalen und den Ergebnissen der Druckschmerzschwellen (PPT: Spitze Index-, Mittelfinger), der zeitlichen Summation (TSP: Vergleich Empfindung auf 3 Einzeldruckimpulse gegenüber 3 Serien mit 5 Impulsen mit Bewertung des jeweils 5.; Frequenz 0,5 Hz; alternierend mit Pausen von 60 s; linker Indexfinger, linker Mittelfinger) und der CPM (CS: Wasser 46 °C, rechte

7.1 Diagnostische Verfahren und Einflussfaktoren

Hand; TS wie bei TSP linker Mittelfinger) erlauben keine prognostische Aussage zur Verarbeitung der nozizeptiven Afferenzen. Unter den Schmerzpatienten können auch diejenigen mit gutem oder schlechtem Schlaf nicht anhand der Schmerzdiagnostik abgegrenzt werden.

▶ **Wichtig** Der Schlaf ist eine Einflussgröße, aber die konkreten Zusammenhänge sind zz. noch nicht eindeutig beschrieben.

Das **hormonelle System** beeinflusst über das Testosteron, die Östrogene und das Progesteron direkt und indirekt (Aloisi 2003; Greenspan et al. 2007) die Schmerzwahrnehmung. Insbesondere das Testosteron scheint eine Schlüsselrolle bei der Verstärkung der endogenen Schmerzhemmsysteme zu spielen (Da Silva et al. 2018), denn bei Capsaicin-induzierten Schmerzen ist das DNIC bei männlichen Individuen aktiver als bei weiblichen (Ratten). Das Testosteron vermittelt eine Intensivierung der endogenen Schmerzhemmung, indem die neuronalen Netzwerke für die Emotionen und die Belohnung weniger einbezogen werden. Dies ist bei weiblichen Tieren der Fall. Bei gesunden Männern greift das Hormon zentral bevorzugt in die Funktion der Teilstrukturen für die Schmerzbewertung und weniger in die der sensorisch-diskriminativen Komponente ein (Choi et al. 2017). Wie supraspinal ist es auch im Rückenmark ein Faktor der Modifikation der Verarbeitung nozizeptiver Afferenzen. Nozizeptive Afferenzen stimulieren im Hinterhorn die Produktion von Substanz P, die eine Reaktionskaskade aktiviert, an dessen Endpunkt aus dem Testosteron über Östradiol endogene Opioide entstehen. Sie dämpfen die eingehenden Noziafferenzen (White und Robinson 2015).

Da bei der Fibromyalgie die täglichen Schwankungen der Progesteron- ($p = 0{,}002$) und Testosteronspiegel ($p = 0{,}015$) signifikant invers mit der Schmerzintensität korrelieren, haben sie bei vorliegender zentraler Sensibilisierung eine schmerzlindernde Funktion (Schertzinger et al. 2018).

▶ **Wichtig** Der hormonelle Status und darunter das Testosteron beteiligt sich an der Einstellung der Schmerzschwellen und der -wahrnehmung und ist somit ein Faktor des Schmerzgeschehens. Stellt sich die Frage, ob einerseits der physiologisch geringere Testosteronspiegel der Frauen auch ein Faktor der gesteigerten Schmerzempfindlichkeit ist und andererseits, ob physische Inaktivität bei Frauen schneller zu einer Schmerzerkrankung führen kann.

Der **psychische bzw. mentale Zustand** und insbesondere inadäquate Bewältigungsstrategien, Katastrophisieren, Somatisierungen, die Selbstwirksamkeit, der Bildungsstand, eine depressive Stimmung, Angst vor Bewegungen und Schmerzen und weitere psychische und mentale Zustandsfaktoren sind überzufällig mit Schmerzen assoziiert (Dave et al. 2015; Ellingson et al. 2018; Bijker et al. 2020; Sleijser-Koehorst et al. 2019). Das Katastrophisieren ist womöglich sogar ein Mechanismus, über den Schmerzen aufrechterhalten und verstärkt werden können (Ellingson et al. 2018).

▶ **Wichtig** Der psychophysische Funktionszustand ist eine wesentliche Komponente des Schmerzgeschehens, was auch mit den Schmerzkomponenten affektiv-emotional und kognitiv-bewertend ausgedrückt wird.

Sportler sind schmerzunempfindlicher. Ein Ausdauertraining im Umfang von 2–4 h/Woche führt gegenüber Kontrollpersonen und denen mit muskuloskelettalen Schmerzen (Korff III and IV21) an der Hand und am Rücken zu höheren Kälte- und am Rücken zu höheren Druckschmerzschwellen und einer deutlich gesteigerten Schmerztoleranz (Dapunt et al. 2018). Flood et al. (2017a) konnten erstmalig eine Korrelation zwischen der Amplitude der CPM und der maximalen isometrischen muskulären Ausdauerleistung mit 30 % der MVC nachweisen. Eine verbesserte Schmerzmodulation steht mit den Ausdauerleistungen im Zusammenhang. Aber allein ein gesteigerter systemischer Aktivitätsgrad der Schmerzhemmung ist wiederum nicht mit einer Verbesserung der maximalen Kraft als auch der isometrischen statischen Ausdauer verbunden (Flood et al. 2017b).

▶ **Wichtig** Regelmäßiges Training steigert die Schmerztoleranz und erhöht die Schmerzschwellen. Sportlich Aktive sind schmerzunempfindlicher, was direkt für die Indikation des Trainings in der Schmerztherapie spricht.

Für das Erkennen des Risikos, eine Schmerzkrankheit auszubilden oder auch bei der Diagnostik des Entwicklungsstandes einer Schmerzerkrankung sind mehrere Aspekte zu betrachten:

1. Die **Schmerzempfindlichkeit**, gegeben durch eine periphere Normo- oder Hypersensibilität (Sensorempfindlichkeiten? Schmerzschwellen? Veränderungen der nozizeptiven Versorgung?) und eine zentrale normale oder Hypersensibilisierung (Ausprägung der spinalen Bahnung nozizeptiver Afferenzen: „wind-up", zeitliche Summation).
   Praxis: Ein guter, insbesondere Ausdauertrainingszustand, der in der trainierten Muskulatur eine effektive Mikrozirkulation zur Folge hat, sichert über die Versorgung mit O_2 peripher wie zentral einen anti-nozizeptiven Gewebezustand und mindert darüber die Schmerzempfindlichkeit.
2. Die **Schmerztoleranz**, gegeben durch die psychophysiologische Wahrnehmungsgrenze der Schmerzintensität und/oder -dauer, die als maximal erträglich erscheint bzw. angesehen wird und von den Faktoren Motivation, Emotion, Bewertung, Situation, Erfahrung und soziales Umfeld beeinflusst ist.
   Praxis: Die Schmerztoleranz wird insbesondere durch kurze hochintensive oder lang dauernde sehr ermüdende physische Aktivitäten gesteigert und durch Inaktivität gemindert.
3. Die **Kapazität der endogenen Schmerzhemmung**, gegeben durch die aktuelle Bilanz bzw. durch Abweichungen und/oder Defiziten zwischen den bahnenden und hemmenden deszendierenden Teilsystemen im Hirnstammloop der CPM unter Beteiligung der höchsten cerebralen Strukturen.

7.2 Schmerzempfindlichkeit, -wahrnehmung und -toleranz: diagnostische Ziele

Praxis: Intensive regelmäßige Ausdauer- und Kraftbelastungen steigern die Kapazität.

4. Die Ausbildung und das Überdauern einer „**exercise induced hypoalgesia**" als physiologisches Merkmal der im sensomotorischen Handlungsprogramm integrierten Schmerzhemmung. Gesunde reagieren konsistent mit einer EIH. Bei chronischen Schmerzpatienten mit peripherer und zentraler Sensibilisierung kann die Hypoalgesie abgeschwächt sein oder auch paradox ausgebildet werden.

Praxis: Regelmäßige ermüdende physische Belastungen fördern die Integration der Schmerzhemmung in die Bewegungsprogrammierung und damit die cerebrale schmerzlindernde Organisation oder Reorganisation.

7.2 Schmerzempfindlichkeit, -wahrnehmung und -toleranz: diagnostische Ziele

Die Abb. 7.1 versucht, die Situation der Schmerzempfindlichkeit, -wahrnehmung und -toleranz bei Gesunden (oben) und Schmerzpatienten (unten) darzustellen.

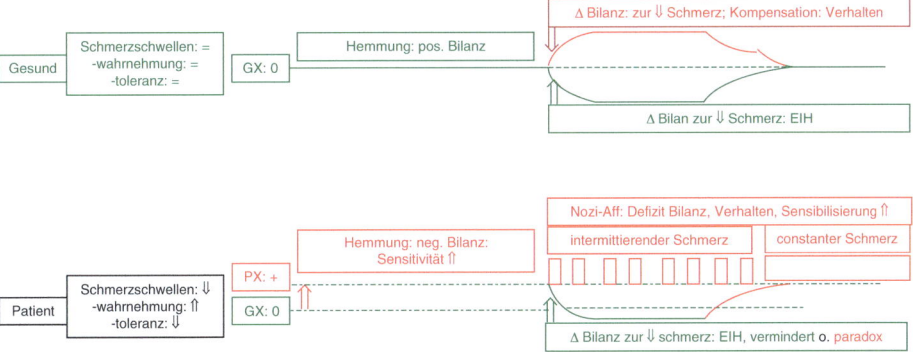

Abb. 7.1 Das Schema stellt oben die physiologischen Verhältnisse beim Gesunden dar. Die Schmerzschwellen, die -wahrnehmung und -toleranz basieren auf einer positiven Bilanz der Schmerzmodulation und -hemmung. Die Person ist mit deutlichem Abstand zur Schmerzwahrnehmungsgrenze schmerzfrei. Auftretende nicht belastungsbedingte Schmerzursachen veranlassen die Hemmmechanismen zur Minderung der klinischen Auswirkungen, wobei aber die Grenze dennoch in Richtung der Wahrnehmung verschoben wird (Aufwärtsabweichung). „Es schmerzt noch nicht oder potenziell weniger, als es die Afferenzen anzeigen würden". Nach dem Aussetzen der Schmerzursache kehrt die Bilanz zum Ausgangswert zurück. Werden anstrengende physische Belastungen ausgeführt, entsteht eine „exercise induced hypoalgesia" (EIH). Bei Schmerzpatienten (unten) ist die Schmerzhemmbilanz negativ verschoben und die Grenze zur Wahrnehmung gemindert (Bilanzgleichgewicht von GX: 0 der Gesunden nach PX:+ der Patienten verschoben). Nozizeptive Afferenzen aufgrund hinzutretender schmerzauslösender Ursachen erreichen schneller die Wahrnehmungsgrenze, und es entstehen intermittierende oder konstante Schmerzen. Anstrengende physische Belastungen (Alltag, Therapie) können je nach Sensibilisierungsgrad mit einer Hypoalgesie oder auch einer paradoxen Reaktion verbunden sein

Bei den **Gesunden** liegt ohne schmerzhafte Einflüsse eine ausgeglichene Bilanz der Schmerzmodulation vor, und es besteht Schmerzfreiheit „mit einem ausreichenden physiologischen Sicherheitsabstand" zur Grenze der Schmerzwahrnehmung (GX: 0). Die Schmerzschwellen und die -toleranz sind „physiologisch hoch".

Treten schmerzauslösende Ursachen und damit Noziafferenzen auf, versucht das System, mit einer Bilanzverschiebung zugunsten der Hemmung und Kompensation die Schmerzen unterschwellig zu halten oder zu minimieren. Das sensomotorische Verhalten wird als kompensatorische Komponente angepasst.

Erfolgt eine deutlich anstrengende physische Belastung, implementiert das sensomotorische Handlungsprogramm mit ihrer Komponente Schmerzhemmung eine belastungsbedingte („exercise induced") Hypoalgesie. Dadurch werden die vermehrt provozierten nozizeptiven Afferenzen kompensiert. Sie bleiben klinisch latent bzw. werden im Sinn der Hypoalgesie „überkompensiert". Die gesunde Person hat auch unter sehr anstrengenden Belastungen keine Schmerzen, wenn man bei antrainierter sehr hoher Belastungstoleranz vom absoluten Ausbelastungsbereich mit dann auftretenden Schmerzen durch die relative Ischämie (Hochleistungssportler) absieht. Die belastungsbedingt gesteigerte Schmerzunempfindlichkeit wirkt ca. 15–30 min nach.

▶ **Wichtig** Eine gesteigerte Belastungs- und Schmerztoleranz ist auch das Ziel des therapeutischen Sports.

Bei den **Schmerzpatienten** ist die Bilanz der Schmerzmodulation infolge der Sensibilisierung bereits ohne zusätzliche schmerzauslösende Einflüsse zu deren Ungunsten verschoben. Die resultierende negative Bilanz äußert sich in einer gesteigerten Empfindlichkeit (GX: 0 der Gesunden auf PX:+ der Patienten). Schmerzafferenzen erreichen schneller die Wahrnehmungsgrenze. Treten nun vermehrt oder intensivere Schmerzafferenzen auf (Gelenkbewegungen, Variationen eines Entzündungsprozesses, relative Ischämien), entstehen intermittierende oder konstante Schmerzen. Führen diese Personen eine anstrengende physische Belastung aus, kann das sensomotorische Handlungsprogramm eine Hypoalgesie noch normal, abgeschwächt, nicht oder auch paradox ausbilden. Die paradoxe Reaktion steht für eine Intensivierung der Schmerzen, die bei intensiver Sensibilisierung selbst bei geringem Anstrengungsgrad entstehen kann.

Mit verschiedenen diagnostischen Tools können Informationen über den funktionellen Zustand entweder der mehr bahnenden oder der mehr hemmenden Mechanismen der Schmerzmodulation und -wahrnehmung erhoben werden.

▶ **Wichtig** Mit der Diagnostik der CPM (endogene Hemmung), der Schmerzempfindlichkeit bzw. des Sensibilisierungszustandes auf nozizeptive Reize (zeitliche Summation) und der Schmerzschwellen werden unterschiedliche Leistungen bzw. Verarbeitungsmodi des Gehirns erfasst.

So liefert z. B. eine abgefallene Empfindlichkeit zum 3. postoperativen Monat nach einer Operation am Schultergelenk eine Prognosemöglichkeit für die zu erwartenden Schmerzen und die Disability nach 6 Monaten. Anhand der CPM und den Schmerzschwellen kann dagegen keine prognostische Unterscheidung zwischen den Patienten abgeleitet werden.

▶ **Wichtig** Die Diagnostik der Schmerzempfindlichkeit kann für die Prognose des weiteren klinischen Verlaufes ein sehr wertvoller Baustein sein (Valencia et al. 2014).

7.3 „conditioned pain modulation" (CPM): menschliches Korrelat der „diffuse noxious inhibitory control"

7.3.1 CPM: Therapeutische Konsequenz und Prognose

Die CPM-Ergebnisse integrieren die physiologischen Erregungszustände und Interaktionen auf höchster kortikaler Ebene. Sie drücken sich in den kognitiven Leistungen Aufmerksamkeit, Erwartungen und Emotionen (Goffaux et al. 2007; Roy et al. 2011; Moont et al. 2012) als auch den Aktivitätszuständen der Hirnstammsysteme aus. Letztere sind zugleich auch Ausdruck der Aktivitäten in den höheren Zentren, weil die Schmerzhemmung ein Bestandteil des sensomotorischen Handlungsprogramms ist.

▶ **Wichtig** Die CPM entsteht unter der führenden Beteiligung kortikokortikaler Ineraktionen. Durch ihre Vernetzung wird die Aktivierung der deszendierenden Projektionen aus dem Hirnstamm (DNIC; spinobulbospinaler loop) zu den WDR-Neuronen im Hinterhorn und in die Nuclei des N. trigeminus als „physiologischer Endstreckenmechanismus" ein funktioneller Bestandteil davon und regelt die Hemmung der nozizeptiven Transmissionen. Die WDR-Neuronen sind die afferenten Integratoren, wie es die spinalen Motoneurone auf der efferenten Seite sind.

▶ **Wichtig** Die CPM-Diagnostik gewinnt in den letzten Jahren immer mehr an Bedeutung. Sie gibt Auskunft über die individuelle Schmerzhemmfähigkeit und -kapazität. Sie hilft physiologische von pathophysiologischen cerebralen Funktionszuständen zu unterscheiden. Da der Placeboeffekt, gegeben durch eine Erwartungshaltung auch bei schmerztherapeutischen Interventionen, eine nicht unwesentliche Rolle spielt, gilt es darauf hinzuweisen, dass CPM- und Placeboeffekte nicht miteinander korrelieren (Skyt et al. 2018).

Wegen der sehr relevanten diagnostischen Informationen und den daraus ableitbaren wichtigen praktischen prognostischen Konsequenzen besteht immer mehr der Bedarf für eine standardisierte CPM-Testung (Yarnitsky et al. 2010, 2015). Bei der auf die Schmerzschwellen und die Schmerzbewertung ausgerichteten CPM-Diagnostik bestimmen methodische Faktoren sowohl die Ausprägung als auch die Reliabilität (Graven-Nielsen et al. 2015; Imai et al. 2016a, b; Kennedy et al. 2016).

Eine gut funktionsfähige Schmerzmodulation, eine starke Reduzierung des Schmerzes im quantitativen sensorischen Test bei der Bestimmung der CPM, ist mit

- einem guten physischen Zustand,
- einer geringeren allgemeinen Schmerzempfindlichkeit,
- einer höheren Schmerztoleranz und
- einer besseren Selbstbewertung des Gesundheitszustandes verbunden (Edwards et al. 2003; Flood et al. 2017a, b, c; Dapunt et al. 2018).

Bei chronischen Schmerzpatienten ist die CPM defizitär (Lewis et al. 2012a, b, c), und ein solches psychophysisches Ergebnis hat einen mehrfachen prognostischen Wert.

- Es kann als Risikofaktor für die Entwicklung von Schmerzsyndromen angesehen werden und eine Prognose des zukünftigen Schmerzstatus darstellen (Yarnitzky et al. 2008).
- Es kann ein Erwartungswert für die Wirksamkeit von pharmakologischen als auch nicht pharmakologischen Interventionen abgeleitet werden (Yarnitsky et al. 2008, 2012; Fingleton et al. 2017).
- Es kann als Kennzeichen des Entwicklungsstandes der chronisch fortschreitenden nozizeptiven Prägung des Gehirns (Laube 2013) angesehen werden.

▶ **Wichtig** Die Informationen über den aktuellen Zustand der individuellen endogenen Kapazität zur Schmerzmodulation sind für eine adäquate Auswahl der Interventionen und deren Dosierung im Therapieprozess erforderlich und hilfreich.

Einerseits ist die CPM ein wichtiger Puzzlebaustein zum Erkennen der Ausprägung der cerebralen Störung. Die Ergebnisse haben einen Prognosewert für die therapeutische Wirksamkeit von Interventionen mit der Zielstellung „Schmerz hemmt Schmerz" und den immer dazugehörenden ursächlich wirkenden aktiven Interventionen. Eine Verlaufskontrolle ist möglich. Auch für die pharmakologische Therapie z. B. bei Diabetikern mit PNP ergeben sich Konsequenzen. Bei jenen Diabetikern mit einer geminderten Schmerzhemmung kann eine günstigere Wirkung von Medikamenten erwartet werden (Yarnitsky et al. 2012; Niesters et al. 2014). Die DNIC ist nach peripheren Nervenschädigungen reduziert, was für eine Auswirkung auf die zentrale Balance zwischen den deszendierenden erregenden und hemmenden Systemen spricht. Die pharmakologische Unterstützung der monaminergen Mechanismen (Tapentadol und Duloxetine) könnte eine Intervention sein, um die Schmerzhemmung positiv zu beeinflussen (Bannister et al. 2015).

7.3.2 Die CPM-Diagnostik

Das Paradigma „Schmerz hemmt Schmerz" beschreibt nicht nur den zugrunde liegenden physiologischen Mechanismus der CPM, sondern zugleich prinzipiell den diagnostischen Modus. Es wird während oder nach der Einwirkung eines andauernden konditionierenden Schmerzreizes die psychophysiologische Veränderung der subjektiven Schmerzintensität (die neurophysiologischen Konsequenzen) auf einen schmerzauslösenden quantitativen sensorischen Testreiz geprüft.

Im **parallelen Diagnostikmodus** wird der quantitative sensorische nozizeptive Testreiz vor, während und nach einem konditionierenden heterotopen Schmerzreiz appliziert. Es wird anhand der VAS-Skala die psychophysische Veränderung der Schmerzwahrnehmung des Testreizes ermittelt.

Beim **sequenziellen Diagnostikmodus** wird die Auswirkung des Testreizes vor und nach dem konditionierenden geprüft (Kennedy et al. 2016).

Es werden Vor- und Nachteile der parallelen und sequenziellen Testung diskutiert. Von einigen Autoren wird die sequenzielle Diagnostik favorisiert. Sie vermuten beim gleichzeitigen Applizieren des Test- und Konditionierungsreizes eine psychologische Beeinflussung, indem die Aufmerksamkeit auf das Prozedere und nicht auf den Schmerz gerichtet ist oder bleibt (Olsen et al. 2012; Valencia et al. 2012, 2014). Das Konditionierungsprozedere als kognitive Anforderung könnte eine schmerzlindernde Auswirkung haben. Auf der anderen Seite werden auch Vorteile für das parallele Design hervorgehoben. Als Gründe werden angesehen, dass bei der sequenziellen Anordnung

1. der Effekt durch die Konditionierung unbekannt steil abklingt und deshalb die Zeit des repräsentativen Überdauerns nicht genügend bekannt ist (Pud et al. 2009) und dass
2. das Ende eines Schmerzreizes die Wahrnehmung überproportional positiv beeinflusst (Leknes et al. 2008). Bitar et al. (2018) konnten zeigen, dass das Aufhören eines Schmerzes, verbunden mit angenehmer Wahrnehmung, kein signifikanter Confounder des ICPM-Effekts ist.

▶ **Wichtig** Die CPM beschreibt die analgetische Auswirkung der Aktivierung der DNIC durch einen schmerzhaften konditionierenden Reiz auf einen schmerzhaften quantitativen sensorischen Testreiz (Moont et al. 2011; Nahman-Averbuch et al. 2013a; Biurrun Manresa et al. 2014; Nir und Yarnitsky 2015; Yarnitsky, 2010).

Die CPM repräsentiert das menschliche Wahrnehmungskorrelat der Aktivierung des DNIC bzw. resultierender neurophysiologischer Zustandsänderungen, die auch anhand des RIII-Reflexes oder evozierter Potenziale erkannt werden können. Je größer die Reduzierung der Schmerzempfindung des Testreizes ausfällt oder die neurophysiologischen Parameter sich verändern, desto höher ist die Schmerzhemmkapazität der Person einzuschätzen.

Ein Confounder ist sowohl bei der Ausführung der Diagnostik als auch der Bewertung der CPM-Ergebnisse zu beachten. Es ist die Angst, die eng mit Schmerzen verknüpft ist. Für chronische Schmerzpatienten sind Angst und Depression gut bekannte Begleiter. Schmerzen sind als Indikatoren für affektive und Angststörungen relevant und scheinen ein geeignetes Tool für ein Screening der Depression und Angst zu sein (Freidl et al. 2016). Die Angst steigert aber auch die Schmerzwahrnehmung bei gesunden Personen (Nahman-Averbuch et al. 2013b).

7.3.2.1 Die konditionierenden, schmerzauslösenden Reize (KR)

Die CPM-Diagnostik kombiniert konditionierende Schmerzstimuli mit diagnostischen zur quantitativ sensorischen Testung (Abb. 7.2).

Die konditionierenden Reize simulieren bestehende Schmerzen. Sie werden in der Regel im Bereich der nicht dominierenden Körperseite bzw. auf der kontralateralen Seite zum Testreiz appliziert. Es werden die folgenden Reizqualitäten eingesetzt:

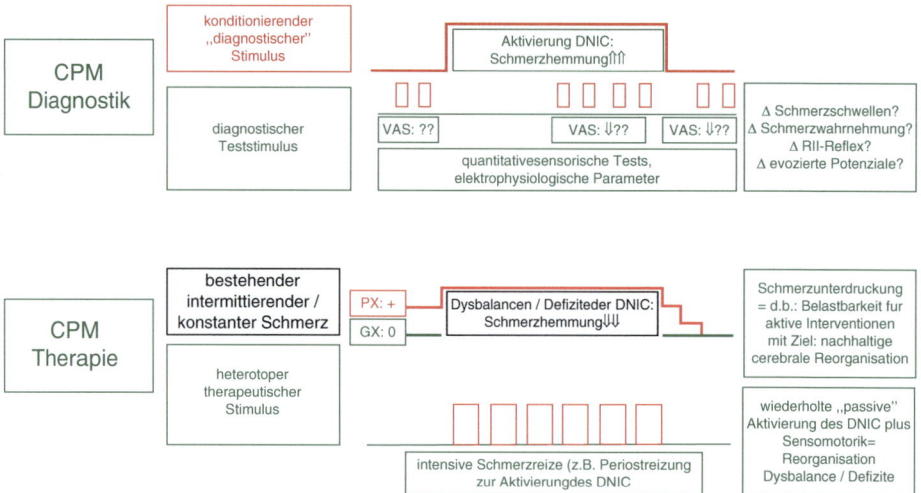

Abb. 7.2 Grundprinzip der CPM-Diagnostik (oben) und der CPM-Therapie (unten). Die Diagnostik arbeitet mit einem „konditionierenden diagnostischen Schmerzstimulus", der zur Aktivierung des DNIC ausgeführt wird. Entweder während (parallel) oder danach (sequenziell) erfolgen schmerzhafte Stimuli zur quantitativen sensorischen Testung (mechanisch, thermisch, elektrisch). Anhand des Vergleichs der Schmerzprovokation durch diese Reize vor dem konditionierenden Reiz wird die Aktivierung und Kapazität der Schmerzhemmung ermittelt. Die CPM-Therapie wird zur Aktivierung der Schmerzmodulation und -hemmung (DNIC) bei intermittierenden und/oder konstanten krankheitsbedingten Schmerzen ausgeführt. Die sehr schmerzhaften, je nach Verträglichkeit auch länger andauernden Stimulationen aktivieren die Schmerzmodulation und lindern oder unterdrücken effektiv die krankheitsbedingten Schmerzen. Damit ist die Voraussetzung geschaffen, durch anstrengende aktive Therapieinterventionen (Training) mittel- bis langfristig eine zentrale Reorganisation erreichen zu können und damit eine ursächliche Therapie durchzuführen

- Kältereiz: Eiswasserbad (0°–4 °C oder 10°–12 °C) Fuß oder Hand; Eisbeutel jeweils im Bereich des Knöchels oder des Handgelenks (cold pressure test; Nahman-Averbuch et al. 2014; Imai et al. 2016a, b; Vaegter et al. 2015, 2018; Street et al. 2019)
- Hitzereiz (Kunz et al. 2014; Khan et al. 2018)
- Sauerstoffmangel: Ischämie (Williams et al. 2019) durch Manschettendruck; Manschettenalgometrie, „cuff pressure algometry" (Imai et al. 2016a, b; Lindskou et al. 2017)
- Chemische Reize

7.3.2.2 Die sensorischen Testreize (TR), Reflexe und Potenziale zur Quantifizierung der Schmerzhemmung

1. Die CPM-Diagnostik kann mittels quantitativer sensorischer Tests durchgeführt werden

Die Testreize zur psychophysiologischen CPM-Diagnostik werden in der Regel im Bereich der dominanten Körperseite gesetzt und psychophysiologisch die Schmerzschwellen („pain detection thresholds") erfragt oder die Schmerztoleranz festgestellt. Die mittels Schmerzskala numerisch ausgedrückte Intensität der psychophysischen Schmerzempfindung basiert akzentuiert auf der subjektiv sensorisch-diskriminativen und der kognitiv-bewertenden Schmerzkomponente.

Als Testreize zur psychophysiologischen algometrischen Diagnostik werden genutzt:

- **elektrische Testreize**

Ermittlung der elektrisch evozierten Schmerzschwelle nach der Methode der stufenförmigen auf- und absteigenden Reizintensität. Gereizt wird z. B. 2 cm caudal des Mall. lateralis mit trains bestehend aus 5 Rechteckimpulsen mit 200 Hz und Impulsdauern von 1 m/s (Imai et al. 2017). Begonnen wird aufsteigend mit 1 mA und 0,2 mA Stufen und Weiterführung mit Intensitätsstufen von 0,1 mA. (Gracely 2013).

- **thermische Testreize – Hitze**

Ermittlung der thermisch evozierten Schmerzschwelle mittels Thermode. Die Fläche der Thermode beträgt 9 cm^2. Die Temperatur zu Beginn ist 32 °C, und es erfolgt ein Anstieg um 0,5 °C/s. Die Reizorte sind üblicherweise der mittlere Bereich des volaren Unterarms oder die Rückseite des Oberschenkels.

Die Stimulation mit Hitzereizen wird als vorteilhaft beschrieben, weil der CPM-Effekt für den C-Faser vermittelten Schmerz am größten ist (Herrero et al. 2000). Hierbei spielt das Wind-up-Phänomen, welches auf einer frequenzabhängigen Steigerung der Erregbarkeit spinaler Neuronen basiert, eine wesentliche Rolle. Es wird als ein Verstärkungsmechanismus für C-fasergestützte intensive oder anhaltende nozizeptive Eingängen angesehen.

- **thermische Testreize – Kälte**

  Ermittlung der kälteevozierten Schmerzschwelle durch den „cold pressor test/stimulation".

- **chemische Testreize**

  Ermittlung der chemisch bedingten Schmerzschwellen z. B. mittels Aufbringens von Capsaicin (Street et al. 2019). Potenziell auch mit Finalgon möglich.

  Die diagnostischen schmerzauslösenden Interventionen werden bei Gesunden unter gleichzeitiger Einwirkung des schmerzhaften konditionierenden Reizes sicher mit einer Minderung der Schmerzsensitivität beantwortet. Die Reizungen mit Kälte „(cold pressure test") sind gegenüber denen, die Muskel- und Druckschmerzen auslösen, am effektivsten wirksam (Willer et al. 1984). Die Kältehyperalgesie ist ein sehr bedeutsamer Marker der Schmerzintensität. Sie wird auch als wesentliches prognostisches Merkmal für eine gesteigerte cerebrale Sensibilisierung angesehen (Woolf 2014) und ist für neuropathische Schmerzen charakteristisch (Freeman et al. 2014).

- **mechanische Testreize**

  Ermittlung der mechanischen Schmerzschwelle z. B. durch einen Klemmdruck auf den Fingernagel mit dem „hand held algometry". Es hat einen Stempeldurchmesser von 1 cm^2. Der Test wird mit einem Druckanstieg von 30 kPa/s ausgeführt. Oder es erfolgt eine Druckausübung mit einem 13 cm breiten Manschettenalgometer am Unterschenkel im Bereich des maximalen Umfanges mit einem Druckanstieg von 1 kPa/s. Bei Verwendung der Manschette kann in einem Messvorgang mit der Empfindung VAS = 1 die Druckwahrnehmungsschwelle ermittelt werden (Manafi Khanian et al. 2016) und mit dem maximal tolerierbaren „unerträglichen" Schmerz VAS = 10 die Druckschmerztoleranzschwelle.

- **ischämische Testreize**

  Ermittlung der auf Sauerstoffmangel beruhenden, stoffwechselbedingten Schmerzschwelle. Eingesetzt wird die Manschettenalgometrie.

2. Die CPM kann mittels Reflexuntersuchungen ermittelt werden
Als Testmodi der neurophysiologischen CPM-Diagnostik steht zur Verfügung:

- **der elektrisch evozierte R-III-Flexorreflex** oder **nozizeptive Flexorreflex** (Jurth et al. 2014)

  Ermittlung der Reflexschwelle der nozizeptiv relevanten R-III-Reflexkomponente durch transkutane Stimulation und Ableitung der EMG-Antwort. Die Reflexkomponente ist das physiologische unwillkürliche Korrelat der spinalen nozizeptiven Verarbeitung, und sie kann als Parameter der Antinozizeption angesehen werden.

Mit der EMG-RIII-Reflexreaktion des M. bizeps fem. oder des M. tib. ant. auf Reizung des N. suralis oder des N. tib. mit einer Intensität zur Aktivierung der hochschwelligen dünnen wenig myelinisierten nozizeptiven A-δ-Fasern ist es gut möglich, quantitativ die nozizeptive Schwelle unter verschiedenen physiologischen und pathologischen Zuständen zu ermitteln (Sandrini et al. 2005). Da die Stromstärke für die Reflexschwelle mit derjenigen für das Erreichen der Schmerzschwelle und auch die EMG-Amplitude der RIII-Schwelle mit den psychophysischen Schmerzschwellen korreliert, wird diese Reflexdiagnostik in der Schmerzforschung eingesetzt.

- **kortikal evozierte Potenziale** (Höffken et al. 2017)

Die kortikalen Potenziale objektivieren die neurophysiologischen zentralen Verarbeitungsprozesse zur Entstehung der geminderten Schmerzempfindung.

7.3.2.3 Beispiele zum Testdesign der CPM-Diagnostik

Nachfolgend wird das grundsätzliche Testdesign der CPM-Diagnostik und ein konkretes Beispiel dargestellt. Das prinzipielle Testdesign besteht in der Kombination

- aus „cold pressure test", Heißwasserbad oder Hitzeapplikation (Thermode) als die konditionierenden schmerzprovozierenden und darüber die Schmerzhemmung aktivierenden Reize
- mit z. B. der „cuff" oder „hand held pressure algometry" als quantitativ sensorische diagnostische Testreize (Abb. 7.3, Abschn. 7.3.2.2).

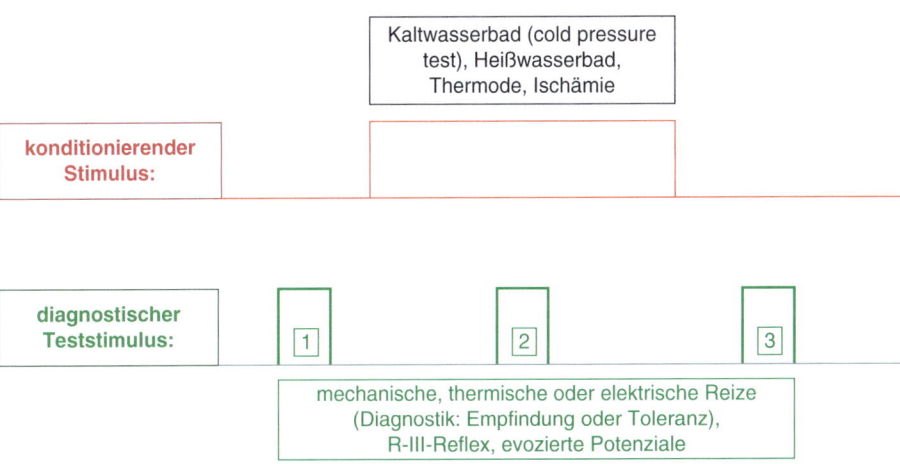

Abb. 7.3 Testdesign (Beispiel 2) zur Ermittlung der CPM mit dem „cold pressure test" als den konditionierenden Reiz und der „cuff" oder „hand held algometry" als sensorische Tests zur Ermittlung der Druckschmerzschwellen (vgl. u. a. Vaegter et al. 2016; Nir und Yarnitsky 2015)

Das Eiswasser hat z. B. eine Temperatur von 1–2 °C (ruhig oder bewegt), und entweder der Fuß bis über die Knöchel oder die Hand inklusive des Handgelenks sind eingetaucht. Die Dauer beträgt je nach Intensität etwa 1–2 min oder bis zur Verträglichkeitsgrenze.

Die sensorische Testung wird an der dominanten und/oder nicht dominanten Körperseite durchgeführt. Die Reizorte können sein: die Mitte des M. quadr. fem. (beim Erwachsenen ca. 20 cm proximal des Patellarandes), des M. bizeps br. (ca. 10 cm proximal der Ellenbeuge) und der M. trap. p. desc. (ca. 10 cm vom Acromion auf der direkten Linie zum Nacken; vgl. Vaegter et al. 2016; Nir und Yarnitsky 2015).

McPhee und Graven-Nielsen (2019) benutzen z. B. die „cuff algometry" sowohl als Test- als auch als konditionierenden Reiz am Unterschenkel des dominanten und nicht dominanten Beines. Sie diagnostizieren mit rampenförmig ansteigenden Druckwerten die Empfindungs- („cuff pain detection threshold"; cPDT) und die Toleranzschwelle („cuff pain tolerance threshold", cPTT). Das CPM-Ergebnis resultiert aus der Subtraktion der Empfindungsschwelle des Testreizes 1 von den Reizen 2 bis 4. Der 3. Testreiz erfolgt unter gleichzeitiger Konditionierung (Abb. 7.4).

7.3.2.4 Die Reliabilität der CPM-Diagnostik

Imai et al. (2016b) verglichen die Reliabilität und das Ausmaß der CPM-Diagnostik von 4 verschiedenen Teststimuli (TS; elektrisch, Hitze, Druck, Manschettendruck) und 2 konditionierenden Reizen (CS: Manschettendruck, Kaltwasser: „cold pressure") und ihren Kombinationen. Die Reliabilität der Teststimuli war lt. ICC und Variationskoeffizient durchgängig für alle Kombinationen gut. Aber die Reliabilität der CPM variiert deutlich.

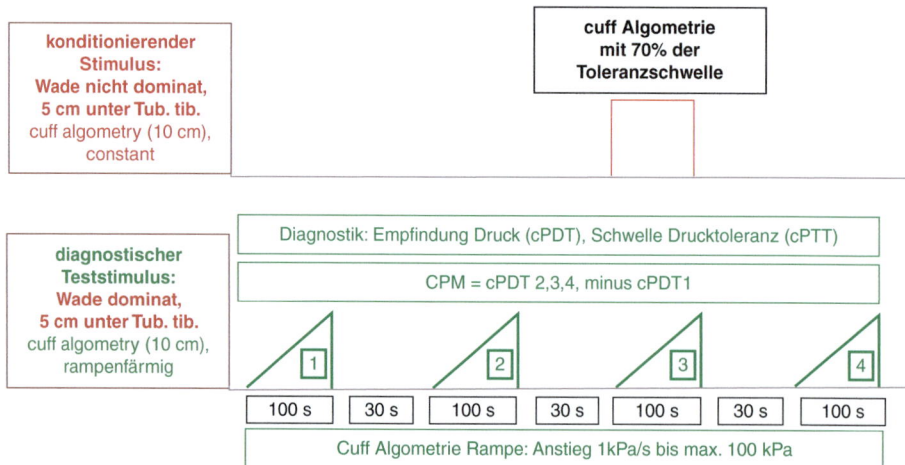

Abb. 7.4 Testdesign (Beispiel 1) zur Ermittlung der CPM mit rampenförmigen Test- und einem konstant intensiven konditionierenden Reiz, ausgeführt jeweils als „cuff algometry" (McPhee und Graven-Nielsen (2019)

▶ **Wichtig** Die zuverlässigsten Kombinationen sind jene mit dem „cold pressure test" als konditionierender Reiz und der Druckanwendung zur Bestimmung der Druckschmerzschwelle bzw. der Manschettendruckschmerzschwelle als diagnostische Reize.

Keine CPM-Effekte ließen sich mit den Kombinationen konditionierender Manschettendruck und elektrischen und Hitzetestreizen zur Bestimmung der Schmerzschwellen finden.

▶ **Wichtig** Der „cold pressure test" zur Konditionierung und Druck- („hand held") und Hitzereize zur Testung benötigen die geringsten Gruppenstärken für die Detektion von signifikanten Gruppenunterschieden, und diese Kombination eignet sich auch am besten für das Erkennen interindividueller Differenzen.

Werden bei 20 gesunden Personen (25 ± 8 Jahre) als konditionierende Reize eine Ischämie des Armes oder der „cold pressure test" eingesetzt und die Druckschmerzschwelle mit einem motorgetriebenen elektronischen Druckwandler am rechten Kniegelenk (mediale Gelenklinie, 7,5 cm vom Zentrum der Patellasehne) gemessen, führen beide konditionierenden Stimuli zu vergleichbaren Anstiegen der Schmerzschwellen. Mit den Intrasession- und Intraklassen-Korrelationskoeffizienten von r = 0,85 („cold pressure") und r = 0,75 (Ischämie) als auch den intersession intraclass Koeffizienten von r = 0,66 für den „cold pressure test" konnte eine sehr gute Reliabilität der Schmerzhemmung bei diesen CPM-Diagnostik-Paradigmen gefunden werden. Der schmerzlindernde Effekt ist bis zur 10. Minute nach der Konditionierung signifikant. Im Gegensatz zur Cold-Pressure-Konditionierung erwies sich bei den Wiederholungsuntersuchungen die durch eine Ischämie als nicht geeignet (Lewis et al. 2012a, b, c).

▶ **Wichtig** Die Dauer der CPM-bedingten hypoalgischen Wirkung von maximal 10–15 min ist wiederholt gefunden worden und zugleich, dass eine Geschlechtsabhängigkeit besteht. Der Effekt hält bei den Frauen länger an (Vaegter et al. 2014, 2015). Das Geschlecht und das Alter haben einen signifikanten Einfluss, wogegen die Outcome-Parameter, der Typ der konditionierenden Stimulation und die Intensität des konditionierten Schmerzes nicht so relevant sind (Lewis et al. 2012a, b, c).

Der CPM-Effekt bei 18- bis 65-jährigen gesunden Männern und Frauen, gemessen an den Druckschmerzschwellen, ist lokal und entfernt des konditionierenden Kaltwasserreizes signifikant nachweisbar. Ein EIH-Effekt kann nach isometrischen Kontraktionen der Arm- oder Beinmuskulatur gefunden werden. Aerobe Fahrradergometerbelastungen lösen intensitätsabhängig eine EIH aus. Die Intensität muss mindestens im moderaten Bereich liegen und darf nicht zu kurz sein.

Die CPM- und die EIH-Effekte nach isometrischen Kontraktionen zeigen sich geschlechts- und altersunabhängig. Die physischen Belastungen generieren eine intensitätsabhängig steigende EIH bevorzugt in den aktiv gewesenen Körperregionen. Die Veränderungen der Druckschmerzschwellen infolge der konditionierenden oder den physischen Belastungen stehen aber in der Gruppe mit der großen Altersspanne zwischen 18 und 65 Jahren in keinem Zusammenhang (Vaegter et al. 2014).

▶ **Wichtig** Inaktive Männer haben höhere Druckschmerzschwellen als inaktive Frauen ($p = 0{,}003$). Eine konditionierende Kältestimulation und eine physische Belastung über 15 min mit 75 % der VO2max lässt die Schwellen bei Aktiven wie Inaktiven vergleichbar ansteigen, und CPM- und EIH-Effekt korrelieren miteinander (Vaegter et al. 2015).

Bei viszeralen Schmerzen infolge einer Pankreatitis ist die Test-Retest-Reliabilität der CPM und der sensorischen Testung allein (Druck und elektrische Stimulation: 1. Dermatom Th10 bzw. Viszerotom Pankreas; 2. 4 heterologe Kontrollregionen) im Abstand von eine Woche untersucht worden (n = 38 Männer, 24 Frauen, 53 ± 11 Jahre; Olesen et al. 2012). Die Zuverlässigkeit der CPM-Testung war zu vernachlässigen (ICC: $r = 0{,}01$). Dagegen lieferten die sensorischen Tests gut reproduzierbare Ergebnisse für die Druckschmerzschwellen (ICC: $r = 0{,}74$). Sie sind verlässlicher als die Schwellen bei elektrischer Reizung (ICC $r = 0{,}66$). Unterschiede zwischen den Ergebnissen im Pankreas-Viszerotom und denen außerhalb dieses Innervationsgebietes wurden nicht gefunden ($p = 0{,}6$).

7.4 „offset analgesia"

Die Offset-Analgesie ist ein Testdesign zur Aktivierung der supraspinalen Schmerzhemmung unter Einschluss des Belohnungssystems. Während die CPM ein Paradigma für die Einschätzung der räumlichen Filterung nozizeptiver Informationen ist, liefert die Offset-Analgesie ein Paradigma für die Einschätzung der zeitlichen Filterung und Summation (Nahman-Averbuch et al. 2014; Kurata 2018).

Die CPM beschreibt die Auswirkung nozizeptiver heterotoper Reize. Die Offset-Analgesie steht für eine überproportionale Abnahme der Schmerzwahrnehmung bei tatsächlich nur wenig geminderter Reizintensität eines ortsfesten Temperaturreizes, bzw. die Änderung der Schmerzbewertung ist bei leichter Reduzierung der Temperatur übermäßig größer als beim Anstieg mit gleicher Amplitude. Der Offset-Analgesie-Effekt ist auf ca. 10 s stark zeitlich begrenzt (Grill und Coghill 2002; Yelle et al. 2008). Die Ausprägung der Offset-Analgesie ist am größten, wenn unter Verwendung des Standarddesigns (Unterarm, nicht dominante Seite, T_1-T_2-T_3: 5s-5s-20s: 48°C–49°C–48°C) der Reizort konstant bleibt ($p < 0{,}001$). Veränderte Reizorte ipsi-, aber auch kontralateral, ausgeführt jeweils am Unterarm, rufen gleichfalls signifikante schmerzmindernde Effekte ($p < 0{,}05$) hervor, aber sie sind gegenüber der Wirkung der ortsfesten Durchführung des Standarddesigns geringer ($p < 0{,}05$). Es spielen offensichtlich sowohl periphere als auch zentrale Mechanismen eine Rolle (Ligato et al. 2018).

7.4.1 Das diagnostische Prozedere der Offset-Analgesie

Der Diagnostikmodus besteht darin, ein Temperaturstimulus (Peltier-Thermalstimulator) als Standardprozedere auf der Volarseite des Unterarms zu applizieren. Einige Untersucher führen die Reizung auch an der Rückseite des Oberschenkels aus.

Die Temperatur beträgt zunächst für 5 s 49 °C (T_1). Sie wird nahezu rechteckförmig auf 50 °C (T_2; Anstieg 26 °C/s) für gleichfalls 5 s erhöht. Dem folgt die erneute Reduktion der Temperatur auf 49 °C (T_3; Abfall 6 °C/s) für 20 s. Dieses Reizprozedere wird insgesamt 3-mal nach einer jeweiligen Pause von 90 s wiederholt. Die Minderung der Temperatur von 50° auf 49° stellt den Provokationsreiz für die Auslösung der Offset-Analgesie dar. Während der Phasen erfolgt eine kontinuierliche Intensitätsbewertung der Schmerzen mit einer elektronischen visuellen Analogskala (0–100).

Ein systematisches „review" (16 Studien, Gesunde: 758, chronische Schmerzen: 134) und eine Metaanalyse (12 Studien, Gesunde: 366, chronische Schmerzen: 73; Szikszay et al. 2019) belegen, dass für eine sehr gute Diskrimination zwischen Gesunden und Schmerzpatienten eine kontinuierliche Bewertung der Schmerzintensität über den gesamten Testablauf vorteilhaft ist.

▶ **Wichtig** Die Amplitude der Offset-Reaktion fällt mit kontinuierlich dokumentierter Schmerzempfindung bei Gesunden gegenüber denen mit chronischen Schmerzen ausgeprägt größer aus (+29,9 %, 95 %-Konfidenz: +40,3–+19,5, p < 0,00001; Szikszay et al. 2019).

Zu beachten sind geringe methodische Differenzen zwischen den Untersuchern. Eine Baseline-Temperatur über 5–6 s mit 32 °C bis 35 °C wird selten vorgeschaltet. Für die T_1-Phase werden Temperaturen zwischen 45 °C und 49 °C und T_2 zwischen 46 °C und 50 °C verwendet. Einige Untersucher verwenden auch individuell ausgetestete Temperaturen, wobei diejenigen, die eine Schmerzintensität von VAS 15/20 provozieren, die größten Offset-Analgesie-Effekte verursachen (Derbyshire und Osborn 2008). Da der Analgesie-Effekt gerade die Reaktion auf eine minimale Temperatursenkung ist, testen viele Arbeiten zur Abgrenzung auch den VAS-Verlauf bei konstanter Temperatur. Infolge einer Offset-Prozedur werden gegenüber einer länger andauernden konstanten Einwirkung eines Hitzereizes und dem Absenken um 1 °C bei kontinuierlicher Bewertung signifikant geringere Schmerzintensitäten angegeben (−0,46 [VAS 0–10], 95 %-Konfidenzintervall: −0,75 bis −0,17; p = 0,002, Szikszay et al. 2019). Der analgetische Effekt ist kleiner. Die Zeitwerte der 3 Phasen differieren nur gering. In aller Regel dauert T_1 5 s (sehr wenige 6–7,5 s, eine Arbeit 15 s), T_2 5 s (max. 7,5 s) und T_3 meistens 20 s (min 10 s, max. 30 s; Testdesigns: siehe Hermans et al. 2016).

Es darf nicht unerwähnt bleiben, dass Nissen et al. (2018) das Testparadigma Offset-Analgesie als kein ausreichend geeignetes Instrument zur Untersuchung der induzierbaren Schmerzmodulation durch experimentelle oder pharmakologische Interventionen bei gesunden Teilnehmern ansehen. Diese Aussage basiert auf der Tatsache, dass die Amplitude der Offset-Analgesie durch einen simultan gesetzten Cold-Pressure-Reiz (1:25 min Hand im Wasser, 2 °C, dann simultan Offset-Testung mit Standardprozedere am Unterarm) nicht beeinflusst wird. Dieses Ergebnis spricht auf alle Fälle für differente Mechanismen der schmerzhaften Kälteanalgesie und der kurzen vorübergehenden Offset-Analgesie durch minimale Reduzierung eines schmerzhaften Hitzereizes.

▶ **Wichtig** Erst wenn die Physiologie beider Mechanismen aufgeklärt geworden ist, kann eine eindeutige funktionelle Zuordnung stattfinden, welches Testprozedere die Funktion welcher Strukturen anspricht und damit, welche cerebralen Leistungen bei Gesunden geprüft werden bzw. welche Störungsbilder bei Schmerzpatienten vorliegen.

7.5 Zeitliche Summation von Reizen („temporal summation of pain"; TSP)

Die zeitliche Summation von Reizen basiert neurophysiologisch auf dem Wind-up-Phänomen. Bei der TSP-Diagnostik ist zu beachten, dass methodische Faktoren sowohl die Ausprägung als auch die Reliabilität (Graven-Nielsen et al. 2015; Imai et al. 2016a; Kennedy et al. 2016) mitbestimmen. Für myofaszial-skelettale Schmerzen hat sich der mechanische Druck als der zu bevorzugende Stimulus herausgestellt, denn er kann die tiefen Gewebeschichten erreichen (Graven-Nielsen et al. 2004; Manafi-Khanian et al. 2015). Zur Ermittlung der Sensitivität der Haut eignet sich die Temperaturreizung (Mauderli et al. 2003; Vierck et al. 2013).

Die quantitative sensorische Testung mit der Peltier-Thermode ist eine diagnostische Standardprozedur zur Ermittlung der Schmerzsensitivität beim Menschen.

▶ **Wichtig** Aufgrund der differenten Reaktionen der myelinisierten A-δ- und der unmyelinisierten C-Fasern wird ein Temperaturanstieg durch die erstgenannten (Differenzialsensoren) und eine anhaltend erhöhte Temperatur von der zweiten Faserqualität (Proportionalsensoren) beantwortet. Aus den physiologischen Eigenschaften der Sensoren resultiert die Möglichkeit, die Verarbeitung der Afferenzen für die frühe und die späte Schmerzreaktion je nach Testmodus aufeinanderfolgend oder getrennt voneinander zu beurteilen.

Eine mäßige zeitliche Summation kann durch sequenzielle rampenförmige Reize hervorgerufen werden, die keinen trennbaren ersten und zweiten Schmerz auslösen. Eine ausgeprägte Summation des zweiten Schmerzes entsteht, wenn vorerhitzte Thermoden wiederholt angesetzt werden und die Hauttemperatur dazwischen nicht kontrolliert wird.

Vierck et al. (2013) prüften die Beziehungen zwischen der Intensität und der Dauer der Hitzestimulation. Bei der Applikation einer konstanten Temperatur erfolgt physiologisch ein Wärmeverlust durch den Abtransport im Gewebe. Dieser ist bis 8 s wirksam und kann

7.5 Zeitliche Summation von Reizen („temporal summation of pain"; TSP)

bei weiter bestehender Wärmeapplikation den Anstieg der Schmerzintensität bei Reizdauern bis 16 s und Temperaturen zwischen 43 °C und 59 °C dämpfen. Sehr lange konstante Temperaturreizungen von ca. 120 s führen zu einer Sensibilisierung, die ca. 45 s überdauert.

▶ **Wichtig** Lang dauernde Stimulationen mit schwankungsfreier konstanter Temperatur können die Potenz der Sensibilisierung aufgrund der C-Faser-Afferenzen prüfen. Variierende Temperaturen stellen einen Störfaktor dar, indem intermittierende Antworten der A-δ-Fasern offensichtlich eine Sensibilisierung verhindern.

Die Beziehung zwischen Hauttemperatur und der Hitzeschmerzbewertung (Mauderli et al. 2003) wird bei Interstimulusintervallen zwischen 2–8 s durch eine effiziente thermoregulatorische Kompensation der Hitzereize beeinflusst. Das bedeutet, die zeitliche Summation wird durch das Interstimulusintervall stark geprägt. Sie ist nicht einer geringen Temperaturerhöhung oder einer Temperaturspeicherung während der Reizserie zuzuschreiben. Wiederholte Kältereize werden dagegen nur mit einer trägen thermoregulatorischen Reaktion beantwortet. Im Gegensatz zur Wärmestimulation reichen Interstimulusintervalle von 3–8 s nicht aus, um die Hauttemperatur wiederherzustellen. Die Schmerzbewertung wird offensichtlich durch die Hauttemperatur intensiviert und breitet sich über den Stimulationsort aus.

▶ **Wichtig** Die zeitliche Summation überschwelliger Hitzeantworten („summation of suprathreshold heat pain response"; SHPR) testet in Abhängigkeit vom Testprozedere auch das psychophysiologische Korrelat einer verstärkten Schmerzwahrnehmung bei konstantem oder sogar reduziertem afferentem Input (Staud et al. 2007). Die Ausprägung der Summation zeigt die Empfindlichkeit des Gehirns an, mit einer Verstärkung der zentralen Bahnung auf den C-Faser-Afferenzstrom zu reagieren und steht für die Schmerzempfindlichkeit.

Patienten vor einer anstehenden Schulteroperation (Schmerzen im Bereich der vorderen, seitlichen oder hinteren Schulter, Tendinopathie der Rotatorenmanschette, adhäsive Kapsulitis, SLAP-Läsion) weisen gegenüber Gesunden eine erhöhte Summation des Hitzereizes auf und damit eine gesteigerte zentrale Sensibilisierung. Die Hitzeempfindlichkeit mindert sich signifikant zum 3. postoperativen Monat. Am aussagefähigsten ist die Schmerzbewertung des 5. der fünf aufeinanderfolgenden ansteigenden Hitzereize, beginnend bei 41 °C auf 50 °C. Aus dieser Bewertung resultiert auch eine bessere prädiktive Aussage für den weiteren Verlauf als aus dem Anstieg der Intensität der zeitlichen Summation.

▶ **Wichtig** Die Summation von Hitzereizen liefert ein relevantes Maß und einen Indikator der zentralen Schmerzsensitivität im postoperativen Verlauf (Valencia et al. 2012).

Die Manschettenalgometrie wird häufig zur Beurteilung der Schmerzsensitivität eingesetzt. Lindskou et al. (2017) haben sich mit dem Einfluss der Manschettenposition an der unteren Extremität und des rampen- (1 kPa/s) und treppenförmigen (1-s Stimulation, 4-s Pause, 5 kPa/Stufe) Stimulationsmodus auf die Detektion der Schmerzwahrnehmungsschwelle und die Schmerztoleranz beschäftigt. Die Manschettenposition am weitesten distal (Unterrand der Manschette: 10 cm oberhalb des mall. lat.) und die kniegelenknahe war mit der höchsten Schmerztoleranz verbunden. Die rampenförmige Stimulation führt zu höheren Schmerzwahrnehmungsschwellen und -toleranzen, und zugleich zeigte sich dabei eine ausgeprägte zeitliche Summation der Schmerzreize (wiederholte Manschettenstimulation: 1-s Stimulation, 1-s Pause).

▶ **Wichtig** Bei der Diagnostik der zeitlichen Schmerzsummation ist die Empfehlung zu beachten, dass an der unteren Extremität die Manschette kniegelenknah positioniert und ein rampenförmiger Stimulationsmodus genutzt werden sollte.

7.6 Nozizeptiver Flexorreflex (RIII-Reflex)

Die R-III-Flexorreflexantwort ist ein Marker des spinalen Erregungszustandes für die nozizeptive Kontrolle. Sie reflektiert akzentuiert „nur" die deszendierenden Aktivitäten durch die anti-nozizeptiven Hirnstammsysteme. Der enge Zusammenhang von Reflexschwelle und Amplitude zur VAS-Bewertung macht den R-III zu einem objektiven und reliablen Werkzeug für die CPM-Diagnostik mit guter Test-Retest-Reliabilität (Lewis et al. 2012a, b, c).

Der nozizeptive kutanomuskuläre Flexorreflex (RIII) wird durch die elektrische Reizung des sensiblen kutanen Nervens (N. suralis) oder dessen rezeptiven Feldes (Ferse, lateraler Fußrand) provoziert und die Reflexantwort mittels EMG vom ipsilateralen Flexormuskel (M. bizeps fem.) abgeleitet. Der Reflex hat eine somatische RII-Komponente, die bei Nervenreizung durch die Aktivierung der Axone von Mechanoafferenzen (30–70 m/s, Klasse II) entsteht, und eine nozizeptive RIII-Komponente, die mit der Aktivierung derjenigen der A-δ-Fasern (10–30 m/s, Klasse III) ausgelöst wird. Die Reflexlatenzen liegen bei 40–70 m/s bzw. 80–150 m/s.

▶ **Wichtig** Aus methodischer Sicht gilt es zu beachten, dass es eine circadiane Rhythmik gibt. Dies kann durch die Untersuchung zu gleichen Tageszeiten nivelliert werden. Auch psychische Anforderungen wie Erwartungsstress und mentale Beanspruchungen wirken sich auf die spinale Erregbarkeit aus. Der psychische Zustand muss methodisch beherrscht werden, oder er kann sogar eine diagnostische Fragestellung erweitern. Frauen haben geringere Reflexschwellen. Im Gegensatz zu Hitzereizen steigen mit dem Alter die Schmerzschwellen auf elektrische Reize nicht oder kaum an, weil die Prozesse der Sensoraktivierung im Gewebe nicht einbezogen sind.

Die Test-Retest-Reliabilität der RIII-Antworten und der Schmerzbewertung im Rahmen einer CPM-Diagnostik analysierten Jurth et al. (2014) an 40 gesunden Personen. Der konditionierende Reiz war ein Heißwasserbad der kontralateralen Hand mit 46 °C (200 s) und der Teststimulus (n = 20 jeweils vor, während Konditionierung) die Reizung des N. suralis (links, Mall. lat., Burst aus 5 Rechteckimpulsen, Dauer 1 m/s, 200 Hz, Intervall 8–12 s, Intensität VAS 50; EMG M. bizeps fem.). Die Schmerzbewertung erfolgte mit einer VAS-0–100-Skala. Die CPM-Testung wurde im Abstand von 30 min wiederholt. Unter den Kontrollbedingungen (Wasser 33 °C) zeigt sich die Schmerzbewertung, aber nicht die RIII-Amplitude reproduzierbar, was Confoundern zugeschrieben werden könnte. Während des Konditionierungsreizes wurde ein Interklassen-Korrelationskoeffizient für die Schmerzbewertung von r = 0,54 (95 % CI 0,26–0,74) und für die RIII-Amplitude von r = 0,61 (95 % CI 0,36–0,78) ermittelt. Mit diesen Werten besteht eine gute Reliabilität (ICC-Werte: 0,4–0,75) für beide Parameter, was auch mit anderen Untersuchungen (Cathcart et al. 2009; Lewis et al. 2012a, b, c) übereinstimmt. Aber das eingesetzte CPM-Testprozedere führte zwar zur Reduzierung der Schmerzen, aber nicht zur Hemmung der Reflexantworten. Möglicherweise war der konditionierende Reiz hinsichtlich der Intensität oder Qualität für eine solche Wirkung unzureichend, sodass im Endergebnis doch keine Aussagen über die Reliabilität des Reflexes im CPM-Design gemacht werden können. Dagegen ergab die Anwendung eines Kältereizes (gesund, n = 34, 27,5 ± 6,8 Jahre, „cold pressure tests", 2 °C, Hand, Provokation VAS 7) als konditionierenden Reiz für die Teststimuli RIII-Schwelle (N. suralis), die elektrische Detektionsschwelle und die Schmerzbewertung nach Stimulation mit dem 1,5-Fachen der Schwellenintensität im Test und Retest stets einen nachweisbaren CPM-Effekt. Die RIII- bzw. die elektrischen Wahrnehmungsschwellen stiegen um 3,4 mA bzw. 2,2 mA (je p < 0,001), und die Schmerzen fielen um VAS 1,5/10 (p < 0,001). Die Reliabilität nach 12 Tagen war gut bis sehr gut, wobei unter dem Kältereiz die ICC (r = 0,94, 95 % CI 0,88–0,97) für den Reflex höher als für die psychophysischen Diagnostikmerkmale (Detektionsschwelle; r = 0,69, 95 % CI 0,47–0,84; Schmerzen: r = 0,74, 95 % CI 0,54–0,86) waren. Auch die Reproduktion der Ergebnisse vor dem Kältereiz entsprechen diesen Werten (r = 0,93, r = 0,67, r = 0,85; Biurrun Manresa et al. 2014).

▶ **Wichtig** Der CPM-Effekt wird vorrangig durch die Gehirnleistungen der bewussten Ebene hervorgerufen und nicht bzw. deutlich weniger durch den spinalen Erregungszustand.

Die vorrangige Prägung des CPM-Effekts durch das Erregungs- und Interaktionsniveau in den bewussten cerebralen Arealen gegenüber dem Erregungszustand in den spinalen Netzwerken zeigen Lie et al. (2019) bei der Prüfung der Test-Retest-Reliabilität von zwei Designs im Abstand von einer Woche. Während der konditionierenden Kältestimulation (Fuß, 7 °C) wurde einmal die kontinuierliche Schmerzbewertung auf einen 2-minütigen konstanten Test-Hitzestimulus am Unterarm vorgenommen und ein anderes Mal über den gleichen Zeitraum die RIII-Schwelle (M. tib. ant.) durch wiederholte Stimulationen des

Fußgewölbes ermittelt. In Relation zum Reflex zeigt sich anhand der subjektiven Bewertung ein wesentlich stärker ausgebildeter CPM-Effekt unter der Hitzestimulation. Die Reliabilität (ICCs) lag bei beiden Designs im unteren Bereich „gut" (Hitze: r = 0,40, Reflex: p = 0,50). Die interindividuelle Variabilität lag relativ hoch, wodurch die relative Zuverlässigkeit gut und die absolute eher schlecht war.

7.7 Somatosensorisch evozierte und laserevozierte Potenziale (SEP, LEP)

Mit den SEP oder Laser-EP (Infrarothitzestimuli) steht eine neurologische Diagnostik zur Verfügung, mit der die sensiblen Leitungswege und ihre zentralen Ankunfts- und Verarbeitungsareale geprüft werden können. Dabei sind die SEP den LEP überlegen (Valeriani et al. 2012). Mit elektrischen oder lasergestützten Hitzereizen wird repetitiv stimuliert, und unter Verwendung der Mittelungstechnik werden die Antworten in den somatotopisch zugeordneten Hirnarealen sichtbar gemacht. Die Amplitude beschreibt die Intensität des zentral ankommenden und zu verarbeitenden Signals, welches bereits viele Relaisstationen durchlaufen hat.

Über die Kontraktionsdauer von 3 min mit 40 % der MVC werden isometrische Kontraktionen der Ellenbogenflexion hochintensiv (Borg 0–10: hard bis very hard). Die PPTs (M. bizeps br., M. interosseus dors. I) steigen als Merkmal einer EIH stark an. Die Hitzeschwellen (Handrücken) blieben aber ohne Änderung. Die evozierten Potenziale reagieren sehr schwach und nicht einheitlich (Hu et al. 2014). Mit der sehr differenten Reaktion der PPT und der Hitzeschwellen gehen auch spätere Ergebnisse an jeweils gleichen Orten und ausgeführt mit übereinstimmenden Stimulationsmustern konform (Jones et al. 2019). Aerobe FE-Belastungen lassen die PPTs über dem M. rect. fem. um 29,6 % und dem M. tib. ant. um 26,9 % substanziell ansteigen, wogegen die Hitzeschmerzschwellen mit 4,2 % (M. tib. ant., Fuß: 0,44 %) keine Reaktionen zeigten. Das Gleiche trifft für die LEP zu, sodass sie keine EIH sichtbar machen.

7.8 „exercise induced hypoalgesia" (EIH)

Eine EIH wird anhand der Schmerztoleranz oder der Intensitätsbewertung schmerzhafter Reize nach physischen Belastungen mittels quantitativ sensorischer Tests ermittelt. Hierbei ist die Qualität des Schmerzreizes für das Erkennen der Amplitude der EIH ausschlaggebend. Die stärkste Minderung der Schmerzempfindlichkeit wird auf mechanische, gefolgt von thermischen und elektrischen Stimuli festgestellt. Auf Letztere wird nur eine sehr geringe und teilweise sogar keine EIH diagnostiziert.

Die EIH kann systematisch bei Jugendlichen und Erwachsene nachgewiesen werden (Vaegter et al. 2014; Stolzman et al. 2015). Intensive dynamische aerobe und sehr intensive bis schmerzhafte isometrische Beanspruchungen weisen höhere Effekte als jeweils weniger intensive auf (Naugle et al. 2012). Auch isometrische Kontraktionen z. B. des M. quadr. fem. über 90 s provozieren eine robuste EIH (Umeda et al. 2010; Vaegter et al. 2014). Eine hohe EIH wird bei Gesunden mit hohem CPM-Effekt ausgebildet, obwohl der CPM-Mechanismus nur ein Puzzlestein der EIH-Entwicklung zu sein scheint (Ellingson et al. 2014).

7.9 „hypertension-associated hypoalgesia" (HaH)

Blutdruck-Variationen im normotensiven Niveau, Werte im Borderline-Bereich und die stabile Hypertonie sind sicher mit einer Hypoalgesie verbunden.

Für die Diagnostik der HaH können verschiedene Modi eingesetzt werden. Es sind die schmerzhafte elektrische Stimulation des Zahnfleisches, die thermische, mechanische oder elektrische Reizung der Haut und der schon seit Sherrington (1906) bekannte schmerzbedingte spinale polysynaptische und -segmentale Flexorreflex.

Bei der Hypertonie liegen mit hoher Reproduzierbarkeit die Empfindungsschwellen der Haut und des Zahnfleisches höher, und es besteht dort auch eine Schmerzhypoalgesie sowie eine gesteigerte Toleranz. Gleichfalls sind die schmerzbedingten fremdreflektorischen Reflexe höherschwellig, wobei die langlatente RIII-Antwort auch signifikant mit dem diastolischen RR korreliert (Rosa et al. 1994).

Der „pulpar test" nutzt eine graduiert ansteigende elektrische Reizung (0–0,03 mA) von nacheinander 3 gesunden Zähnen. Der Abgleich mit den 24-h-RR-Werten zeigt höhere Schmerzschwellen bei den Hypertonikern (p = 0,02). Ohne Änderungen des RR vor der Schmerzprovokation mindert mentaler Stress anhand mathematischer Anforderungen die Schmerzempfindlichkeit signifikant nur bei den Hypertonikern (Guasti et al. 1995).

Die HaH kann auch sehr gut mittels z. B. Auto-Algometrie diagnostiziert werden. Die Person drückt die Fingerkuppe bzw. den Fingerrücken nacheinander von 4 Fingern im Test und Retest gegen eine Nadel mit abgerundeter Spitze, bis Schmerzen empfunden werden. Der Druck wird mittels Kraftaufnehmer gemessen, und die schmerzauslösende Kraft wird als Schmerzschwelle gemeinsam mit dem psychophysischen VAS-Wert dokumentiert. Diese Prozedur belegt bei Hyper- gegenüber Normotonikern höhere Schmerzschwellen (Viggiano et al. 2009).

Der **Flexorreflex** als das physiologische unwillkürliche Korrelat der Nozizeption (vgl. vorne) liefert ebenfalls einen diagnostischen Zugang zur HaH.

Fazit
Der Mensch besitzt cerebrale Strukturen, die als integrierte Teile der Handlungsprogramme für die endogene Schmerzhemmung und -modulation sorgen. Deren Kapazität und die Schmerzempfindlichkeit können mit quantitativen sensorischen Tests und speziell mit einem psychophysiologischen diagnostischen Paradigma, der „con-

ditioned pain modulation" (CPM) geprüft werden. Hierbei wird während (paralleler Modus) oder nach (sequenzieller Modus) der Einwirkung eines andauernden konditionierenden Schmerzreizes die psychophysiologische Veränderung der Schmerzintensität auf einen schmerzauslösenden quantitativen sensorischen Testreiz geprüft. Der „cold pressure test" zur Konditionierung und Druck- und Hitzereize zur Testung benötigen die geringsten Gruppenstärken für die Detektion signifikanter Gruppenunterschiede und eignen sich am besten für das Erkennen interindividueller Differenzen. Bei der Bewertung müssen das Alter und Geschlecht, die Schlafqualität, die hormonelle Situation, der psychische und mentale Zustand, die sportlichen Aktivitäten und der Entwicklungsstand der Pathogenese der jeweiligen Erkrankung einschließlich der Komorbiditäten Beachtung finden. Für das Erkennen des Risikos einer Schmerzkrankheit, die Diagnostik ihres Entwicklungsstandes oder auch des therapeutischen Verlaufs sind die Schmerzempfindlichkeit, die Schmerztoleranz, die Kapazität der endogenen Schmerzhemmung und die „exercise induced hypoalgesia" zu betrachten.

Bei Gesunden liegt eine ausgeglichene Bilanz der Schmerzmodulation vor. Die Schmerzschwellen und die -toleranz sind „physiologisch hoch". Treten Nozioafferenzen auf, erfolgt eine Bilanzverschiebung zugunsten der Hemmung. Während anstrengender physischer Belastungen wird mit dem sensomotorischen Programm die „exercise induced hypoalgesia" implementiert. Gesunde haben auch unter sehr anstrengenden Belastungen keine Schmerzen, und die verminderte Schmerzempfindlichkeit wirkt ca. 15–30 min nach.

Bei den Schmerzpatienten ist infolge der Sensibilisierung die Bilanz der Schmerzmodulation zu deren Ungunsten verschoben. Die Empfindlichkeit ist gesteigert, und die Schmerzafferenzen erreichen schneller die Wahrnehmungsgrenze. Unter anstrengenden physischen Belastungen kann häufig noch eine abgeschwächte Hypoalgesie entstehen, oder sie bleibt aus bzw. kann paradox ausfallen. Die paradoxe Reaktion ist das Merkmal einer höhergradigen zentralen Sensibilisierung. Die Belastbarkeit für selbst geringe Anstrengungsgrade kann reduziert sein.

Die CPM-Diagnostik gewinnt immer mehr an Bedeutung. Sie hilft, physiologische von pathophysiologischen cerebralen Funktionszuständen zu unterscheiden. Eine hohe Kapazität der Schmerzmodulation Gesunder ist mit den Faktoren guter physischer Zustand, geringere allgemeine Schmerzempfindlichkeit, hohe Schmerztoleranz und besserer Selbstbewertung des Gesundheitszustandes verbunden. Chronische Schmerzpatienten haben eine defizitäre CPM. Sie kann Risikofaktor einer Chronifizierung, ein Erwartungswert für die Wirksamkeit pharmakologischer und nicht pharmakologischer Interventionen und/oder ein Kennzeichen des Entwicklungsstandes der nozizeptiven Prägung des Gehirns sein.

Weitere diagnostische Instrumente können die Offset-Analgesie sein, die das Belohnungssystem einschließt, die zeitliche Summation von Hitzereizen, der nozizeptive R-III-Reflex und die „exercise induced hypoalgesia".

Literatur

Aloisi AM. Gonadal hormones and sex differences in pain reactivity. Clin J Pain. 2003;19(3):168–74.

Bannister K, Patel R, Goncalves L, Townson L, Dickenson AH. Diffuse noxious inhibitory controls and nerve injury: restoring an imbalance between descending monoamine inhibitions and facilitations. Pain. 2015;156(9):1803–11. https://doi.org/10.1097/j.pain.0000000000000240. PMID 26010460.

Bijker L, Sleijser-Koehorst MLS, Coppieters MW, Cuijpers P, Scholten-Peeters GGM. Preferred self-administered questionnaires to assess depression, anxiety and somatization in people with musculoskeletal pain – a modified delphi study. J Pain. 2020;21(3–4):409–17.

Bitar N, Marchand S, Potvin S. Pleasant pain relief and inhibitory conditioned pain modulation: a psychophysical study. Pain Res Manag. 2018;2018:1935056. eCollection 2018.

Biurrun Manresa JA, Fritsche R, Vuilleumier PH, Oehler C, Mørch CD, Arendt-Nielsen L, Andersen OK, Curatolo M. Is the conditioned pain modulation paradigm reliable? a test-retest assessment using the nociceptive withdrawal reflex. PLoS One. 2014;9(6):e100241. https://doi.org/10.1371/journal.pone.0100241. eCollection 2014.

Cathcart S, Winefield AH, Rolan P, Lushington K. Reliability of temporal summation and diffuse noxious inhibitory control. Pain Res Manag. 2009;14:433–8.

Choy EHS. The role of sleep in pain and fibromyalgia. Nat Rev Rheumatol. 2015;11(9):513–20.

Choi JC, Park YH, Park SK, Lee JS, Kim J, Choi JI, Yoon KB, Lee S, Lim DE, Choi JY, Kim MH, Park G, Choi SS, Lee JM. Testosterone effects on pain and brain activation patterns. Acta Anaesthesiol Scand. 2017;61(6):668–75. https://doi.org/10.1111/aas.12908.

Da Silva JT, Zhang Y, Asgar J, Ro JY, Seminowicz DA. Diffuse noxious inhibitory controls and brain networks are modulated in a testosterone-dependent manner in Sprague Dawley rats. Behav Brain Res. 2018;349:91–7.

Dapunt U, Gantz S, Zhuk A, Gather K, Wang H, Schiltenwolf M. Quantitative sensory testing in physically active individuals and patients who underwent multidisciplinary pain therapy in the longitudinal course. J Pain Res. 2018;11:2323–30. https://doi.org/10.2147/JPR.S173000. eCollection 2018.

Dave AJ, Selzer F, Losina E, Klara KM, Collins JE, Usiskin I, Band P, Dalury DF, Iorio R, Kindsfater K, Jeffrey N, Katz JN. Is there an association between whole-body pain with osteoarthritis-related knee pain, pain catastrophizing, and mental health? Clin Orthop Relat Res. 2015;473(12):3894–902.

Derbyshire SW, Osborn J. Enhancement of offset analgesia during sequential testing. Eur J Pain. 2008;12:980–9.

Edwards RR, Ness TJ, Weigent DA, Fillingim RB. Individual differences in diffuse noxious inhibitory controls (DNIC): association with clinical variables. Pain. 2003;106(3):427–37. https://doi.org/10.1016/j.pain.2003.09.005. PMID 14659526.

Ellingson LD, Koltyn KF, Kim JS, Cook DB. Does exercise induce hypoalgesia through conditioned pain modulation? Psychophysiology. 2014;51(3):267–76. https://doi.org/10.1111/psyp.12168. Epub 2013 Dec 20.

Ellingson LD, Stegner AJ, Schwabacher IJ, Lindheimer JB, Cook DB. Catastrophizing interferes with cognitive modulation of pain in women with fibromyalgia. Pain Med. 2018;19(12):2408–22.

Fillingim RB, King CD, Ribeiro-Dasilva MC, Rahim-Williams B, Riley JL 3rd. Sex, gender, and pain: a review of recent clinical and experimental findings. J Pain. 2009;10(5):447–85.

Fingleton C, Smart K, Doody C. Exercise-induced hypoalgesia in people with knee osteoarthritis with normal and abnormal conditioned pain modulation. Clin J Pain. 2017;33:395–404.

Flood A, Waddington G, Thompson K, Cathcart S. Increased conditioned pain modulation in athletes. J Sports Sci. 2017a;35(11):1066–72. https://doi.org/10.1080/02640414.2016.1210196. Epub 2016 Jul 25.

Flood A, Waddington G, Cathcart S. Examining the relationship between endogenous pain modulation capacity and endurance exercise performance. Res Sports Med. 2017b;25(3):300–12. https://doi.org/10.1080/15438627.2017.1314291. Epub 2017a Apr 10.

Flood A, Waddington G, Keegan RJ, Thompson KG, Cathcart S. The effects of elevated pain inhibition on endurance exercise performance. PeerJ. 2017c;5:e3028. https://doi.org/10.7717/peerj.3028. eCollection 2017.

Freeman R, Baron R, Bouhassira D, Cabrera J, Emir B. Sensory profiles of patients with neuropathic pain based on the neuropathic pain symptoms and signs. Pain. 2014;155(2):367–76. https://doi.org/10.1016/j.pain.2013.10.023. Epub 2013 Oct 25.

Freidl M, Berger P, Topitz A, Katschnig H, Williams J, Zsuzsa L, Sibitz I. Pain symptoms as predictors of depressive or anxiety disorders in patients with physical illness. Psychiatr Prax. 2016;43(5):273–8.

Gibson SJ, Farrell M. A review of age differences in the neurophysiology of nociception and the perceptual experience of pain. Clin J Pain. 2004;20:227–39.

Goffaux P, Redmond WJ, Rainville P, Marchand S. Descending analgesia – when the spine echoes what the brain expects. Pain. 2007;130:137–43.

Gracely RH. Studies of pain in human subjects. In: Wall & Melzack's textbook of pain. Philadelphia, PA: Elsevier Health Sciences; 2013. S. 283–300.

Graven-Nielsen T, Mense S, Arendt-Nielsen L. Painful and non-painful pressure sensations from human skeletal muscle. Exp Brain Res. 2004;159:273–83.

Graven-Nielsen T, Vaegter HB, Finocchietti S, Handberg G, Arendt-Nielsen L. Assessment of musculoskeletal pain sensitivity and temporal summation by cuff pressure algometry: a reliability study. Pain. 2015;156:2193–202.

Greenspan JD, Craft RM, LeResche L, Arendt-Nielsen L, Berkley KJ, Fillingim RB, Gold MS, Holdcroft A, Lautenbacher S, Mayer EA, Mogil JS, Murphy AZ, Traub RJ. Studying sex and gender differences in pain and analgesia: a consensus report. Pain. 2007;132(Suppl. 1):S26–45.

Grill JD, Coghill RC. Transient analgesia evoked by noxious stimulus offset. J Neurophysiol. 2002;87:2205–8. [PubMed: 11929939].

Guasti L, Merlo B, Verga R, Cattaneo R, Gaudio G, Bianchi L, Zanzi P, Grandi AM, Bossi PM, Venco A. Effects of arithmetic mental stress test on hypertension-related hypalgesia. J Hypertens. 1995;13(12 Pt 2):1631–5.

Hermans L, Calders P, Van Oosterwijck J, Verschelde E, Bertel E, Meeus M. An overview of offset analgesia and the comparison with conditioned pain modulation: a systematic literature review. Pain Physician. 2016;19(6):307–26.

Herrero JF, Laird JM, Lopez-Garcia JA. Wind-up of spinal cord neurones and pain sensation: much ado about something? Prog Neurobiol. 2000;61:169–203. [PubMed: 10704997].

Höffken O, Özgul ÖS, Enax-Krumova EK, Tegenthoff M, Maier C. Evoked potentials after painful cutaneous electrical stimulation depict pain relief during a conditioned pain modulation. BMC Neurol. 2017;17(1):167. https://doi.org/10.1186/s12883-017-0946-7. [PubMed: 28851323].

Hu L, Cai MM, Xiao P, Luo F, Iannetti GD. Human brain responses to concomitant stimulation of a-delta and C nociceptors. J Neurosci. 2014;34:11439–51. https://doi.org/10.1523/JNEUROSCI.1355-14.2014.

Imai Y, Petersen KK, Morch CD, Arendt Nielsen L. Comparing test-retest reliability and magnitude of conditioned pain modulation using different combinations of test and conditioning stimuli. Somatosens Mot Res. 2016a;33:169–77.

Imai Y, Petersen KK, Morch CD, Arendt Nielsen L. Comparing test-retest reliability and magnitude of conditioned pain modulation using different combinations of test and conditioning stimuli. Somatosens Mot Res. 2016b;33:1–9.

Jones MD, Nuzzo JL, Taylor JL, Barry BK. Aerobic exercise reduces pressure more than heat pain sensitivity in healthy adults. Pain Med. 2019;20(8):1534–46. https://doi.org/10.1093/pm/pny289.

Jurth C, Rehberg B, von Dincklage F. Reliability of subjective pain ratings and nociceptive flexion reflex responses as measures of conditioned pain modulation. Pain Res Manag. 2014;19(2):93–6. Epub 2014 Feb 19.

Karmann AJ, Kundermann B, Lautenbacher S. Schlafentzug und Schmerz: Ein Review der neuesten Literatur. Schmerz. 2014;28(2):141–6. https://doi.org/10.1007/s00482-014-1394-6.

Kennedy DL, Kemp HI, Ridout D, Yarnitsky D, Rice AS. Reliability of conditioned pain modulation: a systematic review. Pain. 2016;157(11):2410–9.

Khan J, Korczeniewska O, Benoliel R, Kalladka M, Eliav E, Nasri-Heir C. Age and gender differences in mechanically induced intraoral temporal summation and conditioned pain modulation in healthy subjects. Oral Surg Oral Med Oral Pathol Oral Radiol. 2018;126(2):134–41. https://doi.org/10.1016/j.oooo.2018.03.021. Epub 2018 Apr 13.

Kunz M, Mohammadian P, Renner B, Roscher S, Kobal G, Lautenbacher S. Chemo-somatosensory evoked potentials: a sensitive tool to assess conditioned pain modulation? Somatosens Mot Res. 2014;31(2):100–10. https://doi.org/10.3109/08990220.2014.887562. Epub 2014 Feb 25.

Kurata J. Neural mechanisms of offset analgesia. Adv Exp Med Biol. 2018;1099:141–6.

Laube W. Muskelaktivität: Prägung des ZNS und endokrine Funktion – somatische oder degenerativ-nozizeptive Körperstruktur. Man Med. 2013;51:141–50. https://doi.org/10.1007/s00337-012-0989-1.

Lautenbacher S, Peters JH, Heesen M, Scheel J, Kunz M. Age changes in pain perception: a systematic-review and meta-analysis of age effects on pain and tolerance thresholds. Neurosci Biobehav Rev. 2017;75:104–13.

Leknes S, Brooks JCW, Wiech K, Tracey I. Pain relief as an opponent process: a psychophysical investigation. Eur J Neurosci. 2008;28(4):794–801.

Lewis GN, Rice DA, McNair PJ. Conditioned pain modulation in populations with chronic pain: a systematic review and metaanalysis. J Pain. 2012a;13:936–44.

Lewis GN, Heales L, Rice DA, Rome K, McNair PJ. Reliability of the conditioned pain modulation paradigm to assess endogenous inhibitory pain pathways. Pain Res Manag. 2012b;17(2):98–102.

Lewis GN, Rice DA, Jourdain K, McNair PJ. Influence of stimulation location and posture on the reliability and comfort of the nociceptive flexion reflex. Pain Res Manag. 2012c;17:110–4.

Lie MU, Petriu E, Matre D, Hansson P, Andersen OK, Zwart JA, Nilsen KB. Psychophysical or spinal reflex measures when assessing conditioned pain modulation? Eur J Pain. 2019;23(10):1879–89. https://doi.org/10.1002/ejp.1462. Epub 2019 Jul 29.

Ligato D, Petersen KK, Mørch CD, Arendt-Nielsen L. Offset analgesia: the role of peripheral and central mechanisms. Eur J Pain. 2018;22(1):142–9.

Lindskou TA, Christensen SW, Graven-Nielsen T. Cuff algometry for estimation of hyperalgesia and pain summation. Pain Med. 2017;18(3):468–76. https://doi.org/10.1093/pm/pnw168.

Manafi Khanian B, Arendt-Nielsen L, Kjaer Petersen K, Samani A, Graven-Nielsen T. Interface pressure behavior during painful cuff algometry. Pain Med. 2016;17:915–23.

Manafi-Khanian B, Arendt-Nielsen L, Frokjaer JB, Graven-Nielsen T. Deformation and pressure propagation in deep somatic tissue during painful cuff algometry. Eur J Pain. 2015;19:1456–66.

Marouf R, Piché M, Rainville P. Is temporal summation of pain and spinal nociception altered during normal aging? Pain. 2015;156(10):1945–53.

Mauderli AP, Vierck CJ, Cannon RL, Rodrigues A, Shen C. Relationships between skin temperature and temporal summation of heat and cold pain. J Neurophysiol. 2003;90:100–9. [PubMed: 12843304].

McPhee M, Graven-Nielsen T. Alterations in temporal summation of pain and conditioned pain modulation across an episode of experimental exercise-induced low back pain. J Pain. 2019;20(3):264–76.

Moont R, Crispel Y, Lev R, Pud D, Yarnitsky D. Temporal changes in cortical activation during conditioned pain modulation (CPM), a LORETA study. Pain. 2011;152(7):1469–77. Epub 2011 Feb 19.

Moont R, Crispel Y, Lev R, Pud D, Yarnitsky D. Temporal changes in cortical activation during distraction from pain: a comparative LORETA study with conditioned pain modulation. Brain Res. 2012;30(1435):105–17. https://doi.org/10.1016/j.brainres.2011.11.056. Epub 2011 Dec 6.

Nahman-Averbuch H, Yarnitzky D, Granovsky Y, Gerber E, Dagul P, Granot M. The role of stimulation parameters on the conditioned pain modulation response. Scand J Pain. 2013a;4:10–4.

Nahman-Averbuch H, Granovsky Y, Coghill RC, Yarnitsky D, Sprecher E, Weissman-Fogel I. Waning of 'conditioned pain modulation': a novel expression of subtle pronociception in migraine. Headache. 2013b;53(7):1104–15.

Nahman-Averbuch H, Martucci KT, Granovsky Y, Weissman-Fogel I, Yarnitsky D, Coghill RC. Distinct brain mechanisms support spatial vs temporal filtering of nociceptive information. Pain. 2014;155(12):2491–501. https://doi.org/10.1016/j.pain.2014.07.008. Epub 2014 Jul 15.

Naugle KM, Fillingim RB, Riley JL 3rd. A meta-analytic review of the hypoalgesic effects of exercise. J Pain. 2012;13(12):1139–50. [PubMed: 23141188].

Niesters M, Proto PL, Aarts L, Sarton EY, Drewes AM, Dahan A. Tapentadol potentiates descending pain inhibition in chronic pain patients with diabetic polyneuropathy. Br J Anaesth. 2014;113(1):148–56. https://doi.org/10.1093/bja/aeu056. PMID 24713310.

Nir RR, Yarnitsky D. Conditioned pain modulation. Curr Opin Support Palliat Care. 2015;9(2):131–7. https://doi.org/10.1097/SPC.0000000000000126.

Nissen TD, Mørch CD, Arendt-Nielsen L, Drewes AM, Olesen AE. Offset analgesia is not affected by cold pressor induced analgesia. Scand J Pain. 2018;18(4):695–701. https://doi.org/10.1515/sjpain-2018-0082.

Olesen SS, Van Goor H, Bouwense SAW, Wilder-Smith OHG, Drewes AM. Reliability of static and dynamic quantitative sensory testing in patients with painful chronic pancreatitis. Reg Anesth Pain Med. 2012;37(5):530–36.

Pud D, Granovsky Y, Yarnitsky D. The methodology of experimentally induced diffuse noxious inhibitory control (DNIC)-like effect in humans. Pain. 2009;144(1-2):16–9. https://doi.org/10.1016/j.pain.2009.02.015. Epub 2009 Apr 8.

Rosa C, Vignocchi G, Panattoni E, Rossi B, Ghione S. Relationship between increased blood pressure and hypoalgesia: additional evidence for the existence of an abnormality of pain perception in arterial hypertension in humans. J Hum Hypertens. 1994;8(2):119–26.

Roy M, Lebuis A, Peretz I, Rainville P. The modulation of pain by attention and emotion: a dissociation of perceptual and spinal nociceptive processes. Eur J Pain. 2011;15(641):e1–10.

Sandrini G, Serrao M, Rossi P, Romaniello A, Cruccu G, Willer JC. The lower limb flexion reflex in humans. Prog Neurobiol. 2005;77:353–95. [PubMed: 16386347].

Schertzinger M, Wesson-Sides K, Parkitny L, Younger J. Daily fluctuations of progesterone and testosterone are associated with fibromyalgia pain severity. J Pain. 2018;19(4):410–7. https://doi.org/10.1016/j.jpain.2017.11.013. Epub 2017 Dec 14.

Skyt I, Moslemi K, Baastrup C, Grosen K, Svensson P, Jensen TS, et al. Does conditioned pain modulation predict the magnitude of placebo effects in patients with neuropathic pain? Eur J Pain (London, England). 2018;22(4):784–92. https://doi.org/10.1002/ejp.1164.

Sleijser-Koehorst MLS, Bijker L, Cuijpers P, Scholten-Peeters GGM, Coppieters MW. Preferred self-administered questionnaires to assess fear of movement, coping, self-efficacy, and catastrophizing in patients with musculoskeletal pain – a modified Delphi study. Pain. 2019;160(3):600–6.

Staud R, Craggs JG, Robinson ME, Perlstein WM, Price DD. Brain activity related to temporal summation of C-fiber evoked pain. Pain. 2007;129(1–2):130–42.

Stolzman S, Danduran M, Hunter SK, Bement MH. Pain response after maximal aerobic exercise in adolescents across weight status. Med Sci Sports Exerc. 2015;47(11):2431–40. [PubMed:25856681].

Street LM, Harris L, Curry RS, Eisenach JC. Capsaicin-induced Pain and Sensitisation in the Postpartum Period. Br J Anaesth. 2019;122(1):103–10. https://doi.org/10.1016/j.bja.2018.09.026. Epub 2018 Nov 16.

Stroemel-Scheder C, Karmann AJ, Ziegler E, Heesen M, Knippenberg-Bigge K, Lang PM, Lautenbacher S. Sleep, experimental pain and clinical pain in patients with chronic musculoskeletal pain and healthy controls. J Pain Res. 2019;12:3381–93. eCollection 2019.

Szikszay TM, Adamczyk WM, Luedtke K. The magnitude of offset analgesia as a measure of endogenous pain modulation in healthy participants and patients with chronic pain: a systematic review and meta-analysis. Clin J Pain. 2019;35(2):189–204. https://doi.org/10.1097/AJP.0000000000000657.

Umeda M, Newcomb LW, Ellingson LD, Koltyn KF. Examination of the dose-response relationship between pain perception and blood pressure elevations induced by isometric exercise in men and women. Biol Psychol. 2010;85:90–6.

Vaegter HB, Handberg G, Graven-Nielsen T. Similarities between exercise-induced hypoalgesia and conditioned pain modulation in humans. Pain. 2014;155(1):158–67.

Vaegter HB, Handberg G, Jorgensen MN, Kinly A, Graven-Nielsen T. Aerobic exercise and cold pressor test induce hypoalgesia in active and inactive men and women. Pain Med. 2015;16:923–33.

Vaegter HB, Handberg G, Graven-Nielsen T. Hypoalgesia after exercise and the cold pressor test is reduced in chronic musculoskeletal pain patients with high pain sensitivity. Clin J Pain. 2016;32(1):58–69.

Valencia C, Kindler LL, Fillingim RB, George SZ. Investigation of central pain processing in shoulder pain: converging results from two musculoskeletal pain models. J Pain. 2012;13(1):81–9.

Valencia C, Fillingim RB, Bishop M, Wu SS, Wright TW, Moser M, Farmer K, George SZ. Investigation of central pain processing in post-operative shoulder pain and disability. Clin J Pain. 2014;30(9):775–86.

Valeriani M, Pazzaglia C, Cruccu G, Truini A. Clinical usefulness of laser evoked potentials. Neurophysiol Clin. 2012;42:345–53. https://doi.org/10.1016/j.neucli.2012.05.002.

Vierck CJ, Mauderli AP, Riley JL III. Relationships between the intensity and duration of Peltier heat stimulation and pain magnitude. Exp Brain Res. 2013;225:339–48. [PubMed: 23423165].

Viggiano A, Zagaria N, Passavanti MB, Pace MC, Paladini A, Aurilio C, Tedesco MA, Natale F, Calabrò R, Monda M, De Luca E. New and low-cost auto-algometry for screening hypertension-associated hypoalgesia. Pain Pract. 2009;9(4):260–5. https://doi.org/10.1111/j.1533-2500.2009.00287.x. Epub 2009 May 15.

White HD, Robinson TD. A novel use for testosterone to treat central sensitization of chronic pain in fibromyalgia patients. Int Immunopharmacol. 2015;27(2):244–8. https://doi.org/10.1016/j.intimp.2015.05.020. Epub 2015 May 21.

Willer JC, Roby A, Le Bars D. Psychophysical and electrophysiological approaches to the pain-relieving effects of heterotopic nociceptive stimuli. Brain. 1984;107:1095–112.

Williams AE, Miller MM, Bartley EJ, McCabe KM, Kerr KL, Rhudy JL. Impairment of inhibition of trigeminal nociception via conditioned pain modulation in persons with migraine headaches. Pain Med. 2019;20(8):1600–10. https://doi.org/10.1093/pm/pny305.

Woolf CJ. What to call the amplification of nociceptive signals in the central nervous system that contribute to widespread pain? Pain. 2014;155:1911–2.

Yarnitsky D. Conditioned pain modulation (the diffuse noxious inhibitory control-like effect): its relevance for acute and chronic pain states. Curr Opin Anaesthesiol. 2010;23(5):611–5. [PubMed: 20543676].

Yarnitsky D, Crispel Y, Eisenberg E, Granovsky Y, Ben-Nun A, Sprecher E, Best LA, Granot M. Prediction of chronic post-operative pain: preoperative DNIC testing identifies patients at risk. Pain. 2008;138(1):22–8.

Yarnitsky D, Arendt-Nielsen L, Bouhassira D, Edwards RR, Fillingim RB, Granot M, Hansson P, Lautenbacher S, Marchand S, Wilder-Smith O. Recommendations on terminology and practice of psychophysical DNIC testing. Eur J Pain. 2010;14(4):339. https://doi.org/10.1016/j.ejpain.2010.02.004. Epub 2010 Mar 12.

Yarnitsky D, Granot M, Nahman-Averbuch H, Khamaisi M, Granovsky Y. Conditioned pain modulation predicts duloxetine efficacy in painful diabetic neuropathy. Pain. 2012;153(6):1193–8. https://doi.org/10.1016/j.pain.2012.02.021. PMID 22480803.

Yarnitsky D, Bouhassira D, Drewes AM, Fillingim RB, Granot M, Hansson P, et al. Recommendations on practice of conditioned pain modulation (CPM) testing. Eur J Pain. 2015;19(6):805–6.

Yelle MD, Rogers JM, Coghill RC. Offset analgesia: a temporal contrast mechanism for nociceptive information. Pain. 2008;134:174–86. [PubMed: 17533118].

8 CPM und chronisch degenerative Erkrankungen und Schmerzsyndrome

8.1 Endogene Schmerzkontrolle: Gesund – chronische Schmerzen

CPM steht physiologisch für die Mechanismen der Schmerzhemmung, des Diffuse-noxious-inhibitory-control(DNIC)-Systems, vernetzt mit den Strukturen für die verschiedenen Schmerzkomponenten der unbewussten und insbesondere auch der bewussten Ebenen (kognitiv, emotional, bewertend). Diagnostisch steht die CPM für die Psychophysiologie der Schmerzlinderung eines iatrogenen Schmerzreizes unter der Wirkung einer konditionierenden Schmerzintervention. Da die zentrale Sensibilisierung die Grundlage einer geminderten oder gestörten Schmerzmodulation ist und die Ergebnisse der CPM-Diagnostik bestimmt, wird insbesondere darauf eingegangen.

Die Intensität der Schmerzwahrnehmung beruht auf der funktionellen Kapazität der neuronalen Hirnstammnetzwerke zur Schmerzmodulation und -hemmung im Zusammenwirken mit den kortikalen Strukturen der Sensomotorik und der Emotionen (limbisches System). Sie ist

- einerseits durch einen sehr guten Konditionierungszustand infolge eines systematischen intensiven Ausdauer- und Krafttrainings vermindert und
- andererseits durch die physische Inaktivität und die Entwicklung einer peripheren und zentralen Sensibilisierung im fortgeschrittenen Stadium bei chronisch degenerativen Erkrankungen, die dann durch eine Schmerzkrankheit ergänzt werden, gesteigert.

Die endogene Schmerzkontrolle ist unabhängig von der Genese durchweg bei allen Erkrankungen mit chronischen Schmerzen beeinträchtigt (vgl. Pathogenese Kap. 5). Besonders sind Personen mit einer Neuropathie und sogenannten funktionellen Schmerzsyndromen (Woolf 2011; Lewis et al. 2012; Yarnitsky 2015) betroffen. Das Geschlecht und das Alter haben einen signifikanten Einfluss. Aus diagnostischer Sicht sind die Outcome-Parameter, der Typ der konditionierenden Stimulation und die Intensität des konditionierenden Schmerzreizes keine signifikant relevanten Faktoren (Lewis et al. 2012).

Die Erregbarkeit der spinalen Ebene infolge verstärkter Schmerzafferenzen kann im Gesamtergebnis bevorzugt durch das noradrenerge (hemmend über α_2-Adrenozeptoren) und serotonerge (bahnend über 5-HT$_3$-Rezeptoren) absteigende System hemmend beeinflusst werden. Die mit Noradrenalin und Serotonin arbeitenden Schlüsselsysteme werden durch solche, die mit GABA, Opioiden und Cannabinoiden arbeiten, ergänzt. Auch das Testosteron ist am Mechanismus des DNIC beteiligt. Die Balance zwischen den beiden Schlüsselhemmsystemen und die Interaktionen mit den weiterhin beteiligten Systemen ist z. B. bei der Neuropathie u. a. Erkrankungen mit chronischen Schmerzen verändert. Bemerkenswert ist, dass die noradrenergen und serotonergen zentralen neuronalen Systeme für die Emotionen und die Angst eingeschlossen sind, sodass daraus u. a. die affektiv-emotionale oder affektiv-motivationale Schmerzkomponente resultiert. Diese Komponenten stehen sowohl mit der Modulation des nozizeptiven Eingangs im Hinterhorn als auch mit der Bewältigung von Schmerzen in Verbindung.

▶ **Wichtig** Chronische Schmerzen beruhen auf einer globalen Dysfunktion und der Änderung der funktionellen Kapazität bei der Integration von Sensomotorik und Schmerzmodulation, der Schmerztoleranz, der Anstrengungstoleranz, den Funktionen für die Motivation und die Emotionen. Der Ausprägungsgrad ist vom Stand der Pathogenese abhängig, und dieser wiederum bestimmt das therapeutische Programm und den Zeitbedarf für die stabile Schmerzlinderung. Nachhaltigkeit basiert auf der Reorganisation, hat einen sehr langen Zeitbedarf und kennt kein Ende insbesondere der aktiven Interventionen. „Ein Ende" würde die Rückkehr zur und die Fortführung der Pathogenese bedeuten.

8.2 Zentrale Sensibilisierung – pathophysiologisches Merkmal jeder chronischen Schmerzerkrankung

Mit dem MRI können bei chronischen Schmerzen, die eine nozizeptive Beanspruchung des Gehirns darstellen, inzwischen regelmäßig und konsistent maladaptive anatomische und funktionelle Veränderungen sichtbar gemacht werden. Auch die Einbeziehung der Hirnareale der kognitiven Funktionen sind dargestellt.

▶ **Wichtig** Festzuhalten ist, dass die pathophysiologischen neuroplastischen Prozesse, die Sensibilisierung, grundsätzlich alle Strukturen der Schmerzdetektion, -informationsleitung und -verarbeitung betreffen, und deshalb sind sie grundsätzlich ein gemeinsames Merkmal aller chronischen Schmerzerkrankungen.

Die klinischen Manifestationen, die pathophysiologische Ausprägung, aber auch die diagnostischen Instrumente und Bewertungen sind different bzw. erfassen akzentuiert

8.2 Zentrale Sensibilisierung – pathophysiologisches Merkmal jeder chronischen…

unterschiedliche Merkmale. Deshalb variiert auch die Beurteilung der zentralen Sensibilisierung (Arendt-Nielsen et al. 2018). Hinzu kommt, dass z. B. bei Schmerzsyndromen der Wirbelsäule die zentralen Veränderungen in der grauen Substanz in Relation zu den schmerzrelevanten psychosozialen Merkmalen geschlechtsabhängig (n = 32, Männer, 45,0 ± 12,0 Jahre, Schmerzdauer: Median 96 [14–420]) Monate; n = 62, Frauen, 38,8 ± 12,7 Jahre, Schmerzdauer: 75 [6–348] Monate) sind. Es ergeben sich unterschiedlich intensive Verknüpfungen mit 21 Hirnregionen. Bei den Frauen gehen geminderte Flächen und Volumina der grauen Substanz im Gyrus präzentralis, postzentralis, dem Lobulus paracentralis und dem Gyrus supramarginalis (Lobus parietalis) mit stärkeren negativen Folgen bei der Empfindung der Krankheitskonsequenzen, emotionaler Repräsentationen (Illness Perception Questionnaire) und der Schmerzkatastrophisierung (Tampa Scale for Kinesiophobia) einher. Die Abnahme der Dicke des lateralen orbitofrontalen Kortex zeigt die Chronizität an. Bei den Männern ist die Relation zwischen der Fläche und dem Volumen des Precuneus (Lobus parietalis sup.: Aufmerksamkeit, Teil des Default-Mode-Netzwerks, Gedächtnis, Lernen) und dem Inselvolumen mit der empfundenen persönlichen Kontrolle der Erkrankung negativer (Malfliet et al. 2019).

Der dorsolaterale präfrontale Kortex ist für komplexe kognitive Leistungen, affektive Reaktionen und die Verarbeitung sensorischer als auch nozizeptiver Informationen wesentlich. Chronische Schmerzen gehen entsprechend häufig mit abweichend intensiven Aktivierungen und mit Minderungen der grauen Substanz einher, und erfolgreiche schmerztherapeutische Interventionen können auch wieder zur Rückbildung dieser Veränderungen führen. Er ist bei permanenten Schmerzen verstärkt aktiv (Youssef et al. 2014).

▶ **Wichtig** Eine konsequente und ausreichend lange durchgeführte erfolgreiche Schmerztherapie führt zu cerebralen Reorganisationen.

Eine gestörte bzw. geminderte CPM-Reaktion wird sowohl als ein pathogenetischer Faktor in der Entwicklung eines chronischen Schmerzes, aber auch als Merkmal einer chronischen Schmerzerkrankung angesehen (Gerhardt et al. 2017). Das Ausmaß des CPM-Effekts liefert wichtige Informationen über die Entwicklung und den Stand einer Schmerzerkrankung (Yarnitsky 2015), gegeben durch eine zentrale Sensibilisierung. Klinische Studien belegen eindeutig, dass weitestgehend kontinuierlich vorliegende nozizeptive Afferenzen aus dem muskuloskelettalen Strukturen zu einer intensiveren Schmerzwahrnehmung führen (Kosek und Hansson 1997; Kosek und Ordeberg 2000; Staud et al. 2001; Wilder-Smith et al. 2002).

▶ **Wichtig** Der CPM-Effekt wird als ein „Biomarker" des chronischen Schmerzes betrachtet. In Abhängigkeit von der Ausprägung des Effekts, physiologisch (Schmerzlinderung abgestuft vorhanden) oder pathophysiologisch (geringe Schmerzlinderung bis Schmerzverstärkung), kann eine Prognose über die voraussichtliche Wirksamkeit einer konservativen Therapieintervention (Yarnitsky 2015; Kennedy et al. 2016) und/oder über die Wahrscheinlichkeit von postoperativen Schmerzen abgegeben werden (Yarnitsky et al. 2008).

Wird vor einer Trainingstherapieintervention ein physiologischer CPM-Effekt diagnostiziert, werden die Patienten voraussichtlich darauf weitestgehend fast wie gesunde Personen reagieren. Sie bilden dann auch eine „exercise induced hypoalgesia" (EIH) aus und haben bei adäquater Dosierung der Belastung wahrscheinlich keine ausgeprägten schmerzbedingten Komplikationen zu erwarten. Ein pathophysiologischer CPM-Effekt, der das Element Schmerzhemmung des physischen Handlungsprogrammes als defizitär anzeigt, steht für die Prognose, dass die Trainingsbelastung kaum oder keinen EIH-Effekt ausbilden wird und potenziell schon während und sehr wahrscheinlich danach die Schmerzen verstärkt sein können (Fingleton et al. 2017).

Es steht immer die Frage im Raum, inwieweit der präoperative Zustand der Schmerzmodulation die Schmerzen postoperativ beeinflusst und der „outcome" prognostiziert und therapeutische Interventionen angepasst werden können. Aus psychologischer Sicht sprechen das Katastrophisieren und eine beschränkte Bewältigungsstrategie für intensivere postoperative Schmerzen. Die Angst vor schmerzauslösenden Bewegungen bestimmt den postoperativen Schmerzstatus und die Funktion nicht. Liegen bereits Hinweise oder diagnostische Befunde wie die CPM vor, die eine sensibilisierte zentrale Schmerzmodulation mit sehr intensiven Gelenk- oder generalisierten Schmerzen anzeigen, wird der Schmerz-Outcome ungünstiger sein (Baert et al. 2016). Der präoperativ diagnostizierte CPM- und EIH-Effekt infolge einer aeroben Belastung korreliert mit der Minderung der postoperativen VAS-Werte, und beide Effekte finden sich auch in der reduzierten subjektiven Schmerzintensität wieder (Vaegter et al. 2017).

▶ **Wichtig** Da ein chronisches Schmerzsyndrom eine Erkrankung des Gehirns ist, weist eine geminderte und bevorzugt eine paradoxe CPM auf den erhöhten therapeutischen Bedarf von „cerebral wirksamen" psychotherapeutischen Interventionen hin (emotionale, kognitive Komponente). Für die strukturelle und funktionelle Reorganisation der Komponente Schmerzmodulation und -hemmung des sensomotorischen Programms sind vor allem individuell angepasste, ausreichend intensive Ausdauer- und Kraftbelastungen erforderlich. An die notwendigen intensiven Belastungen müssen die Patienten in aller Regel nach den sportmethodischen Kriterien, die medizinisch zu modifizieren und zu kontrollieren sind, herangeführt werden.

8.3 Chronische Schmerzsyndrome: Eigenständig oder pathogenetischer Schritt?

Die Anzahl der Menschen mit andauernden oder rezidivierenden Schmerzen steigt. Hierzu gehören diejenigen mit primär entzündlichen (Erkrankungen des rheumatischen Formenkreises) und sogenannten primär chronisch degenerativen Grunderkrankungen (z. B. Diabetes Typ II, Arthrosen, siehe „diseasome of physcal inacitivity") einschließlich ihrer

Komplikationen (z. B. PNP, cerebraler Insult) und jene, die posttraumatisch (Amputationen, Schleudertrauma, Verletzungen des Nervensystems) sogenannt sekundär eine Schmerzkrankheit ausbilden oder ausgebildet haben.

▶ **Wichtig** Die Schmerzerkrankung wird vorrangig als eine hinzukommende „eigene" Erkrankung des Gehirns angesehen. Ist dies aber immer so der Fall, oder ist sie viel häufiger das pathophysiologische Ergebnis der späteren Kettenglieder der Pathogenese der zunächst diagnostizierten Erkrankung, also deren Bestandteil in der „finalen Phase"? Die Schmerzerkrankung repräsentiert dann das fortgeschrittene Krankheitsstadium, indem das Gehirn funktionell und strukturell klinisch relevant einbezogen ist und die Schmerzen sich „verselbstständigen". Die „späten Schritte" jeder Pathogenese führen zu den chronischen Schmerzen und haben offensichtlich unabhängig von der primären Genese „gemeinsame" Merkmale der nozizeptiven Prägung des Gehirns. Wenn das so sein sollte, müssen die therapeutischen Interventionen bereits in den Frühstadien den Entwicklungsschritt der „potenziell möglichen Schmerzerkrankung" behandeln. Das bedeutet: Körperliche Aktivität ist in der Frühphase die vorrangige therapeutische Konsequenz!

Die posttraumatische „sekundäre" Erkrankung ist eigentlich keine „zusätzliche" eigenständige des Gehirns. Sie ist umgehend potenziell integraler Bestandteil der Verletzung, denn in der Regel sind stets auch periphere Nervenstrukturen geschädigt, die direkt neuropathische Schmerzen bedingen und zu einer Sensibilisierung führen können. Oder der Ausfall von Sensoren mit hochwichtigen Informationen (Paradebeispiel: Kreuzbandruptur) sorgt für eine nachteilige Funktionsänderung des sensomotorischen Systems mit langfristig geminderter Belastbarkeit.

Bei den Stoffwechselerkrankungen können die chronischen Schmerzen auch als das Ergebnis der letztendlich klinisch relevanten „Integration des Gehirns" in den Krankheitsprozess angesehen werden. Es ist stets nur eine Frage der Zeit und natürlich der Effektivität der Gesundheitskompetenz und der laufenden therapeutischen Interventionen, bis alle Gewebe und Organe in den Krankheitsprozess einbezogen werden. Der pathogenetische Prozess der peripheren nozizeptiven Sensibilisierung und darauf basierend und in Wechselbeziehung mit der Entwicklung einer zentralen Sensibilisierung sorgt für die Dysbalancen und Defizite der Schmerzhemmmechanismen. Entsprechend wird es mit dem Krankheitsfortschritt auch immer schwieriger, therapeutisch erfolgreich und anhaltend wirksam werden zu können.

▶ **Wichtig** Es gilt therapeutisch, nicht einfach die Schmerzen pharmakologisch zu lindern oder zu unterbinden (Nebenwirkungen!) und/oder pharmakologisch die Funktionsstörungen für den Wirkungszeitraum des Medikaments der physiologischen Funktion anzunähern (z. B. Hypertonie, Diabetes, …).

Die Zielstellung muss sein, durch aktive Programme, also durch einen verbesserten Muskelstatus,

- die periphere nozizeptive Maladaption zu behandeln und zu kompensieren (beachte: Arthrosen sind nicht reorganisierbar, aber der myofasziale Status! Arteriosklerose ist nicht rückgängig zu machen, aber die Mikrozirkulation und der Stoffwechsel sind trainierbar, der diabetogene Stoffwechsel ist trainierbar)
- und/oder die adaptive Reorganisation der cerebralen Veränderungen anzustreben.

Nur dann ist eine Therapie bei chronisch degenerativen Erkrankungen ursächlich und durch Weiterführung der aktiven Programme auch nachhaltig anhaltend (Laube 2020). Diese Therapie gilt auch für alle anderen Erkrankungen, um die Auswirkungen zu lindern.

▶ **Wichtig** Bereits am Beginn der Pathogenese, zum Zeitpunkt der Diagnosestellung, an die Entwicklungsstufe der Schmerzerkrankung zu denken und therapeutisch-präventiv zu agieren, sollte immer Bestandteil jedes Therapiekonzepts sein. Der Patient muss über die Gefahren und die umgehend einzuleitenden Konsequenzen informiert und aufgeklärt werden.

Bei chronischen Schmerzpatienten ist die CPM-Reaktion vermindert (Kennedy et al. 2016). Als Ausdruck der zentralen Sensibilisierung sind funktionell betroffen:

1. Die Erregbarkeit des corticospinalen motorischen Systems: myofasziales Syndrom (Botelho et al. 2016)
2. Die Enthemmung des Motorkortex: myofasziales Syndrom, Fibromyalgie, neuropathisches Schmerzsyndrom (Thibaut et al. 2017)
3. Die maximal mögliche Ausführung sensomotorischer Fertigkeiten (finger tips): Fibromyalgie (Gentile et al. 2019)
4. Die Durchblutung (die oxygenierte Hämoglobinkonzentration) des Motorkortex bei schnellen Bewegungen: Fibromyalgie: (Gentile et al. 2019)
5. Die endogenen absteigenden Schmerzmodulationssysteme (vgl. Baumgärtner 2010; Laube 2020)
6. Die die Neuroplastizität regulierenden Systeme (Ismail et al. 2017)
7. Das sympathische Nervensystem (Morikawa et al. 2017, Kap. 4)
8. Das parasympathische Nervensystem (HRV; Rodrigues et al. 2018)

Personen mit einer verminderten CPM, einer geringeren oder gestörten zentralen Schmerzhemmung, weisen eine erhöhte intrakortikale Bahnung, höhere motorisch evozierte Potenziale, höhere BDNF-Spiegel, höhere Hitzeschmerzschwellen und eine höhere Behinderung durch den Schmerz auf. Für den mit der zentralen Sensibilisierung einhergehenden Verlust der deszendierenden Schmerzkontrolle könnte eine erhöhte motorische kortikale Erregbarkeit ein Kompensationsmechanismus sein (Botelho et al. 2016).

Beim myofaszialen Syndrom liegt offensichtlich in der Regel eine erhöhte intrakortikale Enthemmung vor, und diese Funktionsänderung korreliert mit psychologischen Faktoren wie dem Katastrophisieren und der Angst (Thibaut et al. 2017). Dieses neurophysiologische Merkmal der veränderten Funktion ist aber nicht spezifisch für myofasziale Schmerzen, sondern liegt auch bei der Fibromyalgie und neuropathischen Schmerzen vor. So scheint es ein genereller cerebraler Marker chronischer Schmerzen zu sein. Ein systematisches „review" und eine Metaanalyse belegen, dass Osteoarthrosepatienten eine cerebrale Sensibilisierung aufweisen und dass diese auch mit der Intensität der Symptome korreliert (Fingleton et al. 2015).

Die Geschwindigkeit motorischer Leistungen, z. B. „finger tip", ist gegenüber Gesunden verlangsamt. Der Stoffwechsel des motorischen Kortex (Infrarotspektroskopie, fNIRS) ist in Ruhe, und während langsamer Bewegungen ähnlich wie bei Gesunden, aber bei maximal schnellen Bewegungen ist die oxygenierte Hb-Menge vermindert (Gentile et al. 2019).

▶ **Wichtig** Die pathophysiologischen Merkmale der zentralen Sensibilisierung belegen durchweg den Bedarf und die Wirksamkeit regelmäßiger gesundheitstherapeutischer physischer Aktivitäten bereits in der Frühphase der Pathogenese. Strukturen des sensomotorischen Systems selbst, die Durchblutung, das neurovegetative System und das neurohumorale System profitieren direkt präventiv wie therapeutisch von der körperlichen Aktivität.

Es kann die Hypothese aufgestellt werden, „frühzeitige dauerhafte aktive Intervention schützen vor einer Schmerzerkrankung fast jeder zugrunde liegenden Genese".

8.4 CPM und myofaszial-skelettale Erkrankungen

8.4.1 Osteoarthrosen

Die Entwicklung einer Osteoarthrose führt zu systematischen, nicht reversibel fortschreitenden nozizeptiv hoch relevanten Zerstörungen, Umbauprozessen und entzündlichen Reaktionen in allen Gelenkstrukturen und im myofaszialen Gewebe. Eine periphere Sensibilisierung findet statt. Arthrosen sind somit eine dominierende Ursache persistierender Schmerzen und daraus resultierender Behinderungen. Hinsichtlich der Schmerzen ist auffällig, dass eine erhöhte Inzidenz des „referred pain" festgestellt werden kann und Hautareale fern vom Gelenk hypersensitiv werden. Ausgedehnte Hyperalgesien auch fern des bevorzugt betroffenen Gelenks einschließlich auf der Körpergegenseite sind bei Osteoarthrose gut bekannt (u. a. Moss et al. 2016; Edwards et al. 2016). Bei der Coxarthrose z. B. betrifft dies die Inguinal-, die Gesäß-, die ventrale Oberschenkel-, die Knie- und/oder die Fußregion (Lesher et al. 2008). Tierexperimentell (Ratten) kann gezeigt werden, dass sich Schmerzen im Hüftgelenk über die spinalen Ebenen L_2 bis L_4 in den Ober- und Unterschenkel ausbreiten können (Nakajima et al. 2008). Diese Befunde sprechen zugleich für eine zentrale Sensibilisierung bei Osteoarthrosen.

▶ **Wichtig** Bei Menschen mit verschiedenen Ursachen chronischer Schmerzzuständen, u. a. bei der **Osteoarthritis**, ist die endogenes Schmerzmodulation, also die Fähigkeit, den spinalen nozizeptiven Afferenzeingang zu kontrollieren und zu regeln, gestört.

Ausgerichtet auf die Prüfung der Wirksamkeit von Medikamenten konnte erstmals am Hundemodell mit einer spontanen Osteoarthrose (Chiu et al. 2020), getestet mit einer seriellen CPM-Prozedur (CS: stumpfe Intervention am kontralateralen Antebrachium) und mechanischer und thermischer Teststimuli im metatarsalen Bereich, klar eine eingeschränkte endogene Schmerzmodulation nachgewiesen werden. Die Schwellen für die mechanischen und thermischen quantitativen sensorischen Teststimuli stiegen nach dem konditionierenden Reiz nur bei den Kontrolltieren (jeweils $p > 0{,}001$; Osteoarthrose-Hunde: $p = 0{,}65$ und $p = 0{,}76$).

Beim Menschen führt die Gonarthrose zu einem signifikant geringeren CPM-Index (vgl. Nir und Yarnitsky 2015), und entsprechend ist auch die zeitliche Summation mechanischer Schmerzreize gesteigert (Edwards et al. 2016). Patienten mit schweren Gonarthroseschmerzen (VAS ≥ 6) weisen gegenüber Kontrollpersonen signifikant geringere Druckschmerzschwellen auf. An den Testlokalisationen Knie (peripatellar), M. tib. ant. und M. ext. carpi rad. longus kann jeweils eine negative Relation zwischen den VAS-Werten und den Druckschmerzschwellen ermittelt werden. So spiegelt die subjektive Schmerzbewertung die cerebrale Sensibilisierung wider (intensiverer Schmerz = geringere Schwellen = ausgeprägtere Sensibilisierung). Des Weiteren ist die zeitliche Summation serieller Druckreize (peripatellar, M. tib. ant.) gesteigert und die endogene Schmerzmodulation, die CPM, eingeschränkt. Bei diesen funktionellen Ergebnissen bestehen keine Relationen zwischen den radiografischen und den Schmerzbefunden. In Abhängigkeit von der bevorzugt arthrotisch betroffenen Region können aber Unterschiede in der Schmerzintensität ermittelt werden. Die arthrotische laterale Region erwies sich schmerzhafter als die interkondyläre und mediale (Arendt-Nielsen et al. 2010).

Die Ausprägung der zentralen Sensibilisierung geht nicht mit dem radiografischen Befund parallel. Diese Tatsache ist bereits sehr lange aus der täglichen klinischen Arbeit bekannt und wurde in Untersuchungen auch nachgewiesen. So kann bei Gonarthrosepatienten mit intensiven Schmerzen und gleichzeitig nur relativ geringen radiografisch nachweisbaren Veränderungen (Kellgren/Lawrence-Skala) anhand quantitativer sensorischer Tests (Hitze- und Druckschmerzschwellen, „cold pressure test", phasische mechanische und thermische Schmerztestung) sogar eine stärkere zentrale Sensibilisierung diagnostiziert werden als bei denjenigen mit weniger Schmerzen, aber ausgeprägten Strukturzerstörungen (Finan et al. 2013). Die cerebrale Sensibilisierung wird offensichtlich von der Intensität der Schmerzen und damit der Ausprägung der peripheren Sensibilisierung

8.4 CPM und myofaszial-skelettale Erkrankungen

bestimmt, die dann die zentrale verantwortet. Die zentrale Sensibilisierung resultiert nicht aus der strukturellen Maladaptation, sondern aus den „peripheren nozizeptiven" und den cerebralen Funktionsbedingungen.

▶ **Wichtig** Die bildgebenden Befunde sind kein Maßstab der zentralen Sensibilisierung bei Osteoarthrosen. Auf die Bildgebung kann mit Ausnahme der Beteiligung radikulärer neurologischer Symptome am Schmerzbild der Wirbelsäule und einer OP-Vorbereitung absolut verzichtet werden. Ob Strukturbefund ja oder nein, das Augenmerk muss auf die myofasziale Situation und die konditionellen Muskelfunktionen gerichtet werden. Leider heute noch völlig unbeachtet, bleibt im Wirbelsäulen-MRT der Muskelbefund, die Infiltration von Fettgewebe und die Bindegewebeproliferation in die autochtone Muskulatur (Merkmale der Sarkopenie). Wird die Muskulatur entsprechend befundet, kann die MRT-Bildgebung wertvoll werden.

Courtney et al. (2016) fanden bei 73 % von 40 Patienten mit einer moderaten bis zur schweren Gonarthrose eine beeinträchtigte CPM-Reaktion. Gelenkmobilisationen sind eine physiotherapeutische Standardintervention bei der konventionellen Behandlung von Osteoarthrosen als auch nach Operationen. Sie haben neben dem Effekt auf den ROM auch eine schmerzlindernde Wirkung. Eine 6-minütige Mobilisation steigert unmittelbar signifikant die CPM, erkennbar

- am Anstieg der Druckschmerzschwellen im medialen Bereich des Kniegelenks und an der Hand (Hyperalgesie der tiefen Gewebeschichten fällt ab),
- am Anstieg der zunächst geminderten Vibrationswahrnehmungsschwelle am medialen Epicondylus des behandelten Kniegelenks und
- am reduzierten Ruheschmerz.

Bei 80 Gonarthrose-Patienten im Vergleich mit 40 gesunden Personen wurden die Kälte-, die Hitze- (Peletier-Thermode) und die Druckschmerzschwellen (Digitalalgometer) bestimmt (Wright et al. 2017). Die Osteoarthrose-Patienten zeichnen sich durch eine ausgedehnte Kältehyperalgesie ($p < 0{,}0001$), geringere Druckschmerzschwellen am betroffenen Kniegelenk ($p < 0{,}0001$) und einen geringeren Gesundheitsscore im SF-36 ($p = 0{,}01$) aus. Anhand hoher Kälteschwellen ($\geq 12{,}25$ °C) grenzt sich innerhalb der Patienten eine Untergruppe ab. Diese Personen unterschieden sich zugleich durch eine ausgeprägtere multimodale Sensibilisierung, gemessen an den Druck- ($p < 0{,}0001$), Kälte- ($p < 0{,}0001$) und Hitzeschwellen ($p = 0{,}021$) am Indexknie. Ebenso klagen diese Patienten über intensivere Schmerzen, zeigen mehr neuropathische Schmerzmerkmale, und sie haben mehr funktionelle Beeinträchtigungen („short-form health survey questionnaire", PainDETECT, Western Ontario and McMaster Universities Osteoarthritis Index of the Knee: WOMAC).

▶ **Wichtig** Quantitative sensorische Tests und der CPM-Effekt können dazu beitragen, die Patienten mit ausgeprägterer Sensibilisierung zu identifizieren und das Behandlungskonzept daraufhin anzupassen.

Die dynamischen Reaktionen des Schmerzhemmsystems auf schmerzhafte Interventionen wurden bisher bevorzugt bei Gesunden und deutlich weniger bei chronischen Schmerzpatienten untersucht. Jørgensen et al. (2015) provozierten bei Gonarthrose (n = 10) durch die Injektion einer hypertonen Lösung in das infrapatellare Fettpolster zusätzliche Schmerzen am meisten betroffenen Gelenk (Kontrolle im Abstand von 1 Woche am gleichen Gelenk: isotonische Lösung). Die Druckschmerzschwellen und die zeitliche Summation mechanischer Reize im Bereich des Kniegelenks, am Ober- und Unterschenkel und am Arm wurden ermittelt. Die provozierten Schmerzen zeigen gegenüber der Kontrolle generell höhere VAS-Werte bei der zeitlichen Summation mechanischer Reize im Bereich des Kniegelenkes ($p < 0{,}003$) sowie seiner Muskulatur ($p < 0{,}0001$). Die Areale mit einer Hyperalgesie vergrößern sich gegenüber denjenigen vor der Intervention. Die provozierten Schmerzen mindern die Druckschmerzschwellen im Bereich des Kniegelenks ($p < 0{,}01$) und bahnen die zeitliche Summation mechanischer Reize im Bereich der Kniegelenkmuskulatur ($p < 0{,}05$).

▶ **Wichtig** Es kann gezeigt werden, dass auch ein langjährig beanspruchtes Schmerzsystem noch reaktionsfähig und damit beeinflussbar ist. Es gibt demnach kaum einen sogenannten „austherapierten Zustand". Es kommt darauf an, den Patienten für aktive Interventionen z. B. durch die Periostreizung und Weichteiltechniken belastbar zu machen und physische Belastungen aufzubauen.

8.4.2 Chronischer „low back pain" (CLBP)

Es scheint den CLBP-Patienten nicht zu geben, denn es können 4 Cluster ermittelt werden. Sie klassifizieren diejenigen mit schweren, moderaten oder milden persistierenden und solche mit fluktuierenden Schmerzen. Die Personen der letztgenannten Gruppe können die Klasse wechseln (Tamcan et al. 2010). Gleichzeitig sind die Hyperalgesie und morphologische Befunde der paravertebralen Muskulatur, gekennzeichnet durch Atrophie und Fettinfiltrationen, keine ausreichenden Unterscheidungsmerkmale zwischen den verschiedenen Gruppen. Werden bei CLBP-Gruppen mit permanenten (n = 16), nicht permanenten (n = 15) und periodischen (n = 23) Schmerzen mittels MRI der M. multifidus und der M. erector spinae charakterisiert, können keine abgrenzenden Befunde ermittelt werden. Über die Gesamtgruppe markiert eine höhere Schmerzsensitivität geringere Gesamt- und Muskelquerschnittsflächen beider Muskeln, aber der Fettanteil (Muskelfettindex, Querschnittsfläche Fett) ist ohne Bedeutung (Goubert et al. 2018).

8.4 CPM und myofaszial-skelettale Erkrankungen

▶ **Wichtig** Die möglichen 4 Cluster von CLBP-Patienten mit ihren Schmerzintensitäten, die morphologischen Befunde der paraspinalen Muskeln wie auch die radiografischen spiegeln den zentralen Sensibilisierungszustand nicht direkt wider.

Auch aus der Sicht der Schmerzqualitäten ist der CLBP eine sehr heterogene Erkrankungsentität. Zu unterscheiden sind akzentuiert myofaszial-skelettal-nozizeptive, neuropathische und zentrale Schmerzen. Es gilt festzuhalten, dass insbesondere der M. multifidus lumborum sehr reich an Muskelspindeln ist. Dieser Sensorbesatz ist für ein kontinuierliches Feedback zur präzisen cerebralen Berechnung der Körperposition und somit für die Regulation der Stütz- und Zielsensomotorik erforderlich. Seine Atrophie vergesellschaftet mit Fettinfiltrationen stört diese neurophysiologische Leistung. Die Atrophie ist ein wesentliches Element von sensomotorischen und daraus resultierenden biomechanischen Dysfunktionen der Bewegungssegmente und über die funktionellen Ketten der gesamten Wirbelsäule. Die Fettinfiltration wird bevorzugt der lokalen Dysfunktion, die die Atrophie begünstigt, und weniger der Inaktivität zugeschrieben (Hodges et al. 2006), wobei sicher zwischen beiden Faktoren ein Zusammenhang angenommen werden darf.

▶ **Wichtig** Am Beginn stehen über einen unbekannt langen Zeitraum Funktionsstörungen der Bewegungssegmente als Ergebnis der sensomotorischen Defizite. Die pathomorphologischen Folgen der Dysfunktion verursachen die defizitäre reflektorisch gestützte Stabilisierung der Bewegungssegmente und ganzer Wirbelsäulenabschnitte, und Atrophie und Fettinfiltration sind in der Bildgebung sichtbare Begleiterscheinungen (Indahl et al. 1997). Das Ergebnis ist die Generierung eines verstärkten myofaszial-skelettalen nozizeptiven Inputs, der über die Zeit auch zur zentralen Sensibilisierung führen kann.

Insbesondere die neuropathische Komponente ist bei CLBP deutlich unzureichend beachtet und therapiert (Baron et al. 2016). Nach einer Metaanalyse (20 Studien, 14269 CLBP) leiden 55,8 % an neuropathischen Schmerzen, oder sie sind gemeinsam mit den nozizeptiven vorhanden, was einer gepoolten Prävalenzrate von 0,47 (0,40–0,54) entspricht (Gudala et al. 2017).

Möglicherweise auch deshalb liegen Studienergebnisse vor, die eine zentrale Sensibilisierung befürworten oder ablehnen bzw. uneinheitlich beurteilen. So beschreiben Peters et al. (1992) bei Patienten mit postoperativen akuten Schmerzen und mit CLBP sogar signifikant höhere Schmerzschwellen auf eine elektrische Reizung und keine veränderten RIII-Reflexe. Die Depression des Opioidsystems mit einem Antagonisten hatte sowohl auf die Schmerzwahrnehmung als auch den Reflex keine Auswirkungen, sodass dem DNIC für den Anstieg der Schwellen keine Mitwirkung zuerkannt werden konnte. Anders bei Laursen et al. (2005), wo Schmerzpatienten generell und so auch solche mit CLBP eine generalisierte Druckschmerzhyperalgesie haben. Die Ausprägung der PPT-Minderungen finden sich auch in den Angaben zur mentalen Gesundheit und den physischen Funktionen

(SF36, $p < 0{,}05$) wieder, und die Schmerzintensität mindert die Lebensqualität ($p < 0{,}04$). Wieder andere Autoren haben über die o. g. Cluster hinweg bilateral als Ausdruck einer zentralen Sensibilisierung eine Hyperalgesie der Druckschmerzschwellen in den Myo-, Sklero- und Dermatomen L_1 bis S_1 gemessen. Die Schmerzempfindlichkeit gibt signifikant die Intensität und die Dauer der Schmerzen ($p < 0{,}05$) wieder (Imamura et al. 2013).

Personen mit einem chronischen Ermüdungs- und ausgedehnten Schmerzsyndrom ($n = 26$, $41{,}5 \pm 11$., Jahre; Fibromyalgie-Kriterien: American College of Rheumatology) haben bilateral generalisiert geminderte PPTs zwischen Daumen und Zeigefinger, an der Insertion des M. delt., im proximalen Drittel Wade und 5 cm lateral des Proc. spinosus L_3 (Algometrie, Druckanstieg 1 kg/s) gegenüber solchen mit unspezifischem CLBP ($n = 21$, $41{,}6 \pm 12{,}4$ Jahre; Kriterien: Flynn et al. 2002) und Gesunden ($n = 31$, $39{,}9 \pm 12{,}6$ Jahre). Für die beiden letztgenannten Gruppen kann aber wiederum kein Unterschied gefunden werden. Sie bilden auf eine aerobe Belastung (6 Perioden, 2 min mit jeweils Steigerung um 10 W in der zweiten Minute, entsprechend 20 bis 120 W und 30 bis 130 W, 90 s Pause) eine EIH ($p = 0{,}001$) aus. Dagegen tritt beim Ermüdungssyndrom bei dekonditionierungsbedingt vorzeitigem Abbruch bei 20 von den 26 Patienten sogar eine Steigerung der Empfindlichkeit, also ein negativer EIH-Effekt ein ($p = 0{,}001$, Meeus et al. 2010).

▶ **Wichtig** Bei den Probanden mit systemischen myofaszialen Schmerzen (Fibromyalgie) besteht eine ausgeprägte Schmerzstörung gegenüber den CLBP-Patienten, wenn die Oswestry Disability Questionnaire Scores noch relativ gering und hohe Werte im SF-36 vorhanden sind.

Der dorsolaterale Kortex gehört zu den höchsten cerebralen Instanzen. Beim CLBP ist das Volumen und die Dicke des dorsolateralen PFC wie auch bei vielen weiteren Schmerzkrankheiten vermindert bzw. dünner (Apkarian et al. 2004; Schmidt-Wilcke et al. 2006; Seminowicz et al. 2011; Yang et al. 2017). Auch verminderte Konzentrationen von Substanzen mit Funktionen für das neuronale Überleben sind in MRI-Spektroskopien gefunden worden (Grachev et al. 2000). Eine erfolgreiche Intervention ist in der Lage, eine rückbildende Reorganisation auszulösen. Bei CLBP liegt vor einer Schmerztherapie in Ruhe eine anormale Konnektivität des bilateralen Inselkortex vor. Diese ist auch zu den sogenannten aufgabenpositiven (aktiviert durch aufmerksamkeitsintensive Anforderungen) und -negativen („default mode network") Netzwerken vorhanden. Diese Konstellation ist ebenso im dorsolateralen PFC erkennbar. Der bilaterale Inselkortex und der DL-PFC sind sichtlich Schlüsselstrukturen für die mit der Kognition verbundene intrinsische Konnektivität bei CLBP und für die Dysbalance zwischen den aufgabenpositiven und -negativen Netzwerken. Durch eine effektive Schmerzminderung können die Abweichungen gegenüber Gesunden partiell reorganisiert werden (Čeko et al. 2015). Seminowicz et al. (2011) zeigen im MRI 6 Monate nach der operativen Behandlung von CLBP-Patienten ($n = 18$, VAS wenigstens 4/10 für mindestens 1 Jahr), dass der gegenüber Gesunden zuvor dünnere linke dorsolaterale PFC mit geminderter kognitiver aufgabenbezogener Aktivität (Multi-Source Interference Task), aber normaler Leistung ($n = 14$) in Abhängigkeit vom Grad des Therapieerfolges signifikant dicker geworden ist und die Aktivierung normalisiert war. Obwohl nur bei sehr wenig Untersuchten aufgefunden (Gesund: n = 4, Patienten: n = 6), bereits nach 6 Wochen scheinen funktionelle Verbesserungen den strukturellen zeitlich vorauszugehen. Diese Reihenfolge ist sicher sowohl bei der Entwicklung als auch den Therapiewirkungen chronisch degenerativer Erkrankungen zu verzeichnen.

▶ **Wichtig** Eine therapeutisch bedingte cerebrale Reorganisation ist bei CLBP möglich, wobei immer die funktionellen den strukturellen Veränderungen vorausgehen.

8.4.3 Fibromyalgie

Die abnorme cerebrale Regulation nozizeptiver Informationen infolge von Defiziten und Dysfunktionen der Schmerzmodulation ist für die Fibromyalgie, dem generalisierten myofaszialen Schmerzsyndrom, häufig untersucht worden (Kosek et al. 1996; Lannersten and Kosek 2010; Newcomb et al. 2011). Trotzdem ist die Regulationsstörung bisher nur sehr unvollständig verstanden.

▶ **Wichtig** Bei der Fibromyalgie finden sich sehr komplexe und miteinander vernetzte pathophysiologische Faktoren. Sie werden durch die HPA-Achse, proinflammatorische Zytokine und die deszendierenden Schmerzhemmsysteme vertreten. Wesentlich sind das opioide und das serotonerge System beteiligt. Es bestehen veränderte antagonistische Wechselbeziehungen zwischen ihnen (Tour et al. 2017; Singh et al. 2019). Eine zentrale Schmerzverstärkung durch die zeitliche Summation liegt vor.

Die Opioidsensitivität ist sehr weitverbreitet, und somit sind auch die Strukturen der Schmerzmodulation umfänglich mit Opioidsensoren ausgestattet. Hinsichtlich des opioiden Systems scheint es aber eine paradoxe Reaktion bei der Fibromyalgie zu geben, denn die exogene Opioidgabe unterbindet nicht einfach nur die Schmerzen im Sinne der endogenen Substanzen. Sie wird eine zusätzliche Quelle der Störung.

▶ **Wichtig** Die Kapazität der endogenen Schmerzhemmfähigkeit lt. CPM-Testung und eine geringere zeitliche Summation von Schmerzreizen wird durch eine andauernde Opioidtherapie aufgehoben. Sie schädigt das Funktionieren und die neuronalen Interaktionen zwischen den endogenen Systemen der Schmerzmodulation (Martel et al. 2018). Es entsteht ein funktionelles Ungleichgewicht, das in der Pathogenese verschiedener Schmerzkrankheiten nachweisbar ist (Toubia du Khalife 2018).

Vergleichbar mit der exogen provozierbaren Funktionsveränderung wird eine sich endogen entwickelnde Funktionsstörung als ein Element der Pathophysiologie der Fibromyalgie angenommen. Das endogene Opioidsystem ist überproportional aktiv, und mit der Zeit entwickeln sich Dysbalancen im System mit daraus resultierender abnormer

Schmerzmodulation (Baraniuk et al. 2004; Harris et al. 2007; Jensen et al. 2009; Singh et al. 2019). Z. B. fallen die β-Endorphinspiegel und mindern ihren Beitrag zur Schmerzminderung, aber auch ihre Wirkung als anti-entzündliche Substanz lässt nach. Dagegen sind die Met-Enkephalinspiegel mit potenziell schmerzsteigerndem Potenzial erhöht, und weitere Dysbalancen im Opioidsystem bestehen (Younger und Mackey 1991; Fiquerola et al. 1997; Sun et al. 2003; Baraniuk et al. 2004; Younger und Mackey 2009; Khedr et al. 2017). Hierzu gibt auch widersprechende Ergebnisse (Younger et al. 2009).

▶ **Wichtig** Die zentrale Sensibilisierung bei der Fibromyalgie geht neben den funktionellen Störungen der Schmerzhemmsysteme auch mit morphologischen Veränderungen einher. Einige Studien finden eine Atrophie der grauen Substanz in sensorisch, affektiv und entscheidungsrelevanten Hirngebieten.

Frühzeitige Untersuchungen zur Wechselbeziehung zwischen neuropsychologischen Leistungen und morphologischen Merkmalen des Gehirns (n = 20) können in Relation zu alters- und bildungsgleichen Gesunden signifikante Einschränkungen des Arbeitsgedächtnisses und des nicht verbalen Langzeitgedächtnisses sichtbar machen. Der erstgenannte Befund korreliert positiv mit der grauen Substanz des supplementär-motorischen und der letztgenannte positiv mit der des linken dorsofrontalen Kortex. Die Schmerzintensität steht negativ mit der grauen Substanz des medialen frontalen Kortex in Verbindung. Die Analyse der weißen Substanz ermittelt gut vergleichbare Zusammenhänge zwischen dem Arbeitsgedächtnis und den Schmerzscores mit dem medialen frontalen, dem präfrontalen und dem anterioren cingulären Cortex (ACC; Luerding et al. 2008). Weitere fMRT-Befunde geben Volumenminderungen im präfronten Kortex, der Amygdala und erneut dem ACC wieder. Bei dieser Untersuchung können aber die MRT-Befunde mit den klinischen Daten wie der Dauer der Schmerzen und den geklagten funktionellen Beeinträchtigungen nicht in Übereinstimmung gebracht waren. Nur im Trend deutet sich ein inverser Zusammenhang zwischen dem Verlust grauer Substanz im ACC und der erforderlich gewesenen Dauer der Schmerzmedikation an (Burgmer et al. 2009).

▶ **Wichtig** Dennoch werden die strukturellen Veränderungen im Gehirn als Zeichen und Merkmale der zentralen Sensibilisierung bewertet.

Die voxelbasierte morphometrische Auswertung des MRI von 19 schmerzrelevanten Areas bei Fibromyalgie (n = 14) ergab gegenüber Gesunden (n = 11; Robinson et al. 2011) keine globale Atrophie, aber signifikant geringere Volumina der grauen Substanz sowohl im anterioren und mittleren cingulären Kortex als auch im mittleren Inselkortex (autonome Funktionen, kognitive Leistungen, Aufmerksamkeit, Emotionen, Lernen, möglich: subjektives Schmerzempfinden). Weitere MRI-Befunde belegen eine lokalisierte Reduzierung der grauen Substanz wiederholt im anterioren Gyrus cinguli und dem präfrontalen Kortex. Aus funktioneller Sicht wird infolge einer nozizeptive Stimulation die „pain matrix" gegenüber Gesunden ähnlich, aber intensiver aktiv, und die funktionelle Konnektivität in den deszendierenden Schmerzsystemen wird reduziert gefunden.

▶ **Wichtig** In physischer Ruhe markiert sich eine signifikante Dysbalance in den Schmerznetzwerken (Cagnie et al. 2014).

Neben den Aktivitätsmustern der kortikalen cerebralen Strukturen sind für das Sichtbarmachen der Sensibilisierung auch jene der subkortikalen und spinalen von großer Bedeutung. Die Provokation der zeitlichen Summation des sekundären Schmerzes mit Hitzeimpulsen („thenar eminence", 0,33 Hz, Dermatom C6, Auslösung moderater Schmerzintensität) ist bei schmerzfreien und Fibromyalgiepatienten gleichermaßen erfolgreich, aber die Patienten reagieren bereits auf signifikant geringere Stimulusintensitäten. Das MRI macht bei der Wahrnehmung der gleichen Schmerzintensität zwischen beiden Gruppen sehr ähnliche kortikale Aktivitätsmuster erkennbar. Aber die Gesunden reagieren mit deutlich größeren Aktivitäten der rostralen ventromedialen Medulla, dem PAG und den Hinterhörnern (Bosma et al. 2016).

▶ **Wichtig** Bei der Fibromyalgie liegen aus kortikaler Sicht bevorzugt Veränderungen in den Strukturen der kognitiven und der affektiv-emotionalen Schmerzkomponente, aber auch in den funktionellen Netzwerken der Schmerzhemmsysteme vor. Die deszendierend hemmende Beeinflussung des nozizeptiven Inputs auf der spinalen Ebene ist als Teil der zentralen Sensibilisierungsprozesses eingeschränkt.

8.4.4 Myofasziotendinöse Erkrankungen und Schmerzsyndrome

Tendinopathien sind sehr hartnäckig, eine sensomotorische Dysfunktion ist zu verzeichnen, die Belastbarkeit ist reduziert, und die Behandlung ist überhäufig nicht ausreichend erfolgreich, weil die Schmerzen nach dem Abklingen und selbst relativ langer Belastungskarenz wieder zurückkehren. Gesunde Sehnen des Menschen reagieren auf mechanische Belastung mit dem Anstieg des Kollagenumsatzes und von inflammatorischen Zytokinen im peritendinösen Gewebe. Diese Komponenten interagieren für die adaptive Reaktion miteinander, indem die Zytokine die Kollagensynthese vermitteln (Kjaer et al. 2013), wie es auch die ROS für die Myokinsynthese (Scheele et al. 2009) tun.

▶ **Wichtig** Im Sehnen- wie im Muskelgewebe kann gezeigt werden, dass die Unterbindung der belastungsbedingten physiologischen entzündlichen Reaktionen im Peritenon, aber auch der ROS-Produktion im Muskel die Adaptationen der Gewebe beeinträchtigen. So weisen auch chronisch mechanisch überlastete schmerzhafte Sehnen (Tendinopathie) weder in Ruhe noch nach akuten Belastungen eine verstärkte entzündliche Aktivität auf.

Die zentrale Sensibilisierung als Folge einer peripheren Sensibilisierung wird als ein allgemeines Merkmal chronischer Schmerzen angesehen. So stellt sich auch die Frage, inwieweit und ob auch bei regionalen sehr begrenzten Schmerzsyndromen wie den unilateralen Tendinopatien das Gehirn mit einer Sensibilisierung reagiert. Z. B. entsteht das Impingementsyndrom des Schultergelenks vorrangig auf der Grundlage der gestörten Gelenkmechanik. Dennoch stimmt häufig die Pathomorphologie im subacromialen Raum nicht mit den Schmerzen überein, was für interindividuelle Unterschiede in der Verarbeitung der nozizeptiven Afferenzen spricht. Die Suche auf der Basis von quantitativen sensorischen Tests nach der Beteiligung des ZNS als Ursache der andauernden und schwer beherrschbaren Schmerzsymptomatik bei persistierenden Tendinopathien der Rotatorenmanschette, der Extensoren des Handgelenks (Epikondylitis rad.) und der Patellar- und Achillessehne im Rahmen eines systematischen „reviews" (16 Artikel; PRISMA Guidelines; Plinsinga et al. 2015) erbrachte vorrangig Ergebnisse zur Achillodynie. Die PPTs sind auf der betroffenen als auch auf der nicht betroffenen Seite vermindert. Bei unilateralen Tendinopathien (Rotatorenmanschette, Handgelenkextensoren, Patellar-, Achillessehne) findet ein anderes systematisches „review" (Heales et al. 2014) jeweils sensorische und motorische Defizite auf beiden Körperseiten. Die Daten für die Epikondylitis rad. ließ eine Metaanalyse zu. Die gewichteten und gepoolten Ergebnisse belegen verminderte PPTs (−144,3 kPa), Hitze- und Kälteschmerzschwellen (−1,2 °C bzw. 3,1 °C) und Reaktionszeiten (37,8 m/s; alle Änderungen $p < 0,001$). Das beidseitige Vorliegen der Veränderungen kann nur zentral verantwortet sein.

▶ **Wichtig** Die generalisierte Steigerung der Schmerzempfindlichkeit auch bei lange aktiven regional sehr begrenzten Schmerzquellen spricht klar für maladaptive cerebrale Prozesse, für eine zentrale Sensibilisierung.

Chronische Schulterschmerzen haben eine hohe Prävalenz. Ob und unter welchen Bedingungen bei wie viel Personen bzw. nach welcher Zeit mit welcher Ausprägung eine zentrale Sensibilisierung entsteht, ist nicht ausreichend geklärt. Die Ergebnisse der mechanischen Detektionsschwellen, der Druckalgometrie, des Vibrationsempfindens, der zeitlichen Summation als auch des CPM-Paradigmas konnten keine Unterschiede zwischen Personen mit und ohne Schmerzen ($p > 0,05$) aufdecken (Kuppens et al. 2018).

▶ **Wichtig** Als erneuter Hinweis für die komplexe vorteilhafte Wirksamkeit sportlicher Aktivität auf die Schmerzhemmung besteht eine positive ($r = 0,50$) Relation zu den PPTs. Gleichartig weisen die schwachen bis zu moderaten negativen Wechselbeziehungen mit den psychosozialen Merkmalen wie z. B. dem Katastrophisieren ($r = −0,3$ bis $r = 0,5$) darauf hin. Daraus lassen sich aber auch ohne Weiteres Entwicklungen in Richtung einer zentralen Sensibilisierung ableiten (Kuppens et al. 2018), die eben durch physische Aktivitäten gebremst ablaufen.

Auch Haik et al. (2019) können bei Schulterschmerzen anhand einer vergleichbaren diagnostischen Batterie feststellen, dass bei einer Untergruppe eine zentrale Sensibilisierung auftreten kann. Die Patienten haben sogar eine lokale Hypoalgesie (höhere lokale PPT, $p = 0{,}03$) bei erwartungsgemäß höheren (ungünstigeren) Werten des Shoulder Pain and Disability Index (SPADI) und des „health-related quality of life" (EQ-5D-5L) ausgebildet. Die Wärmesensitivität, die zeitliche Summation bei Reizung an der Schulter und dem M. tib. ant. und die CPM waren unverändert. Einheitlicher in der Aussage ist ein „review" (18 Artikel) zur zentralen Sensibilisierung bei muskuloskelettalen und Hemiplegie-bedingten Schulterschmerzen. Die Personen mit den muskuloskelettalen Schmerzen weisen eine generalisierte Druckhyperalgesie, teilweise Allodynie und anhand der CPM-Diagnostik eine beeinträchtigte Schmerzhemmung auf. Es liegt sicher eine zentrale Sensibilisierung vor. Dies war bei der Hemiplegiegruppe nur inkonsistent vorhanden, bzw. die CPM-Werte entsprachen sogar weitestgehend der Norm. Eine Hemiplegie ist mit weitverbreiteten somatosensorischen Störungen wie auch Schmerzen verbunden. Sie haben primär einen zentralen Ursprung, und dieser integriert eine zentrale Sensibilisierung (Noten et al. 2017).

▶ **Wichtig** Muskuloskelettale Schulterschmerzen verursachen eine zentrale Sensibilisierung.

Das systematische „review" (10 Artikel) nach den PRISMA-Guidelines schloss Quer- und Längsschnittstudien zu unilateralen Schulterschmerzen verschiedener Ätiologie inklusive des chronischen subacromialen Impingements ein. Die absolut überwiegende Anzahl der Studien berichtet über die Existenz einer zentralen Sensibilisierung bei diesen Schmerzsyndromen (Sanchis et al. 2015). Eine signifikante Anzahl von Patienten vor einer Dekompression des subacromialen Raumes weisen ausstrahlende Schmerzen in den Arm auf und unterscheiden sich von Gesunden durch eine mechanische Hyperalgesie ($p < 0{,}0001$). Somit muss ihre nozizeptive Verarbeitung sensibilisiert sein, und diese funktionelle Veränderung steht zugleich für ungünstigere postoperative Ergebnisse nach 3 Monaten („Oxford shoulder scores": Schmerz und Funktion, „PainDETECT questionnaires": „neuropathic und referred symptoms"; Hyperalgesie: $p = 0{,}04$; referred pain: $p = 0{,}005$; Gwilym et al. 2011).

▶ **Wichtig** Auf länger andauernde Schulterschmerzen reagiert das Gehirn offensichtlich mit sensibilisierenden Maladaptationen der Schmerzmodulation, und es gilt eine Reorganisation zu provozieren. Physische Aktivitäten sind als eine Therapiekomponente anzusehen.

Ein systematisches „review" und eine Metaanalyse (Shire et al. 2017) zur Wirkung von aktiven Programmen konnte nur 6 randomisierte, kontrollierte Studien mit 231 Patienten mit subacromialem Impingement (Schmerzen bei Überkopfaktivitäten, positiver „painful arc", „Neer impingement", „Hawkins test" oder „Jobes test", keine Rotatorenmanschettenverletzungen oder „frozen shoulder") einschließen. Die Autoren intervenierten

- unter generellem Einschluss eines Krafttrainingsanteils
- entweder mit einem auf das Schulterblatt ausgerichteten Programm (4 Studien) oder
- einem zur Verbesserung der sensomotorischen Koordination (propriozeptive Strategie: Aktivierung und Koordination der skapulothorakalen Muskulatur und/oder der Humeruskopfpositionierung und -stabilisation).

Die Schmerzen (−0,19) und die Funktion (0,30) wurden statistisch jeweils nur mit einer vergleichbar geringen Effektstärke beeinflusst. Mit den kurzen Zeiträumen der Interventionen (4–8 Wochen), des Follow-ups (4–12 Wochen) und wegen methodischer Limitationen kann diese Arbeit Kraftbelastungen in der Therapie weder unterstützen noch widerlegen, um u. a. eine zentrale Reorganisation auszulösen (Shire et al. 2017).

Zwar eine signifikante (−12,3, p < 0,001), aber dennoch klinisch nicht bedeutsame Schmerzminderung und ebenso keinen Effekt auf die Funktion (−0,10, p = 0,76) belegt auch ein „review" mit Metaanalyse (Larsson et al. 2019) zu exzentrischen Therapiebelastungen über 6–8 und maximal 12 Wochen gegenüber anderen Belastungsformen (7 Studien) beim Impingementsyndrom.

▶ **Wichtig** Bei muskuloskelettalen Schulterschmerzsyndromen haben kurze aktive Interventionen über wenige Wochen einen nur ungenügenden Effekt, um die periphere Gewebesituation zu verbessern und damit auch die zentrale Sensibilisierung zu beeinflussen. Das Ausmaß der strukturellen Schädigung und damit die Belastbarkeit hinsichtlich des Umfangs und der Intensität der Aktivitäten sind sicher wesentliche Faktoren.

Für die **chronische Achillodynie**, die insbesondere bei Freizeitläufern, aber auch nicht systematisch Trainierenden weitverbreitet ist, werden vorrangig mechanische und somit periphere Ursachen verantwortlich gemacht. Cerebrale Prozesse der Chronifizierung sind wenig objektiviert. Als Zeichen einer nicht nur peripheren, sondern auch zentralen Schmerzursache kann der Vergleich der CPM-Reaktion mit Gesunden herangezogen werden.

▶ **Wichtig** Bei Gesunden wie Personen mit Achillodynie steigen die PPTs infolge des „cold pressure tests" signifikant an (p < 0,001). Es ist jeweils ein CPM-Effekt nachweisbar, der aber bei den Gesunden mit einem mittleren Anstieg der PPTs um 160,5 ± 84,9 kPa signifikant höher als bei denjenigen mit der Tendinopathie (36,1 ± 68,1 kPa; p < 0,001) ausfällt (Tompra et al. 2016). Auffällig ist bei den Patienten die sehr hohe interindividuelle Variabilität der CPM-Reaktion. Die Ausprägung einer cerebralen Maladaptation ist vorhanden, aber sehr stark differenziert.

Die cerebrale Einbeziehung in den Krankheitsprozess der Achillodynie (n = 17, 39 ± 10,8 Jahre, VAS nach 10 „leg heel raises": 6,9 ± 2,9; Gesunde: n = 24, 31,8 ± 8,9 Jahre; VAS 0) verursacht reduzierte PPTs (Algometer, 1 cm^2, p < 0001) und Hitzeschmerzschwellen (Thermode, 3 cm^2, Beginn 35 °C, Anstieg 0,5 °C/s, p < 0,028) auf der schmerzenden Seite. Die Verminderung der mechanischen Schwelle ist zwar weniger stark, aber auch kontralateral an der Achillessehne (p = 0,025) und über dem M. tib. ant. (p = 0,042) präsent. Eine Ausweitung der Hypersensibilität auf die obere Extremität („thenar eminence") kann nicht festgestellt werden. Die zeitliche Summation von Hitzereizen (10 Impulse, 1 Impuls/3 s, Temperatur oszilliert zwischen 42 °C und 52 °C mit 10 °C/s, Achillessehne krank/gesund dominante Seite) und damit eine verstärkte zentrale Bahnung der Schmerzreize konnte nicht nachgewiesen werden (Eckenrode et al. 2019).

Die zentrale Störung der Schmerzverarbeitung bei bilateraler Achillodynie (27 Jahre) kann auch an einem Fallbeispiel anhand einer therapeutischen schmerzhaften Intervention mittels elektrischer Reize (Elektroden 1 × 5 cm, med. und lat. Achillessehne, 150 Hz, 10 s mit 2 s Anstieg, 10 s Pause, gesamt 20 min, VAS 5–7/10) nach dem Paradigma „Schmerz hemmt Schmerz" nach 7-jähriger Schmerzanamnese demonstriert werden. Die PPTs über der Achillessehne steigen 24 h nach der Stimulation auf beiden Seiten deutlich an (rechts: von 8,33 kg auf 12,36 kg; links von 10,50 kg auf 16,31 kg). Unter zusätzlicher Weiterführung eines exzentrischen Therapieprogramms besteht die Möglichkeit, nach 4 Wochen das Training wieder aufzunehmen (Eckenrode und Stackhouse 2015).

▶ **Wichtig** Die therapeutische Aktivierung der Schmerzhemmung in Kombination mit aktiven Interventionen kann erfolgreich sein.

8.5 „hypertension-associated hypoalgesia"

Menschen mit chronischen Schmerzen unterscheiden sich gegenüber gesunden Personen u. a. anhand einer permanent gesteigerten sympathischen Aktivität (Hallman et al. 2011).

Auf plötzliche akute Schmerzen reagieren Gesunde wie Patienten mit einer gesteigerten sympathischen Aktivität. Das Resultat ist auf der einen Seite der bekannte RR-Anstieg, aber viel weniger bekannt auf der anderen Seite ist eine Erhöhung der Schmerzschwellen und eine intensivere deszendierende Schmerzhemmung.

▶ **Wichtig** Die hypertone Reaktion auf akute Schmerzen ist mit einer reduzierten Schmerzsensitivität verbunden.

Der RR-Anstieg aktiviert vermittelt über die Barorezeptoren einen homöostatischen neurovegetativen Feedbackmechanismus, der aus der Sicht der HKS-Regulation die Hf und den peripheren Widerstand wieder senkt und den RR wieder abfallen lässt. Aber er mindert auch den allgemeinen zentralen Erregungszustand (cerebral arousal) und darüber die Reaktivität auf akute Schmerzstimuli (Dworkin et al. 1979). Man spricht von der „hypertension-associated hypoalgesia" (Guasti et al. 2002; Olsen et al. 2013; Saccò et al. 2013; Granot et al. 2019).

▶ **Wichtig** Die Baroreflexsensitivität (Pulsintervallzunahme pro mmHg Blutdruckanstieg, vagale Reflexaktivität, Vagotonus) ist negativ mit der Schmerzschwelle („pulpar tester") verbunden, und eine multivariate Analyse (Alter, 24-h RRs, spektraler Low-to-high-Frequenzquotient HRV [sympathovagale Balance]) erkennt die Reflexsensitivität als unabhängigen Prädiktor der Schmerzschwellen (multivariat r = −0,31, p = 0,019/hohe Sensitivität – geringe Schmerzschwellen).

▶ **Wichtig** Der mittlere systolische RR über 24 h ist ebenfalls unabhängig positiv mit den Schmerzschwellen verbunden (Guasti et al. 1995). Die Schmerzwahrnehmung wird relevant über die Baroreflexwege moduliert (Guasti et al. 2002).

Passend klagen Personen mit akuten Schmerzen infolge Myocardinfarkt in der Initialphase (zur stationären Aufnahme) und am 5. Tag nach dem Ereignis über intensivere Thoraxschmerzen, sofern sie geringere RR-Werte (≤120 mm Hg) haben. Sie sind auch auf Nadelstiche empfindlicher. Die hypertonen Personen (≥140 mm Hg) weisen auf Druck die geringere Sensitivität auf (Granot et al. 2019). Durch diese Zusammenhänge wird die Intensität eines chronischen Schmerzzustandes zu einem signifikanten Prognosewert für eine Hypertension (Saccò et al. 2013).

Studien, die die Wechselbeziehung zwischen RR-Niveau und Schmerzempfindlichkeit nicht betrachten, finden wie angegeben eine höhere Prävalenz der Hypertension bei chronischen Schmerzpatienten. Werden aber die Prävalenz der Hypertension und die RR-assoziierte Hypoalgesie in einer sehr großen Population (10135 Personen, 30–87 Jahre; Olsen et al. 2013) in ihrer Relation zu chronischen Schmerzen gemeinsam analysiert, besteht bei mittleren Schmerzbewertungen eine signifikant positive Beziehung zwischen Schmerz und den RR-Werten. Liegen chronische Schmerzen vor, ist auch das Risiko für eine Hypertonie erhöht. Aber innerhalb der Schmerzpopulation relativiert sich diese Beziehung, indem eine signifikante, doppelt so hohe RR-assoziierte Hypoalgesie beim „cold pressor test" bei den schmerzfreien Menschen diagnostiziert werden kann.

▶ **Wichtig** Bei chronischen Schmerzen liegt zugleich eine Dysbalance der kardiovaskulär vermittelten Schmerzmodulation vor. Diese Dysbalance kann auch dazu führen, dass die bei Schmerzpatienten permanent erhöhte Sympathikusaktivität mit einer reduzierten deszendierenden Schmerzhemmaktivität und somit einer Hyperalgesie einhergeht (Hallman et al. 2011).

Infolge einer erfolgreichen Schmerztherapie kann, gemessen anhand der HPV, eine Verschiebung der neurovegetativen Balance der Herzschlagfrequenzregulation in Richtung Parasympathikotonus gefunden werden (Farinatti et al. 2011; Mueck-Weymann et al. 2004).

Der 4th Korean National Health und Nutrition Examination Survey (2007–2009) mit 17128 Teilnehmern im Alter von ≥20 Jahren belegt anhand der Fragebogenergebnisse zum LBP und der Osteoarthritis, dass Menschen mit Hypertonie signifikant weniger häufig an LBP leiden und dass die Prävalenz des LBP und der Osteoarthritis bei Personen mit systolischen RR-Werten von ≥140 mmHg signifikant geringer ist als bei jenen von max. 120 mmHg. Gleichartig sind die Prävalenzen für die diastolischen Werte. Liegen sie ≥90 mmHg, ist die LBP-Prävalenz geringer. In der Gruppe medikamentös behandelter Personen können aber keine Unterschiede in der Prävalenz in Abhängigkeit von den RR-Werten gefunden werden. Diese Ergebnisse werden der „hypertension-associated hypalgesia" zugeschrieben, wobei dieser Effekt offensichtlich durch die Pharmakotherapie und die Erkrankungsdauer überdeckt wird (Bae et al. 2015).

▶ **Wichtig** Bei akuten Schmerzen ist die „hypertension-associated hypalgesia" in der Regel zu finden, und es ist ein anerkannter Mechanismus. Dagegen trifft dies für chronische Schmerzzustände nicht konsistent zu. Hier sind die Untersuchungsergebnisse zur Wechselbeziehung zwischen RR und Schmerzsensitivität uneinheitlich.

Chronische Schmerzen weisen eine Ergebnispalette des Zusammenhangs zwischen Schmerz und RR auf. Sie reicht von einer negativen bis hin zur positiven Kopplung, aber sie kann auch fehlen. Die Auswirkungen der RR-Variationen oder permanent erhöhter Werte bei chronischen Schmerzen gilt es weiter zu untersuchen (Chung et al. 2008). Hier muss auch der bekannte Desensibilisierungsprozess der Barosensoren bei der Hypertonie betrachtet werden, denn eine verminderte sensorische Empfindlichkeit sollte auch eine negative Auswirkung auf die Bahnung der anti-nozizeptiven Systeme haben (Randich und Maixner 1986; Bruehl et al. 2002; Chung et al. 2008; Olsen et al. 2014).

Es wird auch angenommen, dass die RR-bedingte Schmerzdämpfung mit Belohnungsmechanismen zusammenhängt, durch Stress gebahnt wird und an der Pathogenese der Hypertonie beteiligt sein kann. Schmerzen können bei kardiovaskulären Komplikationen wie dem Infarkt geringer ausfallen und bei der symptomlosen Myocardischämie völlig maskiert sein (Ghione 1996). Die tückische Tatsache, dass ein erhöhter RR klinisch keine Schmerzen verursacht und dass offensichtlich sehr hohe RR-Werte die Schmerzwahrnehmung weiter mindern können, wird von diesem anti-nozizeptiven Mechanismus verursacht.

▶ **Wichtig** Die RR-Krise tut nicht weh! Schmerzen treten erst auf, wenn sich pathomorphologische, also fortgeschrittene Komplikationen entwickelt haben, die eine Sauerstoffminderversorgung verursachen, wie es bei der Koronarsklerose oder peripheren arteriellen Durchblutungsstörungen der Fall ist. Erst die relative Ischämie ist schmerzrelevant. Ein erhöhter RR macht somit schmerzunempfindlich, bis er langfristig Gefäßschädigungen mit ihren Folgen provoziert hat.

Man könnte sogar spekulieren, dass die pathologisch strukturellen Entwicklungen durch die geminderte Schmerzempfindung über einen unbekannten Zeitraum maskiert werden können. Bei dieser Hypothese ist aber unbedingt zu beachten, dass die Wechselbeziehungen zwischen den hypertoniebedingten pathophysiologischen Veränderungen der Drucksensoren direkt oder über die Gefäßwandveränderungen noch wenig objektiviert sind und gegen die Hypothese sprechen können.

Des Weiteren kann bei sportlich systematisch aktiven Menschen wiederholt nachgewiesen werden, dass eine geminderte Schmerzempfindlichkeit gegenüber Druck vorliegt und gleichfalls der CPM-Effekt ausgeprägter auslösbar ist (u. a. Flood et al. 2017), also die Schmerzhemmung positive Adaptationen aufweist. Sportliche Aktivitäten führen aber immer zur Verschiebung der neurovegetativen Regulationsebene zugunsten des Parasympathikus, und diese Personen weisen physiologisch geringe RR-Werte auf. Auch deshalb ist das Ausdauertraining neben den wichtigen Wirkungen auf die Mikrozirkulation die aktive Therapieintervention der ersten Wahl bei Hypertonie.

▶ **Wichtig** Trainingsbedingt muss es zu einer „neuen" biologisch vorteilhaften Relation zwischen RR-Niveau und der „hypertension-associated hypoalgesia" kommen. Aber wie Training diese physiologische Funktion beeinflusst, ist bisher unbearbeitet. Rechercheanfragen (Pubmed) mit den Kombinationen „… and training, endurance training, strength training and performance" sind zz. ergebnislos.

Fazit
Bei chronischen, auch muskuloskelettalen Schmerzen können mit dem MRI regelmäßig und konsistent maladaptive anatomische und funktionelle Veränderungen inklusive in den Hirnarealen der kognitiven Funktionen sichtbar gemacht werden. Dieses Ergebnis spricht grundsätzlich für die Beteiligung des Gehirns an der Pathogenese im Sinn der Ausbildung einer zentralen Sensibilisierung. Da die klinischen Manifestationen, die pathophysiologische Ausprägung, aber auch die diagnostischen Instrumente und Bewertungen different sind bzw. akzentuiert unterschiedliche Merkmale erfassen, variiert die Beurteilung der zentralen Sensibilisierung.

Der CPM-Effekt, als ein „Biomarker" chronischer Schmerzen, kann in Abhängigkeit von seiner Ausprägung den Sensibilisierungsgrad beschreiben und eine Prognose über die voraussichtliche Wirksamkeit konservativer Therapieintervention und/oder über die Wahrscheinlichkeit von postoperativen Schmerzen abgeben.

Zu überlegen ist, ob die Schmerzerkrankung immer als eine hinzukommende „eigene" Erkrankung des Gehirns angesehen werden sollte oder kann. Oder ist sie viel häufiger das pathophysiologische Ergebnis der späteren Kettenglieder der Pathogenese der diagnostizierten Erkrankung? Die Schmerzerkrankung repräsentiert dann das fortgeschrittene Krankheitsstadium, indem das Gehirn relevant einbezogen ist und ohne Weiteres sich die Schmerzen auch „verselbstständigen". Die „späten Schritte" jeder Pathogenese haben offensichtlich unabhängig von der primären Genese „gemeinsame" Merkmale der nozizeptiven Prägung des Gehirns. Wenn das so sein sollte, müssen die therapeutischen Interventionen bereits in den Frühstadien den Entwicklungsschritt der „potenziell möglichen Schmerzerkrankung" behandeln.

Bei chronischen muskuloskelettalen Schmerzen (Osteoarthritis, Tendinopathien, LBP, Fibromyalgie) ist eine beeinträchtigte Schmerzhemmung nicht immer konsistent nachgewiesen. Sehr viele Ergebnisse sensorischer Tests oder die CPM-Reaktion sind aber verändert, oder es liegen lt. MRT cerebrale Veränderungen vor, die dafürsprechen. Die Osteoarthrose geht mit ausgedehnten generalisierten Hyperalgesien und einem signifikant geringeren CPM-Index einher. Den CLBP gibt es offensichtlich nicht, sondern 4 Cluster. Auch aus der Sicht der Schmerzqualitäten ist der CLBP sehr heterogen. Zu unterscheiden sind myofaszial-skelettal-nozizeptive, neuropathische und zentrale Schmerzen. Möglicherweise liegen deshalb sehr differente Studienergebnisse vor, die eine Sensibilisierung befürworten, ablehnen oder uneinheitlich beurteilen. Über die Cluster hinweg ist aber auch eine zentrale Sensibilisierung festgestellt worden. Erfolgreiche Interventionen sind in der Lage, eine rückbildende Reorganisation auszulösen. Eine cerebrale Regulationsstörung nozizeptiver Informationen ist bei der Fibromyalgie die Norm, aber sie ist bisher nur sehr unvollständig verstanden. Es bestehen Veränderungen in den Strukturen der kognitiven und der affektiv-emotionalen Schmerzkomponente und in den funktionellen Netzwerken der Schmerzhemmsysteme. Sicher schränkt die zentrale Sensibilisierung die deszendierende Schmerzhemmung ein.

Bei den chronischen Tendinopathien (Rotatorenmanschette, Handgelenkextensoren, Patellar-, Achillessehne) sind generalisiert die PPTs vermindert, und neben den sensorischen sind auch motorische Defizite nachweisbar. Die Generalisierung steht für die zentrale Sensibilisierung.

Bei akuten Schmerzen ist die „hypertension-associated hypoalgesia" ein anerkannter Mechanismus. Dagegen trifft dies für chronische Schmerzzustände nicht konsistent zu. Hier sind die Untersuchungsergebnisse zur Wechselbeziehung zwischen RR und Schmerzsensitivität uneinheitlich.

Literatur

Apkarian AV, Sosa Y, Sonty S, Levy RM, Harden RN, Parrish TB, Gitelman DR. Chronic back pain is associated with decreased prefrontal and thalamic gray matter density. J Neurosci. 2004;24:10410–5. [PubMed: 15548656].

Arendt-Nielsen L, Nie H, Laursen MB, Laursen BS, Madeleine P, Simonsen OH, Graven-Nielsen T. Sensitization in patients with painful knee osteoarthritis. Pain. 2010;149(3):573–81. https://doi.org/10.1016/j.pain.2010.04.003. Epub 2010 Apr 24.

Arendt-Nielsen L, Morlion B, Perrot S, Dahan A, Dickenson A, Kress HG, Wells C, Bouhassira D, Mohr Drewes A. Assessment and manifestation of central sensitisation across different chronic pain conditions. Eur J Pain. 2018;22(2):216–41.

Bae YH, Shin JS, Lee J, Kim MR, Park KB, Cho JH, Ha IH. Association between hypertension and the prevalence of low back pain and osteoarthritis in Koreans: a cross-sectional study. PLoS One. 2015;10(9):e0138790. https://doi.org/10.1371/journal.pone.0138790. eCollection 2015.

Baert IAC, Lluch E, Mulder T, Nijs J, Noten S, Meeus M. Does pre-surgical central modulation of pain influence outcome after total knee replacement? A systematic review. Osteoarthr Cartil. 2016;24(2):213–23.

Baraniuk JN, Whalen G, Cunningham J, Clauw DJ. Cerebrospinal fluid levels of opioid peptides in fibromyalgia and chronic low back pain. BMC Musculoskelet Disord. 2004;5:48.

Baron R, Binder A, Attal N, Casale R, Dickenson AH, Treede RD. Neuropathic low back pain in clinical practice. Eur J Pain. 2016;20(6):861–73.

Baumgärtner U. Nozizeptives system. Nozizeptoren, Fasertypen, spinale Bahnen und Projektionsareale [Nociceptive system: nociceptors, fiber types, spinal pathways, and projection areas]. Schmerz. 2010;24(2):105–13. https://doi.org/10.1007/s00482-010-0904-4.

Bosma RL, Mojarad EA, Leung L, Pukall C, Staud R, Stroman PW. FMRI of spinal and supra-spinal correlates of temporal pain summation in fibromyalgia patients. Hum Brain Mapp. 2016;37(4):1349–60.

Botelho LM, Morales-Quezada L, Rozisky JR, Brietzke AP, Torres IL, Deitos A, Fregni F, Caumo W. A framework for understanding the relationship between descending pain modulation, motor corticospinal, and neuroplasticity regulation systems in chronic myofascial pain. Front Hum Neurosci. 2016;10:308. https://doi.org/10.3389/fnhum.2016.00308. eCollection 2016.

Bruehl S, Chung OY, Ward P, Johnson B, McCubbin JA. The relationship between resting blood pressure and acute pain sensitivity in healthy normotensives and chronic back pain sufferers: the effects of opioid blockade. Pain. 2002;100:191–201.

Burgmer M, Gaubitz M, Konrad C, Wrenger M, Hilgart S, Heuft G, Pfleiderer B. Decreased gray matter volumes in the cingulo-frontal cortex and the amygdala in patients with fibromyalgia. Psychosom Med. 2009;71(5):566–73.

Cagnie B, Coppieters I, Denecker S, Six J, Danneels L, Meeus M. Central sensitization in fibromyalgia? A systematic review on structural and functional brain MRI. Semin Arthritis Rheum. 2014;44(1):68–75.

Čeko M, Shir Y, Ouellet JA, Ware MA, Stone LS, Seminowicz DA. Partial recovery of abnormal insula and dorsolateral prefrontal connectivity to cognitive networks in chronic low back pain after treatment. Hum Brain Mapp. 2015;36(6):2075–92.

Chiu KW, Hash J, Meyers R, Lascelles BDX. The effect of spontaneous osteoarthritis on conditioned pain modulation in the canine model. Sci Rep. 2020;10(1):1694. https://doi.org/10.1038/s41598-020-58499-1.

Chung OY, Bruehl S, Diedrich L, Diedrich A, Chont M, Robertson D. Baroreflex sensitivity associated hypoalgesia in healthy states is altered by chronic pain. Pain. 2008;138:87–97.

Courtney CA, Steffen AD, Fernández-de-Las-Peñas C, Kim J, Chmell SJ. Joint mobilization enhances mechanisms of conditioned pain modulation in individuals with osteoarthritis of the knee. J Orthop Sports Phys Ther. 2016;46(3):168–76. https://doi.org/10.2519/jospt.2016.6259. Epub 2016 Jan 1.

Dworkin BR, Filewich RJ, Miller NE, Craigmyle N, Pickering TG. Baroreceptor activation reduces reactivity to noxious stimulation: implications for hypertension. Science. 1979;205(4412):1299–301.

Eckenrode BJ, Stackhouse SK. Improved pressure pain thresholds and function following noxious elecrical stimulation on a runner with chronic achilles tendinopaty: a case report. Int J Sports Phys Ther. 2015;10(3):354–62.

Eckenrode BJ, Kietrys DM, Stackhouse SK. Pain sensitivity in chronic achilles tendinopathy. Int J Sports Phys Ther. 2019;14(6):945–56.

Edwards RR, Dolman AJ, Martel MO, Finan PH, Lazaridou A, Cornelius M, Wasan AD. Variability in conditioned pain modulation predicts response to NSAID treatment in patients with knee osteoarthritis. BMC Musculoskelet Disord. 2016;17:284. https://doi.org/10.1186/s12891-016-1124-6.

Farinatti PT, Brandao C, Soares PP, Duarte AF. Acute effects of stretching exercise on the heart rate variability in subjects with low flexibility levels. J Strength Cond Res. 2011;25(6):1579–85.

Finan PH, Buenaver LF, Bounds SC, Hussain S, Park RJ, Haque UJ, Campbell CM, Haythornthwaite JA, Edwards RR, Smith MT. Discordance between pain and radiographic severity in knee osteoarthritis: findings from quantitative sensory testing of central sensitization. Arthritis Rheum. 2013;65(2):363–72. https://doi.org/10.1002/art.34646.

Fingleton C, Smart K, Moloney N, Fullen BM, Doody C. Pain sensitization in people with knee osteoarthritis: a systematic review and meta-analysis. Osteoarthr Cartil. 2015;23(7):1043–56. https://doi.org/10.1016/j.joca.2015.02.163. Epub 2015 Mar 5.

Fingleton C, Smart KM, Doody CM. Exercise-induced hypoalgesia in people with knee osteoarthritis with normal and abnormal conditioned pain modulation. Clin J Pain. 2017;33(5):395–404. https://doi.org/10.1097/AJP.0000000000000418.

Fiquerola MD, Loe WH, Barontini M. Plasma metenkephalin response to local treatment in patients with fibromyalgia. J Neurol Sci. 1997;150:S335.

Flood A, Waddington G, Thompson K, Cathcart S. Increased conditioned pain modulation in athletes. J Sports Sci. 2017;35(11):1066–72. https://doi.org/10.1080/02640414.2016.1210196. Epub 2016 Jul 25.

Flynn T, Fritz J, Whitman J, Wainner R, Magel J, Rendeiro D, Butler B, Garber M, Allison S. A clinical prediction rule for classifying patients with low back pain who demonstrate short-term improvement with spinal manipulation. Spine. 2002;27:2835–43.

Gentile E, Ricci K, Delussi M, Brighina F, de Tommaso M. Motor cortex function in fibromyalgia: a study by functional near-infrared spectroscopy. Pain Res Treat. 2019;2019:2623161. https://doi.org/10.1155/2019/2623161. eCollection 2019.

Gerhardt A, Eich W, Treede RD, Tesarz J. Conditioned pain modulation in patients with nonspecific chronic back pain with chronic local pain, chronic widespread pain, and fibromyalgia. Pain. 2017;158(3):430–9.

Ghione S. Hypertension-associated hypalgesia. Evidence in experimental animals and humans, pathophysiological mechanisms, and potential clinical consequences. Hypertension. 1996;28(3):494–504.

Goubert D, Meeus M, Willems T, De Pauw R, Coppieters I, Crombez G, Danneels L. The association between back muscle characteristics and pressure pain sensitivity in low back pain patients. Scand J Pain. 2018;18(2):281–93.

Grachev ID, Fredrickson BE, Apkarian AV. Abnormal brain chemistry in chronic back pain: an in vivo proton magnetic resonance spectroscopy study. Pain. 2000;89:7–18. [PubMed: 11113288].

Granot M, Dagul P, Aronson D. Resting blood pressure modulates chest pain intensity in patients with acute myocardial infarction. Pain Rep. 2019;4(3):e714. https://doi.org/10.1097/PR9.0000000000000714. eCollection 2019 May-Jun.

Guasti L, Merlo B, Verga R, Cattaneo R, Gaudio G, Bianchi L, Zanzi P, Grandi AM, Bossi PM, Venco A. Effects of arithmetic mental stress test on hypertension-related hypalgesia. J Hypertens. 1995;13(12 Pt 2):1631–5.

Guasti L, Zanotta D, Mainardi LT, Petrozzino MR, Grimoldi P, Garganico D, Diolisi A, Gaudio G, Klersy C, Grandi AM, Simoni C, Cerutti S. Hypertension-related hypoalgesia, autonomic function and spontaneous baroreflex sensitivity. Auton Neurosci. 2002;99(2):127–33.

Gudala K, Bansal D, Vatte R, Ghai B, Schifano F, Boya C. High prevalence of neuropathic pain component in patients with low back pain: evidence from meta-analysis. Pain Physician. 2017;20(5):343–52.

Gwilym SE, Oag HCL, Tracey I, Carr AJ. Evidence that central sensitisation is present in patients with shoulder impingement syndrome and influences the outcome after surgery. J Bone Joint Surg (Br). 2011;93(4):498–502.

Haik MN, Evans K, Smith A, Henríquez L, Bisset L. People with musculoskeletal shoulder pain demonstrate no signs of altered pain processing. Musculoskelet Sci Pract. 2019;39: 32–8.

Hallman DM, Olsson EM, von Schéele B, Melin L, Lyskov E. Effects of heart rate variability biofeedback in subjects with stress-related chronic neck pain: a pilot study. Appl Psychophysiol Biofeedback. 2011;36(2):71–80. https://doi.org/10.1007/s10484-011-9147-0.

Harris RE, Clauw DJ, Scott DJ, McLean SA, Gracely RH, Zubieta JK. Decreased central mu-opioid receptor availability in fibromyalgia. J Neurosci. 2007;27:10000–6.

Heales LJ, Lim ECW, Hodges PW, Vicenzino B. Sensory and motor deficits exist on the non-injured side of patients with unilateral tendon pain and disability--implications for central nervous system involvement: a systematic review with meta-analysis. Br J Sports Med. 2014;48(19):1400–6.

Hodges P, Holm AK, Hansson T, Holm S. Rapid atrophy of the lumbar multifidus follows experimental disc or nerve root injury. Spine (Phila Pa 1976). 2006;31(25):2926–33.

Imamura M, Chen J, Matsubayashi SR, Targino RA, Alfieri FM, Bueno DK, Hsing WT. Changes in pressure pain threshold in patients with chronic nonspecific low back pain. Spine (Phila Pa 1976). 2013;38:2098–107. [PubMed: 24026153].

Indahl A, Kaigle AM, Reikeras O, Holm SH. Interaction between the porcine lumbar intervertebral disc, zygapophysial joints, and paraspinal muscles. Spine (Phila Pa 1976). 1997;22(24):2834–40.

Ismail FY, Fatemi A, Johnston MV. Cerebral plasticity: windows of opportunity in the developing brain. Eur J Paediatr Neurol. 2017;21(1):23–48. https://doi.org/10.1016/j.ejpn.2016.07.007. Epub 2016 Aug 9.

Jensen KB, Kosek E, Petzke F, Carville S, Fransson P, Marcus H, Williams SC, Choy E, Giesecke T, Mainguy Y, Gracely R, Ingvar M. Evidence of dysfunctional pain inhibition in fibromyalgia reflected in rACC during provoked pain. Pain. 2009;144:95–100.

Jørgensen TS, Henriksen M, Rosager S, Klokker L, Ellegaard K, Danneskiold-Samsøe B, Bliddal H, Graven-Nielsen T. The dynamics of the pain system is intact in patients with knee osteoarthritis: an exploratory experimental study. Scand J Pain. 2015;6(1):43–9. https://doi.org/10.1016/j.sjpain.2014.11.002.

Kennedy DL, Kemp HI, Ridout D, Yarnitsky D, Rice AS. Reliability of conditioned pain modulation: a systematic review. Pain. 2016;157(11):2410–9.

Khedr EM, Omran EAH, Ismail NM, El-Hammady DH, Goma SH, Kotb H, Galal H, Osman AM, Farghaly HSM, Karim AA, Ahmed GA. Effects of transcranial direct current stimulation on pain, mood and serum endorphin level in the treatment of fibromyalgia: a double blinded, randomized clinical trial. Brain Stimul. 2017;10:893–901.

Kjaer M, Bayer ML, Eliasson P, Heinemeier KM. What is the impact of inflammation on the critical interplay between mechanical signaling and biochemical changes in tendon matrix? J Appl Physiol (1985). 2013;115(6):879–83.

Kosek E, Hansson P. Modulatory influence on somatosensory perception from vibration and heterotopic noxious conditioning stimulation (HNCS) in fibromyalgia patients and healthy subjects. Pain. 1997;70:41–51.

Kosek E, Ordeberg G. Lack of pressure pain modulation by heterotopic noxious conditioning stimulation in patients with painful osteoarthritis before, but not following, surgical pain relief. Pain. 2000;88:69–78.

Kosek E, Ekholm J, Hansson P. Modulation of pressure pain thresholds during and following isometric contraction in patients with fibromyalgia and in healthy controls. Pain. 1996;64:415–23.

Kuppens K, Hans G, Roussel N, Struyf F, Fransen E, Cras P, Van Wilgen CP, Nijs J. Sensory processing and central pain modulation in patients with chronic shoulder pain: a case-control study. Scand J Med Sci Sports. 2018;28(3):1183–92.

Lannersten L, Kosek E. Dysfunction of endogenous pain inhibition during exercise with painful muscles in patients with shoulder myalgia and fibromyalgia. Pain. 2010;151:77–86.

Larsson R, Bernhardsson S, Nordeman L. Effects of eccentric exercise in patients with subacromial impingement syndrome: a systematic review and meta-analysis. BMC Musculoskelet Disord. 2019;20(1):446.

Laube W. Sensomotorik und Schmerz. Berlin: Springer;2020.

Laursen BS, Bajaj P, Olesen AS, Delmar C, Arendt-Nielsen L. Health related quality of life and quantitative pain measurement in females with chronic non-malignant pain. Eur J Pain. 2005;9:267–75. [PubMed: 15862476].

Lesher JM, Dreyfuss P, Hager N, Kaplan M, Furman M. Hip joint pain referral patterns: a descriptive study. Pain Med. 2008;9:22–5.

Lewis GN, Heales L, Rice DA, Rome K, McNair PJ. Reliability of the conditioned pain modulation paradigm to assess endogenous inhibitory pain pathways. Pain Res Manag. 2012;17(2):98–102.

Luerding R, Weigand T, Bogdahn U, Schmidt-Wilcke T. Working memory performance is correlated with local brain morphology in the medial frontal and anterior cingulate cortex in fibromyalgia patients: structural correlates of pain-cognition interaction. Brain. 2008;131(Pt 12):3222–31.

Malfliet A, De Pauw R, Kregel J, Coppieters I, Meeus M, Roussel N, Danneels L, Cagnie B, Nijs J. Gender differences in the association of brain gray matter and pain-related psychosocial characteristics. Pain Physician. 2019;22(3):E191–203.

Martel MO, Petersen K, Cornelius M, Arendt-Nielsen L, Edwards R. Endogenous pain modulation profiles among individuals with chronic pain: relation to opioid use. J Pain. 2018. https://doi.org/10.1016/j.jpain.2018.10.004. pii: S1526-5900(18)30759-4. [Epub ahead of print].

Meeus M, Roussel NA, Truijen S, Nijs J. Reduced pressure pain thresholds in response to exercise in chronic fatigue syndrome but not in chronic low back pain: an experimental study. J Rehabil Med. 2010;42:884–90. [PubMed: 20878051].

Morikawa Y, Takamoto K, Nishimaru H, Taguchi T, Urakawa S, Sakai S, Ono T, Nishijo H. Compression at myofascial trigger point on chronic neck pain provides pain relief through the prefrontal cortex and autonomic nervous system: a pilot study. Front Neurosci. 2017;11:186. https://doi.org/10.3389/fnins.2017.00186. eCollection 2017.

Moss P, Knight E, Wright A. Subjects with knee osteoarthritis exhibit widespread hyperalgesia to pressure and cold. PLoS One. 2016;11:e0147526.

Mueck-Weymann M, Janshoff G, Mueck H. Stretching increases heart rate variability in healthy athletes complaining about limited muscular flexibility. Clin Auton Res. 2004;14(1):15–8.

Nakajima T, Ohtori S, Inoue G, Koshi T, Yamamoto S, Nakamura J, Takahashi K, Harada Y. The characteristics of dorsal-root ganglia and sensory innervation of the hip in rats. J Bone Joint Surg (Br). 2008;90(2):254–7. https://doi.org/10.1302/0301-620X.90B2.19808.

Newcomb LW, Koltyn KF, Morgan WP, Cook DB. Influence of preferred versus prescribed exercise on pain in fibromyalgia. Med Sci Sports Exerc. 2011;43:1106–13.

Nir RR, Yarnitsky D. Conditioned pain modulation. Curr Opin Support Palliat Care. 2015;9(2):131–7. https://doi.org/10.1097/SPC.0000000000000126.

Noten S, Struyf F, Lluch E, D'Hoore M, Van Looveren E, Meeus M. Central pain processing in patients with shoulder pain: a review of the literature. Pain Pract. 2017;17(2):267–80.

Olsen RB, Bruhel S, Nielsen CS, et al. Hypertension prevalence and diminished blood pressure-related hypoalgesia in individuals reporting chronic pain in a general population: the Tromso study. Pain. 2013;154:257–62.

Olsen RB, Bruehl S, Nielsen CS, Rosseland LA, Eggen AE, Stubhaug A. Chronic pain and cardiovascular stress responses in a general population: the Tromsø Study. J Behav Med. 2014;37:1193–201.

Peters ML, Schmidt AJ, Van den Hout MA, Koopmans R, Sluijter ME. Chronic back pain, acute postoperative pain and the activation of diffuse noxious inhibitory controls (DNIC). Pain. 1992;50(2):177–87.

Plinsinga ML, Brink MS, Vicenzino B, van Wilgen CP. Evidence of nervous system sensitization in commonly presenting and persistent painful tendinopathies: a systematic review. J Orthop Sports Phys Ther. 2015;45(11):864–75.

Randich A, Maixner W. The role of sinoaortic and cardiopulmonary baroreceptor reflex arcs in nociception and stress-induced analgesia. Ann N Y Acad Sci. 1986;467:385–401.

Robinson ME, Craggs JG, Price DD, Perlstein WM, Staud R. Gray matter volumes of pain-related brain areas are decreased in fibromyalgia syndrome. J Pain. 2011;12(4):436–43.

Rodrigues P, Correa L, Ribeiro M, Silva B, Reis F, Nogueira L. Patients with impaired descending nociceptive inhibitory system present altered cardiac vagal control at rest. Pain Physician. 2018;21(4):E409–18.

Saccò M, Meschi M, Regolisti G, Detrenis S, Bianchi L, Bertorelli M, Pioli S, Magnano A, Spagnoli F, Giuri PG, Fiaccadori E, Caiazza A. The relationship between blood pressure and pain. J Clin Hypertens (Greenwich). 2013;15(8):600–5. https://doi.org/10.1111/jch.12145. Epub 2013 Jun 10.

Sanchis MN, Lluch E, Nijs J, Struyf F, Kangasperko M. The role of central sensitization in shoulder pain: a systematic literature review. Semin Arthritis Rheum. 2015;44(6):710–6.

Scheele C, Nielsen S, Pedersen BK. ROS and myokines promote muscle adaptation to exercise. Trends Endocrinol Metab. 2009;20(3):95–9. Epub 2009 Mar 9.

Schmidt-Wilcke T, Leinisch E, Ganssbauer S, Draganski B, Bogdahn U, Altmeppen J, May A. Affective components and intensity of pain correlate with structural differences in gray matter in chronic back pain patients. Pain. 2006;125:89–97. [PubMed: 16750298].

Seminowicz DA, Wideman TH, Naso L, Hatami-Khoroushahi Z, Fallatah S, Ware MA, Jarzem P, Bushnell MC, Shir Y, Ouellet JA, Stone LS. Effective treatment of chronic low back pain in humans reverses abnormal brain anatomy and function. J Neurosci. 2011;31:7540–50. [PubMed: 21593339].

Shire AR, Stæhr TAB, Overby JB, Dahl MB, Jacobsen JS, Christiansen DH. Specific or general exercise strategy for subacromial impingement syndrome-does it matter? A systematic literature review and meta analysis. BMC Musculoskelet Disord. 2017;18(1):158.

Singh L, Kaur A, Bhatti MS, Bhatti R. Possible molecular mediators involved and mechanistic insight into fibromyalgia and associated co-morbidities. Neurochem Res. 2019;44(7):1517–32.

Staud R, Vierck CJ, Cannon RL, et al. Abnormal sensitization and temporal summation of second pain (wind-up) in patients with fibromyalgia syndrome. Pain. 2001;91:165–75. [PubMed: 11240089].

Sun YG, Lundeberg T, Yu LC. Involvement of endogenous beta-endorphin in antinociception in the arcuate nucleus of hypothalamus in rats with inflammation. Pain. 2003;104:55–63.

Tamcan O, Mannion AF, Eisenring C, Horisberger B, Elfering A, Müller U. The course of chronic and recurrent low back pain in the general population. Pain. 2010;150(3):451–7.

Thibaut A, Zeng D, Caumo W, Liu J, Fregni F. Corticospinal excitability as a biomarker of myofascial pain syndrome. Pain Rep. 2017;2(3):e594. https://doi.org/10.1097/PR9.0000000000000594. eCollection 2017 May.

Tompra N, van Dieën JH, Coppieters MW. Central pain processing is altered in people with Achilles tendinopathy. Br J Sports Med. 2016;50(16):1004–7.

Tour J, Löfgren M, Mannerkorpi K, Gerdle B, Larsson A, Palstam A, Bileviciute-Ljungar I, Bjersing J, Martin I, Ernberg M, Schalling M, Kosek E. Gene-to-gene interactions regulate endogenous pain modulation in fibromyalgia patients and healthy controls-antagonistic effects between opioid and serotonin-related genes. Pain. 2017;158(7):1194–203.

Vaegter HB, Handberg G, Emmeluth C, Graven-Nielsen T. Preoperative hypoalgesia after cold pressor test and aerobic exercise is associated with pain relief 6 months after total knee replacement. Clin J Pain. 2017;33(6):475–84. https://doi.org/10.1097/AJP.0000000000000428.

Vaerøy H, Nyberg F, Terenius L. No evidence for endorphin deficiency in fibromyalgia following investigation of cerebrospinal fluid (CSF) dynorphin A and Met-enkephalin-Arg6-Phe7. Pain. 1991;46:139–43.

Wilder-Smith OH, Tassonyi E, Arendt-Nielsen L. Preoperative back pain is associated with diverse manifestations of central neuroplasticity. Pain. 2002;97:189–94. [PubMed: 12044615].

Woolf CJ. Central sensitization: implications for the diagnosis and treatment of pain. Pain. 2011;152(3 Suppl):S2–15.

Wright A, Benson HAE, Will R, Moss P. Cold pain threshold identifies a subgroup of individuals with knee osteoarthritis that present with multimodality hyperalgesia and elevated pain levels. Clin J Pain. 2017;33(9):793–803. https://doi.org/10.1097/AJP.0000000000000458.

Yang Q, Wang Z, Yang L, Xu Y, Chen LM. Cortical thickness and functional connectivity abnormality in chronic headache and low back pain patients. Hum Brain Mapp. 2017;38(4):1815–32.

Yarnitsky D. Role of endogenous pain modulation in chronic pain mechanisms and treatment. Pain. 2015;156(Suppl. 1):S24–31. https://doi.org/10.1097/01-j.pain.0000460343.46847.58. [PubMed: 25789433].

Yarnitsky D, Crispel Y, Eisenberg E, Granovsky Y, Ben-Nun A, Sprecher E, Best LA, Granot M. Prediction of chronic post-operative pain: pre-operative DNIC testing identifies patients at risk. Pain. 2008;138(1):22–8. Epub 2008 Jan 8.

Younger J, Mackey S. Fibromyalgia symptoms are reduced by low-dose naltrexone: a pilot study. Pain Med. 2009;10:663–72.

Younger JW, Zautra AJ, Cummins ET. Effects of naltrexone on pain sensitivity and mood in fibromyalgia: no evidence for endogenous opioid pathophysiology. PLoS One. 2009;4:e5180.

Youssef AM, Gustin SM, Nash PG, Reeves JM, Petersen ET, Peck CC, Murray GM, Henderson LA. Differential brain activity in subjects with painful trigeminal neuropathy and painful temporomandibular disorder. Pain. 2014;155:467–75. [PubMed: 24269492].

„exercise induced hypoalgesia" – Integration von sensomotorischer Beanspruchung und Schmerzhemmung

9.1 Physiologie der „exercise induced hypoalgesia"

Black et al. (1979) haben das Phänomen der „exercise induced hypoalgesia" (EIH) erstmals bei Sportlern beschrieben. Der Mechanismus der EIH steht seit einigen Jahren im Fokus der Forschung. Dennoch ist er bisher nur sehr unvollkommen aufgeklärt. Es war aufgefallen, dass nach physischen Belastungen die Schmerzempfindungen geringer ausfallen. Nachfolgend sind verschiedene Belastungsformen auf diesen Effekt, der sowohl einen Anstieg der Schmerzschwellen als auch der Schmerztoleranz einschließt, untersucht worden.

In den sehr komplexen Wirkungsmechanismus der EIH sind periphere Faktoren und spinale sowie supraspinale Funktionssysteme bis in den höchsten Bereich mit ihren gegenseitigen Interaktionen eingebunden (Koltyn et al. 2014; Kami et al. 2016a, b, 2017; Crombie et al. 2018; Vaegter und Jones 2020). Dazu gehören z. B.:

- der präfrontale Cortex mit seinen Projektionen zum Belohnungssystem,
- das Belohnungssystem,
- das endocannabinoide System,
- das opioide System (direkt oder indirekt),
- die Aktivierung deszendierender Schmerzhemmsysteme aus dem Hirnstamm,
- die Hemmung aktivierter spinaler Gliazellen,
- die Systeme mit den Neurotransmittern GABA und Serotonin,
- die Produktion und Wirkungen von Neurotrophinen,
- Genregulationen („histone acetylation" u. a. von inflammatorischen Genen; Gl. spinale, Hinterhorn),
- die Verminderung pro-entzündlicher Zytokine,
- die Aktivierung spezieller M2 Makrophagen mit Produktion anti-entzündlicher Zytokine.

Für die Beteiligung mehrerer Teilmechanismen sprechen die folgenden Befunde:
Der „common drive" aktiviert die Muskelkontraktionen. Die mechanischen und metabolischen Folgen der Kontraktionen werden umgehend der adäquate Reiz der Mechanosensoren mit Fasern der Gruppe III und der vorrangig metabosensitiven Sensoren mit Fasern der Gruppe IV im Fasziensystem. Diese Afferenzen treiben den sympathisch vermittelten „exercise pressor reflex" an und sorgen für die re-afferente Einstellung und Feinregulation der Herzschlagfrequenz und des Blutdrucks. Beide, der „common drive" und die Reflexmechanismen sichern die kardiovaskuläre Funktion für eine bedarfsgerechte O_2-Versorgung. Sie sind aber zugleich Komponenten im Dienst der Schmerzhemmung. Der Baroreflex ist ein physiologischer Baustein der endogenen Hypoalgesie (vgl. Kap. 6). Deshalb ist auch der direkt und reflektorisch eingestellte belastungsbedingte Blutdruck anti-nozizeptiv wirksam. Er hat aber wahrscheinlich für die überdauernde Hypoalgesie keine Bedeutung. Die Gruppe III und IV-Afferenzen sind nicht nur Informationen für

- die Bewegungsregulation,
- die Herz-Kreislauf- und Stoffwechsel-Regulation (Laube 1990; Wan et al. 2020), sondern auch
- die Regulation der Schmerzhemmung, denn sie regen u. a. das zentrale opioide System an (Thorén et al. 1990) und werden somit auch ein Teil des EIH-Mechanismus.

Das neuromodulatorische **endocannabinoide System (CB)** ist im Körper mit seinen Rezeptoren umfänglich präsent, und so ist es reichlich auch im Nervensystem (Gehirn, periaquäduktales Grau, Rückenmark, Gl. spinale; Terminals der Aδ- und C-Fasern) und in der Muskulatur vertreten. Besonders in den spinalen und den Neuronennetzwerken des Hirnstamms, die Schmerzafferenzen verarbeiten, sind viele CB-Rezeptoren nachweisbar (Tsou et al. 1998). Über Rezeptorsubtypen wird die Verarbeitung nozizeptiver Informationen unterdrückt (Guindon und Hohmann 2009).

Isometrische Kontraktionen (25 % MVC, 3 min; n = 58 21 ± 3 Jahre [18–40]) ohne und unter der Wirkung von Opioidantagonisten (Naltrexon;) steigern signifikant die Konzentrationen von Endocannabinoiden im Blut. Die Druckschmerzschwellen steigen, die zeitliche Summation auf Hitzereize wird signifikant geringer, und klinisch fallen die Schmerzbewertungen. Die Konzentration eines endocannabinoid-ähnlichen Metabolits (DHEA) steht im Zusammenhang mit der Bewertung der zeitlichen Summation. Gleichfalls korrelieren die kontraktionsbedingten Änderungen des Metaboliten mit denen der zeitlichen Summation, also der EIH. Demzufolge sind nicht opioide Mechanismen an der Ausbildung der EIH mit beteiligt (Koltyn et al. 2014). Vergleichbare Konsequenzen ergeben sich aus einem Untersuchungsansatz zur Interaktion zwischen dem endogenen opioiden und dem endocannabinoiden System. Das opioide System ist nicht direkt, aber eventuell indirekt an der EIH beteiligt. Die kontraktile Aktivität erhöht nur bei nicht blockiertem opioiden System die Konzentration cannabinoider Substanzen, die dann ihrerseits die EIH mitbegründen (Crombie et al. 2018). Es kann von einer Wirkungskaskade gesprochen werden. Diese Wirkungskaskade kann angenommen werden, denn sie

9.1 Physiologie der „exercise induced hypoalgesia"

wird zumindest im Tiermodell offensichtlich in Abhängigkeit von der Dosierung der Belastung modifiziert. Der Belastungsparameter Dauer, intermittierend oder kontinuierlich, entscheidet, ob es zu einer opioiderg oder nicht opioiderg bedingten Hypoalgeise kommt (Koltyn 2000).

▶ **Wichtig** Inzwischen ist durch viele Arbeiten belegt, dass physische Beanspruchungen das CB-System aktivieren, aber auch das trainingsmethodische Parameter einen nachhaltigen Einfluss darauf nehmen.

So ist beim Fahrradfahren und Laufen die Belastungsintensität ein Modifikator. Es erfolgt eine Aktivierung durch das Laufen, aber noch nicht durch das Gehen auf einem Laufband (Raichlen et al. 2012). Dazu passt der Befund, dass geringe gegenüber moderaten Laufintensitäten das System weniger beanspruchen. Es liegt aber auch der Befund vor, dass bei höheren Laufgeschwindigkeiten die CB-Aktivierung erneut vermindert gefunden wird (Raichlen et al. 2013). Zusammenfassend ist eine Hypothese zur Endocannabinoidbeteiligung (Dietrich und McDaniel 2004) folgerichtig gewesen, denn wie beschrieben, hebt einerseits die opioide Blockade die Entwicklung einer EIH nicht auf, und andererseits verlängert die Blockade des Abbaus der CB-Substanzen die EIH. Die Schmerzhemmung durch Cannabinoide kann mit der durch Morphin auf einer Stufe stehen. Im Tiermodell hat auch das Krafttraining einen CB-aktivierenden und EIH-auslösenden Effekt, der durch Hemmung der CB-Rezeptoren aufgehoben und durch die Blockade der CB-Metabolisierung ausgeweitet werden kann. Dem EIH-Effekt liegen nicht einfach nur die Anstiege der CB-Substanzen im Serum mit ihren peripheren Wirkungen zugrunde. Umfängliche Veränderungen sind im Gehirn nachweisbar. Die Expression und Aktivierung von CB-Rezeptoren im Gehirn und insbesondere in den dorsolateralen und ventrolateralen periaquäduktalen Regionen sind schon nach einer Kraftbelastung deutlich verstärkt (Galdino et al. 2014).

Da in den Muskelfasern die Stoffwechselwege zur Produktion von Cannabinoiden und entsprechenden Fettsäuremetaboliten vorhanden sind, darf dem aktiven Muskel neben der entzündungshemmenden Myokinproduktion auch die von direkt anti-nozizeptiven Substanzen zugeschrieben werden.

▶ **Wichtig** Isometrische, aerobe und Kraftbelastungen aktivieren das cannabinoide System als einen physiologischen Baustein der Ausbildung der „exercise induced hypoalgesia". Die EIH ist nicht nur einfach das Ergebnis der stimulationsbedingten Steigerungen der CB-Substanzen, sondern auch von strukturellen Veränderungen in den schmerzrelevanten Gehirnstrukturen. Das lässt annehmen, dass wiederholte Belastungen die strukturellen und funktionellen Voraussetzungen der Schmerzhemmung entweder erhalten oder verbessern können. Zu den „optimalen" Arten und der Dosierung der Belastungen, der erforderlichen Gestaltung des Belastungs-Adaptationszyklus und der Dauer des Trainingsprozesses sind zz. keine Aussagen möglich.

Das cannabinoide System ist aber auch nur ein Baustein der multifaktoriellen Genese der EIH. Physische Belastungen verursachen mannigfaltige Veränderungen von Zytokinen, Wachstumsfaktoren, Makrophagenaktivatoren, Neurotransmittern und Genexpressionen im peripheren, spinalen und supraspinalen Nervengewebe, die alle gemeinsam im Ursachengefüge der EIH bei neuropathischen Schmerzen wirksam sind. Ein Faktor ist u. a. die Beanspruchung der RVM und des Hinterhorns, wodurch die GABA-Synthese aufrechterhalten wird. Die GABA-vermittelte nozizeptive Hemmung bleibt aufrechterhalten bzw. wird gefördert.

▶ **Wichtig** Die Produktion anti-inflammatorischer Zytokine der Gliazellen und peripher myokinvermittelt (IL-4) von speziellen M2 Makrophagen steigt (vgl. Kami et al. 2017). Der aktive Muskel mit seinem Myokin IL-4 ist ein Faktor peripherer Mechanismen der EIH. Dieses Myokin wird z. B. während Laufbelastungen produziert (Pedersen und Febbraio 2012).

Es gibt auch Hinweise, dass freiwilliges Training einen höheren Effekt als provoziertes auslöst (Kami et al. 2015). Für diesen Befund kann die Beteiligung des mesolimbischen Belohnungssystems (Nc. accumbens, area tegmentalis ventralis) eine Ursache sein. Die dopaminergen Neuronen dieser Regionen werden während des Laufes beim Tier und Menschen aktiviert (Navratilova et al. 2016). Sofern die Personen aktive körperliche Belastungen ausführen können, sind sie auch passiven, z. B. durch Elektromyostimulation ausgelösten, Belastungen absolut vorzuziehen.

▶ **Wichtig** Das Belohnungssystem ist mit dem höchsten Cortexareal, dem für die Steuerung von Handlungen und Emotionen verantwortlichen PFC (supervisory attentional system) interaktiv verknüpft. Der PFC ist Ausgangspunkt der Top-down-Kontrolle sensorischer und affektiver Vorgänge. In diesem Rahmen ist er auch in die Regulation von Schmerzen und die EIH eingebunden.

Die optogenetische Aktivierung des PFC löst über den Nc. accumbens starke antinozizeptive Effekte bei der Neuropathie aus und unterdrückt affektive Symptome (Lee et al. 2015). Die Bildgebung bei Fibromyalgiepatienten nach einer Fahrradergometerbelastung (25 min, 60–70 Umdrehungen, Borg 13, Skala 6–20) belegt die Stimulation von sehr hohen Hirnregionen (dorsolat. PFC, Insel), die in die absteigende Schmerzkontrolle eingebunden sind. Die aktivierten Projektionen des PFC zum Nc. accumbens sind schmerzhemmend wirksam. Passend werden klinisch auch geringere Schmerzen geklagt. Nach der Belastung fällt die Empfindlichkeit auf Hitzereize in das Niveau schmerzfreier Personen ab (Ellingson et al. 2016).

Wie oder ob der beanspruchungsbedingt verstärkte mechanische afferente Input in die Laminae des Hinterhorns und ebenso dort nachweisbare Änderungen von Transmittersubstanzen die EIH bedingen, kann zz. nicht beantwortet werden. Zumindest sind mit Dopamin, Serotonin und Noradrenalin funktionierende deszendierende schmerzhemmende Projektionen aus dem Hirnstamm gut bekannt (vgl. Laube 2020).

9.1 Physiologie der „exercise induced hypoalgesia"

Bei durch Nervenverletzung provozierten neuropathischen Modellen ist u. a. die Aktivität der serotonergen Neurone im Nc. raphe dorsalis (s. serotonerges Schmerzhemmsystem) reduziert. Im Hinterhorn sind die GABA-ergen Interneuronen anti-nozizeptiv wirkender Schaltkreise gelichtet, und bei diabetischen Tieren mit Neuropathie ist auch der spinale Serotoninspiegel geringer. Das Defizit der GABA-Spiegel distal von Rückenmarkverletzungen bestimmt gravierend die neuropathische Schmerzsituation. So ist das Defizit der serotonergen Schmerzhemmung ein Baustein der Neuropathie. Es besteht eine mechanische Allodynie und ängstliches Verhalten. Dieses Modell ist geeignet, die Zusammenarbeit des serotonergen mit dem cannabinoiden Systems aufzuzeigen. Eine andauernd leicht erhöhte cannabinoide Aktivität (Cannabinoidgaben) desensibilisiert die serotonergen Neurone im Nucleus. Über die „Normalisierung der serotonergen Aktivitäten werden die Schmerzen wieder gemindert und die Ängstlichkeit abgebaut (De Gregorio et al. 2019)". Auch die mechanische Allodynie beim Modell des Diabetes mellitus wird über die Stimulation des serotonergen Systems durch Cannabinoide positiv verändert. Ohne Beteiligung der CB-Rezeptoren tritt unmittelbar die Reduzierung der Allodynie ein, aber kann durch Antagonisten der Serotoninrezeptoren aufgehoben werden (Jesus et al. 2019).

▶ **Wichtig** Es kann mit ausreichender Wahrscheinlichkeit davon ausgegangen werden, dass die Stimulation des cannabinoiden Systems durch physische Belastungen Interaktionen mit dem schmerzhemmenden serotonergen supraspinalen und spinalen System zur Folge hat, wodurch die EIH mitbegründet wird. Man könnte auch postulieren, die systematisch wiederholte Stimulation und die Interaktionen führen zu funktionellen Adaptationen, die in der bekannten Schmerzunempfindlichkeit sportlich aktiver Personen münden.

Laufbandbelastungen (7 m/min, 60 min/d, 5 d/Woche,) neuropathischer Tiere (Mäuse) schwächen die Entwicklung der typischen mechanischen Allodynie und der Hitzehyperalgesie signifikant ab. Der Effekt entsteht, weil die physischen Belastungen ipsilateral der Nervenverletzung im Hinterhorn die Anzahl der hemmenden GABA-ergen Interneurone weitestgehend stabil hält und entsprechend die GABA- und die Enzymspiegel zur GABA-Produktion aufrechterhalten bleiben. Die Schwellen für ein schmerzbedingtes Verhalten korrelieren sowohl bei den nicht trainierenden als auch bei den trainierenden Tieren positiv mit den Transmitterspiegeln und auch bei der Anzahl der Interneuronen (Kami et al. 2016a, b).

> **Wichtig**
>
> Physische Belastungen sind auch der adäquate Reiz für die Aufrechterhaltung der Struktur und Funktion anti-nozizeptiver Systeme im Rückenmark und supraspinal. Die Reizwirksamkeit kann wahrscheinlich an der Ausbildung der EIH erkannt werden. Wie häufig die Reizung erfolgen muss, um die physiologische Funktion zu sichern, die Mechanismen adaptiv zu stärken oder eine Beeinträchtigung zurückzudrängen, bleibt bisher offen. Physische Belastungen sind aber das Mittel der nachhaltig wirkenden Wahl! ◀

Auch am Beispiel neuropathischer Schmerzen infolge einer experimentellen inkompletten Rückenmarkverletzung kann die hohe anti-nozizeptive Wertigkeit physischer Belastungen (Laufband, ab 8. Tag n. Verl., Körpergewichtsunterstützung: 20–40 %, 6 m/min, 20 min 2-mal/d, 5 d/Woche, 4 Wochen) unterstrichen werden. Die Kapazität der GABA-Produktion und des BDNF im Hinterhorn steigen. Die Linderung der neuropathischen Allodynie und der Hitzeüberempfindlichkeit ist signifikant (Li et al. 2020).

▶ **Wichtig** Physische Belastungen regulieren die Grundlagen der GABA-ergen Hemmung im Rückenmark hoch und mindern die Schmerzempfindlichkeit.

Physische Belastungen wie das Laufen (Mäuse) aktivieren die dopaminerge Area tegmentalis (VTA) ventralis, die wiederum für die Aktivität des mesolimbischen Belohnungssystems als funktioneller Baustein der EIH Verantwortung trägt. Bei der Neuropathie können die belastungsbedingten plastischen Reaktionen die ausgeprägte Minderung der aktiven dopaminergen Neuronen in der VTA umkehren. Das Laufen aktiviert die lateralen dopaminergen VTA-Neurone, wodurch es zur Dopaminfreisetzung im Nc. accumbens kommt. Dessen Aktivierung stimuliert das mesolimbische Belohnungssystem mit positiven Emotionen. Die Schmerzempfindung wird abgeschwächt, und die EIH kann potenziell ausgebildet werden oder weiter ansteigen (Kami et al. 2018). Adäquate Wirkungen des Laufbandtrainings werden auch auf die glutamatergen Neuronen und deren Verteilung in der Amygdala gefunden. Die Aktivität lässt ihre Anzahl in der medialen basalen Amygdala steigen, die auch zum Nc. accumbens des Belohnungssystems projizieren. Es resultiert eine positive Beziehung zwischen dem Trainingsumfang und der Latenz der hitzebedingten Reflexantwort der Extremitäten („thermal withdrawal latency"). Die akuten Trainingswirkungen und die -anpassungen bauen also simultan über gemeinsame plastische Veränderungen negative emotionale Reaktionen (Ängstlichkeit, Besorgnis) und die Hyperalgesie ab, die jeweils wesentliche Merkmale einer zentralen nozizeptiven Sensibilisierung sind (Kami et al. 2020).

▶ **Wichtig** Die sowohl akut belastungsbedingte EIH als auch die bekannte trainingsbedingte emotionale Stabilisierung und die klinisch vorhandene therapeutische positive emotionale Beeinflussung haben in den Adaptationen der VTA und in der Amygdala mit ihren Verknüpfungen zum Belohnungssystem eine gemeinsame zentrale Wirkungskomponente. Die wiederholte Provokation einer EIH muss unabhängig vom Schmerztyp als wichtige schmerztherapeutische Intervention angesehen werden.

9.2 EIH und Dosis-Wirkungs-Beziehung

Da die Mechanismen der EIH-Entwicklung noch bei Weitem nicht ausreichend beschrieben werden können, bestehen erst recht zur Dosierung offene Fragen. Sie beziehen sich auf die Belastungsart, die statische oder dynamische Ausführung, die erforderlichen und

9.2 EIH und Dosis-Wirkungs-Beziehung

die „optimal" wirksamen Belastungsintensitäten. Die trainingsmethodischen Parameter für eine effektive EIH zur strukturellen und funktionellen peripheren und zentralen Reorganisation gibt es zz. nicht.

Nach einer 25-minütigen Fahrradergometerbelastung mit 70 % oder 50 % der Herzschlagfrequenzreserve fallen die Schmerzbewertungen statischer und wiederholter Hitzereize an den Unterarmen zugunsten der intensiveren Belastung ab, und die Druckschmerzschwellen steigen an. Beide Belastungen lassen die Reaktionen auf supraschwellige Druckschmerzreize unberührt (Naugle et al. 2014).

▶ **Wichtig** Die Ausbildung einer hohen EIH benötigt offensichtlich intensive oder sehr lange und deutlich ermüdende Belastungsintensitäten. Dies bedeutet, dass für die Leistung ein cerebraler „common drive" erforderlich ist, der entweder in sehr kurzer Zeit oder nach einem längeren Zeitraum ermüdungsbedingt das gesamte Spektrum der schnell kontrahierenden motorischen Einheiten in Funktion versetzt. Sowohl der zentrale Antrieb als auch die resultierende Mechanotransduktion und die metabolischen Auslenkungen müssen hoch sein und die Schmerzhemmung fordern. Solche Belastungen gehen immer mit einem hohen subjektiven Anstrengungsempfinden einher. Effektive, auf die Qualifizierung der Schmerzhemmung ausgerichtete „physische Schmerztherapie" muss anstrengend sein.

▶ **Wichtig** Bei der Qualifizierung der Schmerzhemmung und der Schmerztoleranz gilt das biologische Grundprinzip „Was sich entwickeln soll, muss auch beansprucht werden".

Klinisch kann die Ermüdung, hervorgerufen durch Kraft- oder Ausdauerbelastungen, möglicherweise ein Parameter für den Ausprägungsgrad der EIH sein oder werden. Da Schmerzempfindungen eine Leistung des Gehirns sind, muss wahrscheinlich der zentralen Ermüdung die höhere Wertigkeit gegenüber der peripheren eingeräumt werden. Primär intensive (Kraft) oder über die Dauer intensiv werdende und an das Funktionslimit gehende Belastungen (Ausdauer bis zum Abbruch) sind auch für die Entwicklung der Schmerztoleranz notwendig. Nur diese Intensitäten verursachen das „nozizeptive Stoffwechselmilieu und nozizeptive Afferenzen" als „den komplexen adäquaten zugrunde liegenden adäquaten Reizmechanismus" für eine effektivere Schmerzhemmung und eine steigende Toleranz. Diese offensichtliche physiologische Tatsache begründet auch, warum die Dekonditionierung mit ihren funktionellen und strukturellen Defiziten die Disposition und überhäufig längerfristig die Ursache von Schmerzerkrankungen sind.

Chronische Schmerzen unterschiedlicher Ätiologie und Pathogenese gehen üblicherweise dennoch mit gut vergleichbaren Begleiterscheinungen einher, wie sich gegenseitig bedingende defizitäre physische Funktionskapazitäten, Einschränkungen der Mobilität, depressive Verstimmungen, Ängsten und Schlafstörungen. Die Schmerzen und die mit ihnen verbundenen Symptome und Störungen können mit physischen Belastungen in angepasster Art, Umfang und Intensität signifikant positiv beeinflusst werden (Ambrose und Golightly 2015; Laube 2020). Es fehlen aber belegte Empfehlungen in Abhängigkeit von der Erkrankung, dessen Entwicklungsdauer ohne Schmerzen, der Intensität und Dauer der entwickelten Schmerzen und damit dem Stand der zentralen Sensibilisierung und dem Alter. Der „therapeutische Zyklus Belastung – Beanspruchung – Ermüdung – Erholung – Adaptation als der Wirkungszyklus der peripheren und zentralen Reorganisation" ist bisher nicht mit dem Ziel Schmerzhemmung und -toleranz untersucht (Laube 2020).

Grundsätzlich besteht Konsens, dass physische Belastungen Schmerzen positiv beeinflussen, und dies kann auch tierexperimentell und beim Menschen belegt werden. In neuropathischen Tiermodellen wird z. B. das schmerzbedingte Verhalten deutlich reduziert (Shen et al. 2013). Auch bei Menschen mit diesem sehr komplexen und schwierig zu behandelnden Schmerztyp (Jain 2008) wirken physische Belastungen (Simons et al. 2012; Toth et al. 2014; Ambrose und Dolightly 2015) schmerzlindernd. So konnte, allerdings bei einer „typisch sehr hohen Drop-out-Rate bei Schmerzpatienten", ein 6-monatiges Programm die Schmerzen bei einer physischen Interventionsgruppe noch nicht signifikant um 17 % lindern, aber die VO_2max. von 25,6 ± 4,5 ml/kg/min auf 28,9 ± 3,8 ml/kg/min erhöhen (Toth et al. 2014). Der lange Entwicklungsweg benötigt auch einen langen Therapieweg, der ohne Eigenverantwortung für die „Eigene Gesundheit!" nicht zu bewältigen ist!

▶ **Wichtig** Training bei Schmerzpatienten kann z. B. die Funktions- und Leistungsfähigkeit der Logistiksysteme in relativen Zeiträumen von mindestens 6 Monaten verbessern, wogegen für die angestrebte anti-nozizeptive Reorganisation des Gehirns ein wesentlich längerer Zeitbedarf eingeplant werden muss. Teils sehr differente Adaptationszeiträume in verschiedenen Organen (Lernen: Gehirn), Funktionssystemen (Ausdauer: aerobe ATP-Resynthese, Ausstattung der Muskelfasern mit Mitochondrien) und Geweben (Kraft: Sehnen, Faszien, Knochen) sind eine seit Langem bekannte Tatsache! Das gilt dann auch für die anti-nozizeptive Reorganisation des Gehirns!

Ein Bildungsprogramm bewirkt im gleichen Zeitraum nur eine Schmerzlinderung um 9 % und erwartungsgemäß keine Änderung der aeroben Kapazität. Die Bildung ist die Voraussetzung für die Verbesserung der Gesundheitskompetenz, auf deren Grundlage die Änderung zum aktiven Lebensstil subjektiv begründet und vor allem realisiert werden muss. Informationen und Bildung werden nur relevant, wenn sie sich in dauerhaften praktischen Aktivitäten wiederfinden.

▶ **Wichtig** Im Therapiekonzept gilt es, die Schmerzlinderung mittels sogenannter „passiver" Interventionen wie z. B. der nozizeptiven Stimulation des Periosts zur Aktivierung der endogenen Schmerzmodulation und -hemmung als Grundlage der psychophysischen Belastbarkeit zu nutzen. Diese und/oder vergleichbar wirksame Interventionen (Abschn. 11.1, 11.2, 11.3, und 11.4) sind sinnvoll und notwendig, um die reorganisierenden adaptiven Belastungen mit den erforderlichen Anstrengungsgraden über lange Zeiträume zu ermöglichen. Die alleinige passive Intervention ohne direkte Kombination mit den aktiven muss als ungenügend, wenn nicht sogar als kontraproduktiv angesehen werden.

Es musste bereits festgestellt werden, dass die Dosis-Wirkungs-Beziehungen für die notwendigen wiederholten Provokationen einer EIH mit reorganisatorischen Auswirkungen auf die der Sensomotorik innewohnenden Schmerzmodulation bisher nur sehr ungenügend bekannt sind. Eine Metaanalyse zeigt anhand experimentell evozierter Schmerzschwellen die Wirksamkeit von akuten isometrischen, aeroben und dynamischen Kraftinterventionen. Die Stärke der Effekte (Cohen's d) liegt zwischen gering bis erheblich und ist abhängig von der Methodik der Schmerztestung und dem Belastungsprotokoll. Bei Gesunden reagieren die psychophysischen Schmerzschwellen und die subjektive Bewertung der Schmerzintensität

- auf aerobe Belastungen mit mittleren Effektstärken von d = 0,41 und d = 0,59,
- auf isometrische Kontraktionen mit mittleren bis großen Effektstärken von d = 1,02 und d = 0,72 und
- auf dynamische intensive (Kraft-)Belastungen gleichfalls mit mittleren bis großen Effektstärken von d = 0,83 und d = 0,75 (Cohen 1988: großer Effekt: d ≥ 0,8; mittlerer Effekt: d ≥ 0,5; kleiner Effekt: d ≥ 0,2).

Bei Gesunden ist die EIH somit generalisiert mit einem mittleren bis zu hohem Effekt wirksam. Physische Teilkörperbelastungen lassen auch in den nicht belasteten Regionen die Druckschmerzschwellen (Druckalgometrie) auf der dominanten Körperseite unmittelbar signifikant ansteigen (Wassinger et al. 2020).

Bei den Schmerzpatienten sind, die notwendige Compliance und Resilienz vorausgesetzt, diese Effektstärken nicht zu erwarten und schon gar nicht nach nur kurzen Interventionszeiträumen von wenigen Therapieeinheiten und auch Wochen. Dafür sorgt die Funktionsstörung und die pathomorphologischen krankheitsspezifischen Veränderungen und insgesamt die Belastbarkeit.

▶ **Wichtig** Bei chronischen Schmerzpatienten sind als Ausdruck der defizitären und dysbalancierten Schmerzmodulation für die aeroben und die isometrischen Belastungen die Amplitude und die Wirkungsrichtungen der Effektgrößen sehr variabel. Bei Schmerzpatienten kann auch eine Schmerzverstärkung auftreten (Naugle et al. 2012), die nicht allein durch eine Überbelastung erklärbar ist, sondern auf der Funktionsstörung beruht.

▶ **Wichtig** Teilkörperbelastungen mit dennoch möglichst großen Muskelgruppen bzw. mit dem Ansprechen großer Anteile der pedokranialen myofaszialen Ketten sollten das therapeutische Gesundheitstraining (Laube 2020) zu Beginn der Therapie oder Rehabilitation, aber auch im Verlauf prägen. Training der nicht vordergründig oder eventuell nicht betroffenen Körperregionen ist bei Patienten unbedingt erforderlich. Die „Liege" ist ein „wichtiges Element" der Schmerzlinderung, aber in dem bisher genutzten Ausmaß absolut überrepräsentiert eingesetzt!

Aus der Sicht der Schmerzen sind bei Gesunden Belastungen von mindestens 10 min und länger mit hohen Intensitäten von mindestens 70 % der VO_2max. bzw. mit nahezu maximalen Hf-Werten besonders wirksam (Naugle et al. 2012, 2014). Dies muss sicher auch auf die Schmerzpatienten übertragen werden. Aber insbesondere bei denen mit ausgeprägten Defiziten und Störungen der Schmerzmodulation ist „intensiv" ein nicht ausreichend definierbarer bzw. definierter Begriff. Bei der Einschätzung der Belastungsintensität kann die Herzschlagfrequenz helfen, sofern große Muskelgruppen beansprucht werden. Beim Fahrradfahren weisen die Hf-Werte unter zu beachtender interindividueller Variabilität auch auf den Anstieg der Druckschmerzschwellen hin (Wassinger et al. 2020).

Fazit

Das Phänomen der „exercise induced hypoalgesia" (EIH) wurde 1979 erstmals beschrieben. Der Mechanismus ist bis heute nur sehr unvollkommen aufgeklärt. Der Wirkungsmechanismus umfasst periphere Faktoren und zentrale Funktionssysteme bis in den höchsten Bereich.

Inzwischen ist gut belegt, dass physische Beanspruchungen das Endocannabinoide-System aktivieren, aber auch, dass trainingsmethodische Parameter einen nachhaltigen Einfluss darauf nehmen. Die Druckschmerzschwellen steigen, die zeitliche Summation auf Hitzereize wird geringer, und die Schmerzen sinken. Nicht opioide Mechanismen sind an der Ausbildung der EIH wesentlich beteiligt. Dabei ist die EIH nicht nur einfach das Ergebnis der Cannabinoide, sondern auch von strukturellen Veränderungen in den schmerzrelevanten Gehirnstrukturen. Der PFC ist Ausgangspunkt der Top-down-Kontrolle sensorischer und affektiver Vorgänge. Eingeschlossen ist die Regulation von Schmerzen. Gleichfalls ist das Belohnungssystem wesentlich einbezogen. Physische Belastungen verursachen zugleich mannigfaltige Veränderungen von Zytokinen, Wachstumsfaktoren, Makrophagenaktivatoren, Neurotransmittern und Genexpressionen im peripheren, spinalen und supraspinalen Nervengewebe. Der aktive Muskel mit seinem Myokin IL-4 ist ein Faktor der peripheren Mechanismen.

Die Ausbildung einer effektiven EIH benötigt offensichtlich intensive oder sehr lange, deutlich ermüdende Belastungen. Die Ermüdung infolge von Kraft- oder Ausdauerbelastungen kann möglicherweise ein Parameter für den Ausprägungsgrad der EIH sein. Wahrscheinlich hat die zentrale Ermüdung einen hohen Stellenwert.

Es fehlen belegte Belastungsempfehlungen in Abhängigkeit von der Erkrankung, deren Entwicklungsdauer ohne Schmerzen, der Intensität und Dauer der Schmerzen, dem Stand der zentralen Sensibilisierung und dem Alter. Der „therapeutische Zyklus Belastung – Beanspruchung – Ermüdung – Erholung – Adaptation" ist bisher nicht untersucht.

Das Training für die anti-nozizeptive Reorganisation des Gehirns benötigt eine sehr lange Zeit. Sie übersteigt deutlich den Zeitbedarf für die Verbesserung der aeroben Kapazität und der Kraft.

Bei chronischen Schmerzen reagiert die EIH sehr variabel. Es kann auch eine Schmerzverstärkung auftreten, die nicht durch eine Über- oder Fehlbelastung von peripheren Geweben erklärbar ist, sondern auf den zentralen Funktionsstörungen beruht. Die Belastbarkeit der Schmerzhemmung wird überschritten. Mit dem Training der nicht vordergründig oder eventuell nicht betroffenen Körperregionen sollte bei Patienten begonnen werden, dies sollte lange ein Merkmal sein.

Literatur

Ambrose KR, Golightly YM. Physical exercise as non-pharmacological treatment of chronic pain: why and when. Best Pract Res Clin Rheumatol. 2015;29(1):120–30. https://doi.org/10.1016/j.berh.2015.04.022. Epub 2015 May 23.

Black J, Chesher GB, Starmer GA, Egger G. The painlessness of the long distance runner. Med J Aust. 1979;1:522–3.

Cohen J. Statistical power analysis for the behavioral sciences. 2. Aufl. Hillsdale, NJ: L. Erlbaum Associates;1988.

Crombie KM, Brellenthin AG, Hillard CJ, Koltyn KF. Endocannabinoid and opioid system interactions in exercise-induced hypoalgesia. Pain Med. 2018;19(1):118–23. https://doi.org/10.1093/pm/pnx058.

De Gregorio D, McLaughlin RJ, Posa L, Ochoa-Sanchez R, Enns J, Lopez-Canul M, Aboud M, Maione S, Comai S, Gobbi G. Cannabidiol modulates serotonergic transmission and reverses both allodynia and anxiety-like behavior in a model of neuropathic pain. Pain. 2019;160(1):136–50. https://doi.org/10.1097/j.pain.0000000000001386.

Dietrich A, McDaniel WF. Endocannabinoids and exercise. Br J Sports Med. 2004;38:536–41.

Ellingson LD, Stegner AJ, Schwabacher IJ, Koltyn KF, Cook DB. Exercise strengthens central nervous system modulation of pain in fibromyalgia. Brain Sci. 2016;6:8.

Galdino G, Romero T, Silva JF, Aguiar D, Paula AM, Cruz J, Parrella C, Piscitelli F, Duarte I, Di Marzo V, Perez A. Acute resistance exercise induces antinociception by activation of the endocannabinoid system in rats. Anesth Analg. 2014;119(3):702–15. https://doi.org/10.1213/ANE.0000000000000340.

Guindon J, Hohmann AG. The endocannabinoid system and pain. CNS Neurol Disord Drug Targets. 2009;8:403–21. [PubMed: 19839937].

Jain KK. Current challenges and future prospects in management of neuropathic pain. Expert Rev Neurother. 2008;8:1743–56.

Jesus CHA, Redivo DDB, Gasparin AT, Sotomaior BB, de Carvalho MC, Genaro K, Zuardi AW, Hallak JEC, Crippa JA, Zanoveli JM, da Cunha JM. Cannabidiol attenuates mechanical allodynia in streptozotocin-induced diabetic rats via serotonergic system activation through 5-HT1A receptors. Brain Res. 2019;1715:156–64. https://doi.org/10.1016/j.brainres.2019.03.014. Epub 2019 Mar 18.

Kami K, Taguchi S, Tajima F, Senba E. Mechanisms and effects of forced and voluntary exercises on exercise-induced hypoalgesia in neuropathic pain model mice. Pain Res. 2015;30:216–29.

Kami K, Taguchi S, Tajima F, Senba E. Histone acetylation in microglia contributes to exercise-induced hypoalgesia in neuropathic pain model mice. J Pain. 2016a;17(5):588–99. https://doi.org/10.1016/j.jpain.2016.01.471. Epub 2016 Feb 1.

Kami K, Taguchi Ms S, Tajima F, Senba E. Improvements in impaired GABA and GAD65/67 production in the spinal dorsal horn contribute to exercise-induced hypoalgesia in a mouse model of neuropathic pain. Mol Pain. 2016b;12. https://doi.org/10.1177/1744806916629059. Print 2016.

Kami K, Tajima F, Senba E. Exercise-induced hypoalgesia: potential mechanisms in animal models of neuropathic pain. Anat Sci Int. 2017;92(1):79–90. https://doi.org/10.1007/s12565-016-0360-z. Epub 2016 Aug 2.

Kami K, Tajima F, Senba E. Activation of mesolimbic reward system via laterodorsal tegmental nucleus and hypothalamus in exercise-induced hypoalgesia. Sci Rep. 2018;8(1):11540.

Kami K, Tajima F, Senba E. Plastic changes in amygdala subregions by voluntary running contribute to exercise-induced hypoalgesia in neuropathic pain model mice. Mol Pain. 2020;16. https://doi.org/10.1177/1744806920971377.

Koltyn KF. Analgesia following exercise: a review. Sports Med. 2000;29:85–98.

Koltyn KF, Brellenthin AG, Cook DB, Sehgal N, Hillard C. Mechanisms of exercise-induced hypoalgesia. J Pain. 2014;15(12):1294–304. https://doi.org/10.1016/j.jpain.2014.09.006.

Laube, W. Zur Rückführung des vegetativ-chronotropen Tonus, der Erholung im neuromuskulären System und den Wechselbeziehungen zwischen beiden Funktionssystemen nach Auslösung einer identischen anaeroben Stoffwechselsituation durch verschiedene Belastungsarten. Dissertation B (Dr. med. sc.), Humboldt-Universität zu Berlin, Bereich Medizin Charité, Physiologisches Institut. 1990.

Laube W. Sensomotorik und Schmerz. Berlin: Springer;2020.

Lee M, Manders TR, Eberle SE, Su C, D'amour J, Yang R, Lin HY, Deisseroth K, Froemke RC, Wang J. Activation of corticostriatal circuitry relieves chronic neuropathic pain. J Neurosci. 2015;35(13):5247–59. https://doi.org/10.1523/JNEUROSCI.3494-14.2015.

Li X, Wang Q, Ding J, Wang S, Dong C, Wu Q. Exercise training modulates glutamic acid decarboxylase-65/67 expression through TrkB signaling to ameliorate neuropathic pain in rats with spinal cord injury. Mol Pain. 2020;16. https://doi.org/10.1177/1744806920924511.

Naugle KM, Fillingim RB, Riley JL 3rd. A meta-analytic review of the hypoalgesic effects of exercise. J Pain. 2012;13(12):1139–50. https://doi.org/10.1016/j.jpain.2012.09.006. Epub 2012 Nov 8.

Naugle KM, Naugle KE, Fillingim RB, Samuels B, Riley JL 3rd. Intensity thresholds for aerobic exercise-induced hypoalgesia. Med Sci Sports Exerc. 2014;46(4):817–25.

Navratilova E, Morimura K, Xie JY, Atcherley CW, Ossipov MH, Porreca F. Positive emotions and brain reward circuits in chronic pain. J Comp Neurol. 2016;524:1646–52.

Pedersen BK, Febbraio MA. Muscles, exercise and obesity: skeletal muscle as a secretory organ. Nat Rev Endocrinol. 2012;3:457–65.

Raichlen DA, Foster AD, Gerdeman GL, Seillier A, Giuffrida A. Wired to run: exercise-induced endocannabinoid signaling in humans and cursorial mammals with implications for the "runner"s high'. J Exp Biol. 2012;215:1331–6. [PubMed: 22442371].

Raichlen DA, Foster AD, Seillier A, Giuffrida A, Gerdeman GL. Exercise-induced endocannabinoid signaling is modulated by intensity. Eur J Appl Physiol. 2013;13:869–75. [PubMed: 22990628].

Shen J, Fox LE, Cheng J. Swim therapy reduces mechanical allodynia and thermal hyperalgesia induced by chronic constriction nerve injury in rats. Pain Med. 2013;14:516–25.

Simons LE, Kaczynski KJ, Conroy C, Logan DE. Fear of pain in the context of intensive pain rehabilitation among children and adolescents with neuropathic pain: associations with treatment response. J Pain. 2012;13(12):1151–61. https://doi.org/10.1016/j.jpain.2012.08.007. Epub 2012 Oct 17.

Thorén P, Floras JS, Hoffmann P, Seals DR. Endorphins and exercise: physiological mechanisms and clinical implications. Med Sci Sports Exerc. 1990;22(4):417–28.

Toth C, Brady S, Gagnon F, Wigglesworth K. A randomized, single-blind, controlled, parallel assignment study of exercise versus education as adjuvant in the treatment of peripheral neuropathic pain. Clin J Pain. 2014;30(2):111–8. https://doi.org/10.1097/AJP.0b013e31828ccd0f.

Tsou K, Brown S, Sañudo-Peña MC, Mackie K, Walker JM. Immunohistochemical distribution of cannabinoid CB1 receptors in the rat central nervous system. Neuroscience. 1998;83:393–411. [PubMed: 9460749].

Vaegter HB, Jones MD. Exercise-induced hypoalgesia after acute and regular exercise: experimental and clinical manifestations and possible mechanisms in individuals with and without pain. Pain Rep. 2020;5(5):e823. https://doi.org/10.1097/PR9.0000000000000823. eCollection Sep–Oct 2020.

Wan HY, Weavil JC, Thurston TS, Georgescu VP, Hureau TJ, Bledsoe AD, Buys MJ, Jessop JE, Richardson RS, Amann M. The exercise pressor reflex and chemoreflex interaction: cardiovascular implications for the exercising human. J Physiol. 2020;598(12):2311–21. https://doi.org/10.1113/JP279456. Epub 2020 Apr 27.

Wassinger CA, Lumpkins L, Sole G. Lower extremity aerobic exercise as a treatment for shoulder pain. Int J Sports Phys Ther. 2020;15(1):74–80.

Teil III

Die therapeutischen Bausteine der „Regulatorischen" Schmerztherapie und ihre Wirkungen

Basis und Bausteine der nicht pharmakologischen Schmerztherapie

10.1 Schmerzsyndrome: Genetische und epigenetische Faktoren

Bis zu 50 % der Personen mit muskuloskelettalen Schmerzerkrankungen besitzen disponierende genetische Marker (Diatchenko et al. 2013). Dieser Prozentsatz resultiert aus den Beziehungen der genetischen Varianten und Mechanismen der Vererbung zu den Schmerzen (Mogil 2012). Die genetische Prägung wird immer auch von wesentlichen epigenetischen Faktoren ergänzt (D'Agnelli et al. 2019). Die Diagnose der Fibromyalgie, bei der bevorzugt zentrale Ursachen diskutiert werden, ist bisher nach den Kriterien des American College of Rheumatology (Wolfe et al. 1990, 2010, 2016) eine klinische Diagnose. Validierte biochemische oder auch genetische und epigenetische Indikatoren für eine objektive Diagnosestellung bzw. überhaupt für die Diagnose Schmerzerkrankung sind trotz umfänglicher Forschungsarbeiten bisher noch nicht bekannt.

Bei muskuloskelettalen Schmerzen betrifft der Hauptteil der genetischen Variabilität die Neurotransmittersysteme (Zorina-Lichtenwalter et al. 2016). Arbeiten berichten über die Beteiligung sehr vieler mit der Schmerzsensibilität verknüpfter bzw. verknüpfbarer Gene wie u. a.

- für spannungsabhängige Natriumkanäle,
- für μ-opioid-Rezeptoren,
- für den „transient receptor potential vanilloid channel 2" (TRPV2; u. a. mechano- und thermo-sensible Neurone im Hinterhorn und im Ggl. trigeminale),
- für das katecholaminerge (noradrenerge) und serotonerge System (deszendierende Schmerzhemmung),
- für das dopaminerge/GABA-erge System (Belohnungssystem),
- für die HPA-Achse und
- für immunologische Reaktionen.

In Abhängigkeit von der Häufigkeit bestimmter genetischer Faktoren und der Mensch-Umwelt-Beziehung (Epigenetik) werden die Sensibilisierungsprozesse begünstigt. Ein konkretes „Puzzlebild" der Schmerzerkrankung ist nicht vorhanden.

Nicht unwesentlich sind epigenetische Mechanismen, also solche ohne Änderung des genetischen Codes, auf der Grundlage von früh in der Lebensspanne eingewirkten und weiter vorliegenden Umwelt- und Lebensfaktoren wie psychische und physische Traumata und Stress am Schmerzgeschehen beteiligt (Szyf und Bick 2013). Sie bilden sich durch psychophysiologische Erfahrungen (Beanspruchungen) im Wechselspiel mit der Umwelt heraus und fördern oder unterdrücken u. a. Genexpressionen für die neuronale Plastizität, die z. B. für Lern- und Gedächtnisprozesse verantwortlich sind. Entsprechend sind sie Vermittler von langfristigen Veränderungen im zentralen und peripheren Nervensystem (Denk und McMahon 2012).

▶ **Wichtig** Die vorhandenen Biomarker sprechen insgesamt mehr für eine Disposition für nozizeptive Entwicklungen. Sie werden weniger als ihre absolute Ursache angesehen, da auch die Palette relativ groß ist. Die genetischen Muster der häufigen chronischen Schmerzzustände weisen auf jeweils geringe Beiträge vieler möglicher Einzelnukleotidpolymorphismen für verschiedene Signalwege hin. In der Summe liegt eine genetische Disposition vor, die durch epigenetische Mechanismen unterstützt werden kann. Familiäre Häufungen z. B. der Fibromyalgie sind bekannt.

10.2 Schmerzsyndrome: Physische Inaktivität – ein Hauptfaktor

Die absolute Hauptursache von Schmerzsyndromen bei vorliegender oder auch nicht vorliegender Disposition ist die chronische physische Inaktivität mit ihren sich sehr schleichend entwickelnden funktionellen und morphologischen Folgen (siehe Pathogenese: Kap. 5). Noch ohne den wesentlichen zugrunde liegenden Mechanismus zu beschreiben, sieht Bortz (1984) die Inaktivität als Ursache des „disuse syndrome" und Lees and Booth (2004) des „sendentary death syndrome". Pedersen begründet 2009 die „diseasome of physical inactivity". Es ist eine phänotypisch sehr different zusammengesetzte Gruppe gut und lange bekannter chronisch degenerativer Erkrankungen. Sie entwickeln sich auf der Grundlage einer inaktivitätsbedingten „persistent systemic low grade inflammation", die zu den gewebespezifischen pathophysiologischen und pathomorphologischen Veränderungen führt. Schulter-Nacken-Schmerzsyndrome bei PC- oder sitzend tätigen Fließbandarbeitern können auch als „Office-Syndrom" oder „Sitzen-Syndrom" bezeichnet werden.

▶ **Wichtig** Aus den Folgen einer ungenügenden systematischen physischen Aktivität resultiert die essenzielle Konsequenz, dass die physische Aktivität die therapeutische Hauptintervention sein muss.

▶ **Wichtig** Die chronischen Schmerzen sind ein Merkmal des fortgeschrittenen Stadiums der Pathogenese. Die „klinische und objektivierbare Beteiligung des Gehirns" wird zum „führenden Krankheitsschritt", und die mit der zentralen Sensibilisierung vorliegenden Gemeinsamkeiten des Krankheitsgeschehens machen ihn zur „eigenständigen Erkrankung".

Die Schmerzlinderung wird zur absoluten Basis der Belastbarkeit für den Aufbau der erforderlichen sensomotorischen Aktivitäten. Dies gilt grundsätzlich für alle chronischen Erkrankungen im sogenannten „nicht bzw. sehr gering entzündlichen freien Intervall", und sie sind auch die wesentliche therapeutische Komponente vieler weiterer Krankheitszustände (z. B. das Fatigue-Syndrom onkologischer Erkrankungen u. a.).

Die Prävalenz der Erkrankungen des Stütz- und Bewegungsapparates auf chronisch degenerativer Grundlage mit zunächst intermittierend und später bei vielen Menschen ständig auftretenden Schmerzen steigt mit dem Alter erheblich an. Diese primär in der Körperperipherie (kleine, große Gelenke, myofasziale Strukturen) ablaufenden pathogenetischen Prozesse lösen zunächst eine periphere Sensibilisierung aus, und das Gehirn bildet daraufhin eine zentrale Sensibilisierung aus. Das Ergebnis ist eine Schmerzkrankheit des Gehirns als „Endpunkt" der pathogenetischen Entwicklung, wodurch zusätzlich zu den zunächst „führenden" schmerzrelevanten peripheren Struktur- und Funktionsstörungen bei z. B. bei einem CLBP oder bei Arthrosen die zentral bedingten Schmerzen die Oberhand gewinnen. Hierbei handelt es sich nicht um „Alterskrankheiten".

▶ **Wichtig** Der sehr lange Entwicklungsweg einer Schmerzerkrankung beginnt teilweise bereits im Kindes- und Jugendalter (Genetik, Epigenetik, Aktivität). Wegen der sehr schleichenden Entwicklung werden die Funktionsstörungen erst ab ca. dem 40. – 50. – 60. Lebensjahr klinisch gravierend relevant. Dann sind aber die peripheren und häufig auch zentralen Konsequenzen der latenten oder der klinisch weniger bedeutsamen Abschnitte der Pathogenese bereits fortgeschritten. Es sind „im Alter sichtbar werdende Erkrankungen mit sekundärem Schmerzsyndrom".

10.3 Chronische Schmerzen – eine Erkrankung des Gehirns

Häufig intermittierende und später andauernde Schmerzen sind Ausdruck einer peripheren Sensibilisierung des Gewebes. Die Umweltreize provozieren verstärkt nozizeptive Afferenzen, wie z. B. Berührungen der Haut. Die Schmerzschwellen sind gemindert, und es liegt eine Hyperalgesie vor. Das Gehirn ist das Organ der Schmerzempfindung und aller mit den Schmerzen im Zusammenhang stehenden Reaktionen. Es besitzt kein Schmerzzentrum, sondern eine fast das gesamte Gehirn einbeziehende Schmerzmatrix (s. Komponenten des Schmerzes). Ihr Erregungsmuster, die Neurosignatur, bezieht nahezu das gesamte Gehirn ein.

▶ **Wichtig** Die Gehirnstrukturen der Schmerzempfindung und der mit den Schmerzen verbundenen Reaktionen sind mit denen der Sensomotorik identisch oder extrem vernetzt. Sie können und dürfen deshalb nicht getrennt voneinander betrachtet werden.

Das gesunde Gehirn besitzt sehr leistungsfähige Mechanismen der Schmerzhemmung, der -modulation und -toleranz. Deshalb können gesunde Person alle sehr intensiven, anstrengenden oder lang dauernden Bewegungen ohne oder mit gut verträglichen Schmerzen ausführen. Hinzu kommt, dass eine trainingsbedingt gut ausgebildete Schmerztoleranz des Gehirns dies zulässt. Die Schmerzhemmung ist ein integraler Bestandteil des Handlungs- und Bewegungsprogramms, des „common drive" und aller damit verknüpften und integrierten neuralen und zentralen humoralen Aktivitäten. Bestehen aber im Körper Schmerzherde infolge myofaszial-skelettaler Störungen, aber auch andere Schmerzquellen (gastrointestinal, onkologisch), muss das Gehirn sich mit den ständigen Schmerzinformationen auseinandersetzen. Es bildet dadurch selbst eine Funktionsstörung aus, wodurch die Mechanismen sowohl der Schmerzhemmung und - modulation als auch die Schmerztoleranz in ihrer Wirksamkeit und im Wechselspiel mit der Sensomotorik reduziert, gestört und dysbalanciert werden. Daran beteiligt sind alle höchsten Gehirnareale, die das menschliche Handeln organisieren und regeln. Es sind die Gehirnanteile der Schmerzwahrnehmung (sensibler Cortex), der kognitiv-mentalen (präfrontaler Cortex), der emotionalen Verarbeitung (limbisches System) und der neurovegetativen und humoralen Körperregulationen.

10.4 Konsequenz: Multifaktorielle Schmerztherapie

Die Prävalenz des chronischen Schmerzes nach der Definition der Internationalen Assoziation für das Studium von Schmerzen (IASP; Merskey und Bogduk 1994) liegt zwischen 11,5 % und 55,2 % (Mittel gewichtet: 35,5 %; Ospina und Harstall 2002). In der deutschen Bevölkerung (Häuser et al. 2013) leiden 32,9 % der Personen an chronischen muskuloskeletalen Schmerzen (Kriterium: Dauer 3 Monate) in mindestens einer Körperregion. Multifokale Schmerzen waren bei 24 % die Regel. Die Prävalenz chronischer Schmerzen (Landmark et al. 2011; Nord-Trøndelag Health Study; HUNT 3) mit einer Dauer von mindestens 6 Monaten ab einer moderaten Intensität im letzten Monat vor der Erhebung betrug in einer Population von 46533 Menschen ab dem 20. Lebensjahr 29 %.

Lt. der „Nationalen Strategie Muskuloskeletale Erkrankungen" (2017–2022) (Rheumaliga Schweiz 2017) leiden in der Schweiz ca. 25 % aller über 20 Jahre alten Personen an Rückenschmerzen, die auch die häufigsten Gesundheitsstörungen ausmachen und wiederholt medizinischer Behandlung bedürfen. Die Gesundheitsstatistik der Schweiz von 2014 (Bundesamt für Statistik, BFS, 2014) berichtet, basierend auf Befragungsdaten, dass im Jahr 2012 34 % der Männer und 44 % der Frauen an Rückenschmerzen gelitten haben. Der Anteil der Bevölkerung ab dem 15. Lebensjahr mit „viel" Schmerzen im unteren Rücken und im Arm-Schulter-Nacken-HWS-Bereich lag bei Männern und Frauen zwischen 4,3 % bis zu 9,2 %. Der Anteil mit „wenig" Schmerzen in diesen Regionen ist wesentlich höher und pendelt zwischen 26 % und 35,8 %. Stets sind die Frauen deutlich häufiger betroffen. 10 % der Bevölkerung leidet sogar an chronischen Rückenschmerzen, die mehr als 12 Wochen andauern (beachte: Es gibt keine einheitliche Definition des chronischen Rückenschmerzes bzw. chronischer Schmerzen). Das sind bei einer Bevölkerung von 8,57 Mio. (2019) 857.000 Personen. Dies ist allein der Anteil der chronischen nicht primär entzündlichen Rückenschmerzpatienten. Dieser Anteil muss um diejenigen Personen mit den Schmerzsyndromen bei Arthrosen der Gelenke Hüfte, Knie, Finger-Hand und Schulter (9 % der 20-Jährigen, 17 % der 34-Jährigen, ca. 90 % der 65-Jährigen radiologisch bestätigt und davon 25 % mit Schmerzsyndromen und Beeinträchtigungen), diejenigen mit chronischen Schmerzen der bindegewebigen Weichteile bis zur generalisierten Form der Fibromyalgia und denjenigen mit den primär entzündlichen Erkrankungen des Bindegewebes (rheumatoide Arthritis) ergänzt werden. Alle Schmerzsyndrome grenzen die Lebensqualität, die Teilhabe im persönlichen und im Arbeitsleben ein und bedürfen einer langfristigen multimodalen Schmerzbehandlung.

10.5 Bausteine der nicht pharmakologischen Schmerztherapie

Definition: Die „Regulative Schmerztherapie" ist mit ihren physiologisch begründeten aufeinanderfolgenden Interventionen primär auf die „Provokation der Schmerzhemmung" ausgerichtet. Darauf aufbauend oder parallel gilt es, die weitere Entwicklung der Schmerzkrankheit des Gehirns durch passive und aktive Interventionen zu unterbinden und die aktive Reorganisation einzuleiten und langfristig fortzuführen. Die Therapieelemente werden in Abhängigkeit vom klinischen Zustand und der Compliance sowie der Resilienz eingesetzt.

Aus der Sicht des sensomotorischen Systems beeinflussen die **„passiven" Elemente** zunächst mit **passagerer Wirksamkeit!** die Schmerzempfindung auf der Grundlage der beeinflussten funktionellen Ursachen. Es sind vorrangig die durchblutungsbedingten Defizite und deren Folgen in den bindegewebigen und myofaszialen Strukturen. Die geminderte und gestörte Mikrozirkulation gehört zu den wesentlichsten Faktoren, die als „periphere Schmerzgeneratoren" die zentrale Schmerzkrankheit begünstigen oder unterhalten. Auch die **„aktiven Elemente"** ordnen sich zunächst dem primären Ziel der Schmerztherapie unter, indem besonderer Wert auf die wiederholte Auslösung einer belastungsbedingten Minderung der Schmerzempfindung (EIH) gelegt wird. Im längerfristigen Ablauf zielen sie immer mehr auf die anti-nozizeptive periphere und zentrale Reorganisation ab. Die diesem Ziel zugrunde liegenden körperlichen Aktivitäten werden mit den Begründungen, Beratungen und Anleitungen zur selbstverantworteten Weiterführung und letztendlich in die angestrebte **„therapeutische Veränderung des Lebensstils"** eingebettet.

▶ **Wichtig** Das Ziel ist eine Veränderung zugunsten eines lebenslangen aktiven Lebensstils, zu dem, erkennbar am Körpergewicht, eine kalorisch begrenzte und zugleich eine inhaltlich sogenannte „vollwertige" Ernährung gehört (externe Beratungen). Soziale Faktoren müssen Berücksichtigung finden (biopsychosoziales Systemmodell).

Endpunkt ist die ständige Ergänzung bzw. Erweiterung durch das therapeutische oder sogar präventive Gesundheitstraining, um die primären therapeutischen Effekte durch eine anti-nozizeptive körperliche Reorganisation und dessen Aufrechterhaltung zu fixieren und zu erhalten. Somit wird das Konzept letztendlich den Prämissen des therapeutischen Trainings (Laube 2020) gerecht. Es muss krankheits- und befundabhängig aufgebaut werden und zudem auch die psychologische und pädagogische Beeinflussung und Führung des Patienten einbeziehen. Dies entspricht grundsätzlich einem Training im Umfang der Empfehlungen der WHO (2011). Dieses Training ist ein komplexer Prozess, indem mithilfe pädagogischer, psychologischer und biologischer Gesetzmäßigkeiten und den Mitteln und Methoden der physischen Belastung und der Wissensvermittlung ein speziell gerichteter Einfluss auf die

- physischen, psychischen und kognitiven Fähigkeiten und Leistungen sowie die
- psychophysische Leistungsbereitschaft und das Leistungsverhalten des Menschen genommen wird.

Das Training ist ein auf das konkrete Ziel **„schmerzarme bis -freie und für die täglichen Anforderungen leistungsfähige und belastbare Körperfunktionen und -strukturen"** ausgerichtet. Der Trainingsprozess ist ein wissenschaftlichen Kriterien folgender organisierter, planmäßiger, lebenslanger, systematisch aufgebauter Teil des Lebensprozesses. Organisiert muss er sein, weil der zum Teil des Lebensstils werden soll. Planmäßig steht für die wöchentliche Ausführung, die verschiedenen Belastungsarten im Training und das Belastungs-Erholungsregime. Systematisch und lebenslang stehen für den langfristigen Belastungsaufbau zur Reorganisation der Körperstrukturen und den (in der Regel viel) später präventiv wirkenden Belastungen. Es muss ein geregelter Prozess sein, weil das aktuelle Trainingsprogramm immer dem aktuellen Funktions- und Gesundheitszustand, den vorliegenden Adaptationen oder De-Adaptationen entsprechen muss (vgl. Laube 2011). Mit dieser Definition kann der Begriff Training auch auf jeden Patienten angewendet werden.

▶ **Wichtig** Training ist kein „Privileg des Leistungs- bzw. leistungsorientierten Sports", aber „das Privileg der Gesundheit bzw. dessen Verbesserung"! Eine systematische Aktivität ist die einzige Möglichkeit, der Prämisse „Struktur folgt Funktion" zu entsprechen, was für die gesamte Lebensspanne gilt!

Mit dieser Komplexität und dem systematischen Aufbau eines therapeutischen Trainingsprozesses beginnend unter Schmerzen und aus krankheitsspezifischen schmerz- und konditionsbedingten Gründen auch bei sehr bis sogar ausgeprägt geringer Belastbarkeit sollte sich die Regulative Schmerztherapie von anderen Methoden abgrenzen.

Es gilt zu beachten, dass die Bezeichnung „Regulative Schmerztherapie" eigentlich nicht korrekt ist. Der Begriff „Regulationstherapie" ist wissenschaftlich nicht definiert und subsumiert u. a. auch eine Reihe nicht belegter und unplausibler Konzepte und Interventionen. Er kann teilweise auch als Sammelbegriff alternativmedizinischer Interventionen angesehen werden, zu denen die Homöopathie, esoterische Konzepte (Reiki: „universelle oder universale Lebensenergie"), die Akupunktur, die Osteopathie, die Kneipp-Therapie u. a. gehören. So ist die Wirksamkeit der Kneipp-Therapie nicht belegt, obwohl Symptomverbesserungen sicher erreicht werden und u. a. die Therapiesäule Ernährung ihren wichtigen positiven Wert hat. Auch die darin integrierte Ordnungstherapie (Bircher-Benner 2014: „Die Ordnungsgesetze des Lebens"; s. Melzer et al. 2004) ist sicher als übergeordnete Zielstellung richtig, aber dennoch bisher ohne wissenschaftliche Definition. Sie richtet sich vorrangig korrekt auf die individuellen Verhaltensweisen und die sozialen Ebenen wie „eine gesunde Lebensweise und Selbstverantwortung" (Faktoren: Bewegungsmangel, Ernährung, Genussmittel, …; Faktoren der sozialen Ebenen; zusammenfassend: Risikofaktoren senken – Präventivfaktoren steigern), und sie ist auch zugleich ein übergeordnetes, nicht klar definiertes Prinzip der Naturheilverfahren. Wegen ihrer grundsätzlich angestrebten Zielstellungen ist z. B. die nicht belegte Kneipp-Therapie auch sicher zurecht in das Verzeichnis bedeutender immaterieller Kulturgüter (Deutschland; international: „Repräsentative Liste des immateriellen Kulturerbes der Menschheit") aufgenommen worden.

▶ **Wichtig** Die Verhaltensweisen, der Lebensstil und Faktoren der sozialen Ebene und insgesamt eine „gesunde Lebensweise", immer geprägt durch Selbstverantwortung, sind wichtige Säulen jeder Therapie.

Die Komponenten der „Regulativen Schmerztherapie" können hinsichtlich der biologischen Wirksamkeit wissenschaftlich beschrieben und belegt werden. Des Weiteren ist der Begriff „Regulation" definiert und beschreibt in einem System das wechselseitige Zusammenspiel der horizontalen und vertikalen Funktionsebenen zugunsten der Funktion des Gesamtsystems. In diesem Sinn sollte der Begriff „Regulative Schmerztherapie" verstanden werden.

▶ **Wichtig** Die verschiedenen Komponenten der „Regulativen Schmerztherapie" fördern und regen akzentuiert jeweils differente Mechanismen an, die im gegenseitigen Zusammenspiel eine gesündere Funktion des Gesamtorganismus erlauben. Das Konzept umfasst aufeinanderfolgende oder parallel eingesetzte Interventionen, die wissenschaftlich physiologisch und pathophysiologisch untersucht sind und werden und dessen Wirksamkeit aufgezeigt werden kann (Laube 2020; Abschn. 11.1, 11.2, 11.3, und 11.4).

Bei allen chronischen Schmerzsyndromen muss am Beginn der therapeutischen Interventionskette die deutliche Reduzierung der Schmerzen stehen, damit der Patient für die ursächlich wirksamen aktiven Interventionen

- ausreichend belastbar,
- mental zugänglich und
- zu seinem eigenen Vorteil motiviert wird.

▶ **Wichtig** „Ausschließlich der das Programm ausführende Mensch kann und wird die von ihm selbst „gewünschten" Vorteile Schmerzfreiheit und eine ausreichende Funktion für die täglichen Anforderungen haben bzw. sich erarbeiten können."

Dies bedeutet, gemeinsam mit der vorrangigen Reduzierung der Intensität der Schmerzen (sensorisch-diskriminative Komponente) und dessen Auswirkungen auf die Körperfunktionen (neurovegetativ-neurohumorale Komponente) auch Interventionen zur Beeinflussung der kognitiv-bewertenden und affektiv-emotionalen Schmerzkomponente durchzuführen.

▶ **Wichtig** Ursächlich bedeutet dies, die peripheren und die resultierenden oder die für Schmerzen disponierenden zentralen strukturellen und insbesondere funktionellen Maladaptationen durch Adaptationen an Bewegungsaktivitäten schrittweise auf den Rückweg zu bringen.

Ein langwieriger Reorganisationsprozess muss eingeleitet und systematisch fortgeführt werden. In aller Regel sind viele der peripheren maladaptiven Strukturprozesse wie z. B. der arthrotische Strukturumbau nicht mehr rückgängig zu machen. Aber die nozizeptiven myofaszialen Gewebebedingungen, aus denen vorrangig die Schmerzinformationen kommen, können wesentlich schmerzlindernd beeinflusst werden. So muss eine Arthrose nicht mehr intensiv Schmerzen verursachen, und mittels der kognitiven und emotionalen Schmerzkomponente können Schmerzen zugunsten der Lebensqualität zumindest verträglicher verarbeitet werden.

Daraus resultieren die Komponenten der „Regulativen Schmerztherapie":

1. **Schmerzlinderung** durch eine intensive Aktivierung der endogenen Schmerzhemmung, des neurophysiologischen Mechanismus **„Schmerz hemmt Schmerz"**
   Interventionen: Periostmassage, intensive Schmerzen auslösende physiotherapeutische Interventionen ohne (manuelle Massagen, sogenannte Weichteiltechniken) und mit Hilfsmitteln
2. **Passive Bewegungen** der Gelenke in den und im Endbereich des ROM, damit die Gelenkkapsel hochgradig unter Spannung gesetzt werden, um
   – einerseits rein mechanisch die Beweglichkeit (Dehnungen der Gelenkkapseln, kaum der myofaszialen Einheit) zu erhalten oder auszuweiten und

- andererseits die Mechanoafferenzen mit auch anti-nozizeptiver Wirkung zu aktivieren.

  Intervention: statische und dynamische Kapseldehnungen im Endbereich des ROM

3. Lösung von **Bindegewebeverklebungen** in allen ROM-Ebenen und Bereichen.

   Intervention: aktive und passive Bewegungen zur Förderung der Verschieblichkeiten zwischen Muskelanteilen und Muskeln sowie den Muskeln gegenüber der Haut; indirekte Durchblutungsförderung, sensomotorisch koordinative Anforderungen

4. Lösung von myofaszialen **Bindegewebeverklebungen**

   Intervention: Massagetechniken

5. **Durchblutungsförderung** (reflektorisch, reaktiv) zur Schmerzlinderung über die antinozizeptive Beeinflussung des Gewebemilieus (Insterstitium)

   Intervention: Massagetechniken, sogenannte Muskel-Energie-Techniken, Weichteiltechniken

6. **Aktive Aktivierung der Schmerzhemmung** und Qualifizierung der Integration von Bewegungsprogramm und Schmerzhemmung durch kurze intensive Intervallbelastungen zur Auslösung der belastungsbedingten Schmerzunempfindlichkeit („exercise induced hypoalgesia"; EIH)

   Intervention: (individuell angepasste) intensive Kurzzeitintervalle (Fahrradergometer etc.)

7. **Belastungen mit großen Muskelgruppen** zur globalen Aktivierung der pedokranialen Ketten, akzentuierte Belastungen nicht oder wenig betroffener Körperregionen und schmerzadaptiertes aktives Teil- und Ganzkörpertraining (Painless-Motion-Programm) in den bevorzugt betroffenen oder schmerzenden Körperregionen

   Intervention: therapeutisches Gesundheitstraining (Laube 2020)

8. In der Regel parallel beginnend und nach erfolgreicher Schmerzreduktion **Weiterführung des aktiven Programmes** mit allen Beanspruchungskomponenten des SMS (Koordination, Ausdauer, Kraft) für alle Körperregionen zur Prävention von Rezidiven, den weiteren Ausbau der körperlichen peripheren und zentralen Reorganisation mit sportmethodisch optimalen Dosierungen und gleichzeitig verzögernder Beeinflussung der Alterungsvorgänge

   Intervention: präventives Gesundheitstraining

9. Im Sinn einer **multidisziplinären Schmerztherapie** erfolgt ständig begleitend eine Beratung für einen aktiven Lebensstil
   1. mit systematischen Bewegungsaktivitäten als wesentliche die Schmerzen verhindernde bzw. lindernde Lebenskomponente und
   2. einer „vollwertigen" und dem Energiebedarf angepassten Ernährung zwecks Beibehaltung eines gesunden oder der Reduktion zum gesunden Körpergewicht (BMI) – bei Bedarf werden Kooperationspartner einbezogen,
   3. soziale Faktoren werden beachtet und in die Beratung einbezogen – bei Bedarf werden Kooperationspartner einbezogen.

Fazit

Die „Regulative Schmerztherapie" ist ein physiologisch begründbares aufeinanderfolgendes Interventionsstufenprogramm mit dem primären Ziel, mittels des Mechanismus „Schmerz hemmt Schmerz" die Belastbarkeit für aktive Belastungen zu erreichen. Unterstützt wird diese durch passive Interventionen zur Durchblutungsförderung, der zugehörigen Schmerzlinderung und der Gelenkbeweglichkeit mit zugleich anti-nozizeptiver Wirksamkeit. Das therapeutische Gesundheitstraining leitet die langfristige periphere und zentrale anti-nozizeptive Reorganisation ein. Die aktiven Therapieelemente werden in Abhängigkeit vom klinischen Zustand und der Compliance sowie der Resilienz eingesetzt. Das „therapeutische" Gesundheitstraining wird durch das „präventive" ergänzt bzw. damit weitergeführt. Beratungen zugunsten eines aktiven Lebensstils, einer gesunden Ernährung und der Lösung sozialer Fragen ergänzen das Programm.

Literatur

Bircher-Benner M. Die Ordnungsgesetze des Lebens. Braunwald: Edition Bircher-Benner;2014.

Bortz WM II. The disuse syndrome. West J Med. 1984;141:691–4.

Bundesamt für Statistik, Schweizerische Eidgenossenschaft, Herausgeber. Gesundheitsstatistik. Neuenburg: Bundesamt für Statistik;2014.

D'Agnelli S, Arendt-Nielsen L, Gerra MC, Zatorri K, Boggiani L, Baciarello M, Bignami E. Fibromyalgia: genetics and epigenetics insights may provide the basis for the development of diagnostic biomarkers. Mol Pain. 2019;15. https://doi.org/10.1177/1744806918819944. Epub 2018 Nov 29.

Denk F, McMahon SB. Chronic pain: emerging evidence for the involvement of epigenetics. Neuron. 2012;73:435–44.

Diatchenko L, Fillingim RB, Smith SB, Maixner W. The phenotypic and genetic signatures of common musculoskeletal pain conditions. Nat Rev Rheumatol. 2013;9(6):340–50.

Häuser W, Schmutzer G, Hinz A, Hilbert A, Brähler E: Prävalenz chronischer Schmerzen in Deutschland. Befragung einer repräsentativen Bevölkerungsstichprobe. Schmerz.2013 27:46–55. DOI https://doi.org/10.1007/s00482-012-1280-z

Landmark T, Romundstad P, Borchgrevink PC, Kaasa S, Dale O. Associations between recreational exercise and chronic pain in the general population: evidence from the HUNT 3 study. Pain. 2011;152(10):2241–7. https://doi.org/10.1016/j.pain.2011.04.029. Epub 2011 May 23.

Laube W. Physiologie, Leistungsphysiologie, Pathophysiologie. In: Hütter-Becker A, Dölken M, Herausgeber. Biomechanik, Bewegungslehre, Leistungsphysiologie, Trainingslehre. Stuttgart: Thieme; 2011. S. 129–308.

Laube W. Sensomotorik und Schmerz. Wechselwirkung von Bewegungsreizen und Schmerzempfinden. Berlin/Heidelberg: Springer;2020.

Lees SJ, Booth FW. Sedentary death syndrome. Can J Appl Physiol. 2004;29:447–60.

Melzer J, Melchart D, Saller R. Entwicklung der Ordnungstherapie durch Bircher-Benner in der Naturheilkunde im 20. Jahrhundert Forsch Komplementärmed Klass Naturheilkd. 2004;11:293–303.

Merskey H, Bogduk N. Classification of chronic pain: descriptions of chronic pain syndromes and definitions of pain terms. Seatlle, WA: IASP Press;1994.

Mogil JS. Pain genetics: past, present and future. Trends Genet. 2012;28:258–66.

Ospina M, Harstall C. Prevalence of chronic pain: an overview. Alberta Heritage Foundation for Medical Research, Health Technology Assessment, 28th Report. Edmonton: Alberta Heritage Foundation;2002.

Pedersen BK. The diseasome of physical inactivity and the role of myokines in muscle-fat cross talk. J Physiol. 2009;587:5559–68.

Rheumaliga (RLS) Schweiz. Lique suisse contre le rhumatisme, Lega svizzera contro il eumatismo: Nationale Strategie „Muskuloskelettale Erkrankungen" (2017–2022). Langversion. August 2017. www.rheumaliga.ch.

Szyf M, Bick J. DNA methylation: a mechanism for embedding early life experiences in the genome. Child Dev. 2013;84:49–57.

Wolfe F, Smythe HA, Yunus MB, Bennett RM. The American College of Rheumatology 1990 criteria for the classification of fibromyalgia. Report of the multicenter criteria committee. Arthritis Rheum. 1990;33:160–72.

Wolfe F, Clauw DJ, Fitzcharles MA, Goldenberg DL, Katz RS, Mease P, Russell AS, Russell IJ, Winfield JB, Yunus MB. The American College of Rheumatology preliminary diagnostic criteria for fibromyalgia and measurement of symptom severity. Arthritis Care Res. 2010;62:600–10.

Wolfe F, Clauw DJ, Fitzcharles MA, Goldenberg DL, Häuser W, Katz RL, Mease PJ, Russell AS, Russell IJ, Walitt B. 2016 revisions to the 2010/2011 fibromyalgia diagnostic criteria. Semin Arthritis Rheum. 2016;46:319–29.

World Health Organization. Global recommendations on physical activity for health. 1. Exercise. 2. Life style. 3. Health promotion. 4. Chronic disease – prevention and control. 5. National health programs; 2011.

Zorina-Lichtenwalter K, Meloto CB, Khoury S, Diatchenko L. Genetic predictors of human chronic pain conditions. Neuroscience. 2016;338:36–62. https://doi.org/10.1016/j.neuroscience.2016.04.041. Epub 2016 Apr 30.

11
Die passiven Bausteine der Regulativen Schmerzbehandlung – Schmerzlinderung, myofasziale Gewebehomöostase und -funktionen

11.1 Passiver Baustein: Periostmassage zur Aktivierung der endogenen Schmerzhemmung

Zielstellung Schmerzlinderung durch eine intensive Aktivierung des neurophysiologischen Mechanismus „Schmerz hemmt Schmerz" mittels passiv gesetzter Schmerzreize mittels Periostmassage

Intervention Statische und/oder oszillierende, sehr kleinflächige Druckmassage auf direkt zugänglichen, anatomisch oberflächlich liegenden Periostflächen;
  potenziell ähnliche physiologische Wirkungen durch: schmerzhafte physiotherapeutische Interventionen wie intensiv ausgeführte Weichteiltechniken (Massagetechniken), Manipulationen des Fasziendistorsionmodells (FDM), extrakorporale Stoßwellen, transkutane Hyperstimulations-Analgesie, Elektroakupunktur, „electrical dry needling"

Indikationen Myofaszial-skelettale Schmerzsyndrome,
  nach Abklärung und unter gleichzeitiger fachspezifischer Therapie: alle weiteren Schmerzsyndrome

Kontraindikationen Therapie mit Antikoagulantien mit starker Reduzierung der Gerinnungsfähigkeit, fortgeschrittene Osteoporose

11.1.1 Innervation des Periosts – Grundlage der nozizeptiven Reizung

Im segmental innervierten Periost existiert ein Netzwerk von Mechanorezeptoren, welches auf die Detektion von mechanischen Beanspruchungen optimiert ist (Martin et al.

2007). Des Weiteren findet sich ein sehr dichtes Netzwerk von A-δ-, C-Faser-Nozizeptoren und sympathischen Nervenfasern (Martin et al. 2007; Sample et al. 2010; Oostinga et al. 2020).

Klinische Untersuchungen bei Radikulärsyndromen (Rohde 1997, 1998) und tierexperimentelle Untersuchungen zur Sensorik des tibialen Periosts (Gajda et al. 2004) belegen die segmentale Innervation. Die sensiblen Neuronen des tibialen Periosts (Ratten) befinden in den gleichseitigen Spinalganglien L_1–L_6. Die höchste Dichte haben die Segmente L_3 und L_4, wo 57 % bzw. 23 % der Neuronen liegen. In der Majorität sind es kleine CGRP- und SP-haltige, also nozizeptive und thermosensible Neuronen. Wie auch im Periost weiterer Knochen kann nur eine geringe Anzahl großer Neuronen korpuskulären Sensoren zugeordnet werden. Die DRG-Neuronen innervieren das Periost, das Knochenmark und die trabekuläre Tibia. Die Analyse der neuronalen Verteilung für jedes dieser Segmente ergab in den lumbalen DRGs 23 % CGRP- und 16 % SP-haltige Neuronen, wobei die darüberliegende Haut durch eine deutlich größere Anzahl von CGRP-Neuronen innerviert wird als der Knochen selbst (Ivanusic 2009). Somit ist die tibiale Haut der Ursprung intensiver Schmerzen bei der Periostreizung. Die Nervenendigungen im Periost der langen Knochen und dem direkt darunterliegenden Knochengewebe (Maus) befinden sich sehr fein verteilt sowohl in direkter Nähe der Gefäße als auch davon entfernt (Thai et al. 2020). Da auch das Periost weiterer Körperregionen bevorzugt von nozizeptiven Neuronen versorgt ist (Sakada und Maeda 1967; Sakada und Yano 1978; Zhao und Levy 2014; Mahns et al. 2004, 2006; Ivanusic et al. 2006), kann zusammenfassend sehr sicher eine Verallgemeinerung vorgenommen werden. Alle Kompartimente Periost, Knochen und Knochenmark sind intensiv sensorisch versorgt und die meisten der Sensoren sind Nozizeptoren (Nencini und Ivanusic 2016). Die rezeptiven Felder sind stets relativ klein.

▶ **Wichtig** Das oberflächlich liegende Periost ist ein sehr gut direkt zugänglicher anatomischer Zugang für eine therapeutische schmerzhafte mechanische Reizung.

11.1.2 Periostmassage

Die Periostdruckmassage, statisch und/oder dynamisch vibrierend ausgeführt, ist wegen der hochgradigen nozizeptiven Versorgung eine sehr einfache und zugleich effiziente Methodik, den „Schmerz hemmt Schmerz"-Mechanismus zu aktivieren.

▶ **Wichtig** Die Periostdruckmassage ist direkt und ausschließlich auf die zentralnervöse Verarbeitung von „therapeutisch gesetzten" Schmerzen zur Aktivierung der Mechanismen der physiologischen deszendierenden Schmerzunterdrückung ausgerichtet.

Vogler hat 1953 die Periostmassage in die Therapie eingeführt und später (Vogler und Krauß 1980) ausführlicher beschrieben. Sie verursacht starke Schmerzen und kann gelegentlich mit wenig ausgeprägten unbedenklichen Gewebeschäden wie z. B. Hämatomen einhergehen.

Es erfolgt die intensive Reizung des nozizeptiv sehr gut versorgten Periosts mittels Massagetechniken bzw. hohen Druckbelastungen (Mackenzie 1909; Vogler 1953; Vogler und Krauß 1980; Rohde 2009; Nir und Yarnitsky 2015, Kap. 6). Die Interventionspunkte können auf der gleichen Körperseite fern der Schmerzquelle, aber auch auf der gegenüberliegenden Seite liegen. Jeweils wird wie nachgewiesen ein generalisierter Effekt hervorgerufen. Die Wirksamkeit ist dennoch nicht von allen Körperstellen identisch. Im Rahmen der bisherigen langjährigen therapeutischen Anwendungen konnten die besonders effektreichen Interventionspunkte und ihre Kombinationen in Abhängigkeit von dem Schmerzgeschehen erarbeitet werden (Kap. IV, Buch 2).

▶ **Wichtig** Mit der Periostdruckmassage erfolgt die neurophysiologisch erklärbare starke Minderung oder sogar Auslöschung der Schmerzen. Dies gilt für die des muskulofaszial-skelettalen Systems, aber auch für Schmerzen anderer Ursachen. Bei allen Ursachen muss vor oder begleitend mit der weitestgehend erkrankungsunabhängigen Unterdrückung der Schmerzen zwingend eine fachspezifische Abklärung und Therapie durchgeführt werden. Ein Behandlungsbedarf aus internistischer, orthopädischer, neurologischer oder auch onkologischer Sicht darf nicht übersehen werden.

Bei muskulofaszial-skelettalen Schmerzen wie auch den Schmerzsyndromen anderer Ursachenquellen gilt es, durch den Therapeuten wiederholt vor jeder Behandlung das Flaggensystem (Lüdke et al. 2015) zu beachten. Die Intensität der „therapeutisch gesetzten" Schmerzreize muss sehr hoch sein. Die subjektive Verträglichkeitsgrenze wird bzw. muss für eine hohe Effektivität der Reizwirkung erreicht werden. Darüber ist der Patient aufzuklären.

Sieht man von den Arbeiten von Vogler (1953), Vogler und Krauß (1980) und Rohde (2010) ab, gibt es so gut wie keine Beschreibungen und wissenschaftlichen Untersuchungsergebnisse zu dieser Intervention. Mit den „key words pressure and massage and periosteum and pain and therapy" (24.01.2021) können in Pubmed keine Publikationen gefunden werden. Für die von Liebscher und Bracht durchgeführte Osteopressur liegen im wissenschaftlichen Schrifttum keine Angaben und Untersuchungen vor. Das von ihnen angegebene Erklärungsmodell der Pressurwirkungen (https://www.liebscher-bracht.com/ueber-uns/therapie/), dass „die Hirnprogramme angesteuert und zurückgesetzt werden, sodass sich muskulär-fasziale Spannungen normalisieren" und deshalb „das Gehirn die Schmerzen einstellt", entspricht nicht den physiologischen Gegebenheiten. Erstens würde dies bedeuten,

- dass die Muskelspannungen immer eine aktive Ursache haben, es sich also stets um einen neurophysiologisch begründeten Muskeltonus, handelt und
- dass Schmerzen keine andere Basis als myofasziale Spannungen haben.

Die Wechselbeziehung zwischen nozizeptiv relevanten peripheren funktionellen und strukturellen Veränderungen u. a. des passiven Muskeltonus und der entsprechenden nozizeptiven Beanspruchung des Gehirns und seiner eventuellen Disposition für eine inadäquate Verarbeitung bleibt im Erklärungsmodell unbeachtet. Dennoch, die Intervention ist wirksam.

▶ **Wichtig** Rohde (2010) beschreibt bei 19 Patienten (14 Frauen, 5 Männer; Alter: 55,4 Jahre) mit vertebragenem Schmerzsyndrom im HWS- und LWS-Bereich eine Schmerzreduktion lt. VAS von 51,7 % über 4,7 h. Mit diesen Ergebnissen wird die Periostakupunktur als hochwirksame Therapieintervention belegt.

Die tibiale Periostitis ist eine häufig vorkommende Fehlbelastungsfolge. Ein systematisches „review" beschäftigt sich mit üblicherweise eingesetzten therapeutischen Interventionen (Winters et al. 2013). Im Vergleich zu Kontrollpersonen lösen auf dem niedrigen Evidenzlevel von 3–4 (Oxford Centre for Evidence-Based Medicine) u. a. die Periostreizung („periost pecking", Form der Akupunktur) und die extrakorporale Stoßwelle die angestrebten schmerzlindernden Effekte aus. Die Periostreizung erfolgte mittels Nadelung in die „tender points" an der medialen Tibiakante. Sie wurde durch Ultraschall (1 MHz, 0,5 W/cm^2, gepulst: on 2 –off 8 m/s, 4 Behandlungen in 2 Wochen) ergänzt. Diese Intervention senkt den „pain disability index" signifikant, aber nicht die Werte sekundärer Schmerzskalen. Zwei der elf verarbeiteten Studien fanden jeweils große Effekte der extrakorporalen Stoßwelle (**vgl. hinten**) in Ergänzung zu physischen Belastungen. Der Bias war aber zu groß, um daraus Schlussfolgerungen ziehen zu können.

Die Periostmassage in der „Regulativen Schmerztherapie" wird bevorzugt als oszillierende, sehr kleinflächige Druckmassage ausgeführt. Die Auswirkungen mechanischer Oszillationen, also einer intensiven Reizung langsam adaptierender proportional-differenzial reagierender und sehr schnell adaptierender Differenzialsensoren auf die Schmerzempfindung und die Aktivierung der Schmerzhemmung, ist kaum mit Daten belegt. Eine solche Reizmodalität führt offensichtlich zur Aktivierung des mesolimbischen Systems, welches eine wesentliche Struktur des Belohnungssystems und der damit zusammenhängenden Emotionen und Motivationen ist. Wird der cervikothorakale Übergang C_7-T_1 mit Frequenzen von 45–80 Hz mechanisch stimuliert (Bills et al. 2020), kommt es zur Hemmung des GABA-ergen und Förderung des dopaminergen Systems in der Area tegmentalis ventralis (Emotionen, Belohnung) über endogene Opioide im Nc. accumbens (limbisches System, verantwortet u. a. die Endorphinausschüttung, Belohnung, Motivationen). Diese Systeme sind im Rahmen der Schmerzmatrix auch Elemente der Schmerzempfindung.

▶ **Wichtig** Auch wenn eine Übertragung dieser Ergebnisse auf eine oszillierende Perioststimulation nicht direkt und schon gar nicht sicher erfolgen kann, darf mit dieser Modalität der mechanischen Irritation neben der Aktivierung des „Schmerz hemmt

Schmerz"-Mechanismus" auch mit einer Aktivierung des limbischen Systems mit entsprechender Endorphinausschüttung spekuliert werden. Darin eingeschlossen ist die Beeinflussung der affektiv-emotionalen Komponente des Schmerzes.

Die schmerzhafte Periostdruckmassage ist nicht die einzige Intervention, die den „Schmerz hemmt Schmerz"-Mechanismus aktiviert. Alle physiotherapeutischen (Triggerpunktmassage, ...), manualtherapeutischen und komplimentären (FDM n. Typaldos, Khalifa, extrakorporale Stoßwellen, Reflexology, ...) Methoden, welche mehr oder weniger mit intensiven Schmerzen und sogar Gewebeschädigungen, erkennbar an z. B. Blutergüssen und/oder resultierenden Schwellungen, einhergehen, stimulieren die Schmerzhemmmechanismen. Dazu gehören auch sehr schmerzhaft ausgeführte myofasziale Massagetechniken. Unabhängig von der Ausführungstechnik haben schmerzhafte Massagen ohne und/oder mit Hilfsmitteln im Vergleich zur Periostdruckmassage aber mindestens einen dualen Wirkungsmechanismus. Zum einen wird die zentrale Schmerzhemmung stimuliert, und zum anderen ist die immer mechanisch ausgelöste reaktive Hyperämie mit allen direkt daraus resultierenden positiven Folgen eine wichtige schmerzlindernde periphere Komponente.

▶ **Wichtig** Da es bei der Periostmassage primär um die therapeutische Generierung von Schmerzen geht, um die körpereigenen zu unterdrücken und auch andere schmerzhafte Interventionen diesen Effekt „unbewusst" nutzen, werden auch sie mit ihren diskutierten Mechanismen und Wirkungen berücksichtigt. Dies geschieht unter der erheblichen Einschränkung, dass in aller Regel die mit der Behandlung einhergehenden Schmerzen und deren Intensität nicht quantitativ mitgeteilt werden. Des Weiteren werden die Hands-on-Methoden immer nur unvollkommen und wenig nachvollziehbar beschrieben.

11.2 Weitere Interventionen mit Aktivierung der Schmerzhemmung

11.2.1 Periostale elektrische Stimulation (Osteopunktur)

Eine Gruppe, die zu 80 % eine Arthrose mit einem Kellgren-Lawrence-Grad 4 hat, reagiert nach einer periostalen elektrischen Stimulation über 6 Wochen und einer Anwendung pro Woche gegenüber einer Gruppe, die Kontrollstimulationen (periostale Nadelung mit nur kurzen Stimulationen an Kontrollpunkten) erhielt, mit einer signifikanten Schmerzabnahme für 4 Wochen. Nach weiteren 8 Wochen erreichen die Schmerzen erneut das Ausgangsniveau. Die physische Leistungsfähigkeit (Short Physical Performance Battery) und der Analgetikabedarf bleiben bei diesem Schweregrad der Arthrose völlig unbeeinflusst (Weiner et al. 2007).

Eine gleiche Intervention pro Woche über 10 Wochen, nachfolgend je eine Intervention im Abstand von 2 Wochen und dann monatlich bis zum 6. Monat wird von Gonarthrosepatienen (Alter > 50 Jahre, Kellgren Lawrence Grad 3–4, chronische Schmerzen) gut toleriert und senkt die Schmerzen moderat. Die Wirksamkeit ist allerdings vom Schweregrad der Arthrose abhängig. Die Faktoren zentrale Sensibilisierung, gegeben durch die Depression, die Steifigkeit des Kniegelenkes, die Überzeugung, Probleme meistern zu können (Selbstwirksamkeit), und die physischen Einschränkungen im täglichen Leben zu Therapiebeginn bestimmen die Schmerzreduktion (Weiner et al. 2013).

▶ **Wichtig** Eine schmerzhafte periostale elektrische Stimulation ist wie die Periostdruckmassage eine ausschließlich schmerzlindernde Intervention. Das Ausmaß der Schmerzlinderung wird durch die Krankheitsfaktoren beeinflusst, aber es ist ausreichend, eine aktive Therapie beginnen und aufrechterhalten zu können.

Die Ergänzung einer 6-wöchigen manuellen und aktiven Therapie bei Gonarthrose (Kriterien: American College of Rheumatology, Schmerzen seit > 3 Monaten) durch eine elektrische Stimulation über Trockennadeln an 9 Positionen des Oberschenkel- und Kniegelenkbereiches („electrical dry needling": intramuskulär, periostal, intra-/periarticulär; 20–30 min; 2 Hz, Impulsdauer: 250 µs, biphasisch, Intensität maximal tolerabel; Alter: 58,1 ± 13,1) mindert die arthroserelevanten Behinderungen (Western Ontario and McMaster Universities [WOMAC] Osteoarthritis Index; p > 0,001) unmittelbar und noch weitere 3 Monate signifikant stärker als nur die manuelle und aktive Intervention (Alter: 57,1 ± 13,2). Die elektrische Stimulation erhöht die Wahrscheinlichkeit, die Medikation stoppen zu können um den Faktor 1,7 (Konfidenzintervall 1,24–2,01, p = 0,001), und bezogen auf einen „cutoff score" der subjektiven Veränderung von ≥5 erreichen bei hohen Effektgrößen wesentlich mehr Patienten ein zufriedenstellendes Ergebnis („**level of evidence**": „level 1b-therapy"; Dunning et al. 2018a). Gleichartige Ergebnisse hinsichtlich der Schmerzen, der Funktion und der diagnosespezifischen Behinderungen werden bei der Fasziitis plantaris (Kriterien: Orthopaedic Section of the American Physical Therapy Association (APTA), Alter: 39,1 ± 10,4 Jahre; Kontrollgruppe: 42,6 ± 11,6 Jahre) erreicht (Dunning et al. 2018b).

▶ **Wichtig** Schmerzhafte Interventionen zur Schmerzhemmung sind gut wirksame Ergänzungen von Behandlungsbausteinen wie der manuellen Therapie und auch von aktiven Programmen.

Ein anderes Ergebnis zeigt eine Pilotstudie mit ausschließlichem „dry needling" von Triggerpunkten an 10 deutlich älteren Patienten mit Gonarthrose von Sànchez-Romero et al. (2018). Bei der Interventionsgruppe (n = 10, 71,9 ± 4,8 Jahre) wurden während des Gesamttherapiezeitraumes von 12 Wochen zusätzlich zum aktiven Programm (2x/Woche, 1 h) in der ersten Hälfte 1x/Woche alle Triggerpunkte im Bereich der unteren Extremität genadelt (Intervention: tiefe und 15-malig veränderte Nadellage, lokale Zuckungsreaktion;

Placebonadelung: nur oberflächliche Nadellage, keine lokale Zuckungsreaktion, n = 10, Alter 70,89 ± 3,21 Jahre). Die Schmerzen wurden bei beiden Gruppen gleichartig klinisch relevant um 41 % bzw. 37 % deutlich geringer und übereinstimmend auch die Behinderung (WOMAC) abgebaut. Die 6 Sitzungen der Triggerpunktnadelung waren ohne zusätzlichen Effekt. Da keine Angaben zu den provozierten Schmerzen durch die Nadelung gemacht werden, kann auch die potenziell mögliche Aktivierung der Schmerzhemmmechanismen nicht eingeschätzt werden. Diese Wirkungskomponente bleibt wegen fehlender Informationen offen. Die provozierten Schmerzen waren offensichtlich zu gering. Das „dry needling" ist aber keine ausschließlich auf die Aktivierung der Schmerzhemmung ausgerichtete Methodik. Es hat auch eine periphere vorübergehende durchblutungsfördernde Komponente. Die Durchblutung wird auch effektiv durch aktive Muskeltätigkeit verbessert. Diese Ergebnisse sprechen klar für die Wirksamkeit aktiver Interventionen, welche letztendlich, wenn weitergeführt, auch den nachhaltigen Effekt verantworten. Wirkt wie in anderen Studien das „dry needling" deutlich schmerzlindernd, wird sich dies auch in der Funktion und der Behinderung widerspiegeln und Gruppenunterschiede generieren, weil Schmerzen einen negativen Einfluss darauf haben. Die Kombination physischer Belastungen mit dem „dry needling" scheint aber auch bei größeren Gonarthrosegruppen keinen Einfluss unmittelbar nach der Behandlung und nach einem Jahr auf die primären Ziele Schmerzen und Behinderung zu haben. Allerdings ergaben die sekundären Wirkmerkmale lt. dem 5-dimensionalen Selbstberichtsfragebogen (EuroQol-Gruppe), dem Barthel-Index, dem Time-up-and-go-Test und die globale Bewertung der Änderungen („global rating of change scale") signifikante Gruppenunterschiede. 90,3 % der Dry-needling-Gruppe konnten den Medikamentenverbrauch vermindern, wogegen dies bei der Sham-Gruppe nur bei 26,3 % möglich war (Sànchez Romero et al. 2020).

▶ **Wichtig** Die Triggerpunktnadelung generiert zu wenig Schmerzen für die Aktivierung der Schmerzhemmung, und deren durchblutungsbedingte Wirkung kann durch eine gleichzeitige Bewegungstherapie verdeckt werden. Außerdem sind nur Bewegungen (Ausdauer, potenziell auch hochintensives Intervalltraining, Krafttraining bei alten Menschen) geeignet, die Mikrozirkulation nachhaltig zu qualifizieren.

Elbadawy (2017) verglich die Wirksamkeit der periostalen Stimulation und der TENS, jeweils angewendet 1x/Woche über 10 Wochen mit Boosterung für 6 Monate, in Ergänzung zu einem Heimtrainingsprogramm bei fortgeschrittener Gonarthrose (Kellgren-Lawrence 3–4). Mit signifikantem Vorteil für die Perioststimulation werden die Schmerzen reduziert und die subjektiven Bewertungen (Knee Injury and Osteoarthritis Outcome Score) positiv beeinflusst.

▶ **Wichtig** Wie bei der intensiven manuellen mechanischen Periostreizung kann auch infolge der elektrischen periostalen Reizung von einer Aktivierung des „Schmerz hemmt Schmerz"-Mechanismus ausgegangen werden. Beide Interventionen können hierbei als verwandt angesehen werden.

11.2.2 Elektroakupunktur und transkutane elektrische Hyperstimulation

Die Elektroakupunktur und ihre Modifikationen sind seit sehr langer Zeit im komplimentären Therapierepertoire. Deren Wirkungen sind bisher nur sehr unvollständig erklärt, und es liegen bis heute kaum qualitativ hochwertige randomisierte kontrollierte Studien zu deren Anwendung bei chronischen Schmerzsyndromen wie z. B. dem CLBP vor.

Insgesamt sind zu den physiologischen Mechanismen der Schmerzlinderung durch eine Elektroakupunktur die folgenden Faktoren erkannt worden:

1. Im Gewebe werden endogene Opioide freigesetzt und die Schwellen der Nozizeptoren erhöht (Rittner et al. 2001).
2. Die sympathischen Nervenfasern beteiligen sich an der Opioidfreisetzung und sorgen u. a. für die Migration von opioidhaltigen Zellen (Kimura et al. 2006; Song et al. 2012).
3. Die Freisetzung von Entzündungszytokinen in das Gewebe wird blockiert.
4. Die Stressachse wird aktiviert (Cortisol, β-Endorphine).
5. Die Konzentrationen von Serotonin, Endorphin, Enkephalin und Dynorphin im Liquor steigen an, wobei das Muster der Opioide beim Tier wie beim Menschen von der Reizfrequenz abhängig ist (Sjölund et al. 1977; Han 2003, 2004; Zhao et al. 2004; Kim et al. 2005; Chou et al. 2012; Chen et al. 2014). Daraus resultiert ein unterschiedlicher Einfluss auf die Schmerzen und das Befinden.
6. Die an der deszendierenden Schmerzhemmung beteiligten Hirnstammstrukturen Ncl. raphe magnus (Serotonin) und der Locus caeruleus (Noradrenalin) werden in die Hemmung des spinalen nozizeptiven Eingangs eingebunden (Li et al. 2007; Zhao 2008).
7. Im Tiermodell (kognitive Beeinträchtigung; Mäuse) weisen Ergebnisse z. B. darauf hin, dass der oxidative Stress und neuroinflammatorische Prozesse im Hippocampus unterdrückt werden, wovon das Lernen und das Gedächtnis profitieren können (Han et al. 2018). Im gleichen Tiermodell weisen Verhaltenstests nach einer 4-wöchigen, täglichen Stimulation von 30 min am Schnittpunkt der sagittalen Mittellinie und der Linie zwischen den beiden Ohren auch auf positive Wirkungen für das Lernen und das Gedächtnis hin. Die Expression von BDNF als neuroprotektive Signalsubstanz steigt an, wovon die Überlebensrate hippocampaler Neurone profitiert (Lin et al. 2018). PET-Dokumentationen bei diesem Mausmodell sprechen auch für die Anregung des Glucosestoffwechsels im Cortex, Hippocampus, Gyrus cinguli, Hirnstamm und dem Kleinhirn (Liu et al. 2017). Der intensivierte Glucosestoffwechsel kann mittels Bildgebung auch beim Menschen nachgewiesen werden (Liu et al. 2015).

> **Wichtig** Primär wurden die Experimente zu den cerebralen Wirkungen vorgenommen, um die Beeinflussung kognitiver Leistungen zu untersuchen. Da diese Hirnstrukturen zugleich Bausteine der Schmerzmatrix sind und mehrere interagierende Schmerzkomponenten vertreten, sollte die Intervention auch auf diese einen positiven Einfluss haben.

11.2 Weitere Interventionen mit Aktivierung der Schmerzhemmung

Aus mehr klinischer Sicht verursacht im Tierexperiment (Ratten) die Elektroakupunktur des entzündeten Kniegelenkes ein signifikant günstigeres Bewegungsverhalten. Neurophysiologische Ableitungen belegen die Hemmung der neuronalen Antworten auf schmerzhafte Gelenkafferenzen (Oh et al. 2006). Die Schmerzlinderung wird über cholinerg und serotonerg vermittelte anti-nozizeptive Mechanismen hervorgerufen (Baek et al. 2005). Ebenso sind adrenerge über ihre α-2- und β-Adrenorezeptoren beteiligt (Park et al. 2013). Die mechanische Allodynie und die thermische Hyperalgesie infolge einer Neuropathie werden mittels wiederholter Elektroakupunktur signifikant abgeschwächt. Auf spinaler Ebene ist das ein Resultat der Hemmung nozizeptiver Afferenzen über opioid-, α-2- und β-Rezeptoren. Die synaptische Erregungsübertragung wird durch die funktionelle Beeinflussung der NMDA-Rezeptoren im Rückenmark erheblich gemindert (Choi et al. 2015). Somit sind nahezu alle anti-nozizeptiven Mechanismen (Laube 2020) an der Wirkung der Elektroakupunktur beteiligt. Auch weitere Akupunkturformen funktionieren über die Aktivierung dieser Mechanismen (Choi et al. 2017). Ebenso kann die Allodynie bzw. Hyperalgesie als Nebenwirkung einer Chemotherapie bei Tieren (Ratten) mittels 6 Stimulationen von 30 min durch die Aktivierung der serotonerg vermittelten spinalen Hemmung und die Blockierung unerwünschter nozizeptiver Lernprozesse (Hemmung Ca^{2+}/"calmodulin-dependent protein kinase II") für bis zu 3 Wochen gemildert werden (Zhang et al. 2018).

Insgesamt wird den Opioiden die hauptsächliche Wirkung der Elektroakupunktur zugeschrieben. Mit differenten Stimulationsfrequenzen wird auch die Freisetzung einer differenten Palette von Opioiden provoziert. Mit der Kombination sehr gering (2 Hz) und hochfrequenter (100 Hz) Frequenzen wird das gesamte Spektrum der Opioide wirksam (Han et al. 1991; Han 2003, 2004) und hat deshalb auch den stärksten analgetischen Effekt. Die Opioide sollen peripher die Aktivitäten der Nozizeptoren und pro-inflammatorischer Zytokine senken, spinal vermitteln Serotonin und Noradrenalin eine geringere Phosphorylierung und damit abfallende Aktivitäten der NMDA-Rezeptoren, und letztendlich wird der Bedarf zentraler Verarbeitungsprozesse eingeschränkt (Zhang et al. 2014). Werden bei Tieren die Opioidrezeptoren z. B. im plantaren Gewebe blockiert, wird der Elektroakupunktureffekt dosisabhängig unterdrückt (Taguchi et al. 2010). Im Tierexperiment senkt der Liquor mit den anti-nozizeptiven Signalstoffen auch bei einem Empfängertier die Schmerzen.

▶ **Wichtig** Die tierexperimentellen Befunde zur Wirkung der Opioide infolge Elektroakupunktur passen zu klinischen Studien beim Menschen. Schmerzen verschiedener Ursachen werden beeinflusst (Ulett et al. 1998), und während einer Operation wird der Opioidbedarf geringer (Huang et al. 2017).

Beim Menschen ist die Elektroakupunktur schon lange als schmerzlindernde postoperative Intervention bekannt (Baum und Lötters 1980). Nach einer LWS-Operation reagieren ca. 50 % der Patienten auf eine Elektroakupunktur positiv. Hierbei spielt die psychologische Eigenschaft der Schmerztoleranz und offensichtlich auch der Funktionszustand der Schmerzhemmung und -modulation eine wesentliche Rolle. Die Personen mit der höheren Schmerztoleranz bilden die stärkere Schmerzreduktion aus. Im Gegensatz konnte der Vergleich der Akupunktur mit der Elektroakupunktur (Alter: 20–60 Jahre, je n = 33, VAS minimal 3, 6 Wochen, 2x/Woche; 10 Hz, max. 10 mA) symptomatischer Punkte bei sogenanntem unspezifischem LBP seit mindestens 3 Monaten keine Überlegenheit einer Methode nachweisen (Comachio et al. 2015). Auch die alleinige klassische Akupunktur hat bei chronischen Nackenschmerzen entsprechend eines systematischen „reviews" und einer Metaanalyse (Seo et al. 2017) keine Vorteile gegenüber einer aktiven Kontrollgruppe. Die Schmerzen, die Behinderung (WOMAC) und die Lebensqualität („quality of life" [QoL]) sind gleichermaßen beeinflusst.

▶ **Wichtig** Die alleinige Elektroakupunktur verursacht eine signifikant höhere Schmerzreduktion gegenüber einer Kontrollgruppe. Dieser Befund wird durch eine Kombination von Stimulation und physischer Aktivität noch verstärkt.

Seo et al. (2017) mussten in den eingeschlossenen 16 randomisierten kontrollierten Trails (RCTs) aber geringe Evidenzniveaus feststellen, sodass sichere schlussfolgende Aussagen nicht getroffen werden konnten. Diese Ergebnisse sprechen dennoch für das Erfordernis, stets passive und aktive Maßnahmen zu kombinieren. Peng et al. (2018) unterschieden die Wirkungen einer nicht und einer schmerzhaften Elektroakupunktur bei Patienten mit Reizdarmsyndrom. Nicht schmerzauslösende Reizintensitäten wirken nur lokal analgetisch. Erst schmerzhafte Reizungen haben zusätzlich einen generalisierten Effekt. Für die Aktivierung der zentralen Schmerzhemmung sind somit Afferenzen der hochschwelligen C-Fasern erforderlich. Erst ihre Verarbeitung veranlasst letztendlich die systemische Schmerzhemmung aus dem Hirnstamm. Nicht schmerzhafte Reize werden ausschließlich durch die spinalen Mechanismen anti-nozizeptiv verarbeitet, und der Effekt bleibt segmental lokalisiert.

▶ **Wichtig** Die schmerzhafte Elektroakupunktur aktiviert allgemein, unspezifisch und somit ursachenunabhängig die verschiedenen schmerzhemmenden Mechanismen, die dann wiederum interagieren. Bei persistierenden Schmerzzuständen steigen die Schwellen für Hitze- und mechanische Reize, und die Spontanschmerzen werden gesenkt (Zhang et al. 2014). Zusammenfassend ist aber der Wissenstand zu den Wirkungsmechanismen und der Evidenz bei verschiedenen Pathologien noch deutlich auszubauen.

▶ **Wichtig** Obwohl nicht untersucht, sollten diese Mechanismen auch durch die schmerzhafte Periostreizung in Funktion versetzt werden können.

Eine anhaltende Schmerzhemmung kommt auch mit einer transkutanen elektrischen Hyperstimulation zustande. Die Stimulation erfolgt sehr lokalisiert mit intensiven und geringfrequenten elektrischen Impulsen. Diese modifizierte TENS-Anwendung wird mit

Intensitäten ausgeführt, die Missempfindungen, Schmerzen und Muskelzuckungen auslösen, und sie entspricht einer Elektroakupunktur (Melzack und Wall 1983). Die intensive Schmerzauslösung belegt, dass intensitätsabhängig zusätzlich zu den geringer schwelligen Aα- bis A-δ-Fasern auch die kaum bis nicht myelinisierten hochschwelligen nozizeptiven C-Fasern gereizt werden. Die sensorische Aktivierung der nozizeptiven Nervenendigungen bedeutet die Freisetzung endogener Endorphine. Melzack et al. fanden übereinstimmende Ergebnisse beider Methoden sowohl in Bezug auf die Amplitude der analgetischen Wirkung als auch den anhaltenden Effekt. Beim LBP werden mit eingeschränkter Evidenz kurzzeitig die Schmerzen und die Funktion beeinflusst (Flowerdew und Gadsby 1997; Gadsby und Flowerdew 2000). Es liegen auch Daten zur Wirksamkeit bei funktionellen gastrointestinalen Erkrankungen einschließlich Vorstellungen zu den Mechanismen vor (Chen et al. 2018). Bevorzugt ältere kontrollierte Studien belegen in einem sehr hohen Prozentsatz der Patienten eine Schmerzlinderung u. a. über die Aktivierung des opioiden Systems (Bender et al. 2007). Werden Triggerpunkte bei CLBP mittels Impedanzmessung automatisch erkannt und eine 4-malige Hyperstimulation ausgeführt, profitieren 95 % der Patienten davon (Gorenberg und Schwartz 2013). Bei einer Serie von 6 Stimulationen zeigt sich nach der vierten eine klare Überlegenheit gegenüber dem Placebo (Gorenberg und Kanner 2017).

▶ **Wichtig** Das opioide System einschließlich die weiteren Schmerzhemmsysteme werden offenbar durch alle therapeutischen Anwendungen angeregt, die mit einer Stressreaktion verbunden sind. Das ist typisch für die elektrotherapeutischen und sicher auch für die mechanischen Anwendungen, aber ebenso für alle aktiven Programme. So sind die stressinduzierenden physiotherapeutischen und komplimentär-medizinischen Interventionen funktionelle Schmerztherapie und die physischen Programme zugleich schmerzhemmend und peripher wie zentral anti-nozizeptiv reorganisierend wirksam. Daraus folgt, dass passive und aktive Programme sinnvoll und zielführend ergänzend wirken und somit auch immer in Kombination eingesetzt werden sollten.

11.2.3 Dry needling

„Dry needling" ist einfach das Einstechen einer Nadel in das myofasziale Gewebe. Es wird immer häufiger angewendet, ist anerkannt und findet auch immer mehr wissenschaftliches Interesse. Das tiefere Verständnis der Mechanismen der klinischen Effekte, insbesondere auch der Schmerzlinderung, steht weiterhin aus. Die Methodik wird vorrangig zur Behandlung von myofaszialen Schmerzsyndromen eingesetzt. Dessen Klinik ist gravierend von Triggerpunkten geprägt. Die hauptsächliche Ursache ist die Hypoxie infolge der sehr lokalisierten relativen bis hin zur absoluten Ischämie.

Wie die Triggerpunkte mittels „dry needling" aufgelöst werden, ist eine offene Frage. Meist werden für Erklärungen die Ergebnisse zur Akupunktur herangezogen (Han 2011) bzw. das „dry needling" sogar als Modifikation der Akupunktur aufgefasst. Sicher erscheint, dass für die Schmerzlinderung ein noch aufzuklärender Komplex miteinander verbundener peripherer und zentraler Mechanismen verantwortlich gemacht werden muss (Chou et al. 2012; Leung 2012; Cagnie et al. 2013). U. a. werden das endogene Opioid- und serotonerge System als auch die Aktivierung anti-entzündlicher Prozesse favorisiert. Es gibt lt. einer Metaanalyse auch die Information, dass die Ergebnisse des Nadelns von Triggerpunkten nicht von denen einer Placebobehandlung unterschieden werden können, und nur eine Studie weist auf einen begrenzten Effekt des tiefen „dry needlings" hin (Itoh et al. 2007). Überprüft man mittels MRT die Orte der Nadelung, kann eine Stunde danach die Bildung eines intramuskulären Ödems über dem latenten Triggerpunkt im M. gastroc. med. sichtbar gemacht werden, und die Tensiomyographie belegt eine gesteigerte Muskelsteifigkeit. Die Kontraktionszeiten sind verkürzt (Baraja-Vegas et al. 2019).

> **Wichtig** Die nozizeptiven Verhältnisse im Gewebeinterstitium sind die primären Auslöser der Schmerzen, der peripheren und nachfolgend auch zentralen Sensibilisierung. Die Traumata Druck und die Nadelung haben mindestens zwei Auswirkungen. Sie beeinflussen direkt das biochemische Gewebemilieu über die Durchblutung und sorgen für Afferenzen, welche die spinale und zentrale Schmerzverarbeitung prägen können.

Die Steigerung der Durchblutung, wahrscheinlich vermittelt über vasoaktive Substanzen, ist eine wichtige periphere Wirkung des „dry needling" (Sandberg et al. 2004; Ohkubo et al. 2009; Kubo et al. 2010, 2011; Cagnie et al. 2012). Vertreter scheinen jene der nozizeptiven Fasern (SP, CGRP) zu sein. Sie werden schon bei geringer Reizintensität freigesetzt. Schmerzen werden nicht empfunden, aber die vasodilatatorische Wirkung lässt die Durchblutung ansteigen (Sato et al. 2000), wobei die Beteiligung des CGRP auf die lokale Wirkung der Akupunktur begrenzt sein könnte (Shinbara et al. 2013). Auch somatische Afferenzen beteiligen sich über Axonreflexe an der Freisetzung von CGRP (Loaiza et al. 2002), wodurch die Durchblutung auch bei nicht schmerzauslösenden Muskelkontraktionen steigt.

Intensiver Druck generiert Mechano- und nozizeptive Afferenzen. Entsprechend ist er sehr schmerzhaft. Das ist bei der Periostmassage die Voraussetzung für die Anregung der Schmerzhemmung. Es werden zusätzlich zu den auf das biochemische Milieu reagierenden auch die hochschwelligen multimodalen mechanosensitiven nozizeptiven C-Fasern antworten. Der Spontanschmerz der aktiven Triggerpunkte aufgrund des interstitiellen Milieus wird durch die mechanische Reizung verstärkt. Das Trauma Nadelung ist gleichfalls die Basis für Sensorantworten und die Veränderungen des Gewebemilieus durch z. B. Axonreflexe. Die Schmerzunterdrückung ist eine allgemeine klinische Erfahrung des „dry needlings". Hierfür wird bevorzugt der Mechanismus der Hyperstimulations-Analgesie (Melzack 1981) aufgrund der deszendierenden Hemmmechanismen diskutiert.

11.2 Weitere Interventionen mit Aktivierung der Schmerzhemmung

▶ **Wichtig** Mit der artifiziellen Reizung von C-Fasern offensichtlich durch welche Intervention auch immer wird der anti-nozizeptive Feedback Loop Hinterhorn – Hirnstamm – Hinterhorn aktiv. Diese Aktivierung kann sowohl durch schnelle Nadelbewegungen beim „dry needling" wie durch intensiven Druck auf die Triggerpunkte erfolgen.

Es liegen freie Nervenendigungen sehr nahe der motorischen Endplatten, und im Falle der Triggerpunkte können sie die verstärkte Endplattenaktivität infolge überproportionaler Acetylcholinfreisetzung detektieren. Damit ist die sensorische Erfassung der Endplattenfunktion möglich. Kuan et al. (2007) suchten nach den Projektionen und Verknüpfungen der Afferenzen im Rückenmark. Eine injizierte Markersubstanz an die motorischen Endplatten von Triggerpunkten im M. bizeps fem. macht die zugehörigen sensorischen Neuronen im Ganglion spinale sichtbar, und zugleich kann die Substanz in den Motoneuronen des Vorderhorns gefunden werden. Somit gelang der Nachweis, dass über das interspinale Netzwerk eine Verbindung zur motorischen Efferenz besteht.

▶ **Wichtig** Aufgrund neurophysiologischer Verknüpfungen im Rückenmark lassen sich Fernwirkungen des „dry needlings" erklären, indem die evozierten Afferenzen auf die Motorneuronen proximaler Muskeln verschaltet werden.

So spiegelt sich im Tierexperiment die Nadelung von Triggerpunkten im M. gastroc. in den Endplattenaktivitäten von Triggerpunkten im M. bizeps fem. wider (Hsieh et al. 2011). Die neurophysiologischen Verknüpfungen haben zugleich biochemische Auswirkungen. „Dry needling" des M. gastroc. führt unmittelbar nach einmaliger bzw. fünfmaliger Ausführung zur Reduktion der Substanz P im gleichseitigen M. bizeps fem. und bilateral in den spinalen oberflächlichen Laminae. Diese Wirkung bleibt nach mehrmaliger Intervention bis zum 5. Tag bestehen (Hsieh et al. 2014).

▶ **Wichtig** Die Substanz P wird durch die nozizeptiven Endigungen ausgeschüttet, und sie ist auch ein Modulator von Entzündungsprozessen. Die Beeinflussung ihrer Konzentration auch in nicht genadelten entfernten Muskeln wie im Rückenmark bietet Erklärungsansätze für die anti-nozizeptiven Fernwirkungen des „dry needling".

Der gleiche experimentelle Ansatz ergab auch die Einbeziehung des opioiden Systems, wobei die Aktivierungsmuster unterschiedlich sind. Nach einer und nach fünfmaliger Nadelung steigt unmittelbar spinal der Enkephalinspiegel und im Serum der des β-Endorphins. Erst die mehrmalige Reizung erhöht signifikant das β-Endorphin auch im M. bizeps fem. und den DRGs und verursacht einen mindestens 5 Tage anhaltenden Effekt auf die Werte spinal und im Serum (Hsieh et al. 2016). Des Weiteren lässt sich zeigen, dass „dry needling" im behandelten Muskel zu Veränderungen des biochemischen interstitiellen Milieus führt, wobei eine Abhängigkeit von der Behandlungshäufigkeit vorliegt. Zunächst werden β-Endorphin im Muskel und Serum erhöht und die SP im Muskel und dem DRG reduziert. Wiederholungen verändern die Effekte über mindestens 5 Tage zugunsten des TNF-α, COX-2 (Entzündungsprozesse), HIF-1α (reguliert O_2-Versorgung), iNOS (immunrelevante Wirkung) und VEGF (Vasogenese) im Muskel. Das Trauma mit der Nadel beeinflusst somit dosisabhängig nozizeptive, entzündliche und die Sauerstoffversorgung regulierende Enzymsysteme und Signalsubstanzen (Hsieh et al. 2012).

▶ **Wichtig** Funktionelle Störungen der motorischen Endplatten der Triggerpunktmuskelfasern werden sensorisch erfasst und über das spinale Netzwerk die Efferenz zu anderen Muskeln beeinflusst. Des Weiteren resultieren Veränderungen des biochemischen Milieus im Ganglion spinale, dem Hinterhorn und im stimulierten Muskel wie in entfernten Muskeln. Sie haben nozizeptive, immunologische und informationsvermittelnde Funktionen und regeln auch die O_2-Versorgung.

Das 4-wöchige Nadeln bewirkt auch bei der Fibromyalgie (Diagnose lt. American College of Rheumatology; Alter: 46,65 ± 6,26; n = 32) eine signifikante Reduzierung der Anzahl der aktiven Triggerpunkte um mehr als 50 % und der Schmerzintensität ($p < 0,01$; CI 95 % 3,31 [2,50, 4,13]). Die Wirbelsäulenmobilität bleibt dagegen weitestgehend unbeeinflusst (Castro-Sanchez et al. 2017). Die Therapie der Triggerpunkte des M. trap. p. desc. zur Reduzierung der Schmerzen und der Schmerzschwellen und der Steigerung der aktiven WS-Mobilität nach lateral ist durch eine Kombination von „dry needling" und sogenannten Muskelenergietechniken effektiver als durch die alleinigen Anwendungen (Yeganeh Lari et al. 2016).

▶ **Wichtig** „Dry needling", die Traumatisierung mit feinen Nadeln, löst mit ihren komplexen neurophysiologischen und biochemischen Konsequenzen auch bei noziplastischen Erkrankungen und myoskelettalen Syndromen eine Schmerzlinderung aus.

11.2.4 Extrakorporale Stoßwelle

Die u. a. schmerzlindernde Wirksamkeit der extrakorporalen Stoßwelle ist bei der Epikondylitis radialis, Achillodynie, dem Trochantor-major-Syndrom, dem tibialen Stresssyndrom, der Tendinopathie des Lig. patellae und der proximalen Tendinopathie der Harmstrings nicht gleichartig. Bei einigen ist nur eine geringe Evidenz nachweisbar. Viele Arbeiten sind aus methodologischer Sicht, der Verblindung und der Darstellung deutlich verzerrt, sodass die Ergebnisse nur Orientierung geben können (Korakakis et al. 2018).

Mit nur einer Therapieeinheit Stoßwelle (1500 Pulse, 0,20 mJ/mm^2) bei unilateralem tibialen Reizsyndrom (Kadetten) plus Muskeldehnung und Kraftprogramm von 4 Wochen können die Personen danach deutlich längere Laufbelastungen (17:33 ± 2,36 min; 4:48 ± 1,03 min) ausführen als diejenigen, die nur das Trainingsprogramm ausführten. Die Schmerzintensität nach dem Testlauf betrug lt. VAS 2,17 ± 0,44 gegenüber 4,26 ± 0,36.

11.2 Weitere Interventionen mit Aktivierung der Schmerzhemmung

Der Roles- und Maudsley-Score (subjektive Einschätzung von Schmerzen und Aktivitätslimitierung, 4-Punkte-Skala) ergibt bei 82,6 % der Stoßwellengruppe eine sehr hohe Zufriedenheit mit dem Effekt (exzellent und gut). Dagegen sind es bei der ausschließlich aktiv trainierten Gruppe nur 36,8 % (Gomez Garcia et al. 2017).

Die Wirkmechanismen der mechanischen Irritation des Gewebes mittels extrakorporaler Stoßwellen sind kaum aufgeklärt. Es spielen evozierte Entzündungsprozesse und eine verbesserte Durchblutung u. a. über die Angiogenese im Muskel-Sehnen-Übergang nach verstärktem Auftreten von entsprechenden Wachstumsfaktoren („endothelial nitric oxid synthetase" [eNOS], „vessel endothelial growth factor" [VEGF], „proliferating cell antigen" [PCNA]; Wang et al. 2003) eine Rolle. Die Neovaskularisation wirkt schmerzlindernd und ist ein Faktor der Reorganisation des Gewebes. Die Schmerzreduzierung ist anhand eines „reviews" mit Metaanalyse für das Beispiel Epikondylitis radialis signifikant ($p = 0{,}0004$, Yao et al. 2020) und basiert wahrscheinlich auf mehreren Teilmechanismen. Einmal ist das Ggl. spinale ein Ursprung, indem die DRG-Neurone mit Expression von CGRP stark vermindert werden. Im Tierexperiment ist der Abfall von CGRP-immunoreaktiven Neuronen von 61 % auf 18 % gravierend (Takahashi et al. 2003).

▶ **Wichtig** Die Reizsetzung mittels sehr stark lokalisierter Druckanstiege durch die extrakorporalen Stoßwellen aktiviert zusätzlich zu den lokalen Prozessen auch den „Schmerz hemmt Schmerz"-Mechanismus.

11.2.5 Tiefe Querfriktion

Die tiefe Querfriktion im Insertionsbereich der radialen Muskelgruppe bei Epicondylitis radialis wird häufig angewendet (Cyriax). Lt. Vorgabe sollen eigentlich keine Schmerzen verursacht werden. Dennoch ist sie stets sehr unangenehm und somit doch mehr oder weniger schmerzhaft. Das bedeutet, neben den lokalen durchblutungsfördernden Wirkungen und den Aktivierungen von Mechanosensoren, denen bisher die Schmerzlinderung zugeschrieben wird, reagieren auch die Nozizeptoren. Dadurch wird ebenfalls das Reflexgeschehen zur Aktivierung der Schmerzhemmmechanismen provoziert, welches wahrscheinlich an der Reduzierung der Schmerzempfindung sogar gravierend mitbeteiligt ist. Diese Cyriaxanwendung inklusive der Mill'schen Manipulation hat bezüglich der Schmerzen, des schmerzfreien Handgriffs und des funktionellen Status, gemessen mit der Tennis Elbow Function Scale, einen sehr guten Effekt. Es ergänzen sich die lokalen und zentralen Wirkungskomponenten, sodass eine Überlegenheit zur Phonophorese mit Voltaren und angeleiteten Übungen inklusive Dehnungen festgestellt werden kann (Nagrale et al. 2009).

Die Epikondylitis rad. reagiert auf eine 6-wöchige Therapie mit den Interventionen Schiene/Dehnung, Kortison oder „deep friction" (alle Gruppen: n = 34, Alter: 48 ± 9 Jahre) jeweils kombiniert mit einem Standardprogramm (kontrolliertes Dehnen: Handgelenk-, Fingergelenke, Bewegungsübungen: Ellbogen, Unterarm, Handgelenk; täglich als Heimprogramm) zunächst auf alle 3 Therapiemodi zur 6. und 12. Woche mit dem signifikanten Abfall der Schmerzen. Der „disabilities of the arm, shoulder and hand (DASH) score" und die Griffkraft verbessern sich zu diesen Kontrollzeitpunkten, aber nur bei der Kortison- und Deep-friction-Gruppe. Es zeigt sich trotzdem keine der Interventionen gegenüber der anderen überlegen (ANOVA). Nach 6 Monaten weisen nur noch die Massagepatienten in allen Outcome-Parametern weiterhin positive Therapieergebnisse auf (Yi et al. 2018). Da die „deep friction" starke Schmerzen verursacht, wurden diese mittels einem Lokalanästhetikum unterbunden. Das würde bedeuten, die frühe und insbesondere die noch spät nachweisbare Wirksamkeit basiert vorrangig auf den mechanisch provozierten Alterationen und den folgenden Gewebereaktionen. In diesem Therapieansatz wurden die nozizeptiven Afferenzen blockiert. Die Aktivierung der Schmerzhemmung hat demnach kaum bis nicht einen Beitrag zur unmittelbaren Schmerzlinderung geleistet. Der langfristige Effekt auf die Schmerzen und die Griffkraft können nur ein Resultat anti-nozizeptiver Veränderungen im Gewebe sein. Zu diskutieren ist vorrangig die Durchblutung in Verbindung mit einer Reduktion des Entzündungsstatus im Gewebe. Die gestiegene Griffkraft ist das Ergebnis einer intensiveren Innervation aufgrund der veränderten Gewebeverhältnisse mit verminderten Noziafferenzen. Nozizeptive Afferenzen sind als Störgrößen der Sensomotorik sehr gut bekannt. Der „common drive" wird reduziert und die Rekrutierungsordnung gestört.

Zwei Plazeboinjektionen zur 1. und 3. Woche während einer 6-wöchigen Therapie (2x/Woche) mit tiefer transverser Friktionsmassage (Sehnenansatz, 15 min/Sitzung), Mill'schen Manipulationen, Dehnungen und exzentrischen Kontraktionen an der tolerablen Schmerzgrenze waren nach Therapieende und noch nach einem Jahr gleichartig wirksam wie das Abwarten und die 2-malige Kortisonanwendung. Kortison war nach 6 Wochen sehr erfolgreich, nach 12 Wochen bereits ohne Vorteil, und nach 26 Wochen waren die Erfolgsaussichten zur Placebo- und der Kontrollgruppe sogar 91 % geringer (Olaussen et al. 2015). Die Wirkungen der einzelnen Komponenten dieser doch komplexen Intervention sind sicher nicht zu trennen. Zusätzlich wurden bei allen Interventionsgruppen die Entzündung und damit die Schmerzen mit Naproxen unterdrückt. Entsprechend sind auch die therapiebedingten Schmerzen durch die Massage und die Exzentrik gelindert gewesen, oder die Intensitäten waren mit unbekanntem Ausmaß erhöht. Die Injektionen erfolgten unter Zusatz eines Lokalanästhetikums. Zu den Schmerzen infolge der „deep friction" werden keine Angaben gemacht, aber die Ekzentik erfolgte an der Verträglichkeitsgrenze. So kann angenommen werden, dass neben den direkt peripher ausgelösten Gewebewirkungen auch die begleitenden Schmerzen eine Auswirkung gehabt haben können.

▶ **Wichtig** Bei komplexen Therapieansätzen können die Wirkungen der einzelnen Interventionen nicht voneinander getrennt werden, sodass ihr Anteil am Gesamtergebnis auch nicht eindeutig bewertet werden kann.

Einen verlässlicheren Überblick zur Wirksamkeit liefern „reviews" und Cochrane-Analysen. Aus einem solchen „review" (Loew et al. 2014) resultieren keine suffizienten Be-

11.2 Weitere Interventionen mit Aktivierung der Schmerzhemmung

weise für die vorteilhafte klinische Wirksamkeit der tiefen transversen Friktion zur Minderung der Schmerzen und Verbesserung der Handkraft bei Epikondylitis lat. und der Tendinitis am Kniegelenk. Die Konfidenzintervalle der Wirkungen von Physiotherapie ohne und mit Friktion überlappen so, dass sie sich nicht trennen lassen. Limitierend und kritisch betrachtet sind aber auch die Stichproben in den einzelnen Studien sehr klein. Dennoch ist die Deep-friction-Technik von Cyriax in der täglichen physiotherapeutischen Praxis bei ca. 70 % der Therapeuten ein Baustein (Pitsillides und Stasinopoulos 2019a). Da aber in Übereinstimmung mit dem „review" bis heute keine sicheren Belege für den therapeutischen Wert vorliegen, sollte bei chronischen muskuloskeletalen Schmerzen diese Technik z.Z. nicht als eine Intervention der ersten Wahl angesehen werden (Pitsillides und Stasinopoulos 2019b). In die gleiche Richtung weisen Studien zur „deep friction" des M. ext. carpi rad., M. supraspinatus und der Achillessehne. Sie repräsentieren eine sehr große Heterogenität, sodass Metaanalysen nicht durchführbar sind.

▶ **Wichtig** Die sehr differenten Lokalisationen, Untersuchungsdesigns und diagnostischen Instrumente als auch die abweichende Ätiopathogenese der Tendinopathien erschweren allgemeine ergebnisgestützte Schlussfolgerungen und Empfehlungen (Joseph et al. 2012).

Die Anwendungsmethodik der „deep friction" variiert in der Praxis erheblich. Eine Befragung von 478 Physiotherapeuten (Chaves et al. 2017) ergab, dass 88 % die „deep friction" im Repertoire haben, die Indikation zu 85 % eine Tendinopathie ist und davon 56 % eine degenerative Ursache haben.

▶ **Wichtig** Die Merkmale Ausführungsdauer und Häufigkeit der tiefen Querfriktion bei akuten und chronischen Erkrankungszuständen sind sehr heterogen und unterscheiden sich deutlich zwischen den Therapeuten. Zusätzlich weichen die Techniken von den Beschreibungen von Cyriax deutlich ab (Chaves et al. 2017). Daraus resultiert für die Praxis die Tatsache, mangels Standardisierung gibt es die Deep-friction-Massage nicht, wodurch eben auch ihre Wirksamkeit nicht dargestellt werden kann.

Besonders schwer zu standardisieren ist die erforderlich hohe Druckintensität, deren Aufrechterhaltung und die stabile Positionierung während der manuellen Anwendung. Deshalb wurden die Druckwerte mittels eines Fischer-Algometers überprüft. Die Ergebnisse zum Druck an den Druckschmerzschwellen und zum Zeitpunkt des Auslösens eines „referred pain" über dem M. glut. med. und dem N. clunearis medialis sup. liefern bei Personen mit unspezifischem LBP ohne und mit klinisch vorhandenem „referred pain" eine sehr hohe Interobserver- (>0,97) und Test-Retest-Reliabilität (>0,98). Die Druckschmerzschwellen über dem M. glut. med. unterscheiden sich zwischen beiden Untergruppen nicht, aber die experimentell provozierten Referred-pain-Schwellen. Ausgelöst über dem Nerven korrelieren sie sehr eng ($r = 0{,}91$, $p < 0{,}001$) mit dem klinischen Befund.

Schwellen unter 6 kg/cm^2 sprechen für die Klinik spontaner Schmerzen am Oberschenkel oder dem gesamten Bein (Farasyn et al. 2008).

Wie die Intensität des Druckes unmittelbar die Schmerzen, die Latenz bis zur Schmerzminderung und die Kraftentwicklung des M. quadr. fem. bei der Tendinitis des Lig. patellae (Alter: 27,9 ± 5,24 Jahre) beeinflusst, untersuchten Chaves et al. (2019) an einer sehr kleinen Gruppe (n = 10). Die Druckwerte wurden individuell ausgetestet und 3 Massagen mit diesen und eine mit einer um 25 % gesteigerten Intensität ausgeführt. Die Schmerzen reduzierten sich mit jeder Massage, die Zeit bis zur Analgesie zeigt sich unabhängig vom angewendeten Druck, und die Kraftwerte bleiben unbeeinflusst. Unter Beachtung der sehr kleinen Stichprobe werden unmittelbar die Palpationsschmerzen gelindert, wobei hier keine Abhängigkeit von der mechanischen Einflussnahme gefunden werden konnte.

Mit der dynamometrischen Quantifizierung des Druckes auf das Gewebe (MyoDK) können die Intensität zur Provokation unerträglicher Schmerzen als Limit und die therapeutische Intensität objektiviert werden. 10 intermittierende Druckanwendungen von jeweils 90 s in einer 20-minütigen Sitzung mit einer Intensität von ca. einem Drittel unter der Unverträglichkeitsgrenze auf die Insertion des M. ext. carpi rad. brevis einmal pro Woche und über 6 Wochen (n = 28, Alter 47,3 ± 9,2 Jahre) mindert die belastungsbedingen Schmerzen von VAS 80,8 ± 19,6 auf 13,0 ± 10,1, die Schmerzen unter dem Druck von 87,3 ± 14,3 auf 13,2 ± 8,5 und die Schmerzen während der Kontraktion von 76,6 ± 21,1 auf 10,6 ± 7,1 (Outrequin et al. 2015).

▶ **Wichtig** Konstant sehr lokalisierte schmerzhafte Reizsetzungen rufen einen starken schmerzlindernden Effekt hervor. Der Mechanismus „Schmerz hemmt Schmerz" spielt hierbei sicher eine große, wenn nicht sogar die Hauptrolle.

Fazit
Die Periostdruckmassage ist eine statische und/oder dynamische intensive Reizung des nozizeptiv versorgten Periosts. Sie aktiviert den „Schmerz hemmt Schmerz"-Mechanismus. Neurophysiologisch erklärbar können muskulofaszial-skelettale Schmerzen und jene mit anderer Genese effektiv gemindert werden. Sie wurde von Vogler 1953 eingeführt, und Rohde hat 2010 damit vertebragene Schmerzen für 4–5 h um 50 % reduziert. In der Literatur liegen keine Ergebnisse zur Wirksamkeit vor.

Alle physiotherapeutischen, manualtherapeutischen und komplimentären Methoden, die mehr oder weniger schmerzhaft sind, stimulieren gleichfalls die Schmerzhemmmechanismen. Dazu gehören myofasziale Massagetechniken ohne und mit Hilfsmittel, die periostale elektrische Stimulation, die Elektroakupunktur, die transkutane elektrische Hyperstimulation, das „dry needling", die Stoßwellentherapie und die tiefe Friktionsmassage. **Massagen** haben immer mindestens zwei Wirkungsmechanismen. Zum einen wird die zentrale Schmerzhemmung stimuliert, und zum anderen ist es die reaktive Hyperämie. Die **periostale elektrische**

> Stimulation ist wie die Periostdruckmassage eine ausschließlich schmerzlindernde Intervention, die von den Krankheitsfaktoren beeinflusst wird. Die **Elektroakupunktur** schwächt die mechanische Allodynie und die thermische Hyperalgesie bei der Neuropathie signifikant ab, und sie ist eine schmerzlindernde postoperative Intervention. Die Wirksamkeit wird durch die Schmerztoleranz und den Funktionszustand der Schmerzhemmung mitbestimmt. Das „**dry needling**" wird immer häufiger angewendet. Das tiefere Verständnis der Mechanismen steht aus. Die Steigerung der Durchblutung ist eine wichtige Wirkungskomponente. Aufgrund neurophysiologischer Verknüpfungen im Rückenmark lassen sich Fernwirkungen des „dry needlings" erklären. Die **extrakorporale Stoßwelle** aktiviert zusätzlich zu den lokalen Prozessen auch den „Schmerz hemmt Schmerz"-Mechanismus. Die **tiefe Querfriktion** ist in der Praxis eine sehr heterogene Anwendung. Lokalisierte konstante schmerzhafte Reizsetzungen können einen schmerzlindernden Effekt hervorrufen.

11.3 Passiver Baustein: Bewegungen in den Endbereich des ROMs – Kapseldehnungen

Zielstellung Gelenkkapsel hochgradig unter Spannung setzen (Dehnen), um einerseits rein mechanisch die Beweglichkeit zu erhalten oder auszuweiten und andererseits die Mechanoafferenzen mit auch anti-nozizeptiver Wirkung und die Nozizeptoren zu aktivieren, Entwicklung der Toleranz gegenüber Dehnungen und der Schmerztoleranz

Intervention Passive Bewegungen der Gelenke in den Endbereich des ROM zur statischen und dynamischen Dehnung der Gelenkkapseln

Indikationen Myofaszial-skelettale Schmerzsyndrome,
nach Abklärung und unter gleichzeitiger fachspezifischer Therapie: alle weiteren Schmerzsyndrome

Kontraindikationen Akut entzündliche Prozesse, fortgeschrittene Osteoporose

11.3.1 Die Innervation der Gelenkkapseln

Da vorrangig die Wirkungen von passiven und später auch aktiven Gelenkbewegungen zur Beeinflussung der Schmerzen betrachtet werden sollen, steht der Fokus auf der Innervation der Gelenkstrukturen mit wenig myelinisierten (Typ III) und nicht myelinisierten freien Nervenendigungen vom Typ IVa (Freeman und Wylke 1967b). Aus praktischer Sicht sollte beachtet werden, dass die Informationen der Nozizeptoren nicht allein

- für die Durchblutungsförderung mittels SP und CGRP als Vasodilatatoren und
- für die Nozizeption wirksam sind, sondern auch
- eine pro-priozeptive Funktion im Dienst der Dynamik der sensomotorischen Stabilität haben.

Erkenntnisse zum Sensorbesatz erlauben somit auch einen Einblick in die sensomotorische Regulation der Gelenkstabilisierung, aber auch in die Interaktionen zwischen den Afferenzen der langsam adaptierenden Mechano- und nicht adaptierenden Nozizeptoren. Für die letztgenannte Funktion spricht die zahlenmäßig absolut vorrangige Versorgung der Layer der Gelenkkapseln mit freien Nervenendigungen, die sowohl mechano- (III), nozizeptiv (IV) oder auch multimodal sensibel sind.

▶ **Wichtig** Nicht nur im zentralen Bereich dürfen die Sensomotorik und die Schmerzen nicht mehr getrennt betrachtet werden (Laube 2020), sondern in logischer Konsequenz auch auf der peripheren gewerblichen Ebene und den dort positionierten Sensoren mit ihren Beiträgen für beide Leistungen in Abhängigkeit von der aktuellen ROM-Position.

Die neuronale Ausstattung des Gelenkbindegewebes der verschiedenen Gelenke ist sehr gut übereinstimmend. Die Gelenkkapseln sind umfänglich mit Sensoren besetzt (vgl. Laube 2020). Je nach Gelenkwinkel (Knie) können gut reproduzierbar Afferenzen langsam adaptierender Sensoren dokumentiert werden. Auch Ruffini-, Vater-Pacini- und Golgi-Apparate werden in Gelenkkapseln beschrieben (Hogervorst und Brand 1998). Freeman und Wyke (1967a, b) unterteilen die Sensoren im Gelenkbindegewebe nach ihren Charakteristika Dimension (µm), Lokalisation in den Schichten der Kapseln, den Ligamenten, dem periartikulären Periost und dem Sehnengewebe in die Typen I bis IVa/b. Den Sensorklassen können die folgenden Funktionen zugeordnet werden, wobei die Aufzählung absolut nicht vollständig ist:

- „ruffini corpuscle" (I): geringe Schwellen, langsam adaptierend (SA-II-Sensoren), Druck – Dehnung, Scherkräfte, zur Berechnung der Gelenkstellung durch das Gehirn
- „pacini corpuscle" (II): geringe Schwellen, schnell adaptierend (RA-II- oder PC-Sensoren), Vibrationen, positive und negative Beschleunigung (Bewegungen)
- Golgi-ähnliche Endigungen (III): hohe Schwellen, sehr langsam adaptierend, entladen im ROM-Endbereich
- Freie Nervenendigungen (IVa): Nozizeptoren

Es ist eine Tatsache, dass viele Sensoren nur in konkreten Gelenkpositionen Afferenzen liefern. So werden in der Kapsel des Kniegelenkes 64 % der Sensoren nur bei ausgeprägter Flexion und Extension oder in extremen Gelenkpositionen aktiv. Dass Gelenksensoren erst unter erheblicher Dehnbelastung bzw. vorrangig am Limit des ROM entladen, konnte später mehrfach bestätigt werden (Tracey 1978, 1980; Rossi und Rossi 1985; Ferrell et al. 1987).

11.3 Passiver Baustein: Bewegungen in den Endbereich des ROMs – Kapseldehnungen

▶ **Wichtig** Ein sehr großer Teil der Sensoren der Gelenkkapseln antwortet erst im endgradigen ROM-Bereich.

Nozizeptoren sind in den Gelenkkapseln sehr häufig. Sie befinden sich plexusartig verzweigt in der Capsula fibrosa und besonders dicht auch in den Kapseln der kleinen Wirbelgelenke. Entsprechend liefern die Sensoren in den Kapselstrukturen wesentliche propriozeptive Informationen zur statischen und dynamischen Regulation der Motorik als auch zu nozizeptiv relevanten Veränderungen sowohl der Gelenkbiomechanik, von fehlbelastungsbedingten Entzündungsprozessen, degenerativen Veränderungen und Mikro- und Makrotraumata bzw. dessen Folgen im Gewebe. Wenn man die verschiedenen Krankheitsentitäten des Stütz- und Bewegungssystems aus der Sicht der zunächst betroffenen Gewebe betrachtet, dann ist es bei der Arthrose der Knorpel, der rheumatoiden Erkrankung die Synovia und der Osteoporose der Knochen. Die Ursachen liegen aber doch in aller Regel nicht primär in diesen Geweben begründet, sondern sie haben einen stoffwechselbedingten (Insulinresistenz) und entzündlichen Ursprung („persistent low grade inflammation") u. a. mit geminderter mechanischer Belastbarkeit, oder sie sind immunologisch ausgelöst. Die Arthrose der Facettengelenke ist mit denen der großen Gelenke vergleichbar, denn sie bezieht auch alle Strukturen mit ein (Gellhorn et al. 2013). Somit sind alle krankheits- oder verletzungsbedingten Gelenkschädigungen zugleich Schädigungen des sensomotorischen Systems auf der sensorischen Seite.

▶ **Wichtig** In alle Krankheitsprozesse von Gelenken sind immer zum Nachteil der Organisation der Bewegungsregulation die pro-priozeptiven Strukturen einbezogen, und die nozizeptiven verändern ihre Struktur und Funktion und verantworten eine gesteigerte Schmerzempfindlichkeit sowohl durch periphere als auch zentrale Konsequenzen.

Das sehr häufig untersuchte **Kniegelenk** soll als Beispiel für die sehr komplexen Funktionen des Nervensystems im Gelenkbindegewebe dienen. Es wird mit Nervenfasern innerviert, die zu ca. 80 % dünn und nicht myelinisiert sind. Sehr hoch ist die sympathische Innervation, die etwa die Hälfte dieser Fasern stellt. Die übrigen sind Sensorfasern der Gruppen III und IV (Schaible und Schmidt 1983; Craig et al. 1988) mit ihren Sensorendigungen. Die Gelenkbindegewebestrukturen sind also zahlenmäßig vorrangig mit langsam adaptierenden Mechano- und mit Nozizeptoren versorgt (Zusammenstellung bei Salo 1999), die als Proportionalsensoren Spannung, Druck und Zug detektieren bzw. auf schmerzrelevante Gewebebedingungen reagieren. Bis zu einem Drittel sind sie mit der Substanz P und CGRP ausgestattet (Salo und Theriault 1997), was typisch für Nozizeptoren ist und womit sie die Durchblutung fördern (Vasodilatatoren), die Gefäßpermeabilität steigern, als Chemokine wirken und neuroinflammatorische Prozesse in Gang bringen. Mikro- und Makrotraumen erhöhen die Produktion des „nerve growth factor" durch die Bindegewebszellen, aber auch Entzündungen gehen damit einher. Dies wirkt im Sinne eines positiven Feedbacks wieder verstärkend auf die SP- und CGRP-Produktion der DRG-

und spinalen Neuronen im Hinterhorn. Mit den Teilprozessen der peripheren Sensibilisierung wird auch die zentrale gebahnt. Die neuronalen Konsequenzen einer Entzündung bleiben aber nicht auf die primär betroffene Seite begrenzt. Über die spinale Vernetzung nach kontralateral steigt auch dort die Synthese von SP und CGRP, und im Ergebnis entsteht eine symmetrische Entzündungsreaktion (Traub et al. 1994).

▶ **Wichtig** Das Nervensystem spielt eine sehr wesentliche Rolle bei sekundär (Knorpelschaden degenerativ mit sekundärer Entzündung, Traumata) oder auch primär (Entzündung der Synovia mit sekundären Knorpelschäden) entzündlichen Gelenkprozessen und vermittelt zusätzlich die Einbeziehung der Gegenseite. Daraus resultiert der praktische Bedarf, immer die Gelenke auf beiden Körperseiten, aber auch jeweils die benachbarten Gelenke zu aktivieren, also das „betroffene Gelenk akzentuiert", aber auch alle anderen Gelenke in das Therapieprogramm einzubeziehen.

Die Kapseln der **Facettengelenke** sind reich an freien nozizeptiven mechanosensiblen Nervenendigungen, die SP- und CGRP enthalten, „schlafenden" („silent") Nozizeptoren, gering schwelligen Mechano- und auch korpuskulären Sensoren. Entsprechend werden mechanische und nozizeptive Informationen geliefert (Cavanaugh et al. 1996, 1997). Die benachbarten Bewegungssegmente sind über mechanosensitive Reflexe miteinander verbunden, wodurch Wirbelsäulenabschnitte und letztendlich das gesamte Achsenorgan zu einer sensomotorischen Funktionseinheit werden. Die intersegmentalen Verknüpfungen koordinieren die Muskulatur des benachbarten und auch noch des übernächsten Segments (Kang et al. 2002), sodass final die gesamte Kette der Bewegungssegmente aufeinander abgestimmt stabilisiert wird. Es befinden sich auch sehr viele wenig myelinisierte und freie Nervenendigungen in der oberflächlichen Schicht des Anulus fibrosus der Bandscheibe und den Longitudinalbändern (Cavanaugh et al. 1997). Die Nozizeptoren werden als die wesentliche Quelle der Schmerzen beim HWS- und LWS-Syndrom angesehen.

Die kleinen Wirbelgelenke werden ständig durch die Bewegungen beansprucht. In den lumbalen Facettengelenken besteht im Tierexperiment (Katze) wie auch beim Menschen zwischen den Winkeländerungen, den Drehmomenten und den Kapseldehnungen bei Extension, Flexion und Seitneigung rechts-links eine systematische monotone signifikante Beziehung. Das bedeutet, den Sensorinformationen aus den Kapseln der lumbalen Facettengelenke können pro-priozeptive Funktionen zugeschrieben werden (Ianuzzi et al. 2004). Die Stärke der Kapselbeanspruchung geht im physiologischen ROM-Bereich mit schwachen bis zu moderaten Zusammenhängen dem Bewegungsausmaß parallel. In den Bereichen außerhalb der Neutralzone in der elastischen und weiter in Richtung der plastischen Zone werden die Relationen enger. Das geht mit den Antwortschwellen der Mechanosensoren (Ianuzzi et al. 2011) und schlussfolgernd auch mit denen der Gruppe II und III-Sensoren im Lig. flavum (Yamashita et al. 1990) parallel. Die Afferenzen informieren über das Bewegungsausmaß und detektieren besonders genau die Bereiche der elastischen und beginnenden plastischen Zone des ROM, also den ROM-Endbereich der Willkürbewegung. Bewegungen in der elastischen und spätestens mit Beginn der plastischen Zone gehen mit fortschreitendem Spannungsgefühl und Ziehen einher. Somit lässt sich sehr gut ableiten, dass nahe und im Endbereich des ROM auch Nozizeptoren auf die Spannungen in den Bindegewebestrukturen antworten. Oder diese Empfindungen entstehen intensitätsabhängig auch durch die Afferenzen der wenig myelinisierten Mechanosensoren der Gruppe III und werden vielleicht fließend übergehend durch die der Nozizeptoren ergänzt. Entzündungsreaktionen, die eben auch zu den Promotoren der arthrotischen Prozesse gehören (vgl. unten), mindern die Reizschwellen der Nozizeptoren, und ihre Entladungsraten steigen. Auf ausgeprägte Kapseldehnungen antworten demnach die Nozizeptoren empfindlicher, und es können auch Nachentladungen stattfinden. So können die Afferenzen der Schmerzrezeptoren, aber auch der multimodalen Mechanosensoren

- in den Gelenkkapseln der Facettengelenke (McLain und Pickar 1998),
- im Anulus fibrosus der Zwischenwirbelscheiben (Nakamura et al. 1996),
- in den spinalen Ligamenten (Imai et al. 1995) und
- in der paraspinalen Muskulatur (Yamashita et al. 1993)

für die Auslösung und Unterhaltung von Rückenschmerzen verantwortlich gemacht werden. Bei der Extension der Wirbelsäule bis in den Endbereich werden über die Facettengelenke die Kompressionskräfte übertragen, und im physiologischen maximalen Bewegungsausschlag sind die Gelenkkapseln sehr stark gedehnt. Infolge der Dehnung, aber auch der Kompressionen entladen die gering-, hochschwelligen und Substanz P enthaltenden Sensoren der Gelenkkapseln. Verletzungsbedingte oder auch mit degenerativen Veränderungen einhergehende Entzündungsreaktionen in den Gelenkstrukturen steigern die Aktivität der Gelenksensoren und auch die der Sensoren in der umgebenden Muskulatur (Cavanaugh et al. 1996).

Die spinalen Gelenkkapsel- und Bandstrukturen haben eine multiple Funktion. Sie sind

- aus statischer und dynamischer Sicht essenzielle mechanische Bandstabilisatoren und
- aus sensomotorischer Sicht wesentliche Informationsquellen
  - für die aktive Regulation der mechanischen Stabilität der Bewegungssegmente bzw. der gesamten Wirbelsäule und ebenso
  - für die Detektion schmerzauslösender Bedingungen (Jiang et al. 1995). Als nozizeptive Informationsquelle vermitteln sie sowohl somatische als auch die übertragenen Schmerzen (Milette et al. 1995).

▶ **Wichtig** Die Doppel- bzw. die möglicherweise überlappende Funktion der Afferenzen der Mechano- und Nozizeptoren für die Sensomotorik und die sensorischen Schmerzqualitäten kann sicher auch auf die übrigen großen und kleinen Gelenke außerhalb der Wirbelsäule übertragen werden. Das Empfinden von Ziehen und Druck bei endgradigen Gelenkbewegungen sind sensorische Schmerzqualitäten. Also entstehen im Endbereich des ROM Schmerzen, die, wenn sie durch das Verharren in der Endposition andauern oder bei dynamischen Aktivitäten im Endbereich intermittierend auftreten, die Schmerzhemmung aktivieren können. Maßgebend dafür sind als Ergebnis der Sensorentladungen die Intensität des Ziehens und die Dauer der Empfindungen (sensorisch-diskriminative Komponente).

Vergleichbare sensorische Innervationsmuster finden sich auch in vielen anderen Gelenken. In allen Strukturen des triangulären fibrokartilaginären Komplexes des **Handgelenkes** überwiegen durchgängig die **freien Nervenendigungen** gegenüber den korpuskulären Sensortypen (Rein et al. 2015). Die Axone der Gelenksensoren im N. medianus und ulnaris sind in physischer Ruhe zu ca. einem Drittel tonisch aktiv. Bei Bewegung steigen ihre Aktivitäten, und alle anderen Sensoren entladen, wenn bei passiven Bewegungen eine starke Annäherung an das Bewegungslimit erfolgt. Das Gleiche trifft für die von der Gelenkbewegung beeinflussten langsam und schnell adaptierenden Hautsensoren zu. Gleichfalls liefern die Muskelspindeln erst bei einsetzender Muskeldehnung, also ebenso erst bei hoher Ausnutzung des ROM und somit dem Erreichen des Bewegungslimits, Afferenzen (Burke et al. 1988).

▶ **Wichtig** Gelenk-, Haut- und die intramuskulär stationierten Mechanosensoren reagieren erst und/oder vorrangig im ROM-Endbereich, also bei fortschreitend hohen Dehnbelastungen in der elastischen bis zur plastischen Zone des ROM. Die Aktivierung der Nozizeptoren erfolgt im maximalen Bewegungsbereich.

Laumonerie et al. (2020) fanden zwischen 1945 und 2019 nur 21 Arbeiten zur nervalen und sensorischen Versorgung des **Ellenbogengelenkes**. In der Gelenkkapsel und den Ligamenten befinden sich Ruffini-, Pacini- und Golgi-Korpuskel und sehr viele **freie nozizeptive Nervenendigungen**. Die höchste Dichte von Nozisensoren wird in den posterioren und von Mechanosensoren, obwohl regional unterschiedlich, aber besonders dicht in den anterioren Anteilen der Kapsel beschrieben (Kholinne et al. 2019). Der Ruffini-Typ ist zwar der dominante, aber freie Nervenendigungen liegen in hoher Dichte besonders im distalen Bereich der hinteren Kapsel. Anatomisch ist die Insertion des M. ext. carpi rad. brevis mit der Insertion der Supinatoren verschmolzen (Nimura et al. 2014). Dieser Bereich der Gelenkkapsel ist besonders intensiv auch nozizeptiv versorgt und wird als wesentliche Schmerzquelle angesehen.

In der Gelenkkapsel des **Schultergelenkes** (Kholinne et al. 2020) findet sich die höchste Sensordichte in der anterioren Kapsel. Danach reihen sich die superiore, inferiore und die posteriore ein. Die Typ-I-Sensoren (Ruffini) bilden die größte Fraktion und sind am dichtesten (2,97 units/cm^3) verteilt. Ihnen folgen aber schon die **freien Nervenendigungen** (Typ-IV; 2,25 units/cm^3). An dritter Stelle rangieren die Pacini- (Typ-II; 1,40 units/cm^3) noch vor den Golgi-Korpuskeln (Typ-III; 0,24 units/cm^3). Das Schultergelenk ist ein fast ausschließlich muskulär stabilisiertes und geführtes Gelenk. Zur Sicherung und Positionierung sind deshalb auch ständig muskuläre Reaktionen erforderlich. Dazu liefern die Ruffini-Korpuskel mit ihren geringen Schwellen und der langsamen Adaptation, also der durchgängigen Aktivität, laufend die Informationen zum Dehnungszustand und den wirkenden Scherkräften.

Die Kapsel des **Hüftgelenks** (Affen) enthält gleichfalls neben den Sensoren des Typs I (Ruffini) und II (Pacini) eine hohe Dichte **freier Nervenendigungen** (He et al. 1998). Die histologische Analyse von 8 menschlichen Hüftgelenken (Gerhardt et al. 2012) ergab einen dichten Besatz von Sensoren in der Kapsel, dem Labrum acetabulare, dem Lig. teres und transversum. Die höchste Dichte an Mechanosensoren wiesen der superior-laterale Kapselanteil und das ventrale Labrum auf. Im Labrum sind bevorzugt Ruffini zu finden. Kapetanakis et al. (2017) sahen in den Kapseln von 7 mit schwer degenerierten und deshalb mit einer Hüftgelenktotalprothese versorgten Patienten viele freie Nervenendigungen und Mechanosensoren vom Typ Ruffini, Pacini und Golgi-Mazzoni. Die nozizeptiven Sensoren befanden sich vorrangig im mittleren Teil des Labrum acetabulare mit einer auffälligen Minderung in den peripheren Bereichen. Umgedreht zeigen sich die Befunde für die Mechanosensoren. Die Verteilungsmuster im Labrum sind gegenüber Gesunden deutlich verändert, wobei insbesondere die Häufigkeitsverteilung der freien Nervenendigungen ein Merkmal ist. Unter Beachtung der degenerationsbedingten Veränderung des Sensorbesatzes wurden bei 35 Patienten, die eine Totalendoprothese erhielten, Mechanosensoren im Labrum, aber nicht im Lig. transversum nachgewiesen. Beide Strukturen waren aber sehr reichlich mit freien Nervenendigungen und Gefäßen ausgestattet (Kilicarslan et al. 2015).

In der Kapsel des menschlichen **Kniegelenkes** befinden sich viele **freie Nervenendigungen** unter der Synovia und im fibrösen Anteil, nozizeptive A-δ-Fasern und Mechanosensoren vom Ruffini- und Pacini-Typ. Die Ruffini in der fibrösen Kapselschicht und den Ligamenten weisen in Abhängigkeit von ihrer Lokalisation anatomische Differenzierungen auf. Die Pacini liegen nahe der Kapselinsertion und am Periost (Halata et al. 1985). Macefield (2005) konnte ergänzend belegen, dass selbst die Afferenzen einzelner Mechanosensoren aus dem Kniegelenk, die am Bewegungslimit antworten, empfunden werden können. Es entsteht die Illusion einer Gelenkbewegung. Das Gleiche kann auch mit den Gelenkafferenzen im N. med. und ulnaris hervorgerufen werden. Die bewusste Reaktion schon auf Afferenzen einzelner Sensoren kann offensichtlich die fehlenden Antworten vieler Sensoren im physiologischen Bewegungsbereich kompensieren (Macefield et al. 1990). Die freien Nervenendigungen im Kniegelenk (Katze) der Gruppe III und IVa bilden durch intensive Verzweigung ein baumartiges Terminalnetz. Die Zweige verlaufen entweder mit den Gefäßen, oder sie enden im dichten Bindegewebe. Im Endbereich der sensorischen Axone gibt es als multiple sensorisch aktive Orte perlenartig in Serie aufgereihte Knoten und letztendlich ein knollenartiges Ende (Heppelmann et al. 1990). Diese Strukturen werden in der oberflächlichen Schicht der fibrösen Kapsel, im Retinaculum patellae, den inneren und äußeren Schichten des medialen Kollateralbandes und im Lig. patellae gefunden. In der Nähe vieler Endigungen liegen im Interstitium immunrelevante Zellen (Heppelmann et al. 1995). Gleichfalls im Tiermodell (Hund, dorsale Kapsel) sind die freien Nervenendigungen mit myelinisierten und nicht myelinisierten Axonen vorrangig im medial-proximalen Bereich an der Grenze zwischen der fibrösen Schicht und der Synovia jeweils in Gefäßnähe positioniert (Schenk et al. 1996).

▶ **Wichtig** Es gilt festzuhalten, dass die sensorischen Fasern der Gruppen III und IVa wie auch die sympathischen (Gruppe IVb) in den Kniegelenken alter Individuen (Tiere) bei Entzündungen und nach Verletzungen weiterhin die neuroplastische Fähigkeit des „sprouting" und zu neuromähnlichen Veränderungen besitzen (Jimenez-Andrade und Mantyh 2012).

Die Analyse der neurophysiologischen Versorgung der Synovia des **Sinus tarsi** ergab bei 15 Personen mit Schmerzsyndrom und 2 klinisch Gesunden eine reichliche Innervation mit sehr vielen freien Nervenendigungen und Mechanosensoren vom Typ Vater-Pacini-, Golgi- und Ruffini-Korpuskel (Akiyama et al. 1999). Rein et al. (2014) fanden im Sinus tarsi von Leichen die freien Nervenendigungen als die dominanten Strukturen ($p < 0{,}001$). Ruffini- und Golgi-ähnliche waren nur wenig vorhanden und Pacini-Körperchen gar nicht. Besonders ist die subtalare Gelenkkapsel mit freien Nervenendigungen und Gefäßen besetzt, wobei die Anzahl dieser Strukturen miteinander positiv korreliert. Noch häufiger als im Sinus tarsi sind freie Nervenendigungen in den lateralen und medialen Bändern des Sprunggelenkes nachweisbar (Rein et al. 2013).

▶ **Wichtig** In allen Gelenken ist die Innervation mit Typ III und IVa-Fasern sehr hoch. Bewegungen müssen den ROM-Bereich voll ausnutzen, um eine ausgeprägte mechanosensitive und nozizeptive Stimulation hervorzurufen. Endgradige Bewegungen und das statische und/oder dynamische Verharren in diesem Bereich ist dann die Voraussetzung, über die Bahnung der Schmerzhemmung eine anti-nozizeptive Wirkung auszulösen.

11.3.2 Entzündungen der Gelenkkapseln bei degenerativen Prozessen

Auch wenn von einer primär nicht entzündlichen Genese der primären und auch sekundären degenerativen Arthrose gesprochen wird, liefern offensichtlich auch Entzündungen einen wesentlichen Beitrag. Pro-entzündliche Chemokine prägen mit ihrer großen Wirkungspalette die Pathogenese. Sie sind an der Entwicklung und Progression der Gewebedegenerierung, der Remodulierung und auch der Schmerzen beteiligt (Scanzello 2017). Signalwege der Chemokine haben neuropathische und neuroinflammatorische Konsequenzen. Produkte der Gewebezerstörung stimulieren über die Chemokine nozizeptive Signalwege und peripher wie zentral können sie auch unabhängig von der Gelenkpathomorphologie die typischen Arthroseschmerzen entstehen lassen. Die Chemokine modulieren die Signaltransduktion nozizeptiver Afferenzen gemeinsam mit Neurotransmittern (Ramesh 2014). Die Nozizeptoren werden sensibilisiert, generieren verstärkt Afferenzen und beanspruchen die peripheren und zentralen Verarbeitungsmechanismen. So ist das pro-entzündliche Zytokin MCP-1 sowohl an wichtigen immunologischen Reaktionen zur Sicherung der Gesundheit als auch an vielen entzündlichen Erkrankungen wie z. B. der Arteriosklerose beteiligt (Deshmane et al. 2009). Lt. einer Metaanalyse ist es auch bei der Osteoarthritis gegenüber Gesunden vermehrt vorhanden, fördert die Progression der Degeneration und wird als Biomarker empfohlen (Ni et al. 2020).

Das Gelenkbindegewebe der Kapsel, der Synovia und des Periosts (Ratte) haben hinsichtlich der Bindung von Opioiden ähnliche Eigenschaften wie das Gehirn. Nur die Bindungskapazitäten sind geringer. In den Nervenendigungen sind vier Enkephaline und die SP gemeinsam nachweisbar. Sie agieren als Modifikatoren der nozizeptiven Aktivität und der Entzündung in der Peripherie (Bergström et al. 2006).

▶ **Wichtig** Entzündungsreaktionen sind gravierend an der Entwicklung der Arthrose beteiligt. Das Gelenkbindegewebe ist auf der anderen Seite auch ein Wirkungsort der Opioide mit Einfluss auf die nozizeptive Aktivität und die Entzündung.

11.3.3 Schmerzhemmung durch Gelenkmobilisationen und Dehnungen

Es ist klinisch bekannt, dass Gelenkmobilisationen anti-nozizeptive Effekte haben. Wegen dieser Wirkungskomponente werden aber Mobilisationen mit passiven und/oder aktiven Gelenkbewegungen vordergründig weniger durchgeführt, sondern mehr unter dem Aspekt Beweglichkeit. Die schmerzunterdrückenden Effekte sind neben dem angestrebten Ausbau und/oder der Erhaltung des Bewegungsumfanges immer eine weitere Komponente der Bewegungsausführungen über Teilabschnitte oder den ROM bis in den endgradigen Bereich. Bewegungen in der elastischen bis zur plastischen Zone verursachen dehnungsbedingtes Ziehen fortschreitender Intensität als eine sensorische Schmerzqualität. Die Provokation dieser Empfindungen bedeutet immer auch physiologischen Stress für die Schmerzhemmmechanismen, wodurch sie je nach zentralem Sensibilisierungsgrad aktiver werden. In vielen, insbesondere manualtherapeutischen Konzepten sind als Ergebnis exzellenter Beobachtungen Mobilisationen und Dehnungen wesentliche Elemente (Maitland, Kaltenborn/Evjenth, Mulligan, u. a.).

▶ **Wichtig** Die Anzahl der Mobilisations- bzw. Dehntechniken ist ausgesprochen groß. Nicht verwunderlich ist, dass sie sich häufig durch Ähnlichkeit auszeichnen. Grundsätzlich erfolgen sie statisch oder dynamisch, oder es werden Kombinationen aus willkürlichen Muskelkontraktionen mit passiven Dehnungen ausgeführt.

Bei **Maitland** werden schmerzfreie, langsame Mobilisationen (Grad I und II) und solche am Bewegungsende (Grad III und IV) unterschieden. Die Letztgenannten sind Bewegungen mit großer (III) oder kleiner (IV) Amplitude in der elastischen Zone bis an die Grenze zur plastischen Zone (Mobilisation in den Gewebswiderstand).

Mulligan entwickelte die Mobilisationstechnik des natürlichen apophysealen Gleitens („natural apophyseal glides") in die anteriokraniale und posteroanteriore Richtung. Diese Mobilisationstechnik der Facettengelenke wird im mittleren bis in den Endbereich der Beweglichkeit ausgeführt und durch Traktion unterstützt. Eine Variante kombiniert die Technik des anterokranialen Gleitens („sustained natural apophyseal glides", SNAGs) mit aktiver Bewegung und nachfolgendem Überdruck (Mulligan 2004).

McKenzie (2020) hat lt. seiner Beobachtung und klinischen Erfahrungen Belastungsserien für die Wirbelsäule empfohlen, die sich durch die maximale Extension und Flexion auszeichnen. Somit werden auch durch diese Bewegungstechniken die Kapseldehnungen der Facettengelenke ausgenutzt, um Schmerzen zu reduzieren.

Die **PNF-Dehntechniken** sind eine Kombination aus Muskelkontraktionen und passiven Dehnungen. Es stehen drei Ausführungsformen zur Verfügung: **„contract-relax"**, **„antagonist-contract"** und die Kombination **„contract-relax-antagonist-contract"**. Beim „contract-relax" erfolgt eine isometrische Kontraktion über eine bestimmte Zeit gefolgt von der Entspannung mit der Dehnung. Der zweite Modus verlangt eine Kontraktion des anatomischen Antagonisten mit gleichzeitiger Dehnung des Agonisten. Bei der Kombination erfolgt zunächst die Einnahme einer Gelenkposition, in der der zu dehnende Muskel noch ohne dehnungsbedingtes Ziehen bleibt. Es folgt seine submaximale isometrische Kontraktion, nachfolgend die Relaxation mit Dehnung und die Kontraktion des anatomischen Antagonisten.

▶ **Wichtig** Es gilt immer zu beachten, anatomische Antagonisten sind physiologisch immer funktionelle Synergisten, deren qualifiziertes Zusammenwirken im Bewegungsablauf trainiert werden muss. Kokontraktionen sind somit koordinativ erforderliche Anpassungen der muskulären Aktivitäten in Abhängigkeit von Körperstellungen bzw. Bewegungsphasen. Der funktionelle Synergismus ist jeder Gelenkposition eigen, um dem Bedarf der Biomechanik der Bewegung zu entsprechen.

Nach der Vorstellung von Mulligan (2004) sollen die Mobilisationstechniken die Schmerzlinderung durch eine wiederhergestellte Gelenkpositionierung erreichen. Das wäre gleichbedeutend mit geminderten Kapselspannungen (Ianuzzi et al. 2011), wodurch sich das Afferenzmuster aus der Gelenkkapsel ändern würde. Dadurch soll auch eine Normalisierung des Muskeltonus eintreten, wobei der Ursprung des Muskeltonus, ob passiv oder aktiv (Laube 2014), nicht benannt wird.

▶ **Wichtig** Der Begriff Muskeltonus wird in der Physiotherapie leider in der Regel zu häufig definitionslos benutzt, obwohl es zwei Grundmechanismen gibt,

- einerseits die „passiven" Materialeigenschaften des myofaszialen Gewebes und
- die anatomischen Bedingungen in situ (Dehnung zwischen Ansatz und Ursprung, Flüssigkeitsfülle, …) und
- andererseits die „aktive" innervationsbedingte Spannung (Kontraktion), die auch die „passiven" Materialeigenschaften ändert.

Eine Senkung des „aktiven" reflektorisch bedingten Muskeltonus im und in den benachbarten Bewegungssegmenten während aktiv zu stabilisierenden Körperhaltungen und Bewegungen kann erwartet werden, wenn eine reversible Störung der Biomechanik der Facettengelenke erfolgreich behandelt wurde. Sicher erscheint, dass mit den Behandlungstechniken die Gelenkkapseln stark gedehnt und intensiv Afferenzen ausgelöst werden. Da bis in den Endbereich mobilisiert wird, werden auch freie Nervenendigungen aktiviert. Damit sind die Voraussetzungen für die Stimulation der endogenen Schmerzhemmung gegeben. Weiterhin werden als Ursachen endogene nicht opioide Mechanismen, die Gewöhnung als auch psychologische Effekte als Wirkungskomponenten angegeben (Schmid et al. 2014; Jackson et al. 2014). Die neurophysiologischen Aspekte sprechen auch für das Ergebnis einer biomechanischen Analyse, dass die Wirkungen der SNAGs nicht allein biomechanisch erklärt werden können (Hearn und Rivett 2002).

▶ **Wichtig** Das Wechselspiel von biomechanischen und neurophysiologischen Vorgängen infolge von Mobilisationen führen zur klinisch gut bekannten Verminderung der Funktionsdefizite und der Schmerzen. Zugleich ein wichtiger Hinweis, dass Funktionsstörungen und Schmerzen zwei Seiten einer Medaille sein können.

Je nach Toleranz sind die Dehnungen der Gelenkkapsel durch Bewegung in den ROM-Endbereich auch mehr oder weniger schmerzhaft. Entsprechend wird bei muskuloskelettalen Schmerzen und degenerativen Erkrankungen sehr verschiedener Lokalisationen und Genesen wie der Tendinitis des M. ext. pollicis (de Quervain), der Epikondylitis rad., dem Impingementsyndrom der Schulter, intermittierenden Sprunggelenkschmerzen und Arthrosen des Hüft- und Kniegelenkes die Hypoalgesie durch Kapseldehnungen vielfach therapeutisch ausgenutzt (Backstrom 2002; Collins et al. 2004; Vicenzino et al. 2006; Bisset et al. 2011; Delgado-Gil et al. 2015; Beselga et al. 2015). Erwartungsgemäß ist die Hypoalgesie dann auch mit verbesserten funktionellen Ergebnissen verknüpft. Der alleinige Einsatz der Mulligan-Mobilisationstechnik (Gonarthrose, n = 15, 55,3 ± 8,3 Jahre) mindert die Schmerzen lt. VAS signifikant, und der Time-up-and-go-Test kann schneller absolviert werden (je $p < 0,05$; Bhagat et al. 2020).

11.3.4 Mobilisationen und Dehnungen bei Schmerzsyndromen

Chronische Schmerzen der Wirbelsäule sind eine Indikation für mobilisierende Interventionen der Bewegungssegmente. Hauptziele sind die biomechanische Funktion der Facettengelenke und die Schmerzlinderung. Beim **chronischen LBP** hilft die mobilisierende Gleittechnik nach Mulligan (n = 16, Alter 41 ± 14 Jahre,10 Min. SNAG plus 20 min Interferenzstrom; Seo et al. 2020) die Schmerzen, die LWS-Beweglichkeit (Schober) und die Körperfunktionen und Aktivitäten lt. Roland Morris „disability questionnaire" (RMDQ) klinisch relevant signifikant ($p = 0,000$) zu verbessern. Wird die Elektrotherapie zu 50 % durch eine Low-level-laser-Therapie (27 J/cm^2, intensiv schmerzende muskuläre Punkte paravertebral L_2-L_3, Kapseln, interspinöse Ligamente) ersetzt, sind die positiven Effekte noch höher. Aufgrund der Kombination mehrerer Interventionen kann aus dieser Studie aber leider kein Rückschluss auf den Wirkanteil der Mobilisation gezogen werden. Die maximale Extension der Wirbelsäule (McKenzie extension) und das Gleiten nach Mulligan (SNAGs) haben beim CLBP nach 4 Wochen auf die Schmerzen, den ROM und die Behinderung (Oswestry Disability Scale) statistisch die gleichen Auswirkungen. Es gibt höchstens eine Tendenz zugunsten der Extension (Waqqar et al. 2016).

▶ **Wichtig** Die Schmerzlinderung ist relativ unabhängig von der Bewegungs- bzw. Belastungsart. Es kommt auf die maximalen Kapseldehnungen und Kompressionen mit den daraus resultierenden Afferenzen an.

Der Vorteil eines gemeinsamen Einsatzes (Hussien et al. 2017) der Mobilisation und aktiver Belastungen mit Dehnungen und insbesondere kraftorientierten Belastungen für die Bauch- und Rückenmuskulatur beim LBP (3-mal/Woche, 4 Wochen) kann an klinisch sehr relevanten qualitativ verbesserten sensomotorischen Leistungen beim Winkelreproduktionstest (Einstellen 30° Flexion; Effektgröße 0,78), den Schmerzen (Effektgröße 0,89) und der isokinetischen Funktion erkannt werden. Die Verknüpfung ist sogar erfolgreicher als das aktive Programm allein. Dies spricht für die Mobilisation zur Beherrschung der Schmerzen, wodurch die nozizeptive sensomotorische Störung zurückgedrängt wird, die Belastbarkeit steigt, und die subjektive Behinderung fällt (Oswestry Disability Index, Effektgröße 0,88). Werden bei sogenannten nicht spezifischen Nackenschmerzen über 6 Wochen bei 4-maliger Anwendung/Woche die Mulliganmobilisationen (SNAGs) mit nachfolgenden isometrischen Aktivitäten verknüpft (n = 51), fallen die Schmerzen (VAS p = 0,013) und verbessern sich die Werte des „neck disability index" (NDI, p = 0,003) signifikant stärker als wenn ausschließlich mobilisiert worden war (n = 51, VAS p = 0,047; NDI p = 0,164).

▶ **Wichtig** Die Kombination von passiven und aktiven Interventionen hat die besseren Ergebnisse, was auch eine Evidence-based-Empfehlung zur Massage bei subakuten und chronischen Nackenschmerzen (Brosseau et al. 2012) aussagt. Die Massage hat nur einen unmittelbaren und keinen länger andauernden Effekt.

SNAGs kann auch erfolgreich bei der Behandlung **cervikogener Schmerzen** und von Kopfschmerzen (Headache Duration and Neck Disability Index) eingesetzt werden (Shin und Lee 2014). Das bereits nach einer Sitzung mit leicht oszillatorischem und abgestuftem Gleiten oder der Distraktion von C_7-T_1 (n = 30, 58 ± 15 Jahre) die Schmerzintensität gleichartig reduziert und die Beweglichkeit gesteigert werden kann (Creighton et al. 2014), spricht sowohl für die beeinflusste Biomechanik der Bewegungssegmente als auch für die über Kapseldehnungen aktivierte Schmerzhemmung. Zwischen beiden Wirkungskomponenten besteht auch sicher eine Wechselbeziehung. Die Mobilisation der „Schlüsselregion" cervikothorakaler Übergang scheint auch gegenüber der des oberen

HWS-Abschnittes einen günstigeren Effekt zu haben (Kim und Kim 2020). Da die Wirbelsäule durch die reflektorischen Verknüpfungen der Bewegungssegmente eine funktionelle Einheit darstellt, beeinflussen funktionsgestörte Segmente entfernte WS-Abschnitte. Dies führt dazu, dass Interventionen in einem WS-Abschnitt auch in weiteren wirksam sind. Eine Maitland-C_7-T_1-Mobilisation und eine thorakale Manipulation T_3-T_6 erbringen demzufolge für den ROM der HWS und die Nackenschmerzen gleiche positive Ergebnisse (Joshi et al. 2020). Ein weiterer Aspekt der Wirkungsweise von Manipulationen und Mobilisationen ist der emotionale Zustand. Eine Manipulation mit hoher Geschwindigkeit und geringer Amplitude und eine Posterior-anterior-Mobilisation mindern Nackenschmerzen in körperlicher Ruhe stärker als eine SNAG-Mobilisation. Unter den psychologischen Faktoren scheint nur das Merkmal Angst mit den Effekten manualtherapeutischer Interventionen zu interagieren. Liegt ein hoher Wert der Angst vor, besteht eine Interaktion zum Effekt der Mobilisation und der SNAG, und bei geringem Angstlevel ist die Verknüpfung zur Manipulation enger.

▶ **Wichtig** Alle Manipulations- und Mobilisationstechniken lindern die Schmerzen, wobei der Effekt durch die Emotion Angst, die Aktivität des limbischen Systems, modifiziert wird (Lopez-Lopez et al. 2015).

Die Intensität **patellofemoraler Schmerzen** in körperlicher Ruhe fällt akut infolge einer Kombination aus Mulligan-Mobilisation („tibial gliding"), „straight leg-raise" mit Traktion (4 Anwendungen) und 6-wöchigem Heimprogramm signifikant ausgeprägter ab (p = 0,008) als durch Kinesiotaping und dem gleichen aktiven Programm allein (Demirci et al. 2017).

Die schmerzfreie Anterior-posterior-Mobilisation einer **Gonarthrose** über 9 min lässt unmittelbar die Druckschmerzschwellen lokal und distal in den nicht schmerzenden Regionen ansteigen und verkürzt die Zeiten für den Time-up-and-go-Test (Moss et al. 2007). Die Auswirkungen manueller Mobilisationen nach Mulligan mittels Gleitens der Tibia nach medial, lateral, anterior, posterior und rotatorisch während der Extension und Flexion untersuchten Alkhawajah und Alshami (2019) bei Patienten mit ein- oder beidseitiger Gonarthrose (56,5 ± 7,6 Jahr; Kellgren/Lawrence ≥2; VAS >3 in den letzten 24 h). War die Bewegung allein nicht schmerzhaft, wurde jeweils im ROM-Endbereich zusätzlich Druck eingesetzt. Direkt danach sind die spontanen Schmerzen lokal um 2,9 VAS-Skalenwerte (p < 0,001) reduziert und nach 2 Tagen noch um 0,9 (p = 0,026) Werte. Das ist gerade noch mehr, als es der klinisch relevanten Minderung von 0,84 entspricht. Die Hypoalgesie kann klinisch relevant generalisiert nachgewiesen werden. Am Knie als auch an der Schulter (ja p < 0,001) sind die Druckschmerzschwellen direkt signifikant abgefallen. Der Effekt an der Schulter ist auch noch nach 2 Tagen nachweisbar. Positive Auswirkungen ergeben sich auch für die Sensomotorik. Der Time-up-and-go-Test und die Kraft der Flexion und Extension des Kniegelenkes verbesserten sich (je p < 0,001). Der ROM der Flexion wurde ausgeweitet. Der der Extension blieb dagegen unbeeinflusst. Gonarthrosepatienten (56,1 ± 6,8 Jahre) profitieren auch von 12 Behandlungen mit Mobilisationen plus aktiver Bewegungen oder passiven Gelenkmobilisationen jeweils ergänzt durch ein umfänglicheres aktives Programm. Nach der Serie sind die VAS-Werte in Ruhe, während den ADLs und der Nacht gesunken, und dies hielt für ein Jahr an ($p < 0{,}05$). Mit den Schmerzen verminderten sich signifikant die Beeinträchtigungen (WOMAC) und die sensomotorischen Funktionen (Aggregated Locomotor Function) verbesserten sich (Kaya Mutlu et al. 2018). Die physischen Leistungen des 5-maligen Aufstehens, des Gehens über 10 m, des Treppenabwärtsgehens über 12 Stufen steigen und die Schmerzen auch bei weiteren Tests (TUG, Heben, Aufheben vom Boden) fallen nach Mulligan's Mobilisationen arthrotischer Kniegelenke in die schmerzlindernde Richtung mit Extension und Flexion im schmerzfreien Bewegungslimit und gleichzeitigem Taping gegenüber der Mobilisation allein (Frauen, je n = 20, 58 Jahre; Altmis et al. 2018).

▶ **Wichtig** Wiederholte Bewegungen in den Endbereich des ROMs bis zur Auslösung eines ziehenden Schmerzes erhalten und vergrößern die Beweglichkeit und haben zugleich eine gezielt nutzbare schmerzhemmende Komponente. Gleichfalls wirken Transversalmobilisationen nicht nur fördernd auf die Beweglichkeit, sondern auch anti-nozizeptiv. Die Schmerzlinderung ist wiederum die Voraussetzung für verbesserte sensomotorische Leistungen. Diese Interventionen sind somit geeignet, die Belastbarkeit für das therapeutische Training herzustellen oder positiv zu beeinflussen.

11.3.5 Physiologische Wirkprinzipien von Mobilisationen und Dehnungen

Insgesamt sind die Wirkmechanismen der Mobilisationen, der Dehnungen der Gelenkkapseln durch maximale Ausnutzung der elastischen Zone bis an die Grenze der plastischen, im ROM-Endbereich, oder von manuell durchgeführten Transversalbewegungen noch ungenügend aufgeklärt. Es gibt Ergebnisse, dass das opioide System wie auch bei spinalen manualtherapeutischen Techniken nicht gravierend an der Hypoalgesie beteiligt sein soll. Dessen Unterdrückung durch Antagonisten hat keine Auswirkungen auf die unmittelbare Hypoalgesie (Paungmali et al. 2004). Dieser Befund wird durch weitere Untersuchungen entweder bestätigt oder erweitert. Es liegen aber auch Befunde vor, die für eine Beteiligung weiterer anti-nozizeptiver Signalsysteme sprechen. Zur Klärung sind Tiermodelle erforderlich. Bei ihnen gilt es immer zu beachten, dass eine Übertragung der Ergebnisse auf den Menschen nicht absolut fraglich, aber immer auch mit Vorsicht vorgenommen werden sollte. Werden verschiedene Neurotransmitter nach Bewegungen des Kniegelenks im gesamten ROM mit gleichzeitiger Anterior-posterior-Translation (Ratten) über 3 min blockiert, kann der anti-hyperalgische Effekt den serotonergen und noradrenergen absteigenden Systemen zugeschrieben werden (Skyba et al. 2003). Die Mechanismen der Hypoalgesie infolge Gelenkmobilisierungen mit Bewegungen wurden tierexperimentell (Mäuse) auch an Sprunggelenken analysiert (Martins et al. 2012, 2013a, b). Die Mobili-

11.3 Passiver Baustein: Bewegungen in den Endbereich des ROMs – Kapseldehnungen

sationen wurden in Anlehnung an Maitland mit großer Amplitude in den Gewebs- bzw. Muskel-Widerstand (Grad III) ausgeführt. Nach plantarer Inzision als Modell postoperativer Schmerzen senken die Mobilisationen nach 9 min, aber noch nicht nach 3 min die mechanische Hyperalgesie. Daran beteiligt ist u. a. das cannabinoide System. Die Cannabinoide sind Produkte von postsynaptischen Nervenzellen, und sie wirken nach Abgabe in den synaptischen Spalt retrograd auf das präsynaptische Neuron. Dessen Aktivität fällt durch Minderung der Transmitterwirkung. Der Effekt hat aber keinen singulären, sondern einen komplexen Wirkungsmechanismus, indem auch das opioide (Stress, Schmerzhemmung), das serotonerge (Kognition, Emotion, Schmerzhemmung), noradrenerge (u. a. Schmerzhemmung) und adenosinerge (Neuromodulation im ZNS u. a. für die motorische Aktivität) System in die schmerzlindernden Effekte einbezogen sind. Das opioide System bzw. diese Systeme werden neben der Mobilisation auch durch die Akupunktur, die elektrische Stimulationen und besonders effektiv durch physische Belastungen aktiviert. Damit ist zugleich in Abhängigkeit von der Intensität des Schmerzzustandes eine mögliche therapeutische Reihenfolge bzw. überlappende Anwendungspalette aufgezählt.

▶ **Wichtig** Gelenkmobilisationen über den gesamten ROM-Bereich bis an das Bewegungslimit mit längerer Ausführung/pro Sitzung und manualtherapeutische Mobilisationen sind Komponenten der Schmerztherapie. Der physiologische Hintergrund der mobilisationsbedingten Hypoalgesie schließt lokale Veränderungen und Aktivierungen der spinalen und der hirnstammgestützten deszendierenden Schmerzunterdrückung ein. Beteiligt sind wahrscheinlich alle Mechanismen der Schmerzhemmung und beim Menschen inklusive die affektiv-emotionale und die kognitive Komponente. Diese Mechanismen werden auch durch weitere therapeutische Interventionen angesprochen.

Gemeinsam mit der Aktivierung der Schmerzhemmung reagiert auch die zentral generierte Schmerztoleranz auf Dehnungen, indem sie erst bei größeren Gelenkwinkeln erreicht wird. Dazu ändern sich auch die passiven Eigenschaften der Muskel-Sehnen-Gelenkeinheit, indem akut eine Hysterese vorliegt, die die Ruhe-Dehnungs-Kurve, die Retraktionskraft-Winkel-Beziehung, abflacht. Dies wird auch zu einem Faktor der Schmerztoleranz. Die Veränderungen wirken nach. So steigern Dehnungen der Hamstrings (10 Sets je 30 s mit 15 Wdhs Extension und Relaxation) signifikant den ROM um 7,4–10 % und mindern die Retraktionskraft („passive stiffness") um 7,9–16,7 % jeweils für mindestens 90 min. Die Dehnungstoleranz, gemessen anhand des passiven, gegen die Streckung gerichteten Drehmoments am Beginn der Schmerzempfindung („passive torque at onset of pain"), steigt unmittelbar um 10 % und fällt innerhalb von 20 min auf den Ausgangswert. D.h., nach dem Dehnungsprogramm liegt bei gleichem Gelenkwinkel ein kleineres Drehmoment vor, sodass die schmerzauslösende Gewebespannung erst später erreicht wird. Die prozentualen Anstiege des ROM bzw. die Minderungen der passiven Steifigkeit zum Ausgangswert sind länger als 90 min signifikant. Die Dehnungstoleranz ist bis zur 15. Minute und erneut zur 45. Minute nach der Intervention gesteigert (Iwata et al. 2019).

▶ **Wichtig** Dehnungen wie auch Mobilisationen in den Endbereich des ROM verändern auch die passiv mechanischen Eigenschaften des Gewebes, wodurch die Gewebespannung bei gleichem Gelenkwinkel abfällt. Die Intensität der mechanischen Spannung als adäquate Reize der Sensoren fällt, und in Relation zu den Gewebeeigenschaften vor der Dehnung reagieren sie verzögert. Dies ist ein peripherer Faktor der Schmerztoleranz, die bei wiederholten dehnungsbedingten Schmerzreizungen auch zentral verstellt wird.

Ein systematisches „review" (265 RCTs, 5 Nicht-RCTs; Furlan et al. 2010) konnte nur eine geringe bis moderate Evidenz von komplementären und alternativen Behandlungsmethoden (Akupunktur, WS-Manipulation, Mobilisation, Massagetechniken) bei akuten und subakuten Schmerzen der LWS, BWS und HWS und bei solchen mit unbekannter Dauer finden. Ein therapeutischer Nutzen wird direkt nach und nur für eine sehr kurze Zeit erzielt. Langzeitwirkungen werden kaum mitgeteilt. Die methodischen und klinischen Unterschiedlichkeiten der Studien lassen keine zusammenfassende Bewertung zu. Auch die Analyse nicht invasiver, nicht pharmakologischer Behandlungen chronischer Schmerzen (218 Publikationen; CLBP, chronische Nackenschmerzen, Arthrosen, Spannungskopfschmerzen; Skelly et al. 2018) ergab ein sehr uneinheitliches Bild. Zu Beginn hatten die Patienten in der Regel Schmerzen mit einem VAS-Wert von ≥ 5, und die Dauer lag zwischen 3 Monaten und länger als 15 Jahren. Studien mit einem Beobachtungszeitraum über ein Jahr sind kaum vorhanden. Hochintensive multidisziplinäre Programme (≥ 20 h/Woche; bzw. >80 h/Woche total) zeigen sich den nicht intensiven kaum klar überlegen. Aktive Belastungen, multidisziplinäre Programme, aber auch die Akupunktur und kognitive Verhaltenstherapien waren mit länger andauernden leichten bis zu mittleren Verbesserungen verbunden. Mit den Schlussfolgerungen werden die aktiven nicht pharmakologischen Therapien unterstützt.

Die Anleitung zur Selbstanwendung ist eine wichtige therapeutische Komponente, denn Bewegungen im gesamten ROM sind einfach durchzuführen. Sie sollten immer manualtherapeutische Interventionen zur Erhaltung und Erweiterung ihrer Effekte ergänzen und ein ständiger Bestandteil der in Selbstverantwortung durchgeführten Aktivitäten werden. Mit einer aktiven mobilisierenden Extension und Flexion der BWS werden unmittelbar nachfolgend der ROM der HWS, die cervikalen Schmerzen und die ADL-Beschwerden und -Einschränkungen durch die HWS (Neck Disability Index) signifikant ($p < 0{,}05$) besser (Nakamaru et al. 2019).

▶ **Wichtig** Mit den wiederholten endgradig mobilisierenden Gelenkbewegungen als eher kurzzeitig wirkende schmerzlindernde Interventionen kann die Belastbarkeit für die aktiven und dann ursächlich schmerzlindernd wirkenden Aktivitäten, das therapeutische Gesundheitstraining, geschaffen, erhalten und verbessert werden. Insbesondere aktives Beweglichkeitstraining sollte neben dem Aspekt Schmerzen auch unter den Aspekten Förderung der Produktion von Gelenkflüssigkeit, Erhaltung der

Beweglichkeit und der sensomotorischen Koordination Teil der Selbsthilfeaktivitäten sein. Der letztgenannte Aspekt hat bei älteren Menschen neben dem der Schmerzen auch die Ausrichtung auf die Erhaltung einer ausreichenden Kraftentwicklung in den Endbereichen der Bewegungsmöglichkeiten.

Fazit
In allen Gelenken ist die Innervation mit Typ III und IVa-Fasern sehr hoch. Die Doppel- bzw. möglicherweise die überlappende Funktion der Afferenzen der Mechano- und Nozizeptoren für die Sensomotorik und die sensorischen Schmerzqualitäten liegt sicher in allen Gelenken vor. Das Empfinden von Ziehen und Druck im endgradigen Gelenkbereich sind sensorische Schmerzqualitäten. Gelenk-, Haut- und die intramuskulär stationierten Mechanosensoren reagieren erst und/oder vorrangig im ROM-Endbereich, also bei fortschreitenden Dehnbelastungen in der elastischen bis zur plastischen Zone. Die Aktivierung der Nozizeptoren erfolgt im maximalen Bereich. Deshalb müssen Bewegungen den ROM voll ausnutzen, um eine ausgeprägte mechanosensitive und nozizeptive Stimulation hervorzurufen und die Bahnung der Schmerzhemmung zu provozieren.

Das Nervensystem spielt eine wesentliche Rolle bei sekundär (Knorpelschaden degenerativ – sekundäre Entzündung, Trauma) und primär (Entzündung Synovia – sekundärer Knorpelschaden) entzündlichen Gelenkprozessen und vermittelt die Einbeziehung der Körpergegenseite. Daraus ergibt sich der praktische Bedarf, immer die Gelenke beider Körperseiten und die jeweils benachbarten Gelenke zu therapieren.

Die Anzahl der Mobilisations- bzw. Dehntechniken ist sehr groß. Sie erfolgen statisch oder dynamisch oder mittels Kombinationen aus willkürlichen Muskelkontraktionen und passiven Dehnungen. Das Wechselspiel von biomechanischen und neurophysiologischen Vorgängen führt zur klinisch gut bekannten Verminderung von Funktionsdefiziten und Schmerzen. Funktionsstörungen und Schmerzen sind somit zwei Seiten einer Medaille. Die Kombination von passiven und aktiven Interventionen hat stets die besseren Ergebnisse.

Die wiederholte Nutzung des ROMs bis zur Auslösung ziehender Schmerzen erhält und vergrößert die Beweglichkeit, aktiviert die Schmerzhemmung und verbessert sensomotorische Funktionen und Leistungen. Der physiologische Hintergrund der mobilisationsbedingten Hypoalgesie basiert auf lokalen Änderungen und Aktivierungen der spinalen und hirnstammgestützten deszendierenden Schmerzunterdrückung. Beteiligt sind wahrscheinlich alle Mechanismen der Schmerzhemmung und beim Menschen inklusive die affektiv-emotionale und die kognitive Komponente. Die kurzzeitig wirkenden schmerzlindernden Interventionen steigern die Belastbarkeit für die aktiven, ursächlich wirkenden Aktivitäten, das therapeutische Gesundheitstraining.

11.4 Passiver Baustein: Weichteiltechniken zur Schmerzlinderung und Durchblutungsförderung – Steigerung Belastbarkeit

Zielstellung Schmerzlinderung über die reaktive und reflektorische Förderung der Durchblutung der Mikrozirkulationsgebiete und Verbesserung der Gewebehomöostase mit anti-nozizeptiver Beeinflussung des interstitiellen Gewebemilieus und gleichzeitiger Beeinflussung der Bindegewebefunktion als Verschiebeschicht und Sensorstandort

Intervention Massagetechniken ohne und mit Hilfsmittel

Indikationen Myofaszial-skelettale Schmerzsyndrome,
nach Abklärung und unter gleichzeitiger fachspezifischer Therapie: alle weiteren Schmerzsyndrome

11.4.1 Wirksamkeit myofaszialer Weichteiltechniken

Ein systematisches „review" über insgesamt 265 RCTs und 5 nicht RCTs bis 2010 (Furlan et al. 2010) zur Wirksamkeit und den Komplikationen von **Massagetechniken, der Akupunktur, der spinalen Manipulation und von Mobilisationen** bei Schmerzen in den unteren, mittleren und oberen Wirbelsäulenabschnitten erlaubt keine Synthese der Ergebnisse und ermöglicht keine klare Interpretierbarkeit. Dies trifft selbst für klinische Teilgruppen zu. Die methodische Verschiedenheit und die Variabilität der klinischen Bilder sind zu ausgeprägt.

▶ **Wichtig** Es kann aus dem „review" die wichtige Aussage entnommen werden, dass Massagen und die weiteren Techniken nur unmittelbar oder sehr kurz anhaltend positive Effekte generieren. Lange anhaltende Wirkungen können gar nicht festgestellt werden. Diese Feststellung stimmt auch mit den Daten und Schlussfolgerungen einer späteren Cochrane Analyse überein (Furlan et al. 2015).

Eine review-basierte „evidence map (Evidenzkarte)" der **Massagetherapie** sollte Belege zu deren Einsatz bei verschiedenen schmerzbedingten Indikationen visuell aufarbeiten. Insgesamt sind 49 systematische „reviews", von denen 32 von hoher Qualität waren, verarbeitet worden. Zu den häufigsten Schmerzursachen gehörten der LBP und HWS-Schmerzen. 12 qualitativ hochwertige Arbeiten lieferten nur geringe Hinweise für potenzielle Vorteile der Massage bei der Behandlung von Schmerzen im Schulter-Nacken-Bereich, der Wirbelsäule, bei der Arthritis, postoperativ, dem Muskelkater und muskuloskelettalen Schmerzen. Auf gleicher Qualitätsstufe konnte eine Studie, die viele schmerzhafte Erkrankungen untersucht hatte, eine Evidenz nur geringer Stärke zugunsten vorteilhafter Wirkungen der Massage aufzeigen und 9 Untersuchungen fanden auf gleichem Evidenzniveau Vorteile u. a. bei der Fibromyalgie und der zervikalen Radikulopathie (Miake-Lye et al. 2019).

Eine Cochrane-Analyse (Furlan et al. 2015; 25 Arbeiten, 3096 Personen) belegt, dass Massagen bei akutem LBP gegenüber inaktiven Kontrollpersonen kurzzeitig die Schmerzen, aber nicht die Funktion mindern bzw. bessern. Bei subakutem und chronischem LBP ist das Ergebnis hinsichtlich der Schmerzen und der Funktion nur im Kurzzeit-follow up vorteilhaft. Wird mit aktiven Kontrollpersonen verglichen, verbessern sich im Kurz- und Langzeit-Follow-up die Schmerzen, aber nie die Funktion. Bis zu 25 % der Personen können sogar mit einer Schmerzverstärkung reagieren.

▶ **Wichtig** Die Massage wird beim LBP nicht als eine sehr wirksame Intervention angesehen und ist ansonsten nur eine Intervention mit einem Kurzzeiteffekt. Nachhaltigkeit kann nicht nachgewiesen werden.

Auch zur Wirksamkeit von **Myofascial-Rrelease-Techniken** bei chronischen muskuloskelettalen Schmerzen (Epikondylitis, Fibromyalgie, CLBP, Fersenschmerzen) liegt ein systematisches „review" (Laimi et al. 2018) vor. Sehr bemerkenswert für den methodischen Stand der Untersuchungen ist, dass von den primär ermittelten 513 Quellen nur 8 für das „review" relevant waren. Die Therapien wiesen sehr große Variationen auf, indem 30–90 min behandelt wurde und dies 4- bis 24-mal in 2–20 Wochen. Entsprechend erreichen die Effektgrößen der Interventionen bei LBP- und Fibromyalgiepatienten nicht die für eine klinische Relevanz minimal erforderlichen Werte der Bedeutsamkeit. Dies trifft sowohl für die Schmerzen als auch die Behinderung zu. Nur in 3 Studien wird eine klinische Relevanz noch bis zum 2. Follow-up-Monat beschrieben.

▶ **Wichtig** Entsprechend der aktuellen Datenlage ist die Schlussfolgerung zulässig, es gibt keine Rechtfertigung für den Einsatz myofaszialer release Techniken bei muskuloskelettalen Schmerzerkrankungen, wenn sie als alleinige Therapieform eingesetzt wird.

Werden 8 Anwendungen der sogenannten **Muskelenergietechnik** (MET) mit einer Kortisoninjektion an den chronisch entzündeten lateralen Epikondylitis verglichen, (n = 82) fallen die Ergebnisse nur über einen kurzfristigen Zeitraum (6. Woche) zugunsten des Kortisons aus. Langfristig, nach 26 und 52 Wochen, sind die Schmerzen und die schmerzfreie Kraft des Handgriffes infolge der MET signifikant günstiger. Die Behinderung (Disabilities of the Arm, Shoulder and Hand questionnaire) weist einen Trend zugunsten der MET aus (Kücüksen et al. 2013). Ein systematisches „review" (Hoogvliet et al. 2013) schreibt dem analgetischen Kurzzeiteffekt der Mobilisation und Manipulation bei medialer und lateraler Epikondylitis den Vorteil zu, die Belastbarkeit für intensivere dehnende und Kraftinterventionen zu verbessern. Moderat starke Effekte resultieren für kurze Zeiträume zugunsten des Dehnens plus Krafttraining in Relation zur Friktionsmassage. Mit gleich starkem kurz- und mittelfristigem Effekt wirken konzentrisches und exzentrisches Dehnen und das Mobilisieren des Handgelenkes und Unterarmes mit zusätzlich durchgeführten Manipulationen der HWS und BWS. Der Nachteil ist, dass bei solchen kombinierten Therapieansätzen die anteiligen Wirkungen der einzelnen Anwendungen nicht beurteilt werden können.

Massagen im Sport sind eine zentral und peripher effektiv wirksame Methode des Nachbelastungsregimes zur Förderung der Erholungsprozesse (Schilz und Leach 2020). Sie ergänzen nach den aktiven regenerativen Belastungen zusätzlich durchblutungsfördernd und durch die Anregung von Signalwegen die myofasziale Regeneration. Mit dieser Wirkung sind sie dennoch nur kurzzeitig wirkende Interventionen zum Vorteil der myofaszialen Gewebehomöostase.

Massagen bei Patienten sind mit ihrer nur unmittelbaren und kurzen Wirksamkeit häufig notwendige schmerzbedingte Interventionen oder ein „motivationsfördernder" Baustein des Therapiekonzepts. Zur Reduzierung des Schmerzniveaus sind sie vor den aktiven Belastungen und als Motivation danach indiziert.

▶ **Wichtig** Die vorübergehende Reduzierung der Schmerzsituation durch Massagen ist einerseits die Voraussetzung für die Durchführbarkeit nachfolgender aktiver Interventionen oder andererseits eine Unterstützung der Restitution danach. Nach der Anstrengung kann sie zugleich als „eine Belohnung für die Anstrengung" und in diesem Kontext für eine emotionale Zielstellung eingesetzt werden. Therapeutische Massagen sind immer nur in Kombination mit aktiven Belastungen indiziert.

11.4.2 Hauptzielstellung: Durchblutungsförderung und Schmerzhemmung

Die durchblutungsfördernden Weichteilinterventionen sind erforderlich, da dekonditionierungsbedingt (Minimierung der Mikrozirkuationsnetzes) und zusätzlich durch die neurovegetative Komponente der Dekonditionierung (Regulation der Durchblutung) und des Schmerzgeschehens nahezu generell eine geminderte Blutversorgung vorliegt und zur wesentlichen Schmerzursache wird. Mit der Durchblutungsminderung steigt auch der passive Muskeltonus (Viol 1985, 1988; Mense 2005; Laube 2009a, 2014), denn die Muskulatur benötigt für die kontraktile Entspannung Energie (Weichmacherfunktion des ATP). Schmerz und myofasziale Durchblutungsstörungen sind auch die Ursache für Bewegungseinschränkungen und Inaktivität.

Muskelbiopsien des M. vast. lat. belegen, dass eine Massage 2 h nach einer intensiven muskelschädigenden Belastung die Signalwege der Mechanotransduktion, der mitochondrialen Biogenese aktivieren und den Anstieg eines nukleären Faktors („nuclear factor κB"; NFκB) mindert, der u. a. die Apoptose reguliert und an der Entzündungsreaktion beteiligt ist. Die Produktion pro-inflammatorischer Zytokine (TNF-α, IL-6, HSP27) wird abgeschwächt (Crane et al. 2012).

11.4 Passiver Baustein: Weichteiltechniken zur Schmerzlinderung und...

Massagetechniken unter Nutzung von Hilfsmitteln wie der sogenannten „black roll" sind inzwischen ausgesprochen (u. a. wirtschaftlich) populär, und deren Wirksamkeit wird vorrangig für myofasziale Erholungsprozesse nach intensiven muskelschädigenden Belastungen untersucht. Akute und klinisch nozizeptiv relevante Schädigungen des Muskelbindegewebes und der Muskelfasern werden verursacht (Muskelkater, „delayed onset muscle soreness"), wenn insbesondere hochintensive exzentrische Belastungen ausgeführt werden. Aber auch die weiteren Kontraktionsformen, wenn hochintensiv durchgeführt, verursachen ohne obligate Beschwerden solche Schädigungen. Das Schädigungsmuster der Muskelfasern basiert auf Instabilitäten der Sarkomerlängen. Die Adaptationen auf exzentrische Belastungen passen die serielle Anzahl der Sarkomere den Muskellängen, über die das Training erfolgte, an (Morgan und Proske 2004). Die Bindegewebestrukturen sind wahrscheinlich durch die Entzündungsreaktionen infolge der Einwanderung von Zellen und Flüssigkeit in den interstitiellen Raum sogar stärker als die Mikroschäden in den Muskelfasern am Schmerzgeschehen beteiligt. Beide Reaktionen stehen in Wechselbeziehung. Die Hauptlokalisation der Bindegewebeschädigung ist wahrscheinlich die myotendinöse Übergangszone. Die geschädigten Strukturen werden im Rahmen des Reparaturprozesses abgebaut, und es soll während dieses Prozesses durch Dehnungs- und Druckbelastungen zur Aktivierung von polymodalen Mechanosensoren kommen, dessen Afferenzen die Schmerzen bedingen können (Jones et al. 1987).

Stark ermüdende exzentrische Kontraktionen (Kniebeugen mit Gewicht: „back squats", Last 60 % 1 RM, 10 × 10 Wdhs, Zeit/Wdh: 4 s Senken [Ekzentrik] – 1 s Pause – 1 s in den Stand [Konzentrik] – 1 s Pause/, Pause 2 min; n = 10 Rolle, n = 10 Kontrolle, regelmäßig Krafttrainierte: 1RM squat: 129,2 ± 26,7 kg; entspricht 1 RM in % KM: 152,2 % ± 24,5 %) führen zu deutlichen Muskelschädigungen (Muskelkater) mit Funktions- und Leistungsverlusten. Die Belastung provoziert Abnahmen der Amplitude der Muskelzuckung um 40 %, dessen Kraftanstieg und postkontraktilen Potenzierungsreaktion um 39 % bzw. 41 %, der vertikalen Sprunghöhe um 13 %, der isometrischen maximalen Kraft um 24 %, der Muskelaktivierung um 9 % und des iEMG um 14 % (Macdonald et al. 2014). Die Wirksamkeit einer 20-minütigen Behandlung mit einer harten Rolle (sogenannte „black roll") direkt nach und am 1. bis zum 3. Tag nach der Belastung wurde geprüft. Die Kraft, mit der die Probanden auf die Rolle („custom-made foam roller"; Oberschenkel: anterior, lateral, posterior, medial; Gluteusgruppe) drückten, lag zwischen 26 kg und 46 kg, entsprechend 32–55 % des Körpergewichts. Die dadurch ausgelösten Schmerzen wurden lt. VAS zwischen 2,5/10 und 7,5/10 angegeben. Die Rollenmassage reduzierte signifikant die Muskelkaterschmerzen an allen 3 Kontrolltagen, und der Schmerz mit der maximalen Intensität trat einen Tag früher als bei der Kontrollgruppe auf. Ein gleichartiges Ergebnis kann auch durch eine Massage von 30 min nach einer typischerweise muskelschädigenden exzentrischen Belastung hervorgerufen werden. Sie mindert die Schmerzen, reduziert den CK-Anstieg, verzögert den Anstieg der Neutrophilen und somit die Entzündungsreaktion und mindert den pulsatilen Abfall der Cortisolfreisetzung am Tag (Smith et al. 1994). Die Rollenmassage verbessert weiterhin durchgehend die willkürliche Muskelaktivierung und die Leistung des vertikalen Sprungs nach 48 h. Die Rollenbehandlung erweist sich somit als vorteilhaft für die Reduktion der Schmerzempfindungen, die Steigerung der Sprunghöhe und die Muskelaktivierung unter den Bedingungen eines Muskelkaters (Macdonald et al. 2014). Die Verbesserungen der sensomotorischen Leistung und dem Merkmal Innervation sind nur über die Minderung der Schmerzempfindung und die damit verknüpfte geringere schmerzbedingte Hemmung des „common drive" zu erklären. Der massagebedingte positive Durchblutungseffekt mit seinen Folgen ist auch eine wesentliche Wirkungskomponente und interagiert mit dem nozizeptiven Gewebemilieu.

▶ **Wichtig** Schmerzhafte Massageinterventionen nach intensiven Belastungen ohne oder auch mit Hilfsmittel mit VAS-Werten über 5–6 und passager auch höher mindern einmal die Schmerzempfindung infolge der Mikroverletzungen über die Aktivierung des „Schmerz hemmt Schmerz"-Mechanismus und fördern die Restitution der Gewebeverhältnisse. Massagen haben nach körperlichen Belastungen einen regenerativen Wert.

Die Durchblutungsförderung durch Massagen hat neben den wichtigen lokalen auch generalisiert Wirkungen. Das neurovegetative und neurohumorale Gleichgewicht wird verschoben, indem die Stressreaktion mit überhöhtem Sympathikotonus und zu hoher Stimulation der Nebennierenrinde (Cortisol) zurückgefahren werden. Herzschlagfrequenz und Blutdruck fallen ab und begünstigen die Ökonomisierung der Körperfunktionen. Diese gesamte Palette der Wirkungen auf die Schmerzen, die Durchblutung und die reduzierte Stressreaktion hat gemeinsam positive Wirkungen auf die höchsten Gehirnfunktionen für die Emotionen, die Verbesserung des Körpergefühls und die Bewertung der Situation. Die Lebensqualität wird positiv beeinflusst.

▶ **Wichtig** Manuelle und ebenso hilfsmittelbasierte Massagetechniken sind wirksame Interventionen, um die Durchblutung mit allen ihren positiven Effekten für die Gewebehomöostase zu fördern und darin eingeschlossen das Gewebemilieu anti-nozizeptiv zu verändern. Zugleich werden lokale myofasziale Verklebungen beseitigt. Treten je nach Technik dabei auch relevante Schmerzen auf, werden zusätzlich die Mechanismen der Schmerzmodulation und -hemmung aktiviert.

Alle Lebensprozesse, sowohl die Zellleistungen für eine bestimmte zellspezifische Funktion als auch dessen Regeneration, Reparatur, und ebenso die Adaptationsprozesse sind ohne Ausnahmen sehr energieabhängig. Die Abhängigkeit muss immer durch den aeroben Energiestoffwechsel und dessen Kapazität gedeckt werden. Die Energiereserven sind extrem gering, sodass der aerobe Energiestoffwechsel ständig bedarfsgerecht produzieren muss. Kann der Bedarf nicht gedeckt werden, müssen die sensomotorischen Leistungen reduziert werden. Die Person ermüdet. Kann der Bedarf lokalisiert selbst in physischer Ruhe oder während sehr geringer physischer Belastungen nicht abgesichert werden, wie es bei hochgradiger Dekonditionierung, bei Funktions- und Strukturstörungen der

Mikrozirkulation und pathophysiologischen Verhältnissen (z. B. Triggerpunkte, Diabetes mellitus Typ II, periphere art. Durchblutungsstörung, Angina pectoris) der Fall ist, sind Gewebeschäden oder sogar Gewebenekrosen die Folge. Die im Kreatinphosphat gespeicherte Energie reicht selbst bei Gesunden nur für ca. 8–10 s. Bei intensiven Belastungen des Gesunden, die aus pathophysiologisch bedingten Gründen bei den Patienten schon bei absolut niedrigen Intensitäten „intensiv werden", ist die anaerobe ATP-Resynthese (Muskulatur JA! Gehirn absolut nein!!) nur ca. 45–50 s nutzbar. Durch die Nutzung des anaeroben Stoffwechselprozesses erfolgt aber ein pH-Abfall, der die Energieproduktion schnell stark begrenzt, und die Körperleistung muss gedrosselt oder zugunsten der Erholung eingestellt werden. Patienten müssen zusätzlich die körperliche Aktivität drosseln oder einstellen, um die ischämiebedingten Schmerzen in Grenzen zu halten oder wieder auszusetzen. Patienten mit Diabetes mellitus Typ II und einer Neuropathie und dem diabetischen Fuß leben sogar mit einer aeroben Kapazität an der biologischen Existenzgrenze, weshalb ja die irreversiblen Gewebeschäden auftreten. Sie haben keine oder kaum noch Schmerzen, weil die neuronalen Strukturen bereits untergegangen sind.

▶ **Wichtig** Die Durchblutung ist das „non plus ultra"! für jedes Gewebe.

Die Neuronen des Cortex haben einen spezifischen Sauerstoffverbrauch (ml/min/100 g Gewebe) in Ruhe von ca. 3,5 ml/min, der Skelettmuskel in physischer Ruhe von ca. 0,3 ml/min bei einer Steigerungsmöglichkeit bis auf das 50-Fache (beachte: Alters-, Geschlechts-, Trainingsabhängigkeit) und der Herzmuskel hat schon in der physischen Ruhe mit 10 ml/min und einer Steigerung bis zum 5-Fachen bei maximaler Hf den absolut höchsten ständigen Sauerstoffverbrauch (http://physiologie.cc/VIII.7.htm). Mit diesem Sauerstoffbedarf benötigt das Gehirn, obwohl nur ca. 2–3 % der Körpermasse, einen Anteil von ca. 20 % des Herzzeitvolumens für seine Versorgung mit Sauerstoff und Substraten. Untersuchungen zur Verknüpfung der physiologischen spontanen Entladungsaktivität von Neuronen und dem aeroben Stoffwechsel (Özugur et al. 2020) haben gezeigt, dass die Neuronen ca. 50 % des Sauerstoffs zur energetischen Absicherung ihrer „üblichen" Funktion verbrauchen, wobei der Verbrauch aktivitätsbedingt weiter deutlich ansteigt. Der verbleibende Anteil wird für den Grundumsatz der Nervenzellen und von den Gliazellen in Anspruch genommen. Das Gehirn und das Herz sind somit auf eine durchgehend stabile und funktionsabhängige sehr gute mikrozirkulatorische Infrastruktur angewiesen. Dies trifft aber auch auf alle anderen Gewebe zu, denn eine chronische relative Ischämie disponiert bzw. ist die Hauptursache myofaszialer Schmerzen, einer „Skelettmuskel Angina pectoris" (s. Triggerpunkte).

▶ **Wichtig** Der Weg zu myofaszialen Schmerzen führt über die Dekonditionierung (vgl. Kap. 5) der myofaszialen Strukturen, was gleichbedeutend mit regulatorischen und strukturell bedingten Defiziten der Mikrozirkulation und den daraus resultierenden komplexen Folgereaktionen ist.

Das Bindegewebe mit seinem Interzellularraum (Wasser, Kollagen- und/oder elastische Fasern, viele verschiedene Makromoleküle, Zytokine, Adhäsionsmatrixproteine, …) bildet ein globales Netzwerk um alle Zellen, Muskelfasern und Organe. Entsprechend hat der Interzellularraum sehr vielfältige Funktionen zu erfüllen, wie im Folgenden beschrieben (keine Vollständigkeit):

- anatomischer Standort der Gefäße der Mikrozirkulation inkl. der Lymphgefäße und versorgender Nerven;
- Medium mit Transportfunktion für Sauerstoff und CO_2 (Diffusion in physikalisch gelöster Form in die Zellen/Muskelfasern bzw. die Kapillaren);
- wie essenziell die Sauerstoffversorgung ist, wird auch daran erkennbar, dass einer gesunden erwachsenen Person in der Lunge ca. eine Austauschfläche von 80 m^2 und in allen Geweben des Körpers, im Wesentlichen abhängig vom Ausdauertrainingszustand der Muskulatur, eine Fläche zwischen 5000–10.000 m^2 zur Verfügung steht. Die Struktur und der Funktionszustand der Mikrozirkulation als „die vorletzte Instanz der Logistiksysteme" immer direkt verbunden mit der aeroben Kapazität der Muskelfasern (Mitochondrien) steht für Leistung, Erholung, Dekonditionierung mit Schnittstelle zur Degeneration und auch für Schmerzen;
- Medium mit Transportfunktion für Substrate des Energie- und Baustoffwechsels, Signalsubstanzen für die Gewebezellen und Muskelfasern;
- Medium mit einem biochemischen anti-nozizeptiven oder nozizeptiven Milieu (O_2-Partialdruck, ATP/ADP, Elektrolyte, Intermediärstoffwechselprodukte, pH, Prostaglandine, …);
- biochemisches Milieu mit Signalcharakter im Gewebe (Informationsfunktion: Gewebshormone, parakrine Signalsubstanzen, Reservoir für Zytokine, …: Proliferation, Differenzierung, Wachstum, Entzündung, …);
- anatomischer Standort fast aller Sensoren (freie Nervenendigungen, korpuskuläre Sensoren);
- biochemisches Milieu mit adäquaten Reizen für die Chemo- bzw. Metabosensoren (ATP, ADP, Elektrolyte, …: u. a. Informationen zur Präzisierung der neurovegetativen Herzschlagfrequenzregulation; Laube 1990, 2009b);
- Vermittlung mechanischer Reize auf die Mechanosensoren
  - somit Quelle afferenter Informationen für motorische, neurovegetative, neurohumorale und nozizeptive Konsequenzen (Efferenzmuster); über die neurovegetative Efferenz wird die Durchblutung reguliert und im arbeitenden Muskel durch die Sympatholyse überspielt;
  - somit Quelle vielfältiger reflektorischer Verknüpfungen;
- der Faseranteil steht für die mechanische Festigkeit und/oder Elastizität.

Damit wird sehr deutlich, dass der kapazitive strukturelle Ausbau und die Funktion der Mikrozirkulation für alle Lebensvorgänge und ebenso die Schmerzen eine Hauptverantwortung tragen.

▶ **Wichtig** Die Infrastruktur der Mikrozirkulation und die angepasste Durchblutungsregulation (Sympathikus, Sympatholyse in der tätigen Muskulatur) prägen die Komponenten des interstitiellen und somit auch des intrazellulären Stoffwechselmilieus und bestimmen u. a. auch die nozizeptiven Konsequenzen.

▶ **Wichtig** Aus der Sicht myofaszialer Schmerzen steht die Ausdauer für den strukturellen und funktionellen Zustand der Mikrozirkulation. Bei jüngeren Menschen haben das hochintensive Intervalltraining und die Kraftausdauer einen weniger ausgeprägten und weniger stabilen Effekt, aber bei Älteren ist das Krafttraining aufgrund des altersbedingten Muskelumbaus u. a. zum „STF-Muskel" auch ein Training des aeroben Stoffwechsels. Dagegen verbessern Massagen die Mikrozirkulation nur über eine kurze Zeitspanne, also nicht nachhaltig.

Die peripher aus dem Interstitium generierte Nozizeption hat vielfältige nachteilige Auswirkungen auf den Bewegungsapparat. Die Schmerzen stören auch schon ohne Ermüdung direkt die sensomotorische Koordination als einen gravierenden Faktor der mechanischen Gelenkführungen und damit der Belastungen. Ein Ausdauerdefizit mindert des Weiteren über die gegenseitigen Wechselwirkungen zwischen der peripheren Ermüdungsresistenz und den Erholungszeiten auch direkt die Qualität des sensomotorischen Programmes im Belastungs- bzw. Tagesverlauf (siehe berufliche physische Belastungen) mit Konsequenzen für sich zu schnell entwickelnde ungünstige Gelenkbelastungen. Auf der gleichen Basis ist die Erholungsfähigkeit zum nächsten Tag eingeschränkt und ein Erholungsdefizit bei wieder gleichen Anforderungen die Folge. Lokale Minderdurchblutungen mit den daraus folgenden Kontrakturen (Triggerpunkte) sind bevorzugt im Schultergürtelbereich anzutreffen und gehen mit einer reduzierten Kapazität der Kraftentwicklung, einer schnelleren Ermüdung, inadäquaten muskulären Aktivierungsmustern und einer veränderten reziproken Funktion der Antagonisten einher (Sergienko und Kalichman 2015). Auch bei der Gonarthrose (Dor und Kalichman 2017) wie auch den Arthrosen in den anderen großen und kleinen Gelenken ist das O_2-Versorgungsdefizit an den myofaszialen Schmerzen und den Funktionseinschränkungen wesentlich beteiligt. Schulterpatienten weisen gehäuft lokale Durchblutungsstörungen mit aktiven und latenten Triggerpunkten im M. levator scapulae, M. supra-, infraspinatus, M. subscapularis, M. pect. major und M. biceps br. auf. Die Druckschmerzschwellen sind im Vergleich zu Gesunden über all diesen Muskeln und als Zeichen einer globalen Auswirkung auch über dem M. tib. ant. signifikant geringer (je $p < 0{,}001$). Mit der Anzahl der Triggerpunkte in den Muskeln steigt auch die spontane Schmerzintensität ($p < 0{,}045$). Die aktiven und latenten Triggerpunkte im M. bizeps br. ($p < 0{,}015$) und im M. subscapularis ($p = 0{,}045$) stehen selbst während der Elevation für die Schmerzauslösung. Gleichfalls fallen die Druckschmerzschwellen über den Muskeln mit der Anzahl der Triggerpunkte ab (Hidalgo-Lozano et al. 2010).

▶ **Wichtig** Sauerstoffdefizite beeinträchtigen die sensomotorische Koordination und damit die Gelenkbelastbarkeit, mindern die konditionellen Leistungen, reduzieren die Ermüdungsresistenz und die Erholungsfähigkeit und sind Faktoren geminderter Schmerzschwellen.

Bei chronischen Schmerzpatienten zeigen sich Störungen der Mikrozirkulation, der Slow-twitch-Muskelfasern, der Mitochondrien und des Stoffwechsels, die eine periphere Sensibilisierung auslösen und unterhalten können (Bengtsson 2002). Bei den Schmerzpatienten kann im Gegensatz zu gesunden Personen während und nach gering intensiven dynamischen und statischen Muskelkontraktionen eine relative Ischämie nachgewiesen werden (Elvin et al. 2006). Dieser Befund begründet das Auftreten von Schmerzen auch infolge vermeintlich leichter Arbeitstätigkeiten.

Stark im pathophysiologischen Blickpunkt muskuloskeletaler Schmerzen stehen auch muskuläre Triggerpunkte (Bron et al. 2011). Im Zentrum liegt eine nahezu vollständige Hypoxie vor (Brückle et al. 1990), und auch die Umgebung leidet an einer Ischämie (Sikdar et al. 2010). So ist das biochemische Milieu eines Muskels mit aktiven oder passiven Triggerpunkten gegenüber dem ohne diese gut lokalisierten oder lokalisierbaren hoch druckempfindlichen Muskelpunkte deutlich verschieden. Aktiven Triggerpunkten liegt ein biochemisches Milieu mit höheren Konzentrationen von Entzündungsmediatoren, Neuropeptiden, Zytokinen und Katecholaminen zugrunde, und der pH-Wert ist azidotisch (Shah et al. 2005, 2008). In der Muskulatur sprechen die C- und die Aσ-Nozizeptoren bevorzugt auf ATP (wird bei jeder Muskelverletzung freigesetzt) und auf H^+-Ionen (Entzündungen; Mikrozirkulationsstörungen mit relativer Ischämie und Hypoxie) an, wofür die Nervenendigungen spezielle Rezeptormoleküle besitzen. Die H^+-Ionen sind wesentliche Aktivatoren, denn in aktiven Triggerpunkten wie in Muskelbereichen mit gestörter Mikrozirkulation liegt eine pH-Absenkung vor und eine Low-grade-Entzündung ist das charakteristische Merkmal chronisch inaktiver Muskeln. Diese Stoffwechselstörungen bewirken zugleich bevorzugt an Muskelfasern mit höherem Durchmesser auch abnormale Depolarisationen der motorischen Endplatten mit gesteigertem Endplattenrauschen, vermehrten Fibrillationen und Faszikulationen. Die ACH-Freisetzung ist verstärkt und dessen Abbau vermindert, wodurch Aktionspotenziale mit folgenden Muskelkontraktionen entstehen (Liu et al. 2019).

▶ **Wichtig** Die Durchblutung ist sowohl gravierend disponierend als auch auslösend und unterhaltend an den myofaszialen Schmerzen und an den Prozessen der peripheren Sensibilisierung beteiligt. Da die Schmerzen die emotionale und bewertende Belastbarkeit mindern und die Motorik stören bis sogar verhindern (sekundäre Inaktivität) können, ist ihre Verbesserung eines der wichtigsten Ziele zu Beginn der Therapie. Hier können Massagen einen wertvollen Beitrag leisten.

Die Faktoren, geringe Schmerztoleranz, geminderte Schmerzschwellen und ein sehr frühzeitig einsetzendes intensives Anstrengungsempfinden (Borg) limitieren ausreichend lang andauernde oder intensive aktive Belastungen. Die Patienten vertragen objektiv und subjektiv die erforderlichen Belastungen nicht. Die erforderliche Mindestintensität wird nicht erreicht. Die Compliance und Resilienz sind unzureichend entwickelt und müssen erneut aufgebaut werden.

▶ **Wichtig** Bei Schmerzpatienten gilt es zunächst, mit passiven Interventionen die Durchblutung zu fördern und damit im Kontext die Schmerzen zu lindern. Gleich wichtig ist es, Interventionen einzusetzen, die sich positiv auf den emotionalen Zustand auswirken und die Bereitschaft zur aktiven Anstrengung fördern. Das Ziel ist es, Einschränkungen für ein bestimmtes Zeitfenster abzubauen und die Ausführung aktiver Belastungen zu ermöglichen. Diese Wirkungen haben Massagen. Sie sind immer entweder als Vor- oder als Nachbereitung mit den aktiven Belastungen zu kombinieren!

11.4.3 Massagen

Massagen zählen zu den ältesten therapeutischen Interventionen. Sie werden inzwischen in kaum noch übersehbar vielen und verschiedenen Modifikationen und Formen ohne und mit Hilfsmittel ausgeführt. Dies hat auch zu vielen, teils sogar geschützten Namensgebungen (z. B. Gastron Technik®: Friktionsmassage mit Edelstahlinstrumenten; Active Release Techniques® [ART], Thai-Yoga Massage, …) geführt. **So gibt es „die Massage" nicht.**

Selbstanwendungen mit Hilfsmitteln (z. B. „black roll") werden sogar als sogenanntes Faszientraining propagiert. Aber aus der Sicht der physiologischen Faszienfunktionen, also Überträger bzw. Vermittler der kontraktilen Muskelspannungen, Sensorstandort und Verschiebeschicht zu sein, kann eine Massage mit welcher Ausführung auch immer kein Faszientraining sein. Sie kann die Gewebehomöostase positiv beeinflussen, wodurch kurzzeitig ohne Weiteres die Funktionen Sensorstandort und Verschieblichkeit profitieren.

Bei Massagen, welcher Art auch immer, handelt sich um mechanische Beeinflussungen der Haut und des myofaszialen Gewebes oder des Periosts durch

- sehr verschiedene Ausführungstechniken
- mit sehr unterschiedlichen Intensitäten von sehr gering bis intensiv,
- dem Einschluss punktförmiger, kleiner bis zu sehr großen Körperarealen
- mit konstanten, intermittierenden und/oder vibrierenden Druckeinwirkungen.

Die mechanischen Einwirkungen von Massagen, abhängig von der Intensität des Druckes, verursachen einen Wechsel von Gefäßokklusionen und nachfolgenden Reperfusionen, wie es auch die aktive Muskelpumpe hervorruft. Der mikro- und makrovaskuläre Blutfluss und die Endothelfunktion werden befördert und resultierend die O_2-Versorgung.

Seit sehr langer Zeit sind Massagen Standardinterventionen der Physiotherapie. Es gibt sogenannte Sportmassage, weil Sportler vor- oder nach der physischen Aktivität mit verschiedenen Techniken massiert werden. Für den Wellnessbereich ist die Massage zum Synonym geworden.

▶ **Wichtig** Auch wenn schon sehr lange in Anwendung, das Wissen um die physiologischen lokalen und systemischen Wirkmechanismen ist nach wie vor sehr unvollständig. Ob die Wirkung weitestgehend lokal begrenzt bleibt oder sich systemisch auswirkt, ist von der Größe der mechanisch bearbeiteten Körperoberfläche abhängig. Die mechanisch provozierte Freisetzung sehr verschiedener Substanzen wird durch die Massagetechnik, die Reizintensität und die massierte Gewebemasse abhängig sein. Die wichtigste Wirkung ist die Durchblutung mit all ihren Folgen.

11.4.3.1 Massage und Durchblutung

Die Erhöhung der Durchblutung ist eine Hauptzielstellung bzw. generelle Wirkungskomponente der Massage. Mit ihr sind sehr viele weitere Komponenten direkt verbunden, denn mit dem Blutfluss erreichen verstärkt die verschiedensten Substanzen mit ihren Wirkungsspektren das Gewebe. Die Mehrdurchblutung wird durch mindestens 3 globale Mechanismen hervorgerufen. Es sind

1. die direkt mechanisch provozierte und die dadurch angeregte biochemisch bzw. signalstoffvermittelte lokale reaktive Hyperämie,
2. die mit der Hyperämie einhergehende und zusätzlich in Abhängigkeit von der Reizintensität stimulierte Stoffwechselintensität und Wärmeentwicklung im Gewebe und
3. die Förderung der neurovegetativen Parasympathusaktivität infolgedessen reziprok der Sympathikotonus geringer wird, wodurch eine periphere Vasodilatation erfolgt und die Mikrozirkulation gefördert und zugleich der Blutdruck gesenkt wird.

Die Durchblutungsförderung ist gut nachweisbar. Gemessen mit der „laser doppler flowmetry" und der „reflection photoplethysmography" steigern Massagen mit kreisenden Bewegungen der Handflächen („effleurage") konsistent und signifikant ($p < 0{,}001$) die Durchblutung der massierten unteren Extremität. Auch systemische Konsequenzen können erkannt werden, weil tendenziell (nicht signifikant) auch Auswirkungen in der nicht behandelten Extremität festgestellt werden können (Rodrigues et al. 2020). Die systemische Wirkung ist von der massierten Fläche, der Reizintensität und der Dauer abhängig. Die Ergebnisse sprechen weiter dafür, dass auch die Homöostase der Mikrozirkulation wesentlich beeinflusst wird. Eine kurze Massage des Unterarms mit dem Hilfsmittel Rolle über 30 s steigert die Oxygenierung des Muskelgewebes (NIRS: 62 ± 7 % auf 71 ± 11 %, $p = 0{,}02$). Diese Wirkung ist aber bei einer Anwendung über 2 min nicht mehr nachweisbar. Keine Veränderungen erfährt der oxidative Stoffwechsel. Die mikrovaskuläre Funktion wird durch beide Interventionszeiträume signifikant günstiger, aber nicht die Endothelfunktion der Art. brachialis (Soares et al. 2020).

Der Durchblutungsanstieg kann auch aus der Hauttemperatur abgeleitet werden. Nach einer klassischen Massage der Wade gegenüber einer mit der Graston Technique steigt die Temperatur um 0,9 °C stärker an, und nach 25 min erreicht sie den höchsten Wert (Portillo-Soto et al. 2014). Gleichfalls kann mit der kontaktlosen Infrarotthermografie der Nachweis einer deutlich verstärkten Durchblutung z. B. infolge einer Nacken-Schulter-Massage von 20 min und dessen Überdauern bis mindestens zur 60. Minute geführt werden. Diese Arbeit zeigt auch, dass benachbarte nicht massierte Gebiete in den regionalen Temperaturanstieg einbezogen werden (Sefton et al. 2010).

Thai-Massage oder Thai-Yoga-Massage (Europa) basiert durchweg auf passivem Strecken und Dehnen als auch auf Gelenkmobilisationen und Druckpunktmassagen spezifischer sogenannter Hauptsignalpunkte. Die anatomische Oberflächenanalyse und die Struktur von 15 Signalpunkten (Leichen) im Bereich Nacken, Schulter und Arm lässt keine Seitendifferenzen erkennen und die Punkte im Nackenbereich sind 3–4 cm von der A. carotis communis entfernt und nicht mit ihr in Verbindung. Die Punkte betreffen im Wesentlichen anatomische Standorte wo das Muskelgewebe besonders eng mit seiner Gefäß- und Nervenversorgung verbunden ist. Ohne direkt die Mikrozirkulation mittels der Duplexsonografie beurteilen zu können, veranlassen punktförmige kurze Druckausübungen an 7 der 15 Punkte jeweils kurzzeitig anhaltende Durchblutungssteigerungen von 30–60 s Dauer im Sinne einer reaktiven Vasodilatation. Eine Relation zur Hauttemperatur besteht nur im Trend, wofür Bias-Faktoren verantwortlich gemacht werden können (Plakornkul et al. 2016).

▶ **Wichtig** Die Minderung muskuloskelettaler Symptome wie Schmerz, Spannungszustand und Beeinflussung einer Gewebe- und Gelenksteifigkeit durch eine Druckausübung auf punktförmige Gewebeareale und größere Gewebegebiete kann der reaktiven, aber auch regulatorischen Mehrdurchblutung mit u. a. nachfolgenden Muskelfaserrelaxationen zugeschrieben werden.

Die Schmerzlinderung oder sogar Auslöschung ist offensichtlich der hauptsächliche indirekte Mechanismus der punktförmigen Triggerpunktmassage. Weitere miteinander interagierende Mechanismen sind dabei verknüpft, sodass die Schmerzlinderung wahrscheinlich mehrere Faktoren hat. Einmal sorgt die verbesserte Sauerstoffversorgung für eine Muskelrelaxation, da die Verfügbarkeit des Sauerstoffs die defizitäre ATP-Resynthese auflöst und ATP wieder ausreichend als Weichmacher fungieren kann. Die Relaxation hat wieder mindestens 2 zusammenhängende Wirkungen:

1. Es wird vorübergehend der Druck im Gewebe als möglicher adäquater Reiz für die mechanosensiblen C-Fasern gesenkt.
2. Es wird die kontrakturbedingte mechanische Kompression der kleinen Gefäße aufgehoben, welche die Durchblutung weiter gedrosselt hat.

Aus der Arbeitsmedizin ist bekannt, dass ab einer Kontraktionsintensität von 5–10 % der MVC eine Gefäßkompression stattfindet. Der O_2-Mangel hatte zugleich das interstitielle Milieu so verändert, dass adäquate biochemische Reize für die nozizeptiven freien

Nervenendigungen vorgelegen haben. Diese nozizeptive Gewebesituation wurde mit der Durchblutung in kurzer Zeit zumindest teilweise aufgehoben, und die nozizeptiven biochemischen Reize aus dem Interstitium können die Reizschwellen unterschreiten. Des Weiteren kommt es durch die Massage zur anti-nozizeptiv wirkenden β-Endorphinfreisetzung. Gleichfalls aktivieren Massagereize die Mechanosensoren in den Bindegewebestrukturen. Dessen Informationen können entsprechend der Gate-Control-Theorie (Melzack und Wall 1965) im Hinterhorn den Eingang von nozizeptiven Impulsen auslöschen. Ein nicht pharmakologisches Schmerzmanagement entweder mittels Aktivierung der DNIC durch z. B. Akupressur oder die Ausnutzung des Gate-Control-Mechanismus durch Massagen wird auch vorteilhaft während der Geburt genutzt (Chaillet et al. 2014).

11.4.3.2 Massagen und anti-nozizeptive Substanzen und Stressachse

Endokrines beta-Endorphin wird im Hypothalamus und stimuliert durch den Corticotropin-releasing-Faktor in der Hypophyse produziert. Es ist ein zentraler Faktor der Stressreaktion, der den mit dieser Reaktion verbundenen anti-nozizeptiven Effekt mit verantwortet (Hargreaves et al. 1990). Peripher ist die sympathische Aktivität der Trigger einer intrinsischen opioid-vermittelten Analgesie in verletzten Geweben. Noradrenalin triggert die Endorphinfreisetzung durch Immunzellen.

▶ **Wichtig** Die schmerzlindernde Wirkung willkürlicher physischer Belastungen und elektrotherapeutisch evozierter Muskelkontraktionen basiert u. a. auf der Freisetzung von Beta-Endorphin in das Blut, den Liquor und das Gehirngewebe. Dies gilt insbesondere für Intensitäten, welche an und über der anaeroben Schwelle ausgeführt werden. Der Laktatanstieg kann als ein Marker der Endorphinausschüttung angesehen werden. „Passive", intensiv den Wärmehaushalt ansprechende physiotherapeutische Interventionen wie Sauna und Bäder lösen gleichfalls eine Endorphinfreisetzung aus.

Für Massagen ist die Datenlage nicht einheitlich. Dennoch werden sie u. a. in der Geburtshilfe mit der Zielstellung eingesetzt, um über eine Steigerung des Endorphinspiegels und die Senkung der symathikomimetischen Aktivität (Adrenalin, Noradrenalin) u. a. Schmerzen und Angstreaktionen zu mindern. Ältere Untersuchungen an gesunden Personen fanden infolge einer 30-minütigen klassischen Massage des Rückens keine Auswirkungen auf die β-Endorphinspiegel im Blut (Day et al. 1987).

▶ **Wichtig** Eine intensivere Bindegewebsmassage provoziert neben der Durchblutungssteigerung auch einen Endophin-Anstieg um 16 % (Kaada und Torsteinbø 1989). Das Maximum war 5 min nach der Massage erreicht und überdauert ca. eine Stunde. Die Intensität der Schmerzen ist gemindert. Es bildet sich ein Wärmegefühl aus, und das Befinden wird positiv beeinflusst.

Field et al. (2005) analysierte die Effekte der Massage auf die Konzentrationen des Cortisols, Serotonins und Dopamins. Die Daten wurden Studien mit depressiven Patienten, Schmerzsyndromen, Autoimmunerkrankungen (Asthma, chronisches Fatigue-Syndrom), HIV- und Mamma-Ca als auch solchen zum Stress im Beruf, durch den Alterungsprozess und der Schwangerschaft entnommen. Das Cortisol im Speichel und Urin fiel über die Studien im Mittel um 31 % ab, und die Neurotransmitter Serotonin und Dopamin im Urin stiegen um 28 % bzw. 31 % an.

▶ **Wichtig** Massagen haben einen dämpfenden Einfluss auf die hormonelle Stressachse und beeinflussen über das Serotonin und das Dopamin die Stimmung, Ängste und das Schmerzempfinden.

11.4.3.3 Massage und myofaziale Gewebesteifigkeit

Zu beachten ist, dass, gemessen mit dem Myometer, bei chronischen Nacken- und Rückenschmerzen die schmerzhaftere Seite keine gesteigerte Steifigkeit des myofaszialen Gewebes aufweist. Infolge einer Schröpfbehandlung nimmt die Steifigkeit beidseits ab, aber sie ist nach 24 h wieder im Ausgangsniveau. Es wird keine Verknüpfung zwischen Gewebesteifigkeit und der Schmerzempfindung angenommen (Lederer et al. 2019).

Die akute Einflussnahme einer hilfsmittelbasierten myofaszialen Releasetechnik („black roll") auf den M. quadr. fem. über 2 × 60 s im Gegensatz zum gleich langen statischen passiven Dehnen des Muskels auf die passive Gewebesteifigkeit und die myofasziale Verschieblichkeit (n = 16, 20–40 Jahre) weist auf differente Mechanismen hin, welche die Steigerung der Flexibilität verursachen (Krause et al. 2017). Nur die „black roll" steigert beides, den aktiven (1,8 ± 1,9 %) und passiven (3,4 ± 2,7 %; je p = 0,006) ROM und das statische Dehnen nur den passiven (3,2 ± 3,5 %). Zu beachten ist, dass die interindividuelle Variabilität der Wirkung sehr groß ist. Die Empfindung einer Dehnung tritt nach beiden Techniken bei einem höheren Gelenkwinkel ein. Nach dem myofaszialen Release ist er 4,3 % (95 % CI: 1,4°–7,2°) und der Dehnung 6,7 % (95 % CI: 3,7°–9,6°) größer. Die Steifigkeit der Muskel-Sehnen-Einheit wird aber durch keine Technik verändert. Ebenso bleibt die Verschieblichkeit der oberflächlichen Schicht der Faszia lata ohne Änderungen. Jedoch die der tiefen Schicht und das intrafasziale Gleiten wird durch die release-Technik signifikant geringer. Das statische Dehnen bleibt ohne Effekt (Krause et al. 2019).

▶ **Wichtig** Massagen, hilfsmittelbasierte myofasziale Releasetechniken und das statische Dehnen ändern die Steifigkeit des Gewebes offensichtlich nicht. Der ROM vergrößert sich vorrangig über eine höhere Toleranz gegenüber dem Dehnreiz. Die Releasetechnik beeinflusst die Faszienverschieblichkeit.

Fazit

Obwohl sehr lange in Anwendung ist das Wissen um die physiologischen lokalen und systemischen Wirkmechanismen der Massage noch sehr unvollständig. Ob die Wirkung weitestgehend lokal begrenzt bleibt oder sich systemisch auswirkt, ist von der Größe der mechanisch bearbeiteten Körperoberfläche abhängig. Die Freisetzung verschiedener Substanzen wird durch die Massagetechnik, die Reizintensität und die massierte Gewebemasse bestimmt. Die wichtigste Wirkung ist die Durchblutung mit all ihren Folgen.

Massagen haben nur unmittelbare oder sehr kurz anhaltende positive Effekte, was auch eine „evidence map" für verschiedene schmerzbedingte Indikationen aussagt. Sie lindern bei akutem LBP kurzzeitig die Schmerzen, aber bessern nicht die Funktion. Bei chronischem LBP werden die Schmerzen und die Funktion nur im Kurzzeit-Follow-up vorteilhaft verändert. Myofascial-Release-Techniken haben sich nach der bisherigen Datenlage bei muskuloskelettalen Schmerzerkrankungen nicht als effektiv erwiesen.

Die vorübergehende Schmerzreduzierung ist aber die Voraussetzung für die Durchführbarkeit aktiver Interventionen. Nach der aktiven Therapie kann die Massage als „Belohnung für die Anstrengung" und in diesem Kontext für eine emotionale Zielstellung eingesetzt werden. Das Ziel ist es, Einschränkungen für ein bestimmtes Zeitfenster abzubauen. Diese Wirkungen haben Massagen. Sie sind entweder als Vor- oder als Nachbereitung mit den aktiven Belastungen zu kombinieren. Massagen nach intensiven Belastungen ohne oder mit Hilfsmittel mindern die Schmerzempfindung und fördern die Restitution der Gewebeverhältnisse. Sie haben nach körperlichen Belastungen einen regenerativen Wert.

Intensive Massagen provozieren neben der Durchblutungssteigerung auch einen Endophin-Anstieg. Sie haben einen dämpfenden Einfluss auf die hormonelle Stressachse und lassen das Serotonin und Dopamin ansteigen. Die Stimmung, Ängste und das Schmerzempfinden werden beeinflusst. Massagen, hilfsmittelbasierte myofasziale Releasetechnik und das statische Dehnen ändern die Steifigkeit des Gewebes offensichtlich nicht. Der ROM vergrößert sich vorrangig über eine höhere Toleranz gegenüber dem Dehnreiz. Die Releasetechnik beeinflusst die Faszienverschieblichkeit.

Literatur

Akiyama K, Takakura Y, Tomita Y, Sugimoto K, Tanaka Y, Tamai S. Neurohistology of the sinus tarsi and sinus tarsi syndrome. J Orthop Sci. 1999;4(4):299–303. https://doi.org/10.1007/s007760050107.

Alkhawajah HA, Alshami AM. The effect of mobilization with movement on pain and function in patients with knee osteoarthritis: a randomized double-blind controlled trial. BMC Musculoskelet Disord. 2019;20(1):452. https://doi.org/10.1186/s12891-019-2841-4.

Altmış H, Oskay D, Elbasan B, Düzgün İ, Tuna Z. Mobilization with movement and kinesio taping in knee arthritis-evaluation and outcomes. Int Orthop. 2018;42(12):2807–15. https://doi.org/10.1007/s00264-018-3938-3. Epub 2018 May 10.

Backstrom KM. Mobilization with movement as an adjunct intervention in a patient with complicated de Quervain's tenosynovitis: a case report. J Orthop Sports Phys Ther. 2002;32(3):86–94; discussion 94-87.

Baek YH, Choi DY, Yang HI, Park DS. Analgesic effect of electroacupuncture on inflammatory pain in the rat model of collagen-induced arthritis: mediation by cholinergic and serotonergic receptors. Brain Res. 2005;1057(1–2):181–5. https://doi.org/10.1016/j.brainres.2005.07.014.

Baraja-Vegas L, Martín-Rodríguez S, Piqueras-Sanchiz F, Faundez-Aguilera J, Bautista IJ, Barrios C, Garcia-Escudero M, Fernández-de-Las-Peñas C. Localization of muscle edema and changes on muscle contractility after dry needling of latent trigger points in the gastrocnemius muscle. Pain Med. 2019;20(7):1387–94. https://doi.org/10.1093/pm/pny306.

Baum J, Lötters G. [Postoperative hypalgesia following electrostimulation – anaesthesia by stimulation of typical acupuncture points (author's transl)]. Anaesthesist. 1980;29(9):454–8.

Bender T, Nagy G, Barna I, Tefner I, Kádas E, Géher P. The effect of physical therapy on beta-endorphin levels. Eur J Appl Physiol. 2007;100(4):371–82. https://doi.org/10.1007/s00421-007-0469-9. Epub 2007 May 5.

Bengtsson A. The muscle in fibromyalgia. Rheumatology (Oxford). 2002;41(7):721–4.

Bergström J, Ahmed M, Li J, Ahmad T, Kreicbergs A, Spetea M. Opioid peptides and receptors in joint tissues: study in the rat. J Orthop Res. 2006;24(6):1193–9. https://doi.org/10.1002/jor.20132.

Beselga C, Neto F, Alburquerque-Sendin F, Hall T, Oliveira-Campelo N. Immediate effects of hip mobilization with movement in patients with hip osteoarthritis: a randomised controlled trial. Man Ther. 2015;22:80–5. https://doi.org/10.1016/j.math.2015.10.007. Epub 2015 Oct 31.

Bhagat M, Neelapala YVR, Gangavelli R. Immediate effects of Mulligan's techniques on pain and functional mobility in individuals with knee osteoarthritis: a randomized control trial. Physiother Res Int. 2020;25(1):e1812. https://doi.org/10.1002/pri.1812. Epub 2019 Sep 10.

Bills KB, Obray JD, Clarke T, Parsons M, Brundage J, Yang CH, Kim HY, Yorgason JT, Blotter JD, Steffensen SC. Mechanical stimulation of cervical vertebrae modulates the discharge activity of ventral tegmental area neurons and dopamine release in the nucleus accumbens. Brain Stimul. 2020;13(2):403–11. https://doi.org/10.1016/j.brs.2019.11.012. Epub 2019 Dec 4.

Bisset L, Hing W, Vicenzino B. A systematic review of the efficacy of MWM. In: Vicenzino B, Hing W, Rivett D, Hall T, Herausgeber. Mobilization with movement: the art and the science. Chatswood: Churchill Livingstone; 2011. S. 26–63.

Bron C, Dommerholt J, Stegenga B, Wensing M, Oostendorp ROB. High prevalence of shoulder girdle muscles with myofascial trigger points in patients with shoulder pain. BMC Musculoskelet Disord. 2011;12:139. http://www.biomedcentral.com/1471-2474/12/139

Brosseau L, Wells GA, Tugwell P, Casimiro L, Novikov M, Loew L, Sredic D, Clément S, Gravelle A, Hua K, Kresic D, Lakic A, Ménard G, Côté P, Leblanc G, Sonier M, Cloutier A, McEwan J, Poitras S, Furlan A, Gross A, Dryden T, Muckenheim R, Côté R, Paré V, Rouhani A, Léonard G, Finestone HM, Laferrière L, Dagenais S, De Angelis G, Cohoon C. Ottawa Panel evidence-based clinical practice guidelines on therapeutic massage for neck pain. J Bodyw Mov Ther. 2012;16(3):300–25. https://doi.org/10.1016/j.jbmt.2012.04.001. Epub 2012 May 9.

Brückle W, Suckfüll M, Fleckenstein W, Weiss C, Müller W. Gewebe-pO$_2$-Messung in der verspannten Rückenmuskulatur (M. errector spinae). Z Rheumatol. 1990;49:208–16.

Burke D, Gandevia SC, Macefield G. Responses to passive movement of receptors in joint, skin and muscle of the human hand. J Physiol. 1988;402:347–61.

Cagnie B, Barbe T, De Ridder E, et al. The influence of dry needling of the trapezius muscle on muscle blood flow and oxygenation. J Manip Physiol Ther. 2012;35(9):685–91.

Cagnie B, Dewitte V, Barbe T, Timmermans F, Delrue N, Meeus M. Physiologic effects of dry needling. Curr Pain Headache Rep. 2013;17(8):348. https://doi.org/10.1007/s11916-013-0348-5.

Castro-Sanchez AM, Garcia-Lopez H, Mataran-Penarrocha GA, Fernandez-Sanchez M, Fernandez-Sola C, Granero-Molina J, Aguilar-Ferrandiz ME. Effects of dry needling on spinal mobility and trigger points in patients with fibromyalgia syndrome. Pain Physician. 2017;20(2):37–52.

Cavanaugh JM, Ozaktay AC, Yamashita HT, King AI. Lumbar facet pain: biomechanics, neuroanatomy and neurophysiology. J Biomech. 1996;29(9):1117–29. https://doi.org/10.1016/0021-9290(96)00023-1.

Cavanaugh JM, Ozaktay AC, Yamashita T, Avramov A, Getchell TV, King AI. Mechanisms of low back pain: a neurophysiologic and neuroanatomic study. Clin Orthop. 1997;335:166–80. [PubMed: 9020216].

Chaillet N, Belaid L, Crochetière C, Roy L, Gagné GP, Moutquin JM, Rossignol M, Dugas M, Wassef M, Bonapace J. Nonpharmacologic approaches for pain management during labor compared with usual care: a meta-analysis. Birth. 2014;41(2):122–37. https://doi.org/10.1111/birt.12103. Epub 2014 Apr 25.

Chaves P, Simões D, Paço M, Pinho F, Duarte JA, Ribeiro F. Cyriax's deep friction massage application parameters: evidence from a cross-sectional study with physiotherapists. Musculoskelet Sci Pract. 2017;32:92–7. https://doi.org/10.1016/j.msksp.2017.09.005. Epub 2017 Sep 14.

Chaves P, Simões D, Paço M, Silva S, Pinho F, Duarte JA, Ribeiro F. Deep friction massage in the management of patellar tendinopathy in athletes: short-term clinical outcomes. J Sport Rehabil. 2019;30:1–6. https://doi.org/10.1123/jsr.2019-0046. Online ahead of print.

Chen JDZ, Ni M, Yin J. Electroacupuncture treatments for gut motility disorders. Neurogastroenterol Motil. 2018;30(7):e13393. https://doi.org/10.1111/nmo.13393.

Chen S, Wang S, Rong P, et al. Acupuncture for visceral pain: neural substrates and potential mechanisms. Evid Based Complement Alternat Med. 2014;2014:609594.

Choi J, Jeon C, Lee JH, Jang JU, Quan FS, Lee K, Kim W, Kim SK. Suppressive effects of bee venom acupuncture on paclitaxel-induced neuropathic pain in rats: mediation by spinal α_2-adrenergic receptor. Toxins (Basel). 2017;9(11):351. https://doi.org/10.3390/toxins9110351.

Choi JW, Kang SY, Choi JG, Kang DW, Kim SJ, Lee SD, Park JB, Ryu YH, Kim HW. Analgesic effect of electroacupuncture on paclitaxel-induced neuropathic pain via spinal opioidergic and adrenergic mechanisms in mice. Am J Chin Med. 2015;43(1):57–70. https://doi.org/10.1142/S0192415X15500044. Epub 2015 Feb 2.

Chou LW, Kao MJ, Lin JG. Probable mechanisms of needling therapies for myofascial pain control. Evid Based Complement Alternat Med. 2012;2012:705327. https://doi.org/10.1155/2012/705327. Epub 2012 Dec 31.

Collins N, Teys P, Vicenzino B. The initial effects of a Mulligan's mobilization with movement technique on dorsiflexion and pain in subacute ankle sprains. Man Ther. 2004;9(2):77–82.

Comachio J, Oliveira Magalhães M, Nogueira Burke T, Vidal Ramos LA, Peixoto Leão Almeida G, Silva AP, Ferreira de Meneses SR, Costa-Frutuoso JR, Santos Miotto Amorim C, Pasqual Marques A. Efficacy of acupuncture and electroacupuncture in patients with nonspecific low back pain: study protocol for a randomized controlled trial. Trials. 2015;16:469. https://doi.org/10.1186/s13063-015-0850-7.

Craig AD, Heppelmann B, Schaible HG. The projection of the medial and posterior articular nerves of the cat's knee to the spinal cord. J Comp Neurol. 1988;276:279–88.

Crane JD, Ogborn DI, Cupido C, Melov S, Hubbard A, Bourgeois JM, Tarnopolsky MA. Massage therapy attenuates inflammatory signaling after exercise-induced muscle damage. Sci Transl Med. 2012;4(119):119ra13. https://doi.org/10.1126/scitranslmed.3002882.

Creighton D, Gruca M, Marsh D, Murphy N. A comparison of two non-thrust mobilization techniques applied to the C7 segment in patients with restricted and painful cervical rotation. J Man Manip Ther. 2014;22(4):206–12.

Day JA, Mason RR, Chesrown SE. Effect of massage on serum level of beta-endorphin and beta-lipotropin in healthy adults. Phys Ther. 1987;67(6):926–30. https://doi.org/10.1093/ptj/67.6.926.

Delgado-Gil JA, Prado-Robles E, Rodrigues-de-Souza DP, Cleland JA, Fernandez-de-las-Penas C, Alburquerque-Sendin F. Effects of mobilization with movement on pain and range of motion in patients with unilateral shoulder impingement syndrome: a randomized controlled trial. J Manip Physiol Ther. 2015;38(4):245–52.

Demirci S, Kinikli GI, Callaghan MJ, Tunay VB. Comparison of short-term effects of mobilization with movement and Kinesiotaping on pain, function and balance in patellofemoral pain. Acta Orthop Traumatol Turc. 2017;51(6):442–7. https://doi.org/10.1016/j.aott.2017.09.005. Epub 2017 Oct 17.

Deshmane SL, Kremlev S, Amini S, Sawaya BE. Monocyte chemoattractant protein-1 (MCP-1): an overview. J Interf Cytokine Res. 2009;29(6):313–26. https://doi.org/10.1089/jir.2008.0027.

Dor A, Kalichman L. A myofascial component of pain in knee osteoarthritis. J Bodyw Mov Ther. 2017;21(3):642–7. https://doi.org/10.1016/j.jbmt.2017.03.025. Epub 2017 Apr 6.

Dunning J, Butts R, Henry N, Mourad F, Brannon A, Rodriguez H, Young I, Arias-Buría JL, Fernández-de-Las-Peñas C. Electrical dry needling as an adjunct to exercise, manual therapy and ultrasound for plantar fasciitis: a multi-center randomized clinical trial. PLoS One. 2018a;13(10):e0205405. https://doi.org/10.1371/journal.pone.0205405. eCollection 2018.

Dunning J, Butts R, Young I, Mourad F, Galante V, Bliton P, Tanner M, Fernández-de-Las-Peñas C. Periosteal electrical dry needling as an adjunct to exercise and manual therapy for knee osteoarthritis: a multicenter randomized clinical trial. Clin J Pain. 2018b;34(12):1149–58. https://doi.org/10.1097/AJP.0000000000000634.

Elbadawy MA. Effectiveness of periosteal stimulation therapy and home exercise program in the rehabilitation of patients with advanced knee osteoarthritis. Clin J Pain. 2017;33(3):254–63. https://doi.org/10.1097/AJP.0000000000000404.

Elvin A, Siöesteen AK, Nilsson A, Kosek E. Decreased muscle blood flow in fibromyalgia patients during standardised muscle exercise: a contrast media enhanced colour Doppler study. Eur J Pain. 2006;10(2):137–44.

Farasyn AD, Meeusen R, Nijs J. Validity of cross-friction algometry procedure in referred muscle pain syndromes: preliminary results of a new referred pain provocation technique with the aid of a Fischer pressure algometer in patients with nonspecific low back pain. Clin J Pain. 2008;24(5):456–62. https://doi.org/10.1097/AJP.0b013e3181643403.

Ferrell WR, Gandevia SC, McCloskey DI. The role of joint receptors in human kinaesthesia when intramuscular receptors cannot contribute. J Physiol Lond. 1987;386:63–71.

Field T, Hernandez-Reif M, Diego M, Schanberg S, Kuhn C. Cortisol decreases and serotonin and dopamine increase following massage therapy. Int J Neurosci. 2005;115(10):1397–413. https://doi.org/10.1080/00207450590956459.

Flowerdew MW, Gadsby JG. A review of the treatment of chronic low back pain with acupuncture-like transcutaneous electrical nerve stimulation and transcutaneous electrical nerve stimulation. Complement Ther Med. 1997;5(4):193–201.

Freeman MA, Wyke B. The innervation of the ankle joint: an anatomical and histological study in the cat. Acta Anat (Basel). 1967a;68(3):21–333.

Freeman MA, Wyke B. The innervation of the knee joint – an anatomical and histological study in the cat. J Anat. 1967b;101:505–32.

Furlan AD, Yazdi F, Tsertsvadze A, Gross A, Van Tulder M, Santaguida L, Cherkin D, Gagnier J, Ammendolia C, Ansari MT, Ostermann T, Dryden T, Doucette S, Skidmore B, Daniel R, Tsouros S, Weeks L, Galipeau J. Complementary and alternative therapies for back pain II. Evid Rep Technol Assess (Full Rep). 2010;194:1–764.

Furlan AD, Giraldo M, Baskwill A, Irvin E, Imamura M. Massage for low-back pain. Cochrane Database Syst Rev. 2015;9:CD001929. https://doi.org/10.1002/14651858.CD001929.pub3.

Gadsby JG, Flowerdew MW. Transcutaneous electrical nerve stimulation and acupuncture-like transcutaneous electrical nerve stimulation for chronic low back pain. Cochrane Database Syst Rev. 2000;2:CD000210. https://doi.org/10.1002/14651858.CD000210.

Gajda M, Litwin JA, Adriaensen D, Timmermans JP, Cichocki T. Segmental distribution and morphometric features of primary sensory neurons projecting to the tibial periosteum in the rat. Folia Histochem Cytobiol. 2004;42(2):95–9.

Gellhorn AC, Katz JN, Suri P. Osteoarthritis of the spine: the facet joints. Nat Rev Rheumatol. 2013;9(4):216–24. https://doi.org/10.1038/nrrheum.2012.199. Epub 2012 Nov 13.

Gerhardt M, Johnson K, Atkinson R, Snow B, Shaw C, Brown A, Vangsness CT Jr. Characterisation and classification of the neural anatomy in the human hip joint. Hip Int. 2012;22(1):75–81. https://doi.org/10.5301/HIP.2012.9042.

Gomez Garcia S, Ramon Rona S, Gomez Tinoco MC, Benet Rodriguez M, Chaustre Ruiz DM, Cardenas Letrado FP, Lopez-Illescas Ruiz Á, Alarcon Garcia JM. Shockwave treatment for medial tibial stress syndrome in military cadets: a single-blind randomized controlled trial. Int J Surg. 2017;46:102–9. https://doi.org/10.1016/j.ijsu.2017.08.584. Epub 2017 Sep 5.

Gorenberg M, Kanner O. Image guided targeted hyperstimulation analgesia is superior to placebo in chronic low back pain. Pain Physician. 2017;20(2):E338–40.

Gorenberg M, Schwartz K. Imaging-guided hyperstimulation analgesia in low back pain. J Pain Res. 2013;6:487–91. https://doi.org/10.2147/JPR.S47540. Print 2013.

Halata Z, Rettig T, Schulze W. The ultrastructure of sensory nerve endings in the human knee joint capsule. Anat Embryol (Berl). 1985;172(3):265–75. https://doi.org/10.1007/BF00318974.

Han JS. Acupuncture: neuropeptide release produced by electrical stimulation of different frequencies. Trends Neurosci. 2003;26:17–22.

Han JS. Acupuncture and endorphins. Neurosci Lett. 2004;361:258–61.

Han JS. Acupuncture analgesia: areas of consensus and controversy. Pain. 2011;152(3):S41–8.

Han JS, Chen XH, Sun SL, Xu XJ, Yuan Y, Yan SC, Hao JX, Terenius L. Effect of low- and high-frequency TENS on Metenkephalin-Arg-Phe and dynorphin A immunoreactivity in human lumbar CSF. Pain. 1991;47:295–8.

Han YG, Qin X, Zhang T, Lei M, Sun FY, Sun JJ, Yuan WF. Electroacupuncture prevents cognitive impairment induced by lipopolysaccharide via inhibition of oxidative stress and neuroinflammation. Neurosci Lett. 2018;683:190–5. https://doi.org/10.1016/j.neulet.2018.06.003. Epub 2018 Jun 6.

Hargreaves KM, Flores CM, Dionne RA, Mueller GP. The role of pituitary beta-endorphin in mediating corticotropin-releasing factor-induced antinociception. Am J Phys. 1990;258(2 Pt 1):E235–42. https://doi.org/10.1152/ajpendo.1990.258.2.E235.

He XH, Tay SS, Ling EA. Sensory nerve endings in monkey hip joint capsule: a morphological investigation. Clin Anat. 1998;11(2):81–5. https://doi.org/10.1002/(SICI)1098-2353(1998)11:2<81::AID-CA2>3.0.CO;2-V.

Hearn A, Rivett DA. Cervical SNAGs: a biomechanical analysis. Man Ther. 2002;7(2):71–9. https://doi.org/10.1054/math.2002.0440.

Heppelmann B, Messlinger K, Neiss WF, Schmidt RF. Ultrastructural three-dimensional reconstruction of group III and group IV sensory nerve endings („free nerve endings") in the knee joint capsule of the cat: evidence for multiple receptive sites. J Comp Neurol. 1990;292(1):103–16. https://doi.org/10.1002/cne.902920107.

Heppelmann B, Messlinger K, Neiss WF, Schmidt RF. Fine sensory innervation of the knee joint capsule by group III and group IV nerve fibers in the cat. J Comp Neurol. 1995;351(3):415–28. https://doi.org/10.1002/cne.903510308.

Hidalgo-Lozano A, Fernández-de-las-Peñas C, Alonso-Blanco C, Ge HY, Arendt-Nielsen L, Arroyo-Morales M. Muscle trigger points and pressure pain hyperalgesia in the shoulder muscles in patients with unilateral shoulder impingement: a blinded, controlled study. Exp Brain Res. 2010;202(4):915–25. https://doi.org/10.1007/s00221-010-2196-4. Epub 2010 Feb 26.

Hogervorst T, Brand RA. Mechanoreceptors in joint function. J Bone Joint Surg Am. 1998;80(9):1365–78.

Hoogvliet P, Randsdorp MS, Dingemanse R, Koes BW, Huisstede BM. Does effectiveness of exercise therapy and mobilisation techniques offer guidance for the treatment of lateral and medial epicondylitis? A systematic review. Br J Sports Med. 2013;47(17):1112–9. https://doi.org/10.1136/bjsports-2012-091990. Epub 2013 May 24.

Hsieh YL, Chou LW, Joe YS, Hong CZ. Spinal cord mechanism involving the remote effects of dry needling on the irritability of myofascial trigger spots in rabbit skeletal muscle. Arch Phys Med Rehabil. 2011;92(7):1098–105. https://doi.org/10.1016/j.apmr.2010.11.018. Epub 2011 May 6.

Hsieh YL, Yang SA, Yang CC, Chou LW. Dry needling at myofascial trigger spots of rabbit skeletal muscles modulates the biochemicals associated with pain, inflammation, and hypoxia. Evid Based Complement Alternat Med. 2012;2012:342165. https://doi.org/10.1155/2012/342165. Epub 2012 Dec 23.

Hsieh YL, Yang CC, Liu SY, Chou LW, Hong CZ. Remote dose-dependent effects of dry needling at distant myofascial trigger spots of rabbit skeletal muscles on reduction of substance P levels of proximal muscle and spinal cords. Biomed Res Int. 2014;2014:982121. https://doi.org/10.1155/2014/982121. Epub 2014 Sep 3.

Hsieh YL, Hong CZ, Liu SY, Chou LW, Yang CC. Acupuncture at distant myofascial trigger spots enhances endogenous opioids in rabbits: a possible mechanism for managing myofascial pain. Acupunct Med. 2016;34(4):302–9. https://doi.org/10.1136/acupmed-2015-011026. Epub 2016 May 3.

Huang S, Peng W, Tian X, Liang H, Jia Z, Lo T, He M, Feng Y. Effects of transcutaneous electrical acupoint stimulation at different frequencies on perioperative anesthetic dosage, recovery, complications, and prognosis in video-assisted thoracic surgical lobectomy: a randomized, double-blinded, placebo-controlled trial. J Anesth. 2017;31(1):58–65. https://doi.org/10.1007/s00540-015-2057-1. Epub 2015 Sep 8.

Hussien HM, Abdel-Raoof NA, Kattabei OM, Ahmed HH. Effect of Mulligan concept lumbar SNAG on chronic nonspecific low back pain. J Chiropr Med. 2017;16(2):94–102. https://doi.org/10.1016/j.jcm.2017.01.003. Epub 2017 Mar 30.

Ianuzzi A, Little JS, Chiu JB, Baitner A, Kawchuk G, Khalsa PS. Human lumbar facet joint capsule strains: I. During physiological motions. Spine J. 2004;4(2):141–52. https://doi.org/10.1016/j.spinee.2003.07.008.

Ianuzzi A, Pickar JG, Khalsa PS. Relationships between joint motion and facet joint capsule strain during cat and human lumbar spinal motions. J Manip Physiol Ther. 2011;34(7):420–31. https://doi.org/10.1016/j.jmpt.2011.05.005. Epub 2011 Jun 24.

Imai S, Hukuda S, Maeda T. Dually innervating nociceptive networks in the rat lumbar posterior longitudinal ligaments. Spine. 1995;20:2086–92.

Itoh K, Katsumi Y, Hirota S, Kitakoji H. Randomised trial of trigger point acupuncture compared with other acupuncture for treatment of chronic neck pain. Complement Ther Med. 2007;15(3):172–9.

Ivanusic JJ. Size, neurochemistry, and segmental distribution of sensory neurons innervating the rat tibia. J Comp Neurol. 2009;517(3):276–83. https://doi.org/10.1002/cne.22160.

Ivanusic JJ, Mahns DA, Sahai V, Rowe MJ. Absence of largediameter sensory fibres in a nerve to the cat humerus. J Anat. 2006;208:251–5. https://doi.org/10.1111/j.1469-7580.2006.00519.x.

Iwata M, Yamamoto A, Matsuo S, Hatano G, Miyazaki M, Fukaya T, Fujiwara M, Asai Y, Suzuki S. Dynamic stretching has sustained effects on range of motion and passive stiffness of the hamstring muscles. J Sports Sci Med. 2019;18(1):13–20. eCollection 2019 Mar.

Jackson T, Wang Y, Wang Y, Fan H. Self-effcacy and chronic pain outcomes: a meta-analytic review. J Pain. 2014;15:800–14.

Jiang H, Russell G, Raso VJ, Moreau MJ, Hill DL, Bagnall KM. The nature and distribution of the innervation of human supraspinal and interspinal ligaments. Spine. 1995;20:869–76.

Jimenez-Andrade JM, Mantyh PW. Sensory and sympathetic nerve fibers undergo sprouting and neuroma formation in the painful arthritic joint of geriatric mice. Arthritis Res Ther. 2012;14(3):R101. https://doi.org/10.1186/ar3826.

Jones DA, Newham DJ, Clarkson PM. Skeletal muscle stiffness and pain following eccentric exercise of the elbow flexors. Pain. 1987;30(2):233–42. https://doi.org/10.1016/0304-3959(87)91079-7.

Joseph MF, Taft K, Moskwa M, Denegar CR. Deep friction massage to treat tendinopathy: a systematic review of a classic treatment in the face of a new paradigm of understanding. J Sport Rehabil. 2012;21(4):343–53. https://doi.org/10.1123/jsr.21.4.343. Epub 2011 Dec 30.

Joshi S, Balthillaya G, Neelapala YVR. Immediate effects of cervicothoracic junction mobilization versus thoracic manipulation on the range of motion and pain in mechanical neck pain with cervicothoracic junction dysfunction: a pilot randomized controlled trial. Chiropr Man Therap. 2020;28(1):38. https://doi.org/10.1186/s12998-020-00327-4.

Kaada B, Torsteinbø O. Increase of plasma beta-endorphins in connective tissue massage. Gen Pharmacol. 1989;20(4):487–9. https://doi.org/10.1016/0306-3623(89)90200-0.

Kang YM, Choi WS, Pickar JG. Electrophysiologic evidence for an intersegmental reflex pathway between lumbar paraspinal tissues. Spine (Phila Pa 1976). 2002;27(3):E56–63. https://doi.org/10.1097/00007632-200202010-00005.

Kapetanakis S, Dermon A, Gkantsinikoudis N, Kommata V, Soukakos P, Dermon CR. Acetabular labrum of hip joint in osteoarthritis: a qualitative original study and short review of the literature. J Orthop Surg (Hong Kong). 2017;25(3):2309499017734444. https://doi.org/10.1177/2309499017734444.

Kaya Mutlu E, Ercin E, Razak Ozdıncler A, Ones N. A comparison of two manual physical therapy approaches and electrotherapy modalities for patients with knee osteoarthritis: a randomized three arm clinical trial. Physiother Theory Pract. 2018;34(8):600–12. https://doi.org/10.1080/09593985.2018.1423591. Epub 2018 Jan 8.

Kholinne E, Lee HJ, Deslivia MF, Ga Yeong K, Lee SJ, Lim S, Jeon IH. Neuroanatomical distribution of sensory receptors in the human elbow joint capsule. Should Elb. 2019;11(4):300–4. https://doi.org/10.1177/1758573218760245. Epub 2018 Mar 4.

Kholinne E, Kim D, Kwak JM, Sun Y, Kim H, Koh KH, Jeon IH. Topography of sensory receptors within the human glenohumeral joint capsule. J Shoulder Elb Surg. 2020S1058-2746(20)30570-X. https://doi.org/10.1016/j.jse.2020.07.006. Online ahead of print.

Kılıçarslan K, Kılıçarslan A, Demirkale İ, Aytekin MN, Aksekili MA, Uğurlu M. Immunohistochemical analysis of mechanoreceptors in transverse acetabular ligament and labrum: a prospective analysis of 35 cases. Acta Orthop Traumatol Turc. 2015;49(4):394–8. https://doi.org/10.3944/AOTT.2015.14.0366.

Kim DH, Kim SY. Comparison of immediate effects of sling-based manual therapy on specific spine levels in subjects with neck pain and forward head posture: a randomized clinical trial. Disabil Rehabil. 2020:1–8.

Kim SK, Park JH, Bae SJ, et al. Effects of electroacupuncture on cold allodynia in a rat model of neuropathic pain: mediation by spinal adrenergic and serotonergic receptors. Exp Neurol. 2005;195:430–6.

Kimura K, Masuda K, Wakayama I. Changes in skin blood flow and skin sympathetic nerve activity in response to manual acupuncture stimulation in humans. Am J Chinese Med. 2006;34:189–96.

Korakakis V, Whiteley R, Tzavara A, Malliaropoulos N. The effectiveness of extracorporeal shockwave therapy in common lower limb conditions: a systematic review including quantification of patient-rated pain reduction. Br J Sports Med. 2018;52(6):387–407. https://doi.org/10.1136/bjsports-2016-097347. Epub 2017 Sep 27.

Krause F, Wilke J, Niederer D, Vogt L, Banzer W. Acute effects of foam rolling on passive tissue stiffness and fascial sliding: study protocol for a randomized controlled trial. Trials. 2017;18(1):114. https://doi.org/10.1186/s13063-017-1866-y.

Krause F, Wilke J, Niederer D, Vogt L, Banzer W. Acute effects of foam rolling on passive stiffness, stretch sensation and fascial sliding: a randomized controlled trial. Hum Mov Sci. 2019;67:102514. https://doi.org/10.1016/j.humov.2019.102514. Epub 2019 Sep 26.

Kuan TS, Hong CZ, Chen JT, Chen SM, Chien CH. The spinal cord connections of the myofascial trigger spots. Eur J Pain. 2007;11(6):624–34. https://doi.org/10.1016/j.ejpain.2006.10.001. Epub 2006 Dec 14.

Kubo K, Yajima H, Takayama M, et al. Effects of acupuncture and heating on blood volume and oxygen saturation of human Achilles tendon in vivo. Eur J Appl Physiol. 2010;109(3):545–50.

Kubo K, Yajima H, Takayama M, et al. Changes in blood circulation of the contralateral achilles tendon during and after acupuncture and heating. Int J Sports Med. 2011;32(10):807–13.

Küçükşen S, Yilmaz H, Sallı A, Uğurlu H. Muscle energy technique versus corticosteroid injection for management of chronic lateral epicondylitis: randomized controlled trial with 1-year follow-up. Arch Phys Med Rehabil. 2013;94(11):2068–74. https://doi.org/10.1016/j.apmr.2013.05.022. Epub 2013 Jun 22.

Laimi K, Mäkilä A, Bärlund E, Katajapuu N, Oksanen A, Seikkula V, Karppinen J, Saltychev M. Effectiveness of myofascial release in treatment of chronic musculoskeletal pain: a systematic review. Clin Rehabil. 2018;32(4):440–50. https://doi.org/10.1177/0269215517732820. Epub 2017 Sep 28.

Laube W. Zur Rückführung des vegetativ-chronotropen Tonus, der Erholung im neuromuskulären System und den Wechselbeziehungen zwischen beiden Funktionssystemen nach Auslösung einer identischen anaeroben Stoffwechselsituation durch verschiedene Belastungsarten. Dissertation B (Dr. med. sc.), Humboldt-Universität zu Berlin, Bereich Medizin Charité, Physiologisches Institut; 1990.

Laube W. Physiologie des sensomotorischen Systems. In: Laube W, Herausgeber. Sensomotorisches System. Stuttgart/New York: Thieme; 2009a. S. 25–117.

Laube W. Physiologie des Zyklus Belastung – Beanspruchung – Ermüdung – Erholung – Adaptation. In: Laube W, Herausgeber. Sensomotorisches System. Stuttgart/New York: Thieme; 2009b. S. 499–555.

Laube W. Biophysikalisch passiver und neurophysiologisch aktiver Muskeltonus? manuelle therapie. Thieme. 2014;18:74–8.

Laube W. Sensomotorik und Schmerz. Wechselwirkung von Bewegungsreizen und Schmerzempfinden. Berlin/Heidelberg: Springer;2020.

Laumonerie P, Tiercelin J, Tibbo ME, Robert S, Sophie V, Bertagnoli C, Bonnevialle N, Chaynes P, Mansat P. Sensory innervation of the human elbow joint and surgical considerations. Clin Anat. 2020;33(7):1062–8. https://doi.org/10.1002/ca.23538. Epub 2020 Jan 8.

Lederer AK, Maly C, Weinert T, Huber R. Tissue stiffness is not related to pain experience: an individually controlled study in patients with chronic neck and back pain. Evid Based Complement Alternat Med. 2019;2019:1907168. https://doi.org/10.1155/2019/1907168. eCollection 2019.

Leung L. Neurophysiological basis of acupuncture-induced analgesia–an updated review. J Acupunct Meridian Stud. 2012;5(6):261–70.

Li A, Wang Y, Xin J, Lao L, Ren K, Berman BM, Zhang R-X. Electroacupuncture suppresses hyperalgesia and spinal Fos expression by activating the descending inhibitory system. Brain Res. 2007;1186:171–9. [PubMed: 18001697].

Lin R, Li L, Zhang Y, Huang S, Chen S, Shi J, Zhuo P, Jin H, Li Z, Liu W, Wang Z, Chen L, Tao J. Electroacupuncture ameliorate learning and memory by improving N-acetylaspartate and glutamate metabolism in APP/PS1 mice. Biol Res. 2018;51(1):21. https://doi.org/10.1186/s40659-018-0166-7.

Liu QG, Huang QM, Liu L, Nguyen TT. Structural and functional abnormalities of motor endplates in rat skeletal model of myofascial trigger spots. Neurosci Lett. 2019;711:134417. https://doi.org/10.1016/j.neulet.2019.134417. Epub 2019 Aug 6.

Liu TT, Hong QX, Xiang HB. The change in cerebral glucose metabolism after electroacupuncture: a possible marker to predict the therapeutic effect of deep brain stimulation for refractory anorexia nervosa. Int J Clin Exp Med. 2015;8(10):19481–5. eCollection 2015.

Liu W, Zhuo P, Li L, Jin H, Lin B, Zhang Y, Liang S, Wu J, Huang J, Wang Z, Lin R, Chen L, Tao J. Activation of brain glucose metabolism ameliorating cognitive impairment in APP/PS1 transgenic mice by electroacupuncture. Free Radic Biol Med. 2017;112:174–90. https://doi.org/10.1016/j.freeradbiomed.2017.07.024. Epub 2017 Jul 26.

Loaiza LA, Yamaguchi S, Ito M, Ohshima N. Vasodilatation of muscle microvessels induced by somatic afferent stimulation is mediated by calcitonin gene-related peptide release in the rat. Neurosci Lett. 2002;333(2):136–40. https://doi.org/10.1016/s0304-3940(02)01030-3.

Loew LM, Brosseau L, Tugwell P, Wells GA, Welch V, Shea B, Poitras S, De Angelis G, Rahman P. Deep transverse friction massage for treating lateral elbow or lateral knee tendinitis. Cochrane Database Syst Rev. 2014;2014(11):CD003528. https://doi.org/10.1002/14651858.CD003528.pub2.

Lopez-Lopez A, Alonso Perez JL, González Gutierez JL, La Touche R, Lerma Lara S, Izquierdo H, Fernández-Carnero J. Mobilization versus manipulations versus sustain apophyseal natural glide techniques and interaction with psychological factors for patients with chronic neck pain: randomized controlled trial. Eur J Phys Rehabil Med. 2015;51(2):121–32. Epub 2014 Oct 9.

Lüdke K, Grauel L, Laube D. Screening in der Physiotherapie. Das Flaggensystem – Warnsignale erkennen. Stuttgart/New York: Thieme;2015.

Macdonald GZ, Button DC, Drinkwater EJ, Behm DG. Foam rolling as a recovery tool after an intense bout of physical activity. Med Sci Sports Exerc. 2014;46(1):131–42. https://doi.org/10.1249/MSS.0b013e3182a123db.

Macefield VG. Physiological characteristics of low-threshold mechanoreceptors in joints, muscle and skin in human subjects. Clin Exp Pharmacol Physiol. 2005;32(1–2):135–44.

Macefield G, Gandevia SC, Burke D. Perceptual responses to microstimulation of single afferents innervating joints, muscles and skin of the human hand. J Physiol. 1990;429:113–29.

Mackenzie J. Counter-irritation. Proc R Soc Med. 1909;2(Ther Pharmacol Sect):75–80.

Mahns D, Sahai V, Ivanusic J, Tracey D, Rowe M. A peripheral nerve preparation for studying the response characteristics of individual sensory nerve fibres of periosteal origin. Proc Aust Health Med Res Cong Abstr. 2004;1423:304.

Mahns DA, Ivanusic JJ, Sahai V, Rowe MJ. An intact peripheral nerve preparation for monitoring the activity of single, periosteal a.erent nerve fibres. J Neurosci Methods. 2006;156:140–4. https://doi.org/10.1016/j.jneumeth.2006.02.019.

Mann SJ, Lam JC, Singh P. McKenzie back exercises. Treasure Island: StatPearls Publishing;2020.

Martin CD, Jimenez-Andrade JM, Ghilardi JR, Mantyh P. Organisation of a unique net-like meshwork of CGRP+ sensory fibers in the mouse periosteum: implications for the generation and maintenance of bone fracture pain. Neurosci Lett. 2007;427:148–52.

Martins DF, Bobinski F, Mazzardo-Martins L, Cidral-Filho FJ, Nascimento FP, Gadotti VM, Santos AR. Ankle joint mobilization decreases hypersensitivity by activation of peripheral opioid receptors in a mouse model of postoperative pain. Pain Med. 2012;13(8):1049–58. https://doi.org/10.1111/j.1526-4637.2012.01438.x. Epub 2012 Jul 9.

Martins DF, Mazzardo-Martins L, Cidral-Filho FJ, Gadotti VM, Santos AR. Peripheral and spinal activation of cannabinoid receptors by joint mobilization alleviates postoperative pain in mice. Neuroscience. 2013a;255:110–21. https://doi.org/10.1016/j.neuroscience.2013.09.055. Epub 2013 Oct 10.

Martins DF, Mazzardo-Martins L, Cidral-Filho FJ, Stramosk J, Santos AR. Ankle joint mobilization affects postoperative pain through peripheral and central adenosine A1 receptors. Phys Ther. 2013b;93(3):401–12. https://doi.org/10.2522/ptj.20120226. Epub 2012 Oct 19.

McLain RF, Pickar JG. Mechanoreceptor endings in human thoracic and lumbar facet joints. Spine (Phila Pa 1976). 1998;23(2):168–73.

Melzack R. Myofascial trigger points: relation to acupuncture and mechanisms of pain. Arch Phys Med Rehabil. 1981;62(3):114–7.

Melzack R, Wall PD. Pain mechanisms: a new theory. Science. 1965;150:971–9.

Melzack R, Wall PD. The challenge of pain. New York: Basic Books;1983. S. 1–447.

Mense S. Muskeltonus und Muskelschmerz. Man Med. 2005;43:156–61.

Miake-Lye IM, Mak S, Lee J, Luger T, Taylor SL, Shanman R, Beroes-Severin JM, Shekelle PG. Massage for pain: an evidence map. J Altern Complement Med. 2019;25(5):475–502. https://doi.org/10.1089/acm.2018.0282. Epub 2019 Mar 20.

Milette PC, Fontaine S, Lepanto L, Breton G. Radiating pain to the lower extremities caused by lumbar disk rupture without spinal nerve root involvement. Am J Neuroradiol. 1995;16:1605–13.

Monteiro Rodrigues L, Rocha C, Ferreira HT, Silva HN. Lower limb massage in humans increases local perfusion and impacts systemic hemodynamics. J Appl Physiol. 1985;128(5):1217–26. https://doi.org/10.1152/japplphysiol.00437.2019. Epub 2020 Mar 19.

Morgan DL, Proske U. Popping sarcomere hypothesis explains stretch-induced muscle damage. Clin Exp Pharmacol Physiol. 2004 Aug;31(8):541–5. https://doi.org/10.1111/j.1440-1681.2004.04029.x.

Moss P, Sluka K, Wright A. The initial effects of knee joint mobilization on osteoarthritic hyperalgesia. Man Ther. 2007;12(2):109–18. https://doi.org/10.1016/j.math.2006.02.009. Epub 2006 Jun 13.

Mulligan BR. Manual therapy: NAGS, SNAGS, MWMS etc. 5. Aufl. Plane View Services Ltd;2004. Wellington, New Zealand ISBN 9780476011540.

Nagrale AV, Herd CR, Ganvir S, Ramteke G. Cyriax physiotherapy versus phonophoresis with supervised exercise in subjects with lateral epicondylalgia: a randomized clinical trial. J Man Manip Ther. 2009;17(3):171–8. https://doi.org/10.1179/jmt.2009.17.3.171.

Nakamaru K, Aizawa J, Kawarada K, Uemura Y, Koyama T, Nitta O. Immediate effects of thoracic spine self-mobilization in patients with mechanical neck pain: a randomized controlled trial. J Bodyw Mov Ther. 2019;23(2):417–24. https://doi.org/10.1016/j.jbmt.2018.05.008. Epub 2018 Jun 1.

Nakamura S, Takahashi K, Takahashi Y, Morinaga T, Shimada Y, Moriya H. Origin of nerves supplying the posterior portion of lumbar intervertebral discs in rats. Spine. 1996;21:917–24.

Nencini S, Ivanusic JJ. The physiology of bone pain. How much do we really know? Front Physiol. 2016;7:157. https://doi.org/10.3389/fphys.2016.00157. eCollection 2016.

Ni F, Zhang Y, Peng X, Li J. Correlation between osteoarthritis and monocyte chemotactic protein-1 expression: a meta-analysis. J Orthop Surg Res. 2020;15(1):516. https://doi.org/10.1186/s13018-020-02045-2.

Nimura A, Fujishiro H, Wakabayashi Y, Imatani J, Sugaya H, Akita K. Joint capsule attachment to the extensor carpi radialis brevis origin: an anatomical study with possible implications regarding the etiology of lateral epicondylitis. J Hand Surg. 2014;39(2):219–25.

Nir RR, Yarnitsky D. Conditioned pain modulation. Curr Opin Support Palliat Care. 2015;9(2):131–7. https://doi.org/10.1097/SPC.0000000000000126.

Oh JH, Bai SJ, Cho ZH, Han HC, Min SS, Shim I, Lee HJ, Lee H, Lee BH. Pain-relieving effects of acupuncture and electroacupuncture in an animal model of arthritic pain. Int J Neurosci. 2006;116(10):1139–56. https://doi.org/10.1080/00207450500513948.

Ohkubo M, Hamaoka T, Niwayama M, et al. Local increase in trapezius muscle oxygenation during and after acupuncture. Dyn Med. 2009;8:2.

Olaussen M, Holmedal Ø, Mdala I, Brage S, Lindbæk M. Corticosteroid or placebo injection combined with deep transverse friction massage, Mills manipulation, stretching and eccentric exercise for acute lateral epicondylitis: a randomised, controlled trial. BMC Musculoskelet Disord. 2015;16:122. https://doi.org/10.1186/s12891-015-0582-6.

Oostinga D, Steverink JG, van Wijck AJM, Verlaan JJ. An understanding of bone pain: a narrative review. Bone. 2020;134:115272. https://doi.org/10.1016/j.bone.2020.115272. Epub 2020 Feb 13.

Outrequin J, Moshiri F, Zadeh RK. The use of the MyoDK for mechanical pressure in the treatment of chronic lateral epicondylalgia: a pilot study. J Clin Diagn Res. 2015;9(10):YC05–8. https://doi.org/10.7860/JCDR/2015/13615.6673. Epub 2015 Oct 1.

Özugur S, Kunz L, Straka H. Relationship between oxygen consumption and neuronal activity in a defined neural circuit. BMC Biol. 2020;18(1):76. https://doi.org/10.1186/s12915-020-00811-6.

Park DS, Seo BK, Baek YH. Analgesic effect of electroacupuncture on inflammatory pain in collagen-induced arthritis rats: mediation by alpha2- and beta-adrenoceptors. Rheumatol Int. 2013;33(2):309–14. https://doi.org/10.1007/s00296-012-2369-5. Epub 2012 Mar 24.

Paungmali A, O'Leary S, Souvlis T, Vicenzino B. Naloxone fails to antagonize initial hypoalgesic effect of a manual therapy treatment for lateral epicondylalgia. J Manip Physiol Ther. 2004;27(3):180–5.

Peng Y, You H, Chen X, Chen Y, Yang Y, Huang J, Xu N, Liu J. Effect of electroacupuncture at homotopic and heterotopic acupoints on abdominal pain in patients with irritable bowel syndrome: study protocol for a randomized controlled trial. Trials. 2018;19(1):559. https://doi.org/10.1186/s13063-018-2948-1.

Pitsillides A, Stasinopoulos D. The beliefs and attitudes of cypriot physical therapists regarding the use of deep friction massage. Medicina (Kaunas). 2019a;55(8):472. https://doi.org/10.3390/medicina55080472.

Pitsillides A, Stasinopoulos D. Cyriax friction massage-suggestions for improvements. Medicina (Kaunas). 2019b;55(5):185. https://doi.org/10.3390/medicina55050185.

Plakornkul V, Vannabhum M, Viravud Y, Roongruangchai J, Mutirangura P, Akarasereenont P, Laohapand T. The effects of the court-type Thai traditional massage on anatomical relations, blood flow, and skin temperature of the neck, shoulder, and arm. BMC Complement Altern Med. 2016;16:363. https://doi.org/10.1186/s12906-016-1282-y.

Portillo-Soto A, Eberman LE, Demchak TJ, Peebles C. Comparison of blood flow changes with soft tissue mobilization and massage therapy. J Altern Complement Med. 2014;20(12):932–6. https://doi.org/10.1089/acm.2014.0160.

Ramesh G. Novel therapeutic targets in neuroinflammation and neuropathic pain. Inflamm Cell Signal. 2014;1(3):e111. https://doi.org/10.14800/ics.111.

Rein S, Hagert E, Hanisch U, Lwowski S, Fieguth A, Zwipp H. Immunohistochemical analysis of sensory nerve endings in ankle ligaments: a cadaver study. Cells Tissues Organs. 2013;197(1):64–76. https://doi.org/10.1159/000339877. Epub 2012 Sep 4.

Rein S, Manthey S, Zwipp H, Witt A. Distribution of sensory nerve endings around the human sinus tarsi: a cadaver study. J Anat. 2014;224(4):499–508. https://doi.org/10.1111/joa.12157. Epub 2014 Jan 29.

Rein S, Semisch M, Garcia-Elias M, Lluch A, Zwipp H, Hagert E. Immunohistochemical mapping of sensory nerve endings in the human triangular fibrocartilage complex. Clin Orthop Relat Res. 2015;473(10):3245–53. https://doi.org/10.1007/s11999-015-4357-z. Epub 2015 May 30.

Rittner HL, Brack A, Machelska H, Mousa SA, Bauer M, Schafer M, Stein C. Opioid peptide-expressing leukocytes: Identification, recruitment, and simultaneously increasing inhibition of inflammatory pain. Anesthesiology. 2001;95:500–8. [PubMed: 11506126].

Rohde J. Zervikales und lumbales Radikulärsyndrom – Untersuchungen der Klopfschmerzhaftigkeit des Periostes der Extremitäten. Man Med. 1997;35:313–8.

Rohde J. Untersuchungsergebnisse der Tiefensensibilität bei lumbalen Radikulärsyndromen. Man Med. 1998;36:55–60.

Rohde J. Untersuchung und Therapie am Periost. Zur segmentalen Innervation des Periostes. Man Med. 2009;47:334–42. https://doi.org/10.1007/s00337-009-0702-1.

Rohde J. Schmerztherapie über das Periost. Man Med. 2010;48:447–53. https://doi.org/10.1007/s00337-010-0808-5.

Rossi A, Rossi B. Characteristics of the receptors in the isolated capsule of the hip in the cat. Int Orthop. 1985;9(2):123–7.

Sakada S, Maeda K. Characteristics of innervation and nerve ending in cat's mandibular periosteum. Bull Tokyo Dent Coll. 1967;8:77–94.

Sakada S, Yano J. Effects of hypertonic and hypotonic saline solutions on the nerve endings in the periosteum posterior to the mental foramen of the cat. Bull Tokyo Dent Coll. 1978;19:103–18.

Salo P. The role of joint innervation in the pathogenesis of arthritis. Can J Surg. 1999;42(2):91–100.

Salo PT, Theriault ET. Number, distribution, and neuropeptide content of rat knee joint afferents. J Anat. 1997;190:515–22.

Sample SJ, Hao Z, Wilson AP, Muir P. Role of calcitonin gene-related peptide in bone repair after cyclic fatigue loading. PLOS ONE. 2010;6:1–10.

Sánchez Romero EA, Fernández-Carnero J, Calvo-Lobo C, Ochoa Sáez V, Burgos Caballero V, Pecos-Martín D. Is a combination of exercise and dry needling effective for knee OA? Pain Med. 2020;21(2):349–63. https://doi.org/10.1093/pm/pnz036.

Sánchez-Romero EA, Pecos-Martín D, Calvo-Lobo C, Ochoa-Sáez V, Burgos-Caballero V, Fernández-Carnero J. Effects of dry needling in an exercise program for older adults with knee osteoarthritis: a pilot clinical trial. Medicine (Baltimore). 2018;97(26):e11255. https://doi.org/10.1097/MD.0000000000011255.

Sandberg M, Lindberg LG, Gerdle B. Peripheral effects of needle stimulation (acupuncture) on skin and muscle blood flow in fibromyalgia. Eur J Pain. 2004;8(2):163–71.

Sato A, Sato Y, Shimura M, Uchida S. Calcitonin gene-related peptide produces skeletal muscle vasodilation following antidromic stimulation of unmyelinated afferents in the dorsal root in rats. Neurosci Lett. 2000;283(2):137–40.

Scanzello CR. Chemokines and inflammation in osteoarthritis: Insights from patients and animal models. J Orthop Res. 2017;35(4):735–9. https://doi.org/10.1002/jor.23471. Epub 2017 Mar 8.

Schaible HG, Schmidt RF. Activation of group III and group IV sensory units in medial articular nerve by local mechanical stimulation of the knee joint. J Neurophysiol. 1983;49:35–44.

Schenk I, Spaethe A, Halata Z. The structure of sensory nerve endings in the knee joint capsule of the dog. Ann Anat. 1996;178(6):515–21. https://doi.org/10.1016/S0940-9602(96)80108-7.

Schilz M, Leach L. Knowledge and perception of athletes on sport massage therapy (SMT). Int J Ther Massage Bodywork. 2020;13(1):13–21. eCollection 2020 Mar.

Schmid S, Wilson DA, Rankin CH. Habituation mechanisms and their importance for cognitive function. Front Integr Neurosci. 2014;8:97.

Sefton JM, Yarar C, Berry JW, Pascoe DD. Therapeutic massage of the neck and shoulders produces changes in peripheral blood flow when assessed with dynamic infrared thermography. J Altern Complement Med. 2010;16(7):723–32. https://doi.org/10.1089/acm.2009.0441.

Seo SY, Lee KB, Shin JS, Lee J, Kim MR, Ha IH, Ko Y, Lee YJ. Effectiveness of acupuncture and electroacupuncture for chronic neck pain: a systematic review and meta-analysis. Am J Chin Med. 2017;45(8):1573–95. https://doi.org/10.1142/S0192415X17500859. Epub 2017 Nov 9.

Seo UH, Kim JH, Lee BH. Effects of Mulligan mobilization and low-level laser therapy on physical disability, pain, and range of motion in patients with chronic low back pain: a pilot randomized controlled trial. Healthcare (Basel). 2020;8(3):237. https://doi.org/10.3390/healthcare8030237.

Sergienko S, Kalichman L. Myofascial origin of shoulder pain: a literature review. J Bodyw Mov Ther. 2015;19(1):91–101. https://doi.org/10.1016/j.jbmt.2014.05.004. Epub 2014 May 15.

Shah JP, Phillips TM, Danoff JV, Gerber LH. An in vivo microanalytical technique for measuring the local biochemical milieu of human skeletal muscle. J Appl Physiol. 2005;99(5):1977–84. Epub 2005 Jul 21.

Shah JP, Danoff JV, Desai MJ, Parikh S, Nakamura LY, Phillips TM, Gerber LH. Biochemicals associated with pain and inflammation are elevated in sites near to and remote from active myofascial trigger points. Arch Phys Med Rehabil. 2008;89(1):16–23.

Shin EJ, Lee BH. The effect of sustained natural apophyseal glides on headache, duration and cervical function in women with cervicogenic headache. J Exerc Rehabil. 2014;10(2):131–5. https://doi.org/10.12965/jer.140098. eCollection 2014 Apr.

Shinbara H, Okubo M, Kimura K, Mizunuma K, Sumiya E. Participation of calcitonin gene related peptide released via axon reflex in the local increase in muscle blood flow following manual acupuncture. Acupunct Med. 2013;31(1):81–7. https://doi.org/10.1136/acupmed-2012-010253. Epub 2013 Jan 10.

Sikdar S, Ortiz R, Gebreab T, Gerber LH, Shah JP. Understanding the vascular environment of myofascial trigger points using ultrasonic imaging and computational modeling. Conf Proc IEEE Eng Med Biol Soc. 2010;2010:5302–5. https://doi.org/10.1109/IEMBS.2010.5626326.

Sjölund B, Terenius L, Eriksson M. Increased cerebrospinal fluid levels of endorphins after electro-acupuncture. Acta Physiol Scand. 1977;100(3):382–4. https://doi.org/10.1111/j.1748-1716.1977.tb05964.x.

Skelly AC, Chou R, Dettori JR, Turner JA, Friedly JL, Rundell SD, Fu R, Brodt ED, Wasson N, Winter C, Ferguson AJR. Noninvasive nonpharmacological treatment for chronic pain: a systematic review [Internet]. Rockville: Agency for Healthcare Research and Quality (US);2018. Report No.: 18-EHC013-EF. AHRQ Comparative Effectiveness Reviews.

Skyba DA, Radhakrishnan R, Rohlwing JJ, Wright A, Sluka KA. Joint manipulation reduces hyperalgesia by activation of monoamine receptors but not opioid or GABA receptors in the spinal cord. Pain. 2003;106(1–2):159–68.

Smith LL, Keating MN, Holbert D, Spratt DJ, McCammon MR, Smith SS, Israel RG. The effects of athletic massage on delayed onset muscle soreness, creatine kinase, and neutrophil count: a preliminary report. J Orthop Sports Phys Ther. 1994;19(2):93–9. https://doi.org/10.2519/jospt.1994.19.2.93.

Soares RN, Inglis EC, Khoshreza R, Murias JM, Aboodarda SJ. Rolling massage acutely improves skeletal muscle oxygenation and parameters associated with microvascular reactivity: the first evidence-based study. Microvasc Res. 2020;132:104063. https://doi.org/10.1016/j.mvr.2020.104063. Epub 2020 Aug 22.

Song JG, Li HH, Cao YF, Lv X, Zhang P, Li YS, Zheng YJ, Li Q, Yin PH, Song SL, Wang HY, Wang XR. Electroacupuncture improves survival in rats with lethal endotoxemia via the autonomic nervous system. Anesthesiology. 2012;116:406–14. [PubMed: 22222470].

Taguchi R, Taguchi T, Kitakoji H. Involvement of peripheral opioid receptors in electroacupuncture analgesia for carrageenan-induced hyperalgesia. Brain Res. 2010;1355:97–103. [PubMed:20707990].

Takahashi N, Wada Y, Ohtori S, Saisu T, Moriya H. Application of shock waves to rat skin decreases calcitonin gene-related peptide immunoreactivity in dorsal root ganglion neurons. Auton Neurosci. 2003;107(2):81–4. https://doi.org/10.1016/S1566-0702(03)00134-6.

Thai J, Kyloh M, Travis L, Spencer NJ, Ivanusic JJ. Identifying spinal afferent (sensory) nerve endings that innervate the marrow cavity and periosteum using anterograde tracing. J Comp Neurol. 2020;528(11):1903–16. https://doi.org/10.1002/cne.24862. Epub 2020 Jan 29.

Tracey D. Joint receptors – changing ideas. Trends Neurosci. 1978;1:63–5.

Tracey D. Joint receptors and the control of movement. Trends Neurosci. 1980;3:253–5.

Traub RJ, Solodkin A, Gebhart GF. NADPH-diaphorase histochemistry provides evidence for a bilateral, somatotopically inappropriate response to unilateral hindpaw inflammation in the rat. Brain Res. 1994;647:113–23.

Ulett GA, Han S, Han JS. Electroacupuncture: mechanisms and clinical application. Biol Psychiatry. 1998;44(2):129–38. https://doi.org/10.1016/s0006-3223(97)00394-6.

Vicenzino B, Branjerdporn M, Teys P, Jordan K. Initial changes in posterior talar glide and dorsiflexion of the ankle after mobilization with movement in individuals with recurrent ankle sprain. J Orthop Sports Phys Ther. 2006;36(7):464–71.

Viol M. Grundlagen zur Einschätzung des Muskeltonus. Med Sport. 1985;25:78–81.

Viol M. Zum Einfluss der Durchblutung auf den Muskeltonus. Med Sport. 1988;28:22–5.

Vogler P. Periostbehandlung. Thieme, Stuttgart;1953.

Vogler P, Krauß H. Periostbehandlung – Kolonbehandlung. Zwei reflextherapeutische Methoden. Thieme, Stuttgart;1980.

Wang CJ, Wang FS, Yang KD, Weng LH, Hsu CC, Huang CS, Yang LC. Shock wave therapy induces neovascularization at the tendon-bone junction. A study in rabbits. J Orthop Res. 2003;21(6):984–9. https://doi.org/10.1016/S0736-0266(03)00104-9.

Waqqar S, Shakil-Ur-Rehman S, Ahmad S. McKenzie treatment versus Mulligan sustained natural apophyseal glides for chronic mechanical low back pain. Pak J Med Sci. 2016;32(2):476–9. https://doi.org/10.12669/pjms.322.9127.

Weiner DK, Rudy TE, Morone N, Glick R, Kwoh CK. Efficacy of periosteal stimulation therapy for the treatment of osteoarthritis-associated chronic knee pain: an initial controlled clinical trial. J Am Geriatr Soc. 2007;55(10):1541–7. https://doi.org/10.1111/j.1532-5415.2007.01314.x.

Weiner DK, Moore CG, Morone NE, Lee ES, Kent Kwoh C. Efficacy of periosteal stimulation for chronic pain associated with advanced knee osteoarthritis: a randomized, controlled clinical trial. Clin Ther. 2013;35(11):1703–20.e5. https://doi.org/10.1016/j.clinthera.2013.09.025. Epub 2013 Nov 1.

Winters M, Eskes M, Weir A, Moen MH, Backx FJ, Bakker EW. Treatment of medial tibial stress syndrome: a systematic review. Sports Med. 2013;43(12):1315–33. https://doi.org/10.1007/s40279-013-0087-0.

Yamashita T, Cavanaugh JM, el Bohy AA, Getchell TV, King AI. Mechanosensitive afferent units in the lumbar facet joint. J Bone Joint Surg Am. 1990;72(6):865–70. [PubMed: 2365719].

Yamashita T, Minaki Y, Oota I, Yokogushi K, Ishii S. Mechanosensitive afferent units in the lumbar intervertebral disc and adjacent muscle. Spine. 1993;18:2252–6.

Yao G, Chen J, Duan Y, Chen X. Efficacy of extracorporeal shock wave therapy for lateral epicondylitis: a systematic review and meta-analysis. Biomed Res Int. 2020;2020:2064781. https://doi.org/10.1155/2020/2064781. eCollection 2020.

Yeganeh Lari A, Okhovatian F, Naimi SS, Baghban AA. The effect of the combination of dry needling and MET on latent trigger point upper trapezius in females. Man Ther. 2016;21:204–9. https://doi.org/10.1016/j.math.2015.08.004. Epub 2015 Aug 14.

Yi R, Bratchenko WW, Tan V. Deep friction massage versus steroid injection in the treatment of lateral epicondylitis. Hand (N Y). 2018;13(1):56–9. https://doi.org/10.1177/1558944717692088. Epub 2017 Feb 1.

Zhang R, Lao L, Ren K, Berman BM. Mechanisms of acupuncture-electroacupuncture on persistent pain. Anesthesiology. 2014;120(2):482–503.

Zhang Y, Li A, Xin J, Ren K, Berman BM, Lao L, Zhang RX. Electroacupuncture alleviates chemotherapy-induced pain through inhibiting phosphorylation of spinal CaMKII in rats. Eur J Pain. 2018;22(4):679–90. https://doi.org/10.1002/ejp.1132. Epub 2017 Oct 16.

Zhao J, Levy D. The sensory innervation of the calvarial periosteum is nociceptive and contributes to headache-like behavior. Pain. 2014;155:1392–400. https://doi.org/10.1016/j.pain.2014.04.019.

Zhao SZ, Chung F, Hanna DB, Raymundo AL, Cheung RY, Chen C. Dose-response relationship between opioid use and adverse effects after ambulatory surgery. J Pain Symptom Manag. 2004;28:35–46.

Zhao Z-Q. Neural mechanism underlying acupuncture analgesia. Prog Neurobiol. 2008;85:355–75.

12

Die aktiven Bausteine der Regulativen Schmerzbehandlung – langfristige anti-nozizeptive periphere und zentrale Reorganisation mit integrierter Qualifizierung der Schmerztoleranz und Schmerzhemmung

12.1 Aktiver Baustein: „exercise induced hypoalgesia" (EIH) – Schmerzhemmung durch kurze intensive Intervallbelastungen

Zielstellung Akute Aktivierung der Schmerzhemmung und Qualifizierung der Integration von Bewegungsprogramm und Schmerzhemmung

Intervention Kurze, individuell angepasste intensive Kurzzeitintervallbelastungen zur Auslösung der belastungsbedingten Schmerzunempfindlichkeit („exercise induced hypoalgesia")

Indikation Myofaszial-skelettale Erkrankungen und Schmerzsyndrome, Schmerzsyndrome anderer Genese nach fachspezifischer Abklärung, wenn lt. Anamnese und Klinik Bedarf besteht, kardiologisch-internistische Abklärung und Belastungsfreigabe inkl. möglicherweise Limit der Intensität

Kontraindikationen Kardiologisch-internistische Gründe

12.1.1 Intensive körperliche Belastungen – Stimulator der cerebralen nozizeptiven Reorganisation

▶ **Wichtig** Physische Belastungen sind inzwischen prägende Bestandteile der therapeutischen Empfehlungen bei chronischen Schmerzzuständen sehr unterschiedlicher Genese (Pedersen und Saltin 2015; Geneen et al. 2017; Laube 2020).

Kurze, individuell angepasste intensive physische Beanspruchungen sind sicher bei Gesunden und dem größten Teil der Schmerzpatienten unmittelbar anti-nozizeptiv wirksam. Es wird eine vorübergehende belastungsbedingte Hypoalgesie („exercise induced hypoalgesia": EIH) ausgelöst. Systematische Wiederholungen der EIH-Beanspruchungen mit ausreichender Intensität sollen Adaptationen auslösen, die u. a. die Integration von Sensomotorik und Schmerzhemmung qualifizieren und die Schmerztoleranz klinisch relevant verbessern. Der für die angestrebten Adaptationen erforderliche Trainingszeitraum ist abhängig

- vom aktuellen physiologischen Zustand der Integration von Sensomotorik und Schmerzhemmung, insbesondere gegeben durch den Trainingszustand der konditionellen Fähigkeiten Ausdauer und Kraft,
- vom peripheren und zentralen Sensibilisierungsgrad, der Dauer und dem Entwicklungsstand der Schmerzerkrankung,
- dem möglichen und erforderlichen trainingsmethodischen Aufbau in Abhängigkeit von der Belastbarkeit, der Belastungsverträglichkeit und der Schmerztoleranz,
- den vorliegenden Komorbiditäten, die zusätzlich zur Einschränkung der Belastungsfähigkeit und Belastbarkeit führen, und
- der Gesundheitskompetenz, der Compliance und Resilienz der Patienten.

Bei Patienten muss ein abgestuft effektiver und aufbauend nachhaltig wirksamer Zeitraum von mindestens 12–16 Wochen oder bei ausgeprägter zentraler Sensibilisierung auch deutlich länger eingeplant werden. Aber bereits in der Aufbauphase sind deutlich schmerzlindernde Effekte durch aktive Programme zu erwarten, die nicht primär auf die EIH abzielen. Studien, die ausschließlich auf die Wirkungen kurzer Intervallbelastungen ausgerichtet sind, gibt es nicht. Die EIH und der Verlauf der Schmerzintensität wird bisher nach verschiedenen teils komplexen aktiven Interventionen geprüft.

Personen mit mindestens 3-monatigen Knie- und Hüftschmerzen (n = 78, 46 Frauen, 58,6 ± 10,4 Jahre; BMI 28,1 ± 5,3; n = 36 mit Gon- und n = 10 mit gesicherter Coxarthrose) reagieren mit einer geringen, aber signifikanten Abnahme der Gelenkschmerzen nach jeder NEMEX-Therapieeinheit (NeuroMuscularExercise: sensomotorische Koordination, Haltungs- und Bewegungsstabilität). Nach 8 Wochen und 2 TEs/Woche können die Schmerzen auf der 0–10 VAS-Skala von 3,6 auf 2,6 abfallen (p < 0,01; Sandal et al. 2016). Die strukturelle Reorganisation, die Nachhaltigkeit, benötigt nach dem individuell unterschiedlich langen Belastungsaufbau im Folgenden sicher 2–3 Therapie-/Trainingseinheiten pro Woche über einen längeren Zeitraum. Die kurzen intensiven Ausdauer- und/oder Kraftbelastungen als Teil des Gesamtprogramms müssen jeweils eine höchstmögliche EIH hervorrufen. Da die Ängstlichkeit ein Merkmal der Schmerzpatienten ist, sollte während des gut psychologisch geführten und therapie(trainings) methodisch vorsichtigen und gut rückgekoppelten Belastungsaufbaus der Abbau, die

Minimierung bzw. Vermeidung von Belastungsängsten ein wesentlicher Aspekt sein. Das bedeutet, mögliche Intensivierungen der Schmerzen müssen in der Beratung eingeräumt, erklärt und durch eine auszutestende aufbauende Dosierung weitestgehend verhindert werden. Selbst wenn die Schmerzen unmittelbar leicht ansteigen, dürfen sie nicht die Lebensqualität in den nachfolgenden ca. 12 h wesentlich stärker als durch den bisherigen Krankheitsverlauf bekannt beeinträchtigen. Der erforderlich vorsichtige Belastungsaufbau verlängert natürlich den Therapiezeitraum, da es keinen „Messwert der Belastbarkeit" gibt. In aller Regel sollten die kurzen intensiven Programmteile immer in Kombination mit anderen weniger intensiven Beanspruchungsformen durchgeführt werden.

▶ **Wichtig** Aus klinischer Sicht muss das physische Programm jeder Einheit dennoch immer eine deutlich erkennbare periphere und zentrale Ermüdung hervorrufen. Dann darf davon ausgegangen werden, dass vermittelt durch die Belastungsintensität oder -dauer die Schmerzhemmmechanismen ausreichend angesprochen worden sind und plastische Veränderungen der cerebralen und peripheren Reorganisation erwartet werden können.

12.1.2 Körperliche Aktivität: Ein alle Krankheiten übergreifendes Therapieelement

Chronische Schmerzen bei Osteoarthritis, rheumatischer Polyarthritis und den weiteren Erkrankungen des rheumatischen Formenkreises, der Neuropathie, dem regionalen Schmerzsyndrom, der Fibromyalgie, dem chronischen LBP und chronischen Beckenschmerzen haben zwar eine sehr unterschiedliche Genese, aber sie haben dennoch eine sehr gut übereinstimmende Palette sekundärer bzw. begleitender klinischer Charakteristika. Die physischen Funktionen und die Mobilität sind eingeschränkt und werden zu Behinderungen, die kognitiven Funktionen sind auffällig, der Grad der Depression und der Angst sind in Regel erhöht, die Ermüdbarkeit ist verstärkt, und häufig bestehen Schlafstörungen. Antrieb, Compliance und Resilienz leiden. Es ist wahrscheinlich besser, diese Veränderungen nicht als sekundär, sondern als Bestandteil des fortgeschrittenen Entwicklungsstadiums der Schmerzerkrankung anzusehen. Die cerebrale Sensibilisierung ist das Ergebnis der jeweiligen Pathogenese, und wenn sie stattfindet oder stattgefunden hat, resultiert eine sehr ähnliche Klinik.

Eine allgemein anerkannte nicht pharmakologische Intervention ist die körperliche Aktivität (Kelley et al. 2010; Hassett und Williams 2011; Westcott 2012; Kayo et al. 2012; Beltran-Carrillo et al. 2013; Laube 2020), obwohl sehr viele Fragen zu den Mechanismen der akuten Schmerzlinderung und den angestrebten reorganisierenden Adaptationen im Gehirn noch geklärt werden müssen. Die kognitive, depressive und ängstliche Begleitsymptomatik belegt, dass das Gehirn nicht nur aus der Sicht der defizitären Schmerzhemmung, sondern auch aus der Sicht seiner höheren Funktionen das Krankheitsgeschehen prägt und ein primärer Ansatzpunkt der aktiven Schmerztherapie sein muss. Das erste Hauptziel zu erreichen bedeutet, zunächst und ständig begleitend die Schmerzen als „cerebralen Hemmfaktor" für Aktivitäten (Verständnis, Motivation, Compliance, Resilienz) und als Störgröße der Bewegungsausführungen zu senken. Es gilt über den Aufbau der körperlichen Anstrengungen ihre schmerzlindernde Wirkung erlebbar zu machen und trotz auch passagerer Verschlechterungen sie als Bestandteil des „therapeutischen Lebensstils" zu etablieren. Einer der ersten aktiven Schritte ist es, den Patienten die beanspruchungsbedingte Minderung der Schmerzempfindlichkeit, die „exercise induced hypoalgesia", erlebbar zu machen. Dazu gehört auch, die Anstrengung als wiederkehrendes Therapieelement zu begründen und die Bereitschaft dazu zu entwickeln.

▶ **Wichtig** Die physische Beanspruchung und die daraus resultierenden Prozesse
- zur Sicherung der Homöostase in jedem einzelnen Gewebe und Organ und
- zur Qualifizierung der Interaktionen und Kommunikationen zwischen ihnen werden mittels der funktionellen Integration der sensomotorischen und geweblichen Regulationen gewährleistet. Dazu gehören auch vielfältige abzustimmende Reaktionen in und mit den Schmerzhemm- und -modulationssystemen. Das Ergebnis ist die Hypoalgesie, die unter der Belastung ein physiologisches Element der schmerzfreien Realisierbarkeit der Beanspruchungen ist und nachwirkt.

Bei Gesunden und ebenso bei vielen chronischen Schmerzzuständen führt eine ermüdende intensive oder langdauernde physische Beanspruchung zur Minderung der Schmerzempfindlichkeit, indem die Schmerzschwellen als auch die Schmerztoleranz ansteigen. Die Ausbildung der geminderten Schmerzempfindung kann durch verschiedene Belastungsarten hervorgerufen werden. Aerobe, dynamische und statische Kraftbelastungen sind Auslöser. Es wird sicher und abgestuft eine belastungsbedingte Hypoalgesie (EIH) ausgebildet. Chronische Schmerzpatienten bilden abgeschwächt eine Schmerzminderung aus, und in Abhängigkeit vom Sensibilisierungsprozess kann der Effekt auch aufgehoben oder sogar gegenteilig sein. Die beanspruchungsbedingte Hypoalgesie macht somit bei Gesunden garantiert und je nach Krankheitsstadium der Schmerzerkrankung auch bei Patienten die Integration von Bewegung und Schmerzhemmung sichtbar. Ihre Abschwächung oder sogar die paradoxe Reaktion können mit dem Fortschreiten der zentralen Sensibilisierungsprozesse in Verbindung gebracht werden.

▶ **Wichtig** Die subjektive Bewertung der Schmerzintensität nach den therapeutischen physischen und potenziell auch nach passiven Interventionen kann ein gutes Instrument für das Erkennen des Funktionszustandes der bewegungs- bzw. interventionsbedingten Schmerzhemmung sein. Die Prüfung lt. VAS erlaubt es sehr einfach, Feedback-informationen über das primäre Ziel, die Schmerzreduktion, zu erhalten und für den Therapeuten als auch den Patienten sichtbar werden zu lassen. Dieses Instrument kann damit auch die Effektivität der Interventionen wiedergeben und als ein Hilfsmittel sowohl für die Indikation als auch die Dosierung betrachtet werden. Dies gilt auch für den Verlauf im Längsschnitt der Ergebnisse.

Die Provokation einer wiederholten EIH kann als ein Trainingsreiz für die Qualifizierung des „common drive" für die begleitend integrierte Schmerzhemmung angesehen werden. Mit der Reduzierung der Schmerzen ist auch die Belastbarkeit für aktive Therapieinterventionen verbessert bzw. gegeben.

12.1.3 EIH bei muskuloskelettalen Schmerzen

Chronische Schmerzpatienten bilden in Abhängigkeit von der Sensibilisierung eine geminderte EIH oder keine EIH aus (Mengshoel et al. 1995; Kosek et al. 1996; Vierck et al. 1997; Vierck et al. 2013; Staud et al. 2005; Lannersten und Kosek 2010; Cook et al. 2010; Vaegter et al. 2016), wodurch sich gegenüber denen mit oder mit noch gerade physiologischer Reaktion eine Untergruppe abspaltet (Naugle et al. 2012). Psychologische Merkmale wie Schmerzkatastrophisieren, Angst und Depression scheinen die EIH nicht zu beeinflussen (Naugle et al. 2014; Vaegter et al. 2016).

Sehr wichtig erscheint aber zu sein, dass die auf der Basis gesunder Personen empfohlenen Belastungsintensitäten für eine EIH für chronische myofasziale Schmerzpatienten nicht stimmen müssen. Fibromyalgiepatientinnen (44 Jahre) nach den Kriterien des American College of Rheumatology absolvierten einmal eine 20-minütige selbst gewählte und weiterhin eine vorgegebene Belastungsintensität mit 60–75 % der altersadjustierten maximalen HF (Empfehlung der American Pain Society für Fibromalgie), präzisiert mittels der Karvonengleichung (Newcomb et al. 2011). Die selbst gewählte Belastung ist geringer als die empfohlene. Die Hf-Werte betragen nur 42 % des altersadjustierten Maximums, und die Borgwerte liegen nur zwischen leicht und etwas anstrengend. Trotzdem erhöhen sich die Muskelschmerzen unter den Belastungen gleichartig ($p = 0{,}05$). Die EIH bildet sich nicht in der erwarteten Intensitätsabhängigkeit aus. Die Schmerzschwellen als Marker der EIH nach der selbst gewählten, gering intensiven Belastung steigen ($p = 0{,}033$) mit sehr hoher Effektgröße von $d = 0{,}79$ signifikant an. Dagegen sind diese Reaktionen nach der empfohlenen Belastung mit $d = 0{,}008$ nur marginal. Die Schmerztoleranz, gegeben durch die mögliche Einwirkungszeit einer Last von 3 kg auf den rechten Zeigefinger erhöht sich aber intensitätsunabhängig mit einem Effekt von $d = 0{,}28$ (selbst gewählt) bzw. $d = 0{,}20$ (empfohlen). Gleichfalls fallen die Bewertung der maximalen Schmerzintensität und der maximalen Unannehmlichkeit an der Toleranzgrenze (Gracely Box SL scales) signifikant ($p = 0{,}003$ und $p = 0{,}001$) ab.

▶ **Wichtig** Fibromyalgiepatienten reagieren bereits auf sehr geringe Belastungsintensitäten mit einer EIH. Dies konnte mehrfach dokumentiert werden. Das hat Vorteile für die Dosierung der therapeutischen Belastungen. Sie können bei der Fibromyalgie absolut relativ gering sein, was ein „Sicherheitsfaktor für den Patienten und den Therapeuten ist", um den angestrebten Effekt auszulösen. Stellt sich die Frage, ob bei diesen Patienten die „Mindestbeanspruchung" reduziert ist oder ob dennoch diese durch den Belastungsaufbau erreicht werden muss. Der Dekonditionierungszustand spielt sicher eine gravierende Rolle.

Die PPTs über dem M. quadr. fem. und M. delt. sind bei der Fibromyalgie gegenüber Gesunden vor, während und 15 min nach einer erschöpfenden isometrischen Kontraktion des M. quadr. femoris durchgängig geringer, aber die Schwellen bei beiden Gruppen reagieren vergleichbar auf die Belastung (Kadetoff und Kosek 2007). 2 Handkurbelbelastungen mit 60 W und 60 U/min, ausgeführt jeweils bis zur willkürlichen Erschöpfung oder bis zum Auftreten nicht mehr tolerierbarer Schmerzen und einer Pause zwischen ihnen, von 15 min werden von den Gesunden über 8,4 ± 2,4 min bzw. 7,8 ± 2,4 min und von den Fibromyalgiepatienten über 5,8 ± 2,7 min bzw. 5,1 ± 2,6 min ausgeführt. Die Schmerzintensitäten vor, während und nach der Belastung liegen lt. VAS bei den Patienten durchgängig deutlich erhöht, und nach den Belastungen kehren die Schmerzen innerhalb von 5 min wieder zu den Ausgangswerten der jeweiligen Gruppe zurück. Die PPTs (elektronisches Algometer, Durchmesser: 1 cm, 50 kP/s.) über dem M. trap. („tender point") steigen bei beiden Gruppen systematisch über beide Belastungsphasen signifikant an. So bestand zu allen Zeitpunkten bei der Fibromyalgie eine mechanische Hyperalgesie. Belastungsbedingt wird die Hyperalgisie abgebaut, und die Gesunden prägen eine EIH aus (Staud et al. 2010).

▶ **Wichtig** Die EIH bei der Fibromyalgie kann in einer Reduzierung der überproportionalen Schmerzempfindlichkeit bestehen. Die Schmerzen sind weiter vorhanden, aber weniger intensiv, und dennoch hat die Therapiebelastung „korrekt" gewirkt. Das kann wahrscheinlich stets bei hochgradiger zentraler Sensibilisierung erwartet werden.

Es sind für die Ausprägung der Schwellen, der Toleranz und der Reaktivität kognitive Funktionen und Leistungen zu beachten. So ist bei chronischen muskuloskelettalen Schmerzen eine positive Verknüpfung der Ängstlichkeit, durch Bewegungen Schmerzen zu intensivieren (Kinesiophobie), zur psychophysischen Schmerzintensität als auch zur subjektiven Behinderung zu verzeichnen (Lundberg et al. 2006; Branstrom und Fahlstrom 2008). Entsprechend den Schmerzkomponenten ist der psychologische Zustand für die subjektiv erfahrungsbasierte chronische Schmerzentwicklung und den therapeutischen Effekt wesentlich. Die kognitiven Leistungen der Schmerzmatrix lassen offensichtlich die Schmerzempfindung, das Vermeidungsverhalten und darüber auch die sekundäre Inaktivität steigen.

> **Wichtig** Schmerzen können über die Inaktivität Schmerzen weiter steigen lassen. Sie stören je nach der Bilanz zwischen dem Bedrohungswert und den emotional bewerteten Umweltbedingungen die Aufmerksamkeit, die der Schmerz aber zugleich auch fordert (Eccleston und Crombez 1999). Die Angst vor Bewegungsschmerzen muss als ein Faktor der Schmerzintensität und der bedingten Disability angesehen werden.

Die erste explorative Untersuchung zur Wechselbeziehung zwischen der Kinesiophobie, den psychophysiologisch geklagten Schmerzen, den PPTs und der EIH bei chronisch muskuloskelettalen Schmerzkranken ergab, dass Personen (n = 54) mit hoher Kinesiophobie (17-item Tampa Scale of Kinesiophobia questionnaire, TSK ≥ 38) über intensivere Schmerzen (VAS, 0–10) als jene mit einer geringeren (TSK ≤ 38) klagen. Der Anteil der bewegungsängstlichen Patienten ist mit 57 % repräsentativ hoch und mit Literaturergebnissen zu differenten chronischen Schmerzzuständen sehr gut vergleichbar. Die PPTs („handheld algometer", 1 cm^2, Druckanstieg 30 kPa/s, M. quadr. fem. dominant/nicht dominant: 20 cm prox. Basis Patella, M. bizeps br. dominant: 10 cm prox. Fossa cubitalis, M. trap. p. desc. nicht dominant: 10 cm vom Acromion) weisen aber vor und nach einer isometrischen (M. quadr. fem., dominantes Bein, 90 s, 30 % MVC) und aeroben (Fahrrad: FE; 70 U/min, 15 min, altersbezogene Hf entsprechend 75 % VO$_2$max) Belastung keine Unterschiede zwischen den Gruppen auf. Der mittlere Anstieg der PPTs über den 4 Messstellen und die EIH sind nach der Isometrie und der Ergometerbelastung bei den Bewegungsängstlichen zwar numerisch geringer (Iso: 108,7 % gegenüber 117,4 %; FE: 115,4 gegenüber 132,4), aber nicht signifikant unterschiedlich (Vaegter et al. 2018). Die intensivere Schmerzwahrnehmung der Bewegungsängstlichen vor den Belastungen muss demnach auf anderen und/oder gravierend erweiterten Mechanismen und Interaktionen der endogenen Schmerzmodulation beruhen bzw. die Strukturen der bewertend-kognitiven und der affektiv-emotionalen Komponente sind akzentuiert einbezogen und überproportional sensibilisiert.

> **Wichtig** Auch die Bewegungsängstlichen reagieren mit einer deutlichen EIH. Dies gilt es therapeutisch zu nutzen, indem durch „ausreichend" häufige Wiederholungen die cerebrale Reorganisation angeregt wird.

Die Wechselbeziehung zwischen CPM (parallel: Konditionierung [KR] „cold pressure test": Fuß dominante Seite bis 5 cm oberhalb des Sprunggelenks im Wasser, 1–2°C; Test [TR]: PPT) und EIH wurde bei Menschen mit hoher und geringer allgemeiner Schmerzsensitivität geprüft. Die Unterteilung erfolgte nach der Berechnung der individuellen mittleren Druck-PPTs an 4 Körperstellen (Hand-held-Druckalgometer, 1 cm^2, Druckanstieg 30 kPa/s; Orte: vgl. oben Vaegter et al. 2018) anhand des Medianwertes der Gruppe. Mit dieser Einteilung entstanden 2 Gruppen, die sich in den Anteilen von Männern und Frauen, dem Alter, dem BMI, der Schmerzdauer, der maximalen Schmerzintensität, der Anzahl der Schmerzorte, der Angst und dem Katastrophisieren nicht unterschieden. Vor und nach 90-sekündiger isometrischer Kontraktion des M. quadr. fem. der dominanten Körperseite mit 30 % MVC und einer 15-minütigen FE-Belastung mit Hfs entsprechend 50 % und 75 % der VO$_2$max (berechnet aus: %HFmax = [0,636 · % VO2max] + 3,.2, s. Swain et al. 1994, Hfmax geschätzt: 220/min minus Alter) wurden die PPTs, die Schmerztoleranz, dessen Limit und die zeitliche Summation (10 Druckstimulationen: Dauer 2 s, Intervall: 1 s) jeweils mittels Druck- und Manschettenalgometrie (13 cm breit, Unterschenkel nicht dominante Seite, Oberrand: 5 cm unterhalb Tub. Tibia; Druckanstieg: 1 kPa/s, max. 80 kPa; VAS 0–10) ermittelt. Die sensitiveren Personen wiesen erwartungsgemäß die geringeren Manschetten-PPTs, eine verminderte Schmerztoleranz und eine gesteigerte Summation auf (p < 0,02). Die Summation war nach der aeroben Belastung weiter gesteigert. Die multiple Analyse macht sichtbar, dass nur die lt. Fragebogen ermittelten maximalen Schmerzintensitäten im Alltag die Manschetten-PPTs im CPM-Test prognostizieren. Intensivere Schmerzen bedeuten geringere Veränderungen, d. b. eine geminderte Schmerzmodulation. Die Schmerztoleranz und die mittlere Druckschmerzsensitivität an den 4 Messorten steigert bzw. vermindert sich sowohl bei der CPM-Testung als auch nach den Belastungstests. Aus dem CPM-Ergebnis ließ sich auch das der EIH nach aeroben Belastungen ableiten. Die weniger Empfindlichen steigern die Manschetten-PPT und mindern das Toleranzlimit nach dem Cold-Pressure-Test (CPM) und nach beiden Belastungen (EIH). Beide Gruppen reagieren mit erhöhter (je p = 0,001) Schmerztoleranz nach dem Cold-Pressor-test (CPM) und beiden physischen Belastungen (EIH). Die sensiblen zeigen einen Anstieg der zeitlichen Summation nach der aeroben dynamischen Belastung (p = 0,005).

▶ **Wichtig** Die CPM und EIH sind von der entwickelten Schmerzempfindlichkeit bzw. den Defiziten und Dysbalancen der Schmerzmodulation abhängig, wobei die Wechselbeziehung zwischen CPM und EIH nicht eng ist (Vaegter et al. 2016). Personen mit einer höheren Kapazität der Schmerzmodulation, einer stärkeren Schmerzminderung in der CPM-Reaktion, werden auch die stärkere belastungsbedingte Schmerzlinderung, die höhere EIH-Reaktion, erfahren.

12.1.4 EIH bei Arthrosen

Osteoarthrosen haben einen sehr langen Entwicklungsweg. Nach einer Phase nicht bis zu gering relevanten Schmerzen entwickeln sich verstärkte intermittierende und letztendlich wechselnd intensive ständige Schmerzen, bis sie eine OP-Indikation begründen. Die Schmerzmodulation wird über einen langen Zeitraum fortschreitend gefordert bis überfordert, und bei einem Anteil der Patienten entstehen Einschränkungen in Abhängigkeit von der Dauer und Intensität der zu verarbeitenden nozizeptiven Afferenzen. So muss eine interindividuell variierende Provozierbarkeit der EIH abgeleitet werden.

▶ **Wichtig** Es kann grundsätzlich erwartet werden, dass die Population der Patienten mit einer degenerativen myofascioarthroskelettalen Erkrankung mit fließenden Übergängen sich in einem Spektrum von noch normaler, abgeschwächter bis hin zu deutlich gestörter Schmerzmodulation aufteilt.

Es ist nicht verwunderlich, dass der Effekt einer Totalendoprothese nicht durchgängig hinsichtlich der Schmerzen wie auch der Funktion zufriedenstellend ist. Der Anteil mit unbefriedigenden Ergebnissen ist mit ca. 20 % nicht zu vernachlässigen (Wylde et al. 2007). Die Wirksamkeit einer Totalandoprothese ergänzt durch die konservativen Behandlungsinhalte der internationalen evidenzbasierten Guidelines wurde an 100 Patienten mit radiografischen Zeichen (K-L grade ≥ 2) und mittleren Schmerzen von ≤ 60 (Skala 0–100) analysiert (Skou et al. 2012, 2015). Dazu wurde eine OP-Gruppe („follow up" bis 12. Monat n = 46) und eine Nicht-OP-Gruppe („follow up" bis 12. Monat n = 49) gebildet. Letztere erhielt über 12 Wochen ausschließlich die empfohlenen konservativen Therapieinhalte (Bildung, physische Belastungen: NEuroMuscular EXercise training program für Knie- und Hüftgelenke [Ageberg et al. 2010; Ageberg und Roos 2015], Diät, Einlagen, Pharmaka) und die Operierten postoperativ. Die Diagnostik mit dem KOOS-4 erfolgte nach 12 Wochen und für beide Gruppen erneut nach 6 und 12 Monaten. Als primärer „outcome" fungierte die Änderung der vier („pain", „symptoms", „activities of daily living", „quality of life") der fünf Subskalen des KOOS-4 nach 12 Monaten. Ebenso sind die MVC der Knieextension und -flexion, der TUG und der 20-m-Gehtest ausgeführt worden. In der Intention-to-Treat-Analyse verbesserte sich der KOOS-4-Score bei den Operierten (32,5 gegen 16,0; mittlere Differenz 15,8 und 95 %Konfidenzintervall 10,0–21,5) nach 12 Monaten deutlich stärker. Gleichfalls fallen der TUG und der 20-m-Gehtest signifikant besser aus. Aber die OP-Gruppe hatte mit 24 gegenüber 6 Ereignissen (p = 0,005) die größere Anzahl gravierender Nebenwirkungen zu verzeichnen. Im Endstadium der Osteoarthrose ist eine kombinierte konservative und operative Behandlung einer ausschließlich konservativen hinsichtlich der Linderung der Schmerzen, der Verbesserung der Funktion und der Lebensqualität 12 Monate nach Therapiebeginn überlegen.

Da CPM und EIH moderat miteinander verbunden sind, ergibt sich die Frage nach deren Relation bei diesem Patientenklientel. Entsprechend absolvierten Gonarthrosepatienten mit physiologischer (n = 21) oder pathophysiologischer (n = 19) CPM (Abfall bzw. Anstieg der Schmerzschwellen nach „cold pressure test") und Gesunde (n = 20) eine aerobe und isometrische Belastung. Das Ergebnis war eine Sensibilisierung der PPTs während und nach der Belastung bei den Personen mit paradoxer CPM und eine EIH bei jenen mit physiologischer CPM (Fingleton et al. 2017).

▶ **Wichtig** Eine paradoxe CPM kann eine entsprechende EIH prognostizieren, was eine wertvolle Information für die Dosierung physischer Belastungen, aber auch für den zu erwartenden Zeitbedarf der Therapie und Rehabilitation ist. Beide Reaktionen basieren auf strukturbasierten pathophysiologischen cerebralen Veränderungen, dessen Reorganisation durch physische Aktivität erforderlich ist.

Da bei Arthrose die Schmerzminderung ein therapeutisches Hauptziel ist, um wiederum die sensomotorischen Funktionseinbußen überhaupt oder effektiver behandeln zu können, sind die CPM und EIH als Prognosewerte für die Therapiewirksamkeit interessant. In einer Sondierungsstudie (Hansen et al. 2020) mit 24 Personen mit Gonarthrose ist die klinische Schmerzsituation (VAS, Knee injury and Osteoarthritis Outcome Score [KOOS-4: mit subscale scores Pain, Symptoms, Activities of Daily Living, Quality of Life], and PainDETECT Questionnaire) vor und nach einer medizinischen Trainingstherapie bestimmt worden. Des Weiteren wurden die EIH nach 2 min „lateral raises" und die zeitliche Summation ermittelt. Das physische Programm verbesserte zwar die Ergebnisse aller Scores ($p < 0{,}01$) und damit die psychophysischen Einschätzungen der Patienten, aber nicht die psychophysischen Ergebnisse der PPTs, der zeitlichen Summation und der EIH. Die EIH vor Behandlungsbeginn ($p < 0{,}005$) und die Ergebnisse des PainDETECT Questionnaire ($p < 0{,}005$) konnten als unabhängige Marker der relativen Veränderung des KOOS-4 danach erkannt werden.

▶ **Wichtig** Es darf damit gerechnet werden, dass Patienten mit einer Schmerzmodulation in einem noch guten physiologischen Zustand, gegeben durch die EIH, auf ein therapeutisches Belastungsprogramm effektiver antworten werden. Daraus lässt sich eine interindividuelle Prognose für den erforderlichen Therapiezeitraum ableiten.

Da die Schmerzen als OP-Indikation der Arthrose im Vordergrund stehen, gilt es zu prüfen, wie sie sich danach entwickeln. Die klinische Schmerzintensität lt. VAS und der dadurch vorliegende psychologische Distress (Fragebogen), die Manschetten- (Cuff-PPT) und die manuellen PPTs am operierten Bein fallen zum 6. postoperativen Monat ab ($p < 0{,}05$). Die OP-bedingt angestrebte Minderung der Schmerzen kann bei physiologischer präoperativer CPM-Reaktion (nicht OP-Seite; KS „cold pressure test" – OP-Seite; TS parallel Manschetten- und Druckschmerzschwellen) aus dieser als auch der EIH auf aerobe Fahrradergometer- und isometrische Belastungen (Senkung der Cuff-Schwellen) abgeleitet werden ($p < 0{,}05$).

▶ **Wichtig** Sind CPM und EIH präoperativ noch im physiologischen Bereich der Schmerzmodulation, sind sie auch postoperativ gut auslösbar und korrelieren signifikant mit den VAS-Werten ($p < 0{,}05$; Vaegter et al. 2017).

12.1.5 EIH bei Fibromyalgie

Untersuchungen zur Ausbildung und dem Ausmaß einer EIH liegen für die Fibromyalgiepatienten kaum vor.

Tierexperimentelle Ergebnisse an Modellen des neuropathischen Schmerzes belegen, dass physische Belastungen das schmerzbedingte Verhalten und im Sinne einer EIH die mechanische Allodynie und die Hitzehyperalgesie beeinflussen (Shen et al. 2013). Daran sind mehrere neuronale Ebenen beteiligt, deren Einzelbeiträge und Interaktionen bisher nicht konkret benannt werden können. Bei Patienten werden die Schmerzen reduziert und darüber auch deutlich die ADLs begünstigt (Ambrose und Golightly 2015).

Patientinnen mit Fibromyalgie sind in Relation zu Frauen gleichen Alters und Bildungslevels erheblich dekonditioniert. Die isometrischen Kraftwerte des M. quadr. fem. sind 20 %, die des M. bizeps br. 36 % und des Handgriffs 34 % geringer (jeweils $p < 0{,}001$). Die Gehleistung im Six-Minute-Walk-Test (6MWT) liegt 16 % niedriger. Die Kraftwerte korrelieren (Spearman's rank correlation) schwach bis moderat mit der Dauer der Schmerzsymptomatik ($r_s = -0{,}23–0{,}32$) und der Gehleistung ($r_s = 0{,}25–0{,}36$). Die Quadrizepskraft steht mit der physischen Funktion lt. SF-36 Subskala ($r_s = 0{,}23$, $p = 0{,}011$; Larsson et al. 2018) in Beziehung.

▶ **Wichtig** Die Dauer der Schmerzen kann als ein klinischer Marker der Sensibilisierungsprozesse angesehen werden, und mit ihrem Fortschreiten fallen die physische Funktions- und Leistungsfähigkeit.

Aus klinischer Sicht haben FM-Patienten eine gesteigerte Schmerzsensitivität, und es ist bekannt, dass an einem chronischen Schmerzstatus generell sowohl das opioide als auch das serotonerge System beteiligt ist. Mit der Bestimmung der Gene für den µ-opioid Rezeptor (OPRM1/rs1799971), den Serotonintransporter (5-HTTLPR/rs25531) und den Serotonin-1a-Rezeptor (5-HT1a/rs6296) bei 130 FM- und 132 gesunden Personen ist ihr Einfluss auf die EIH geprüft worden. Die EIH war das Ergebnis einer isometrischen Kontraktion des M. quadr. fem. re. mit 30 % MVC über maximal 5 min oder bis zum vorzeitigen erschöpfungsbedingten Abbruch. Die EIH wurde mittels der Druckschmerzschwellen über dem M. quadr. fem. diagnostiziert. Beide Gruppen entwickeln ausgehend von übereinstimmenden Druckschmerzschwellen vor dem Test ($p = 0{,}17$) eine signifikante EIH (je $p < 0{,}001$), aber das Ausmaß ihres Anstiegs ist bei der FM erheblich kleiner ($p = 0{,}003$).

▶ **Wichtig** Kein Genpolymorphismus beeinflusst einzeln die EIH. Es lassen sich signifikante gene-to-gene Interaktionen des Opioid-Rezeptors zum Serotonintransporter und dem Serotoninrezeptor aufzeigen. Hierbei bestehen aber keine Unterschiede zwischen den Patienten und den Gesunden.

Jeweils die höhere EIH-Amplitude haben Personen mit einem abgeleitet starken opioiden Signal- und relativ schwachen serotonergen System. Demzufolge schlussfolgern die Autoren, dass für die Ausbildung der EIH ein Antagonismus von opioidergen und serotonergen Mechanismen vorliegen dürfte (Tour et al. 2017).

Ein weiterer Faktor für eine verminderte Ausbildung der EIH kann diskutiert werden. Erstmalig ist bei jungen gesunden Personen ($n = 37$, $27{,}8 \pm 9{,}9$ Jahre) der Einfluss der Fähigkeit, irrelevante Informationen oder Reize auszublenden (kognitive Hemmung), auf die Entwicklung der EIH geprüft worden (Gajsar et al. 2020). Menschen, denen die kognitive Unterdrückung besser gelingt, haben Vorteile in der Schmerzhemmung. Die kognitive Komponente bestimmt generell chronische Schmerzzustände und so auch wesentlich diejenigen bei der Fibromyalgie.

▶ **Wichtig** Es kann die Schlussfolgerung gezogen werden, dass neben der dysfunktionellen deszendierenden Schmerzhemmung aus dem Hirnstamm die kognitive Hemmung als ein weiterer zusätzlicher zentraler Faktor für eine geringere Entwicklung der EIH verantwortlich gemacht werden muss. Dieser Faktor wird aber wahrscheinlich auch unabhängig von der Ursache für alle Schmerzerkrankungen zutreffen.

12.1.6 EIH bei rheumatoider Arthritis

Eine gegenüber Gesunden erwartungsgemäß höhere Schmerzsensitivität, aber im Kontrast eine mit ihnen übereinstimmende segmentale und übertragende EIH finden Fridén et al. (2013) bei Patientinnen mit rheumatischer Arthritis in der Menopause. Defizitär sind bei den Patientinnen die Kraft der Knieflexion, des Handgriffes und die Zeit für das mehrmalige Aufstehen. Letzteres Ergebnis spricht neben den Einbußen der Kraftfähigkeiten auch für solche der koordinativen Leistungsfähigkeit für ADL-Aktivitäten. Die geminderte Handkraft kann gut mit der bevorzugten Beteiligung der Fingergelenke am Krankheitsgeschehen verbunden werden (Higgins et al. 2018). Dennoch liegt insgesamt eine deutliche sekundäre Dekonditionierung vor.

Patienten mit einer rheumatoiden Arthritis und einer aktuell geringen Schmerzintensität von 11 (n = 46, VAS 0–100, 25–75 % Perzentil: 0–24; Löfgren et al. 2018a, b) haben deutlich verminderte PPTs und vertragen wesentlich weniger Druck über der Schwelle bei Borg 4/10 und 7/10. Die isometrische Kontraktion des M. quadr. fem. als EIH-Provokationstest lässt die PPTs über dem aktiven Muskel und über dem inaktiven M. delt. signifikant ansteigen.

▶ **Wichtig** Die EIH-Reaktion bei rheumatischer Arthritis mit sehr geringer Aktivität unterscheidet sich nicht von den Gesunden (p > 0,05). So ist dieses Krankheitsstadium besondere für aktive Interventionen gut zugänglich.

Eine Langzeitstudie über 2 Jahre zur Wirksamkeit des HEPA-Programms („health-enhancing physical activity"; n = 30, 61 ± 10 Jahre, PPTs im Verlauf; Untergruppe: n = 21, 60 ± 11 Jahre; mit EIH; Löfgren et al. 2018a, b) sollte bei rheumatoider Arthritis die Wirkung auf die globalen Schmerzen, die Schmerzsensitivität und die EIH aufzeigen. Die Patienten waren im ersten Jahr an 252 ± 76 Tagen und im zweiten an 238 ± 82 Tagen aktiv. Die Vorgabe war, an 2 Tagen/Woche Krafttraining und an den übrigen 5 Tagen jeweils 30 min eine moderat intensive aerobe Belastung mit 40–60 % VO_{2max} zu absolvieren. Die EIH resultierte aus den Veränderungen der normierten PPTs während der Kontraktion des M. quadr. fem. und den PPTs über dem inaktiven M. deltoideus. Die globalen Schmerzen (Skala: 0–100) waren vor Beginn der Therapiephase mit 11 (25–75 % Perzentil: 0–24) bereits sehr gering und verminderten sich in den 2 Jahren fortschreitend auf 6 (25–75 % Perzentil: 0–20). Dagegen bleiben die PPTs unverändert. Die mittleren absoluten PPTs vor der EIH-Kontraktion fallen bei sehr hoher interindividueller Variabilität über dem

M. quadr. fem. nur im Trend (MW 510 ± 254 auf 415 ± 137 kPa) ab. Über dem M. delt. (235 ± 113 auf 254 ± 134 kPa) bleiben sie ohne Änderung. Die anfänglich feststellbare EIH bleibt über den Interventionszeitraum erhalten, aber reagiert auf das aktive Programm nicht. Die Anstiege der PPTs unter der Quadrizepskontraktion reduzieren sich sogar nach einem Jahr und blieben dann auf dem geringeren Niveau bestehen. Als Zeichen der provozierten generalisierten Schmerzlinderung werden über dem M. delt. stets unveränderte normierte EIH-Verläufe gemessen. Das HEPA-Programm kann somit die Schmerzsensitivität und die endogene Schmerzhemmung infolge Belastung nicht verbessern. Wie auch in dieser Studie ist die bei Schmerzpatienten immer wieder zu eobachtende sehr geringe Adhärenz und entsprechend eine sehr hohe Drop-out-Rate hervorzuheben. Diese Tatsache beeinträchtigt die Bewertung und selbst die sehr vorsichtige Verallgemeinerungsfähigkeit von Studienergebnissen erheblich.

▶ **Wichtig** Die physiologische EIH bei der rheumatoiden Arthritis mit geringem Schmerzniveau (im sogenannten freien bzw. schmerzarmen Intervall) spricht für die effektive Durchführbarkeit physischer Programme zur Minderung der globalen Schmerzintensität. Die Muskelaktivitäten müssen dann auch immer kombiniert mit der entzündungshemmenden Wirkung der Myokine betrachtet werden.

12.1.7 EIH bei Neuropathie

Das Auftreten einer Neuropathie beim Diabetes zeigt ein sehr fortgeschrittenes Stadium an. Die Schmerztherapie ist sehr problematisch und ungenügend effektiv. Die Prävalenz des Diabetes mellitus Typ II und dessen Vorstufen Adipositas und metabolisches Syndrom ist sehr hoch. Sie steigt deutlich weiter und entsprechend damit auch der Anteil von Patienten mit einer Neuropathie. Das ausgeprägte Defizit physischer Belastungen gehört zu den hauptsächlichen und gut beeinflussbaren Krankheitsursachen, und es ist zugleich der Faktor der systematischen Fortentwicklung der Pathogenese. Trotz der hohen und steigenden Prävalenz des Diabetes Typ II und dem Bewegungsmangel als eine Hauptursache liegen kaum Untersuchungen zur EIH vor. Klinisch ist gut bekannt, dass körperliche Anstrengung das Auftreten und die Schwere diabetischer Komplikationen mindern.

Diese Aussage kann auch gut belegt werden. Nachdem vor 12,4 ± 12,2 Jahren die Diagnose Diabetes gestellt werden musste und aktuell eine Neuropathie besteht, kann, allerdings bei sehr hoher interindividueller Variation, bereits ein „nur" 10-wöchiges Programm mit aeroben (3x/Woche 50–70 % VO_{2max}) und Kraftbeanspruchungen (n = 17 [8 Männer/9 Frauen], 58,4 ± 6 Jahre, Diabetes seit: 12,4), die Schmerzen (VAS 0–100) um 18,1 ± 35,5 mm und die neuropathischen Symptome um 1,24 ± 1,8 (Michigan Neuropathy Screening Instrument [MNSI] „questionnaire of neuropathic symptoms") signifikant senken (Kluding et al. 2012). Diabetiker mit schmerzhafter PNP im Alter von 57,0 ± 5,1 bzw. 58,4 ± 6 Jahren sind exzessiv dekonditioniert. Bei diesen Patientengruppen liegt eine maximale aerobe Kapazität von 16,0 ± 3,8 bzw. 17,2 ± 5,0 ml/kg/min vor (Yoo et al. 2015;

Kluding et al. 2012), die der biologischen Existenzgrenze der Gewebe entspricht und deshalb physische Anstrengungen ausgeprägt limitiert. Ein aerobes Training über 16 Wochen hebt die aerobe Kapazität marginal, aber dennoch signifikant um 1 ml/kg/min an. Dieser sehr geringe Anstieg nach 4 Monaten Training belegt zugleich die ausgeprägt geringe Belastbarkeit und Trainierbarkeit dieser Diabetiker. Die biologischen Grundlagen müssen erst einmal erneut aufgebaut werden, was die angestrebten nachhaltigen Therapiewirkungen zunächst wesentlich hinausschiebt. Obwohl mit diesem Training kein Einfluss auf die absolute Schmerzintensität verbunden war, so reduziert es dennoch die Schmerzinterferenz beim Gehen und die weiteren Aktivitäten des täglichen Lebens (Yoo et al. 2015).

▶ **Wichtig** Bereits nach 10 Wochen progressivem Ausdauer- und Krafttraining kann eine sichere Reduzierung der schweren Schmerzattacken lt. visueller Analogskala und dem Michigan Neuropathiefragebogen erreicht werden. Ebenso fallen der HbA1c-Wert und die Herzschlagfrequenz in physischer Ruhe ab.

Die bei diesen Patienten exzessiv verminderte intradermale Nervenfaserdichte (Zeichen der Smal-Fiber-Neuropathie [SFN]) lässt als Ergebnis der positiven trainingsbedingten plastischen Reaktionen in den Hautbiopsien des Ober-, aber noch nicht des Unterschenkelbereiches einen Anstieg erkennen (Kluding et al. 2012). Dieser extrem dekonditionierte Zustand mit zentraler Sensibilisierung kann auch auf die Störung der Schmerzmodulation erweitert werden.

▶ **Wichtig** Mit dem Fortschreiten des Diabetes und dessen Komplikationen kann keine positive Reaktion der Schmerzhemmung auf physische Belastungen mehr erwartet werden. Wie die aerobe Kapazität nur durch adäquates Training verbessert werden kann, kann auch die zentrale Reorganisation der Schmerzmodulation und deren erneute Integration in die Bewegungshandlungen nur durch langfristige physische Aktivitäten erfolgen.

Ein solches Training ist bei entsprechender Information, Aufklärung und Kontrolle zumutbar und durchführbar. Allerdings bei nur einer extrem kleinen Patientengruppe (n = 5) dokumentiert, sind keine schwerwiegenden Nebenwirkungen zu erwarten (Kluding et al. 2015).

Die Wirkungen physischer Belastungen auf die endogenen Schmerzhemmmechanismen bei der Neuropathie sind bisher fast nur im Tiermodell (Stoffwechsel, Verletzung) geprüft worden (vgl. Kap. 9). Beim Menschen liegen so gut wie keine Studien vor. Knauf und Koltyn (2014) widmeten sich diesem Thema bei insulinpflichtigen Diabetikern ohne (46 ± 13 Jahre; 4795 ± 2594 Schritte/d) und mit (53 ± 7 Jahre; 5765 ± 3044 Schritte/d) Neuropathie. Die objektiv sehr geringe physische Aktivität entspricht der Kategorie „sendentary" bzw. „low active" (Tudor-Locke und Bassett 2004). Eine sehr wichtige Frage ist, wie bei ihnen die endogenen Mechanismen der Schmerzmodulation auf akute isometrische Belastungen (3 min 25 % MVC, Handgriff) in Abhängigkeit von den Nervenschädigungen reagieren. Während der Kontraktion wurde wiederholt psychophysisch die Intensität der Muskelschmerzen (VAS 0–10) und der Anstrengungsgrad nach Borg (6–20) erfragt. Wie zu erwarten, sind die subjektive Schmerzintensität (Neuropathic Pain Questionnaire, Neuropathic Pain Symptom Inventory, painDETECT Questionnaire) und die Schmerzempfindlichkeit bei der quantitativen sensorischen Testung auf Hitzereize vor der Belastung (VAS 0–100; Thenar, volarer Unterarm; Ramp-hold-Protokoll, vorrangig Reizung Typ- III-Fasern; zeitliche Summation [10 Reize], vorrangig Reizung Typ-IV-Fasern) mit Neuropathie höher, und ebenso erreichen die Muskelschmerzen unter der Kontraktion wesentlich höhere Intensitäten. Mit einer Neuropathie steigt auch das Anstrengungsempfinden signifikant stärker.

▶ **Wichtig** Das Krankheitsstadium mit den nervalen Schädigungen schließt eine ausgeprägte Störung der endogenen Schmerzkontrolle ein, indem keine EIH mehr auslösbar ist. Dies resultiert auch aus den Ergebnissen der zeitlichen Summation, die nach der Belastung bei den Patienten auch ohne Neuropathie fast aufgehoben ist. Da Daten bei Diabetikern fehlen, können sie nur mit denen anderer Schmerzerkrankungen verglichen werden, bei denen im Gegensatz zu Gesunden die EIH-Reaktion variabel ist, indem sie vorhanden bzw. nicht vorhanden ist (Rice et al. 2019).

12.1.8 EIH bei alten Menschen

Der Alterungsprozess hat systematische Konsequenzen für das sensomotorische System und deren Leistungen (Laube 2008, 2009a, b, c, d, 2012). Der physiologische Strukturum- und -abbau, verzögerbar durch systematische physische Aktivität, hat nicht nur Auswirkungen auf die sensomotorischen Funktionen, sondern schließt, weil integriert, auch die Mechanismen der Schmerzhemmung und -modulation ein. Entsprechend kann bei gesunden älteren Personen eine physiologisch verminderte EIH erwartet werden.

Die Prävalenz chronischer Schmerzen beträgt in der deutschen Bevölkerung ca. 17 % und in Europa 19 % (Karst 2014). In Deutschland geben in der Population zwischen dem 18. und 79. Lebensjahr 58 % der Frauen und 52 % der Männer an, in den letzten 12 Monaten Gelenkschmerzen gehabt zu haben, und in den zurückliegenden 24 h litten daran ca. 48 % der 65- bis 79-jährigen Frauen und 35 % der Männer (Fuchs und Prütz 2017). In der internationalen Literatur wird die Prävalenz chronischer muskuloskelettaler Schmerzen bei alten Menschen mit Werten bis zu 60 % beziffert (Scudds und McD Robertson 1998; Picavet und Hazes 2003).

Mit dem Fortschreiten des Alters werden mehrere Faktoren klinisch relevant, die als miteinander gekoppelt angesehen werden müssen. Die Pathogenese chronisch degenerativer Erkrankungen (Kap. 5), gestartet im ersten bis zweiten Drittel der Lebensspanne, schreitet voran. Die den verschiedenen Erkrankungen zugrunde liegenden strukturellen und funktionellen Maladaptationen sind nozizeptive periphere Quellen, verursachen Schmerzen und beanspruchen bei vielen Menschen überproportional das Gehirn. Zeitgleich besteht in aller Regel eine sekundäre physische Inaktivität, die die überhäufig vorgelegene und zur Erkrankung geführte primäre Inaktivität (Kap. 1 und 5) noch übersteigt. Die ungenügende physische Aktivität und der Alterungsprozess haben zunächst das gemeinsame Ergebnis des Strukturabbaus mit den resultierenden Defiziten der Funktion. Es ist „nur" eine Frage der Zeit und sicher auch der Disposition, bis die Atrophie fließend in Degeneration und Maladaptation übergeht.

▶ **Wichtig** Schon die im Gehirn ablaufenden physiologischen altersbedingten Veränderungen mindern die Effektivität der Integration von Bewegung und Schmerzhemmung und lassen die EIH abfallen (Naugle et al. 2016). Unter Inaktivität und maladaptativen Bedingungen wird die Kapazität der Schmerzhemmung nicht „nur einfach" geringer, sondern auch funktionell gestört. Funktionsdefizite gehen in pathophysiologische über. Entsprechend fallen die Ergebnisse der CPM- und Offset-analgesia-Testung bei alten Menschen aus (Riley et al. 2010; Naugle et al. 2013, 2015).

Die EIH bei jungen (21,7 ± 4,1 Jahre) und alten (63,7 ± 6,6 Jahre) Menschen nach intensiven aeroben (5 min 50 % und 20 min 70 % Hf-Reserve [Karvonen]; alle 5 min Borg), moderaten aeroben (25 min 50–55 % Hf-Reserve) und submaximalen isometrischen (Handgriff, 3 min, 25 % MVC) Testbelastungen wurde anhand der Druckschmerzschwelle am Unterarm (Algometrie) und der Errechnung eines EIH-Index geprüft (Naugle et al. 2015, 2016). Die isometrische Belastung löst bei beiden Altersgruppen eine EIH der Druckschmerzschwellen aus. Die Amplituden der jungen Menschen haben eine Effektgröße im moderaten bis geringen und der alten Personen im sehr geringen Bereich. Die sehr geringen Veränderungen der zeitlichen Summation sind vergleichbar. Sie können Altersdifferenzen verschleiert haben. Auf die Reaktion bei supramaximaler Reizung gibt es keinen Einfluss der Belastung. Auch die aeroben Belastungen sorgen für ein höheres EIH bei den Jungen. Die Schmerzreduktion nach der geringen Intensität ist für beide Altersgruppen nur gering, und die intensive Belastung ist insgesamt effektiver. Das Ausmaß der Altersunterschiede ist nach den intensiven Anstrengungen deutlich größer. Die psychophysische Testung auf Druck und Hitze zeigt, dass aerobe Belastungen die Empfindung von Hitzereizen weitestgehend unbeeinflusst lassen. Zusammenfassend können Naugle et al. (2016) Folgendes feststellen:

- Es lassen sich nach isometrischen und dynamischen aeroben Anstrengungen Unterschiede in der Ausbildung einer EIH zwischen jungen und alten Menschen aufzeigen.
- Die Altersunterschiede in den Reaktionen sind abhängig vom Belastungsmodus.
- Bei gesunden alten Menschen provozieren auch intensive physische Belastungen keine Verstärkung der Schmerzempfindlichkeit bzw. -sensibilität.

▶ **Wichtig** Gesunde alte Menschen bilden eine deutlich geringere EIH aus. Es entsteht aber keine Schmerzverstärkung. Werden physische Belastungen als Ursache von Schmerzen erkannt, hat dies keinen altersbedingten, sondern einen pathophysiologischen maladaptiven Hintergrund. Isometrische und dynamische Belastungen mit „altersadäquaten verträglich hohen Intensitäten" (beachte: Morbidität bzw. Multimorbidität) können und müssen als Intervention zur cerebralen Stabilisation genutzt werden und bei Bedarf auch zur therapeutischen Reorganisation.

Die altersbedingte Abnahme der EIH könnte mit Veränderungen im opioiden und cannabinoiden System zusammenhängen. Zumindest bei jungen Menschen korreliert der Endocannabinoidspiegel (DHA) mit der EIH nach der Isometrie (Koltyn et al. 2014). Da sehr intensive Belastungen, die Muskelschmerzen bedingen, die Amplitude der hypoalgischen Reaktion ansteigen lassen, können sie eine Quelle der EIH sein (Ellingson et al. 2014). Aber auch nicht schmerzhafte Anstrengungen verursachen mit ansteigender Intensität immer effektiver die EIH, sodass die Schmerzauslösung nicht essenziell ist. Demzufolge ist der CPM-Mechanismus wahrscheinlich nicht der dominierende EIH-Mechanismus, aber Personen mit einer stärkeren Stimulation der endogenen Schmerzhemmung im CPM-Test bilden auch eine höhere EIH-Amplitude nach einer Isometrie aus (Lemley et al. 2015). Bekannt ist, dass gesunde Ältere zwar keine pathologische, aber doch eine deutlich reduzierte Kapazität der CPM haben. Die quantitative sensorische CPM-Diagnostik (Konditionierung: kaltes Wasser; Test: Druckschmerzschwelle) liefert wegen der reduzierten Stimulierbarkeit der endogenen Schmerzhemmung im Alter auch nur noch weniger gute bis moderate Ergebnisse im Test-Retest-Design im Abstand von 2 Wochen. Die Altersabhängigkeit der Ergebnisse der zeitlichen Summation von Hitze- und mechanischen Reizen und der CPM kann erneut bestätigt werden. Zusätzlich ergeben diese Tests bei den Jungen stabilere Werte. Die Ausmaße der zeitlichen Summation und ihre Reproduzierbarkeit stimmen mit psychologischen Testergebnissen (Katastrophisierung, Angst, physischer Aktivität, Schmerzen) überein (Naugle et al. 2020). Die Metaanalyse zu den altersabhängigen Veränderungen der CPM und der zeitlichen Summation (TS und CPM je 11 Studien) zeigt nachweisbar mit beiden diagnostischen Ansätzen den ausgeprägten quantitativen Abfall der endogenen Schmerzmodulation und -hemmung. Das Ausmaß der TS differiert zwischen jungen und Personen im mittleren und im höheren Alter. Die Werte sind höher. Die CPM weist eine große Abnahme bei den Älteren gegenüber den Jungen auf, wobei sich die Personen im mittleren und im höheren Alter nur noch minimal unterscheiden (Hackett et al. 2020).

▶ **Wichtig** Zum „gesunden" Alterungsprozess gehört eine Minderung der Effektivität der Schmerzhemmung (CPM) und der EIH. Gesundes Älterwerden ist aber keine Ursache für Schmerzen oder belastungsbedingte Schmerzreaktionen.

> **Fazit**
> Physische Belastungen sind prägende Therapiebestandteile bei chronischen Schmerzzuständen unterschiedlicher Genese. Nur eine deutliche Ermüdung spricht für das Ansprechen der Schmerzhemmung für die cerebrale und periphere Reorganisation. Die EIH, ein physiologisches Element schmerzfreier Beanspruchungen, ist ein Effektivitätsmerkmal. Wiederholungen der EIH sind der Trainingsreiz zur Qualifizierung des „common drive" mit der Schmerzhemmung. Die Beziehung zwischen EIH und CPM ist nicht eng. Personen mit hoher CPM-Kapazität bilden dennoch auch die höhere EIH aus.
>
> Bei chronischen Schmerzen mit hohem Sensibilisierungsgrad ist die EIH gemindert, nicht vorhanden oder paradox. Die EIH bei Fibromyalgie ist kaum untersucht. Wichtig ist, dass die für Gesunde empfohlenen Belastungsintensitäten für eine EIH bei chronisch myofaszialen Schmerzen zu hoch sind. Die Schmerzen sind teils „nur" reduziert. Angst vor Bewegungsschmerzen ist ein Faktor der Schmerzintensität und Disability. Die Arthrosen weisen ein fließendes Spektrum von noch normaler, abgeschwächter oder deutlich gestörter EIH auf. Bei rheumatischer Arthritis sehr geringer Aktivität unterscheidet sich die EIH nicht von Gesunden. Mit dem Fortschreiten des Diabetes und insbesondere mit Neuropathie kann keine EIH mehr erwartet werden.
>
> Gesunde alte Menschen haben eine geringere EIH. Sind physische Belastungen die Ursache von Schmerzen, hat dies einen maladaptiven Hintergrund. Zum „gesunden" Alterungsprozess gehört eine Minderung der Effektivität der Schmerzhemmung (CPM) und der EIH. Gesundes Älterwerden ist aber keine Ursache für Schmerzen oder belastungsbedingte Schmerzreaktionen.

12.2 Therapeutisches Gesundheitstraining: psychophysische Bereitschaft und Toleranz, globale Aktivierung pedokranialer Ketten, schmerzadaptiertes Teil- und Ganzkörpertraining

Zielstellung Systematischer Aufbau der Compliance und Resilienz, der Akzeptanz und Toleranz von Anstrengungen, der Belastungsverträglichkeit, der Belastbarkeit; Verbesserung des Bewegungsverhaltens (sensomotorische Koordination), aerobes Training mit vielseitigen Bewegungsformen für alle Körperregionen mit möglichst großen Muskelgruppen zur Entwicklung der HKS-Funktion, der Mikrozirkulation und des aeroben Energiestoffwechsels, koordinative Vorbereitung des Krafttrainings mit großen Muskelgruppen, Aufbau des Trainings im Kraftausdauerbereich, Weiterführung des EIH-Trainings mit intensiven und/oder gering-moderat intensiven Kurzzeit- (20–60 s) und Mittelzeitintervallen (1–5 min) nach Verträglichkeit

12.2 Therapeutisches Gesundheitstraining: psychophysische Bereitschaft und…

Intervention Therapeutisches Gesundheitstraining (Laube 2020) ohne und mit Geräten

Indikationen Myofaszial-skelettale Schmerzsyndrome, alle weiteren Schmerzsyndrome nach fachärztlicher Abklärung der Belastbarkeit

Kontraindikationen Akute Exacerbationen, kardiologisch-internistische Gründe (relative Kontraindikation: Belastungsfreigabe durch den Fachspezialisten)

12.2.1 Physische Aktivität – die essenzielle, nachhaltig wirkende Komponente

▶ **Wichtig** Inzwischen liefern die wissenschaftlichen Ergebnisse eindeutige Beweise dafür, dass die negativen Folgen einer bewegungsarmen Lebensweise nach dem Start physischer Belastungen deutlich verlangsamt oder in Abhängigkeit vom Stand der pathomorphologischen und pathophysiologischen degenerativen, aber auch primär entzündlichen Entwicklungen (Abb. 12.1) zugunsten der Lebensqualität entweder aufgehalten oder zumindest teilweise zurückgedrängt werden können.

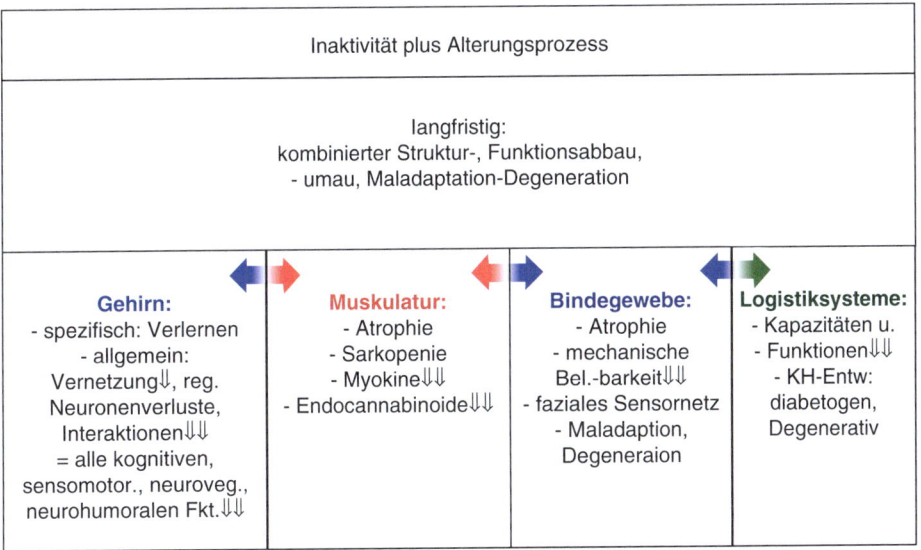

Abb. 12.1 Der vorrangig primäre und/oder sekundäre Ausgangspunkt des therapeutischen Gesundheitstrainings. Inaktivität und Alterungsprozess haben die behandlungsbedürftigen Struktur-, Funktionsdefizite und die Maladaptationen und Degenerationen bis hin zum Stadium der Schmerzerkrankung verursacht. Die therapeutische Reorganisation benötigt in logischer Konsequenz das Gegenteil, physische Aktivitäten zur Beeinflussung beider Aspekte, der Pathogenese und des Alterungsprozesses. Für dieses Ziel hat jede Therapieintervention immer zwei integrale Komponenten: 1. Schmerzlinderung und 2. Reduzierung der Schmerzursachen. Nur die CPM scheint nur der ersten Komponente zu dienen

Physische Belastungen sind in allen Therapieempfehlungen fest verankert und ein wichtiger Teil der Interventionen bei allen chronischen muskuloskelettalen Syndromen. Die Aussage des Zurückdrängens gilt kaum bis nicht für die maladaptiven strukturellen, aber für die funktionellen Folgen. Z. B. können die Strukturschäden der Arthrose nicht rückgängig gemacht werden. Aber mit einem guten trainingsbedingten Muskelstatus können

- die myofaszialen Schmerzen reduziert,
- dessen zentrale Folgen gemildert oder in Grenzen gehalten und
- die Mobilität gefördert werden.

Jede Therapie, die die Schmerzen im Blick hat, soll zentral und peripher anti-nozizeptiv wirken. Für die zentrale Wirkungskomponente sind hohe Intensitäten der Interventionen notwendig. Gleichzeitig werden die myofaszialen peripheren Schmerzursachen behandelt, wobei die Durchblutung eine Hauptzielrichtung ist. Maladaptationen der Bindegewebsstrukturen sind zwar nicht oder kaum reversibel, aber der Trainingszustand des sensomotorischen Systems, der Muskulatur, kann grundsätzlich immer wesentlich verbessert werden. Der Muskelstatus bestimmt die Schmerzen und die Funktion.

▶ **Wichtig** Die Muskulatur entscheidet als digitaler (Afferenzmuster) und als biochemischer Signalgeber über die „eigene" Gewebehomöostase (Myokine; Abb. 12.4 und 12.12), die der Nachbargewebe, des gesamten Stoffwechsels und des Gehirns („cross talks"; Abb. 12.13) und damit auch über die Schmerzsituation. Dem Gehirn müssen die nozizeptiven Afferenzen „genommen" werden, um langfristig reorganisatorisch strukturell und funktionell reagieren zu können. Dazu muss zwingend die Peripherie anti-nozizeptiv verändert werden, was wiederum in Wechselbeziehung mit der „Zentrale" steht.

Da anhand des altersabhängigen Verlaufs des anabolen hormonellen Status die Alterungsprozesse spätestens im dritten Lebensjahrzehnt beginnen, ergänzen sich die strukturellen und funktionellen Nachteile der Bewegungsarmut und des Älterwerdens ab dieser Lebensspanne gegenseitig. Zunächst natürlich subjektiv nicht zu bemerken, da die biologischen Reserven noch groß sind und sehr schleichend klinisch unbemerkt abgebaut werden. Daraus folgt, dass physische Aktivitäten

- den Alterungsprozessen im Gehirn und in allen anderen Organen und Geweben verzögernd gegenüberstehen und
- durch ihre Ähnlichkeit auch das „gemeinsame" therapeutische Mittel der ersten Wahl bei allen Krankheitsentitäten (vgl. Pathogenese; Kap. 5) sind, um ursächlich oder begleitend den Funktionszustand zu verbessern und generell die Schmerzen abzubauen.

▶ **Wichtig** Aufgrund der Interaktionen zwischen Struktur- und Funktionsverlusten durch Inaktivität und das Älterwerden und dem „gemeinsamen Gegenmittel Bewegung" müssen aus methodischer Sicht auch immer beide Aspekte im therapeutischen Gesundheitstraining beachtet werden.

Den aktuellen psychischen und physischen Krankheitsbedingungen und der Krankheitsdauer angepasste Belastungen wirken sich im Trend und mit Variationen in der Regel auch immer schmerzlindernd aus. Nur sind die Therapiezeiträume wesentlich zu gering. Besser, es gibt kein „Ende der Therapie", weil erstens der Entwicklungszeitraum der Erkrankung sehr lang war und zweitens nach „einem Ende" die Bilanz erneut zugunsten der atrophisch-degenerativen Prozesse verschoben wird. Eine absolut nicht kleine Untergruppe von Schmerzpatienten reagiert auf die körperlichen Anstrengungen aber teilweise auch mit Schmerzverstärkungen. Dies hat den pathophysiologischen Hintergrund einer sehr fortgeschrittenen Pathogenese. Es interagieren offensichtlich die Schmerzen mit einer inadäquat gesteigerten Ermüdbarkeit bzw. allgemeinen Müdigkeit. Dieses Fatigue-Syndrom kann trotz ausgeprägter Dekonditionierung nicht primär oder allein dem Zustand der Muskulatur, sondern es muss zentralen Ursachen zugeschrieben werden. Einerseits steigert die Muskelermüdung in Kombination mit azidotischen Verhältnissen die Wahrscheinlichkeit des Auftretens einer mechanischen Hyperalgesie. Andererseits können bestehende chronische Schmerzen bei Ganzkörperanstrengungen verstärkt werden, weil im Hirnstamm (RVM) anstatt eine eingeschränkte eine intensivierte Bahnung stattfindet (Lima et al. 2017).

▶ **Wichtig** Belastungsbedingte Intensivierungen der Schmerzen beruhen auf einem gestörten Bahnungs-Hemmungs-Verhältnis in den verantwortlichen Hirnstammstrukturen der Schmerzhemmung. Eine solche Reaktion zeigt das fortgeschrittene Krankheitsstadium bzw. die hinzugetretene Schmerzerkrankung an.

12.2.2 Therapeutisches Gesundheitstraining und Förderung bewusster Leistungen

Chronische Schmerzpatienten sind in aller Regel primär und sekundär chronisch physisch inaktiv. Als Ausgangspunkt der aktiven therapeutischen Interventionen liegen somit interindividuell unterschiedlich ausgeprägt und mit jeweils wechselseitigen Abhängigkeiten

- ein psychischer und physischer Dekonditionierungszustand (Abb. 12.2, Kap. 5: Pathogenese),
- maladaptiv-degenerative Veränderungen und
- altersbedingte Veränderungen vor.

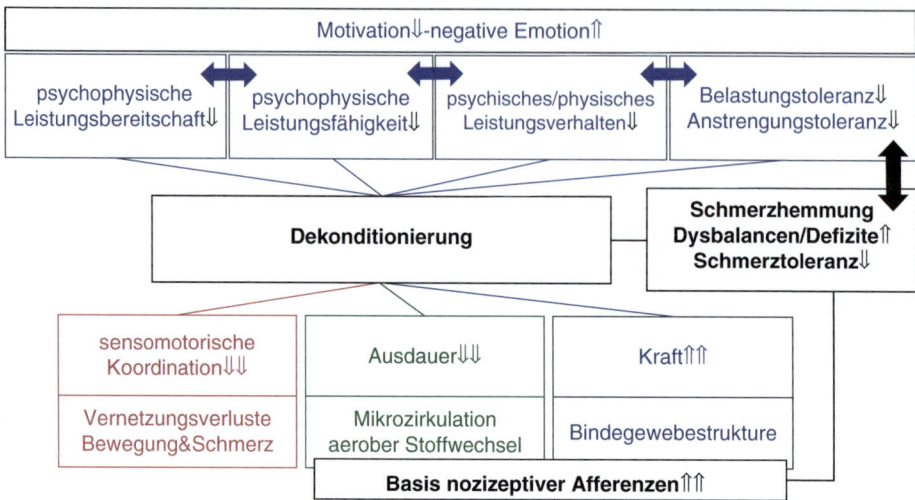

Abb. 12.2 Chronische Schmerzpatienten weisen in der Regel einen stark ausgeprägten Dekonditionierungszustand auf. Das bedeutet, die ZNS-basierten Leistungen der Motivation zu physischen Aktivitäten ist gering, die psychophysische Leistungsbereitschaft, -fähigkeit, das Leistungsverhalten, die Belastungs- und Anstrengungstoleranz sind gemindert, indem sie sich wechselseitig beeinflussen, und die strukturellen Voraussetzungen zur Organisation von Bewegungen (sensomotorische Koordination) sind atrophiert und abgebaut. Die Ausdauer und die Kraft und damit die Mikrozirkulation, der aerobe Stoffwechsel sind defizitär, und die Bindegewebsstrukturen sind wenig mechanisch belastbar. Es bestehen die Grundlagen verstärkter nozizeptiver Afferenzen, die die zentralen schmerzverarbeitenden Strukturen intensiver und lang dauernd beanspruchen. Gemeinsam mit den koordinativen Defiziten nimmt die Integration von Bewegung und Schmerzhemmung schleichend ab, was sich wechselseitig auch nachteilig auf die Belastungs- und Anstrengungstoleranz auswirkt

Die Fähigkeit, die Akzeptanz und die Toleranz gegenüber relativ intensiven oder andauernden Belastungen sind sowohl

- aus objektiver Sicht (Dekonditionierung, Ermüdungsresistenz, Schmerzen) als auch
- aus subjektiver Sicht (Motivation, Verständnis des Belastungsbedarfs, Gesundheitskompetenz) gering.

Beispielhaft besonders hochgradig liegt dieser Zustand bei Diabetikern Typ II mit neurologischen Komplikationen als dem „**Endstadium der Circulus-vitiosus-Interaktionen**" von Dekonditionierung, pathophysiologischen Stoffwechselprozessen, Abbau der aeroben Kapazität, Mikrozirkulationsstörungen, Gewebeabbau, -umbau und -degenerationen einschließlich im Gehirn, nervalen Maladaptationen mit den resultierenden neuropathischen Schmerzen bis hin zur pathophysiologisch bedingten Schmerzlosigkeit im absoluten Endstadium mit Ulzerationen und dem Vorliegen des diabetischen Fußes vor.

12.2 Therapeutisches Gesundheitstraining: psychophysische Bereitschaft und…

▶ **Wichtig** Die Therapeuten haben bei jeder Schmerzerkrankung zu beachten, dass es sich um eine „zur jeweiligen Pathogenese gehörende Erkrankung des Gehirns" handelt (Laube et al. 2019; Laube 2020), die zwar einen differenten Ausgangspunkt, aber letztendlich sehr ähnliche Merkmale aufweist.

Das Fehlen eines Schmerzzentrums und deshalb die Verantwortlichkeit einer nahezu das gesamte Gehirn umfassenden Schmerzmatrix mit den verschiedenen Schmerzkomponenten belegt, dass eben auch die höchsten bewussten Gehirnfunktionen für die Motivationen, die Kognition und Entscheidungen in das Geschehen eingebunden sind. Das prägt das Verhalten, Befinden und die Schmerzsituation. Die soziale Situation nimmt Anteil daran.

▶ **Wichtig** Das therapeutische Gesundheitstraining hat zunächst die Aufgabe, die Einstellung, die Bereitschaft, das Verständnis, die Motivation für psychophysische Belastungen aufzubauen. Dazu gehört auch das zu coachende Verständnis und die Entwicklung zur Selbstbeobachtung, um die Dosierung der Belastungen fortschreitend besser zu organisieren. Es gilt, an der Fähigkeit zu arbeiten, physische Belastungen über dem täglichen Anstrengungsniveau als wichtiges Therapeutikum zu akzeptieren und Wege zu suchen, es in die Aktivitäten des täglichen Lebens einzubauen.

Die metabolischen Störungen des Prädiabetis, des Diabetes, weiterer metabolischer Dysfunktionen und neuronaler Verletzungen bzw. krankheitsbedingte Zerstörungen neuronalen Gewebes sind die wesentlichen Ursachen der Entwicklung einer PNP. Bei der PNP als Folge von Stoffwechselerkrankungen dürfen aber nicht nur die peripheren neurologischen Beeinträchtigungen betrachtet werden. Das Gehirn ist intensiv in den Krankheitsprozess einbezogen. Kim et al. (2016) sprechen von einer „zentralen PNP". Die neuronalen Netzwerkeigenschaften und ihre Integration sind verändert, und Neuronenverluste führen zur Verringerung der grauen und weißen Substanz. Insgesamt ergeben sich eine Verlangsamung der Informationsverarbeitung und kognitive Benachteiligungen (Reijmer et al. 2013). An diesen Ergebnissen sind direkt und indirekt auch die Störungen der Durchblutung beteiligt. Diese cerebralen Entwicklungen sind prinzipiell bei jeder Schmerzerkrankung in Betracht zu ziehen.

▶ **Wichtig** Da Ausdauertraining nicht nur die Mikrozirkulation in der Muskulatur ausbaut und dessen Stoffwechsel anti-diabetisch adaptiert, sondern auch die Mikrozirkulation des Gehirns verbessert, ist es generell eine „Intervention der ersten Wahl" auch für die Funktion und Leistungsfähigkeit des Gehirns. Ausdauertraining induziert die Vasogenese besonders im Motorcortex und die Produktion von Neurotropinen, die für die Neuroprotektion sorgen (Swain et al. 2003).

Die Schmerzen bei den primär nicht entzündlichen (degenerativen) und entzündlichen Erkrankungen basieren auf den damit verbundenen potenziellen und realen Gewebestörungen mit peripherer Sensibilisierung. Die nachteilige Kombination mit den Prozessen der Dekonditionierung und des Alterungsprozesses besteht immer.

▶ **Wichtig** Der zentrale Sensibilisierungsprozess hat Auswirkungen auf die kognitivmentalen Einstellungen, Funktionen und Leistungen. Dessen Beeinflussung ist zunächst ein primäres Ziel des therapeutischen Gesundheitstrainings, um die Compliance und Resilienz für das aktive Programm aufzubauen (Abb. 12.2).

12.2.3 Therapeutisches Gesundheitstraining – komplexe Aufgabenstellung

Das bei chronisch Kranken primär besonders vordergründige und wichtige Therapieziel, die bewusste Bereitschaft zur Aktivität zu entwickeln und dessen Einbindung in die ADL-Aktivitäten zu erreichen, ist bereits benannt worden. Mit diesem ersten und voraussetzenden Ziel obliegt es dem therapeutischen Gesundheitstraining, den pädagogischen Versuch zu unternehmen, einen Trainingsprozess nach der folgenden allgemeingültigen Devise aufzubauen:

„Funktionen und damit Strukturen werden nur dann wieder gesünder bzw. wieder schmerzärmer oder sogar schmerzfrei, wenn sie ständig abverlangt werden".

▶ **Wichtig** Der Begriff Training ist „kein Privileg" des Leistungssports. Das muss aus den Köpfen aller Patienten, aber auch der Therapeuten (Ärzte, Physio-, Ergotherapeuten, …) raus!

Das Training unterscheidet sich nicht im Prinzip, sondern „nur" hinsichtlich des zeitlichen Umfanges. Die Inhalte und die den Zielen entsprechenden Dosierungen sind gleich. Der Umfang mit einer guten gesundheitlichen Wirksamkeit liegt sogar sehr weit unter dem des Leistungssportlers. Letzterer muss ca. 25–30 und mehr wöchentliche Trainingsstunden investieren, wogegen für den Gesundheitssport ca. 4,5 h/Woche bereits als optimal angesehen werden können. Die WHO (2011) empfiehlt mindestens 2,5 und optimal 5 h/Woche.

▶ **Wichtig** Training ist im Sport wie in der Therapie eine (Abb. 12.3)

- mit pädagogischen, psychologischen, biologischen, medizinischen und sportwissenschaftlichen Erkenntnissen und Gesetzmäßigkeiten geführter,
- mit zielgerichteter Wissensvermittlung verbundener und
- mit den Mitteln und Methoden physischer Belastungen
- durchgeführte, zielgerichtete Einflussnahme auf die
- psychischen und kognitiven Fähigkeiten, Fertigkeiten und Leistungen,

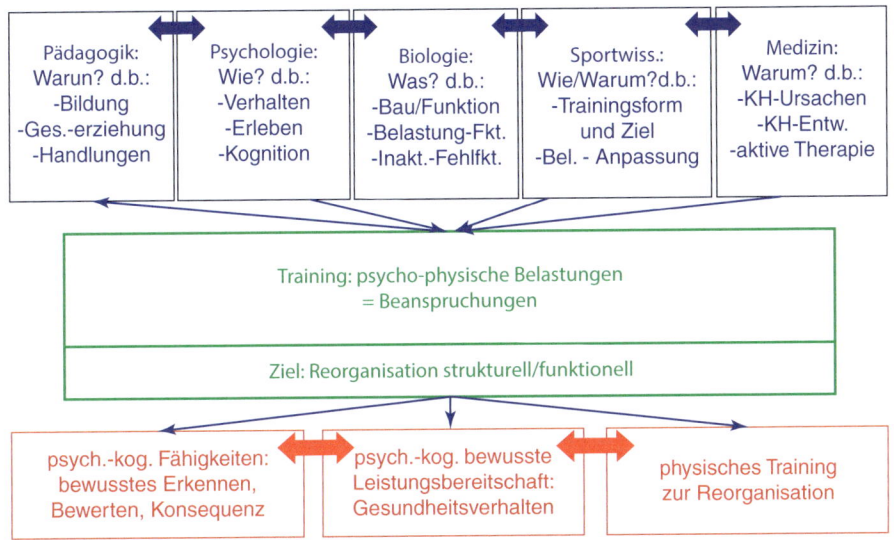

Abb. 12.3 Der Trainingsprozess umfasst die pädagogischen Aspekte zwecks Bildung zum Bedarf physischer Belastungen und den erforderlichen Handlungen, die psychologischen zur Entwicklung des bewussten Verhaltens, die biologischen mit Wissensvermittlung über den Körper, die sportwissenschaftlichen über das Wie des Trainings für welche Ziele und die medizinischen zu den Krankheitsentwicklungen und den therapeutischen Konsequenzen. Das physische Training ist das Mittel der Wahl der Reorganisation mit den integralen Wirkungen auf das bewusste Erkennen und Erleben der Resultate und die Leistungsbereitschaft

- psychophysische Leistungsbereitschaft und das Leistungsverhalten und
- physischen Leistungsfähigkeiten des Menschen (Laube 2004, 2009d, 2011).

So ist auch das Gesundheitstraining ein auf ein konkretes Ziel (Einstellungen, Schmerzen, Körperfunktionen, Leistungsfähigkeiten) ausgerichteter und nach den aktuellen wissenschaftlichen Ergebnissen

- organisierter (2- bis 3-mal/Woche; letztendlich 1500–2000 kcal/Woche, Trainingsgestaltung),
- planmäßiger (Bestandteil des ADL-Regimes/Lebensstils),
- langfristiger („kein Ende" der Therapie; Ende bedeutet erneut Rückbildung),
- logischer (Aufbau und Gestaltung des Belastungsprogramms) und
- systematisch aufgebauter und geregelter Prozess.

Die Regelung ist notwendig, denn das aktuelle Trainingsprogramm, gegeben durch die Inhalte, Umfänge und Intensitäten, muss immer den bisher erworbenen Adaptationen bzw. dem Dekonditionierungszustand und dem klinischen Zustand der psychischen und physischen Krankheitsentwicklung entsprechen (Laube 2020).

Die bisherigen Stufen der nicht medikamentösen Schmerztherapie, gesehen aus der Perspektive des sensomotorischen Systems,

- die „passive" Stimulation der Schmerzhemmung (Periostreizung),
- die schmerzlindernden und die Schmerztoleranz fördernden „passiven" Kapseldehnungen,
- die „passive" Durchblutungsförderung und die Förderung der Faszienverschieblichkeit durch die Weichteiltechniken und die aktiven Gelenkbewegungen in allen Ebenen mit Ausnutzung des gesamten ROMs

zielen auf die Herstellung und Verbesserung der Belastbarkeit für die aktiven, letztendlich ursächlich wirkenden Interventionen des Gesundheitstrainingsprozesses ab. Das „EIH-Training" als erste ausschließlich aktive Stufe hat die Aufgabe, mit Kurz- und Mittelzeitintervallen

- sowohl eine kurzeitige Schmerzlinderung hervorzurufen und dies für die Patienten mittels quantitativer sensorischer Tests auch erlebbar zu machen
- als auch das „Training der Anstrengungsakzeptanz und -toleranz und des Anstrengungsempfindens" zu beginnen.

Die Intervallbelastungen eignen sich auch besonders für die auf die zentralnervösen Prozesse ausgerichteten Zielstellungen. Die Akzeptanz von und die Toleranz gegenüber Belastungen sind wichtige psychophysische Eigenschaften, um die erforderlichen Dosierungen des Trainings im Umfang und der Intensität erreichen zu können. Der Anstrengungsgrad im „effektiven" Training muss später weit über dem der ADL-Aktivitäten liegen und eine deutliche Ermüdung hervorrufen. Die Homöostase muss hoch ausgelenkt werden, um die Adaptationen zu dessen Stabilisierung und Wiederherstellung zu provozieren. Darauf basieren und daraufhin zielen alle Adaptationen ab. Als Therapieeffekt soll eine „gleiche" Belastung mit einer geringeren Auslenkung der Homöostase (Beanspruchung) beantwortet werden können. Daraus ergibt sich auch der bekannte trainingsmethodische Grundsatz, dass die Belastung zu steigern ist, um nach dem Erreichen eines höheren Funktionsniveaus weitere Fortschritte erreichen zu können. Allgemeingültig ist, Umfang, Intensität und Gestaltung sind dem aktuellen Trainingszustand anzupassen. Das ist ein generelles Trainingsprinzip, welches zu 100 % auch für Patienten gilt.

▶ **Wichtig** Der Krankheitszustand, die Dekonditionierung, die objektive und subjektive Belastbarkeit und die Schmerzsituation erfordern zu Therapiebeginn unterdosierte physische Belastungen mit einem hohen Erklärungs- und Beratungsaufwand. Dies entspricht ganz der Definition des Trainings, dass es auch ein pädagogischer Prozess ist (Laube 2009d, 2011). Die kognitiv-mentale Bereitschaft zur ermüdenden Belastung und dessen Wiederholung ist eines der wichtigsten ersten Therapieziele, das vorrangig über die Motivation auf die Gesundheitskompetenz abzielt. Es geht um das Verständnis für das anstrengende physische Programm und die Einsicht für dessen Bedarf zur Verbesserung des „eigenen" Gesundheitszustandes.

12.2.4 Bewegungstraining ist Therapie des Gehirns, des HKS, des Bindegewebes und der Fähigkeit zur Strukturreorganisation

Mit den Interventionen des Gesundheitstrainings werden durch die sensomotorischen Aktivitäten die Strukturen und Funktionen des SMS selbst, die Logistiksysteme, die Bindegewebsstrukturen und die Hormonsysteme aktiviert (Abb. 12.4). Die jeweils spezifischen Belastungen für das Lernen, die Ausdauer und die Kraft werden in Richtung der Mindestintensität entwickelt und je nach klinischem Zustand an dieser Grenze durchgeführt. Die als optimal für die einzelnen Beanspruchungsformen geltenden Dosierungen (siehe Sportwissenschaft) sind über die Steigerung des zeitlichen Umfanges und/oder die Steigerung der Intensität des Anstrengungsgrades aufzubauen. Das Ausdauertraining beginnt mit wenig Last und aus subjektiver wie objektiver Sicht „zumutbaren" Zeitvorgaben. Es wird unter der Prämisse Zeit auf die zu empfehlenden 30 min (max. 45 min) ausgebaut, und nachfolgend wird die Intensität langsam aufgestockt. Das Krafttraining erfolgt auch zunächst mit wenig Last und sehr vielen Wiederholungen. Die Last wird erhöht und die

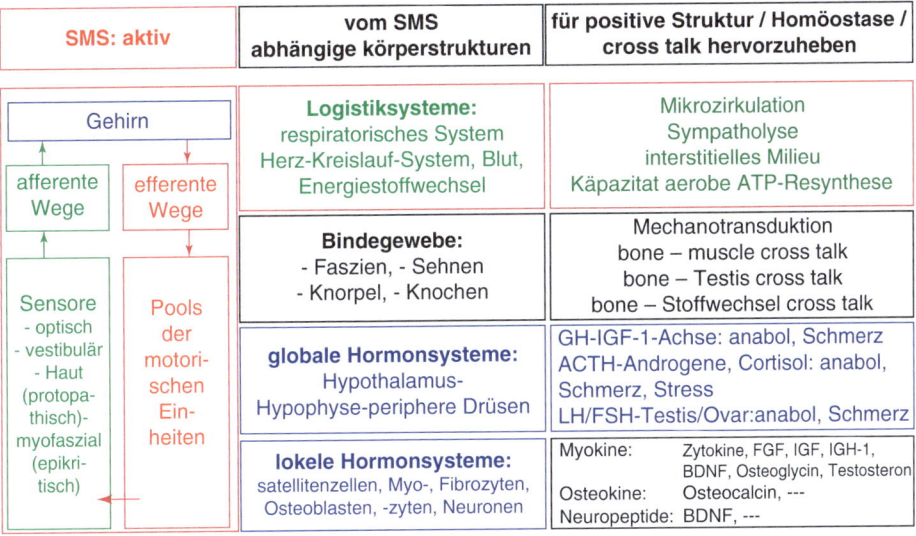

Abb. 12.4 Links das Schema des SMS. Dessen Aktivität ist für die relevante Beanspruchung der Logistiksysteme, der Bindegewebsstrukturen und der globalen und lokalen anabolen Systeme zur strukturellen und funktionellen somatischen und anti-nozizeptiven Prägung erforderlich (Mitte). Rechts sind Hauptwirkungen der Beanspruchungen bzw. die dadurch aktivierten Signalsubstanzen und die „cross talks" zur Vermittlung der systemadäquaten gegenseitigen Adaptationen benannt

Wiederholungen auf die dann optimale Anzahl reduziert. Der Aufbau über zunächst eine Unterdosierung im Kraftausdauerbereich ist zugleich für die Entwicklung der Belastungsverträglichkeit des Bindegewebes erforderlich.

Das therapeutische Gesundheitstraining hat wie jedes Training drei Säulen:

Die **erste Säule** ist das Bewegungslernen und -erhalten zur Qualifizierung der sensomotorischen Koordination von speziell therapeutisch indizierten (z. B. Gelenkbewegungen im gesamten ROM) und im Alltag üblichen oder erforderlichen Bewegungen mit ihren jeweiligen konditionellen Fähigkeiten. Es besteht das Ziel, die Bewegungen des täglichen Bedarfs häufig genug mit guter Ermüdungsresistenz ausführen zu können. Darin eingeschlossen ist als direkter Bestandteil des sensomotorischen Lernens und den dazugehörenden Fähigkeiten der bewegungsspezifischen Ausdauer und Kraft der Beginn der cerebralen Reorganisation. Die nur sehr bis extrem langfristig realisierbare Rückbildung der für die Schmerzen verantwortlichen maladaptiven Gehirnveränderungen (siehe Schmerzkomponenten) startet mit dem Bewegungslernen gemeinsam mit der bewegungsspezifischen Kondition. Dieser Zusammenhang gehört zum Informations- und Aufklärungsrepertoire der Patienten.

Die **zweite Säule** wird zunächst unabhängig von der bevorzugt betroffenen Körperregion durch unspezifische zyklische Belastungen mit großen Muskelgruppen zur Verbesserung der Logistikfunktionen mit der therapeutischen Hauptzielstellung „Mikrozirkulation" und dessen schmerzrelevantes interstitielles Milieu in allen Körperregionen gebildet. Diese Säule verbessert auch die Sauerstoffversorgung des Gehirns und hat damit eine neuroprotektive Komponente.

Die **dritte Säule** besteht aus individuell angepassten Belastungen zur Entwicklung der sensomotorischen Koordination für isometrische und konzentrische Kontraktionen mit relativ geringen bis zu moderaten Intensitäten (Kraftwerten). Sie sind stets die erste koordinativ gestützte Trainingsstufe des später u. a. mit diesen und höheren Belastungen auszuführenden Muskelkraft- bzw. sogenannten Muskelaufbautrainings (Hypertrophietraining). Begonnen wird mit Bewegungen, die gleichfalls bevorzugt große Muskelgruppen einbeziehen.

Somit zielen die trainingsmethodisch aufzubauenden Schritte mit

- dem Lerntraining auf das Gehirn,
- der Ausdauer auf die Logistiksysteme und dem Gehirn und
- der Kraft
  - primär auf die koordinative Funktion des Gehirns zur kraftorientierten Ansteuerung der Muskelketten und
  - später übergehend auf das bevorzugte Training des Muskelgewebes selbst und der kontraktionsbedingten Beanspruchung der Bindegewebsstrukturen (Abb. 12.4).

Mit allen Säulen erfolgt eine aktive Behandlung der myofaszialen Veränderungen und eine Beeinflussung der peripheren Schmerzursachen und der zentralen Schmerzkomponenten. Die Halbwertzeiten der Wirkungen sind lang, und der Veränderungstrend verläuft nicht geradlinig aufwärts, sondern sogar in der Regel mit Höhen und Tiefen.

▶ **Wichtig** Das sensomotorische Lernen mit den Ergebniskomponenten Bewegungsqualität, integrierte Schmerzhemmung und bewegungsspezifische Konditionierung ist akzentuiert Therapie für das Organ Gehirn (Abb. 12.4 und 12.5). Sind die Bewegungen gut ausführbar, können sie über die Parameter Wiederholungsanzahl und/oder Dauer für den vordergründigen Ausbau des dann auch wieder bewegungsspezifischen Konditionierungszustandes genutzt werden. „Läufer können nicht mit Radsportlern und Radsportler nicht mit Läufern mithalten".

Es ist eine Tatsache, dass der Mensch nur jene kognitiven (z. B. Lesen, Sprache, Lösen mathematischer Aufgaben usw.) und/oder physischen Fertigkeiten (Bewegungshandlungen) beherrschen lernt, die er in einem in aller Regel länger dauernden Lernprozess ständig wiederholt. Die sensomotorischen Fertigkeiten durchlaufen dabei einen Entwicklungsprozess der Aneignung, und je nach Trainingsaufwand, Schwierigkeitsgrad, der in-

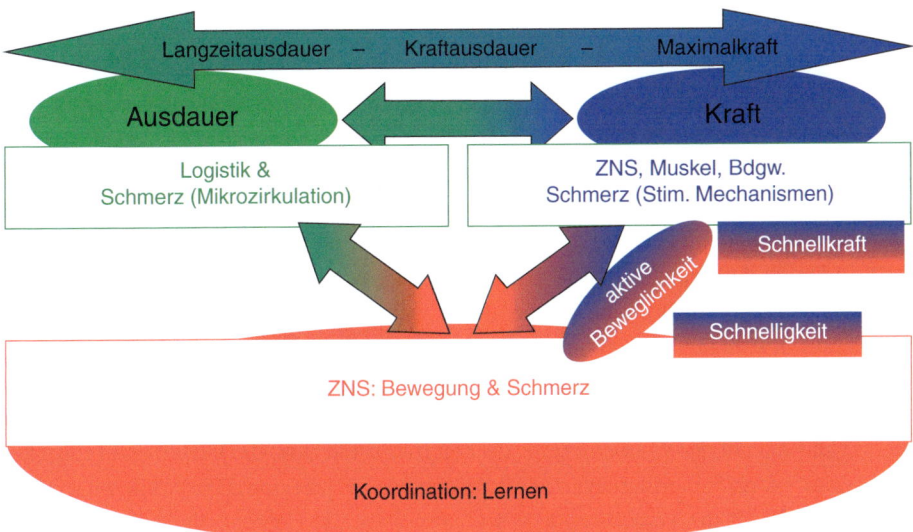

Abb. 12.5 Die 3 Beanspruchungsmerkmale sensomotorische Koordination, das Bewegungsmanagement, und die „Logistikfunktionen" der Koordination Kraft und Ausdauer. Die Achse Ausdauer und Kraft erstreckt sich von der Langzeitausdauer über die Kraftausdauer zur Maximalkraft. Auf der Achse Koordination und Kraft ordnen sich die Schnelligkeit als eine akzentuiert koordinative und die Schnellkraft als eine akzentuiert kontraktile Leistung ein. Die aktive Beweglichkeit basiert in der elastischen Bewegungszone fast ausschließlich auf der Koordination der Gelenkbewegung, und mit Beginn der elastischen Zone bis zum maximalen ROM wird sie eine fortschreitend kraftakzentuierte SMS-Leistung, um die Gewebewiderstände zu überwinden

dividuellen biologischen Eignung (Genetik: cerebrale Plastizität) und dem biologischen Alter werden sie mehr oder weniger schnell zunächst grobmotorisch, danach feinmotorisch und nach langen Trainingsphasen letztendlich frei verfügbar (Meinel und Schnabel 1998) beherrscht. Das letzte Stadium wird aber eigentlich nur bei relativ wenigen Bewegungshandlungen erreicht. Hierzu gehört bei jedem gesunden Menschen das Gehen. Nach dem Aneignungsprozess ist das dauerhafte Beherrschen zugleich an eine ständige, systematische Ausführung der Fertigkeiten gebunden. Ohne diese ständige zielgerichtete Beanspruchung des ZNS durch die beherrschten kognitiven und sensomotorischen Fertigkeiten erfolgt das Vergessen bzw. Verlernen. Diese Prozesse basieren auf dem Rückbau der spezifischen cerebralen Strukturen infolge des Mangels an adäquater Beanspruchung. Nicht genutzte Strukturen und damit die entsprechenden Funktionen werden gleichfalls auf der Basis der cerebralen Plastizität ab- und umgebaut. Im Alter sind zusätzlich die spezifischen Alterungsprozesse (Laube 2009a) für den Verlust kognitiver und sensomotorischer Fertigkeiten und Fähigkeiten verantwortlich.

Die absolute Abhängigkeit erlernter sensomotorischer Fertigkeiten

- sowohl von der immer wieder zu wiederholenden konkreten Bewegungshandlung
- als auch darüber hinausgehend von den konkreten Umgebungsbedingungen des Erlernens

basiert auf hoch spezifischen Veränderungen in den Neuronen bzw. den verantwortlichen neuronalen Netzwerken. Solche höchst aufgabenspezifischen plastischen Veränderungen können sowohl im visuellen (Crist et al. 1997), dem auditiven (Suga et al. 2002) und ebenso im somatosensiblen und motorischen (M1) Anteil des sensomotorischen Systems (Nudo et al. 1996; Rioult-Pedotti et al. 2000) nachgewiesen werden.

Die wesentliche Grundlage des Lernens ist die synaptische Plastizität. Sie besagt, dass sich die Synapsen und damit die Schnittstellen zwischen den Elementen eines neuronalen Netzwerkes in Abhängigkeit von der pro Zeiteinheit bzw. von häufig wiederholten Übertragungen von Aktionspotenzialserien strukturell (Morphologie) und funktionell (Physiologie) verändern. Die Synapsen passen sich an die Beanspruchung gegeben durch die übertragene Anzahl der Aktionspotenziale/Zeit (Intensität) und die Dichte und Häufigkeit der Aktionspotenzialübertragungen an (Potenzierung, Depression). Des Weiteren wird bewegungsspezifisch die Vernetzung auf- und ausgebaut. Im Ergebnis der funktionsabhängigen und funktionsspezifischen selbstorganisatorischen Veränderungen hat das System gelernt. Es ist nun in der Lage, Bewegungen zu generieren, die es vor dem Lernprozess noch gar nicht ausführen konnte, oder die Ausführungsqualität und die Stabilität von Bewegungswiederholungen haben sich verbessert. Damit verbunden sind auch Gedächtnisinhalte entstanden.

Auf dieser Grundlage verändern u. a. modifizierte somatosensible afferente Informationen die somatotope Repräsentation, den somatosensiblen Homunkulus, im primären Cortex. Untersuchungen belegen, dass diese vom Set der Afferenzen abhängige adäquate strukturelle und funktionelle Organisation oder Reorganisation der corticalen Region lebenslang erhalten bleibt. Solche veränderten und modifizierten afferenten Sets von Informationen können das Ergebnis eines impliziten und/oder expliziten Lernprozesses bei gesunden Individuen (physiologisch) sein. Ebenso kommen sie automatisch als eine Folge von Verletzungen oder chronischen Erkrankungen des Stütz- und Bewegungsapparates, wie z. B. der Ruptur des Kreuzbandes bzw. einer Osteoarthritis, zustande.

▶ **Wichtig** Unabhängig von der Ursache führt jede ausreichend lange andauernde und/oder auch systematisch wiederholte Veränderung des sensiblen bzw. sensorischen afferenten Sets zu einer Reorganisation in den verantwortlichen primären neuronalen Netzwerken, was „gewollte" (Lernen des Gesunden), „erzwungene" (Verletzung, Degeneration) oder im Therapieprozess erneut „gewollte" (Neulernen, Umlernen unter den „neuen" Strukturbedingungen des SMS) sensomotorische und kognitive Konsequenzen hat.

Hinsichtlich der Kognition wird infolge der veränderten Informationslage durch krankheits-, verletzungs- und altersbedingte Veränderungen der Prozess der Antizipation betroffen sein und den Soll-ist-Vergleich beeinflussen. Im Fall von Verletzungen und degenerativen Erkrankungen des Stütz- und Bewegungsapparates wird somit unmittelbar akut oder chronisch ein indirekter (impliziter) Lernprozess begonnen und bleibend unterhalten. Diese Änderungen betreffen nicht nur die somatosensible Seite, sondern zugleich den primären motorischen Cortex. Dabei führen unterschiedliche sensomotorische Aufgaben auch zu unterschiedlichen Repräsentationen der Bewegungen im primären motorischen Cortex. Es kann gezeigt werden, dass die Veränderungen mit dem Fortschreiten des Lernprozesses progressiv und nach dessen Ende wieder reversibel sind (Nudo et al. 1996). Es kommt somit zur entsprechenden fortschreitenden funktionsspezifischen Modifikation des motorischen Homunkulus in Abhängigkeit vom Lernfortschritt als auch als Ergebnis einer primären und/oder sekundären Inaktivität. Die Rückbildung einer Repräsentation, das „strukturelle Vergessen", erfolgt aber offensichtlich nicht ganz vollständig. Trotz einer geringeren inaktivitätsbedingten sensomotorischen Leistung bleibt die Repräsentation noch nachweisbar (Nudo et al. 1996). Einmal stabil Gelerntes hinterlässt bleibende Spuren in der funktionellen Topografie des Cortex. Möglicherweise sind die Veränderungen infolge des sensomotorischen Trainings auch mit der angeeigneten Qualität und Stabilität der trainierten Bewegungshandlungen in Verbindung zu bringen und umgekehrt. Somit liegen biologische Voraussetzungen vor, um durch Lerntraining Bewegungsfertigkeiten erneut zu erlernen oder zu qualifizieren. Das Lernprinzip „der vielen Wiederholungen" ist dadurch aber nicht aufgehoben.

Die Veränderung der Repräsentationen auf der primären motorischen Seite ist auch Ausdruck der sehr engen Verknüpfung zwischen beiden primären Cortices. Immerhin hat die Pyramidenbahn ihren Ausgangspunkt nicht nur auf dem primären motorischen Cortex, sondern ca. 30 % der Fasern haben ihren Ursprung im primären somatosensiblen

Cortex. Unter physiologischen wie auch pathophysiologischen Bedingungen ist eben eine Trennung zwischen dem somatosensiblen und motorischen Anteil des sensomotorischen Systems nicht möglich. Es funktioniert immer als Ganzes (Laube 2009a).

Die Mechanismen der funktionellen Reorganisation des somatosensiblen und motorischen Cortex sind heute noch nicht in vollem Ausmaß bekannt. Die beteiligten Mechanismen sind:

Langzeitpotenzierung: Wie bevorzugt intensiv am Hippocampus untersucht, zeigen auch die Motoneurone des motorischen Cortex diesen Mechanismus der andauernden Erhöhung des Wirkungsgrades der synaptischen Übertragung (Keller et al. 1990). Spezifisch verantwortliche Gruppen (Module) von Motoneuronen werden über diesen Mechanismus funktionsspezifisch intensiver miteinander verknüpft, sodass auf dieser Grundlage Bewegungskombinationen ausgeprägt werden.

Veränderungen der Entladungsraten der Motoneurone: Bereits ältere Arbeiten, allerdings ausgeführt an isolierten Zellen des motorischen Cortex, belegen den Anstieg oder auch Abfall der Entladungsraten von Motoneuronen infolge operant konditionierender Reizungen (Fetz und Baker 1973). Auch wenn nicht explizit untersucht, dieser Mechanismus könnte an der Veränderung der Bewegungsrepräsentation teilhaben.

Veränderung der „tuning curve" der Neurone: Die Tuning-Kurve von Neuronen beschreibt den Zusammenhang zwischen dem Informationszufluss (den Eigenschaften der ankommenden Aktionspotenzialserien; siehe auch zeitliche und räumliche Summation) und dem Antwortverhalten (der Entladungsrate). Man kann auch fragen: Wie codiert oder verarbeitet ein Neuron die eingehenden Signale („encoding")?

Da jede Bewegungshandlung immer an das komplexe, interaktive Zusammenwirken aller verantwortlichen neuronalen Netzwerke des Cortex (Assoziationsgebiete, prämotorische Gebiete, primäre Cortices), der Basalganglien, des Kleinhirns, des Hirnstamms und des Rückenmarks gebunden ist, müssen adäquate funktionsspezifische Veränderungen in allen diesen Strukturen und in ihren Verknüpfungen erwartet werden. Dies entspricht dem dynamischen Ansatz zur Erklärung der Bewegungsregulation. Er geht davon aus, dass nicht alle Bewegungselemente primär zentral (cortical) geplant und peripher „angewiesen" werden. Spezifische koordinative Komponenten der Bewegung entstehen durch komplexe Interaktionen zwischen den untereinander vernetzten Neuronenpopulationen. Bewegungskoordination ist demnach nicht durchgängig „zentral geplant und ausgeführt", sondern entsteht als Ergebnis der funktionsspezifischen Selbstorganisation des Zusammenwirkens zwischen den ausführenden Teilsystemen des sensomotorischen Systems. So fanden z. B. Aosaki et al. (1994), dass infolge einer konditionierenden Stimulation tonisch aktive Neurone des Striatums für sensorische Stimuli ansprechbar werden. Die reizabhängig veränderte Aktivität dieser Neurone kann dann die Aktivität von Projektionsneuronen beeinflussen und somit ein funktioneller Bestandteil des konditionierten sensomotorischen Verhaltens werden.

> **Wichtig** Das Gehirn reagiert auf Bewegungsanforderungen und Inaktivitäten ausgeprägt plastisch (Abb. 12.7). Das Gehirn adaptiert durch Lernen mit Strukturaufbau und de-adaptiert, verlernt mit Strukturabbau. Der Strukturaufbau ist hochgradig be-

wegungsspezifisch. Sogenannte übertragende Effekte, d. h. die Verbesserung nicht trainierter oder erlernter Bewegungen durch das Lernen anderer Bewegungen, gibt es nicht. Eine gegenseitige positive Beeinflussung kann nur bei sehr stark verwandten bzw. sehr ähnlichen Bewegungsausführungen erwartet werden. Man muss lernen und erhalten, was man können möchte! Deshalb sind sensomotorische Vielseitigkeit und variable Bewegungsausführungen das therapeutische Mittel der Wahl, wobei die ADLs und die beruflichen Anforderungen der wichtige Maßstab sind.

12.2.5 Die Beanspruchungsformen des SMS und dessen energetische Absicherung

In der sportwissenschaftlichen Literatur wird zwischen Fähigkeiten und Fertigkeiten unterschieden. Fähigkeiten sind das Konstrukt „funktionelle Voraussetzungen", auf dessen Basis durch sensomotorisches Lernen Fertigkeiten erworben werden können. Die funktionellen Voraussetzungen sind primär genetisch begründete neuronale Vernetzungen und zugleich das sensomotorische Lernen begünstigende biologische Voraussetzungen für interindividuell schneller und umfänglicher ablaufende bewegungsspezifische strukturelle Anpassungen. Das gleiche Trainingsprogramm ist im interindividuellen Vergleich erfolgreicher bzw. die cerebralen Adaptationen für das trainierte Bewegungsmanagement sind biologisch bevorteilt (Talent). Das sensomotorische Lernen (Training) durch diese Personen führt zur interindividuell schnelleren Aneignung von qualitativ guten bis sehr guten konkreten Bewegungshandlungen, den Fertigkeiten. Mit dem Training und Beherrschen aufsteigend schwierigerer Bewegungshandlungen werden bis zu einem individuell determinierten Ausmaß als „erweiternde" adaptive Ergebnisse die biologischen Voraussetzungen für die nächsthöhere Schwierigkeitsstufe geschaffen und ausgebaut. Mit dem Aneignen konkreter Bewegungsabläufe, den Fertigkeiten, werden auch immer die Fähigkeiten mit ihren Kombinationsmöglichkeiten für weitere Bewegungsstrukturen weiterentwickelt. Training ist Training der Trainierbarkeit! Aus physiologischer Sicht entsprechen die Fähigkeiten den Anlagen für die posturalen Regulationen, welche das Gleichgewicht und darüber die Bewegungspräzision verantworten. Die Stabilität der Gleichgewichtsregulation und die bewegungsspezifischen konditionellen Fähigkeiten stehen für die Wiederholbarkeit der Bewegungshandlung. Die posturalen Regulationen müssen für jede Bewegungshandlung spezifisch neu qualifiziert, also gelernt werden.

In der sportwissenschaftlichen und sportmedizinischen Literatur werden konsistent Kraft, Ausdauer, Beweglichkeit und Schnelligkeit als die konditionellen Fähigkeiten und die koordinative Fähigkeit als die Hauptbeanspruchungsformen des sensomotorischen Systems benannt. Das SMS (Laube 2009b) stellt aber grundsätzlich nur zwei konditionelle Fähigkeiten, die Kraft und die Ausdauer, und die sensomotorische Koordination zur Verfügung (Abb. 12.5; Laube 2009c).

Die **sensomotorische Koordination** ist eine Leistung des Gehirns. Sie steht für die Motivation, die Idee, die Organisation und die Steuerung (ballistische Bewegungen) oder

Regelung (zyklische Bewegungen) von Bewegungshandlungen einschließlich der Vorausschau der Bewegungsergebnisse und deren nachfolgende subjektive Bewertung, generierbar aus den Reafferenzen. Die Koordination ist die Basis aller Leistungen des sensomotorischen Systems. Eine Bewegung muss erst einmal ausgeführt werden können, um mit ihr ein Ziel z. B. die Entwicklung der Ausdauer für konkret diese Bewegung oder der Kraft des Muskels oder der Muskelkette erreichen zu können. So ist ausnahmslos jede Bewegung zunächst eine sensomotorisch-koordinative Leistung des sensomotorischen Systems. Die Qualität der Bewegung ist dabei direkt mit deren Ökonomie verbunden. Jede konkrete Bewegung ist wiederum ohne die bewegungsspezifischen konditionellen Fähigkeiten Kraft und Ausdauer, die sowohl die Ausführbarkeit einer Bewegung und letztendlich deren Anzahl verantworten, nicht möglich.

Die allgemeine (fertigkeitsunabhängig) und die bewegungsspezifische **Kraft** und **Ausdauer** (jeweils fertigkeitsabhängig) sind die Logistikfunktionen der sensomotorischen Koordination.

Die spezifische **Kraft** entscheidet, mit welcher Quantität (Wiederholungsanzahl) die Bewegungsqualität realisiert werden kann und/oder welche Widerstände (Eigenschwere, Zusatzlasten) zyklisch oder azyklisch mit guter Koordination überwunden (beschleunigt) oder kompensiert (abgebremst) werden können. Physiologisch resultiert die Kraft aus der Rekrutierung der motorischen Einheiten nach dem Größenprinzip von Henneman (1957) und Henneman et al. (1965), der koordinativen Komponente, und der kontraktilen Kapazität der Muskulatur, der Muskelgewebekomponente. „Die Kraft" gibt es nicht. Sie unterteilt sich in die Subkategorien Kraftausdauer, die Ermüdungswiderstandsfähigkeit bei Krafteinsätzen > 30–35 % des Maximalwertes und die Maximalkraft, die höchstmögliche isometrische Muskelspannung bzw. die höchstmögliche Last, die einmalig bewegt werden kann (1 RM). Krafttraining ist immer zuerst Koordinationstraining und erst nach Wochen bis zu Monaten (Alter, u. a. Faktoren) Training der kontraktilen Kapazität, der Hypertrophie der Muskeln. Aus der Sicht des Energiestoffwechsels (Abb. 12.6) basiert die Kraftausdauer in Abhängigkeit vom Krafteinsatz in Prozent des maximalen Kraftwertes und der Anzahl der Wiederholungen noch vorrangig auf dem aeroben und die Maximalkraft auf dem anaeroben.

Die **Ausdauer** entscheidet, wie lange oder wie häufig eine Bewegungsqualität mit gegebener Quantität (Intensität) ausgeführt werden kann. Auch „die Ausdauer" gibt es nicht. Die Ausdauer unterteilt sich in die Subkategorien Kurz- (KZA: 0,5–2 min), Mittel- (MZA: 2–10 min) und Langzeitausdauer I–IV (LZA: 10 -> 360 min). Energetisch (Abb. 12.6) wird die KZA zu ca. 20 %, die MZA zu ca. 60 % und die LZA zu >60 % bis zu 100 % aerob abgesichert.

Im Gegensatz zur üblichen Meinung werden die Fähigkeiten Schnelligkeit, Schnellkraft und Beweglichkeit nicht als selbstständige Beanspruchungsformen betrachtet, weil sie durch die Kombination von Koordination und Kraft zustande kommen.

Die **Schnelligkeit** kann nicht als eine „eigene" Beanspruchungsform bezeichnet werden. Schnelligkeit ist eine spezifische sensomotorisch koordinative Leistung. Hauptziel ist die maximal mögliche Beschleunigung von Körperkompartimenten (Würfe) und/oder

12.2 Therapeutisches Gesundheitstraining: psychophysische Bereitschaft und…

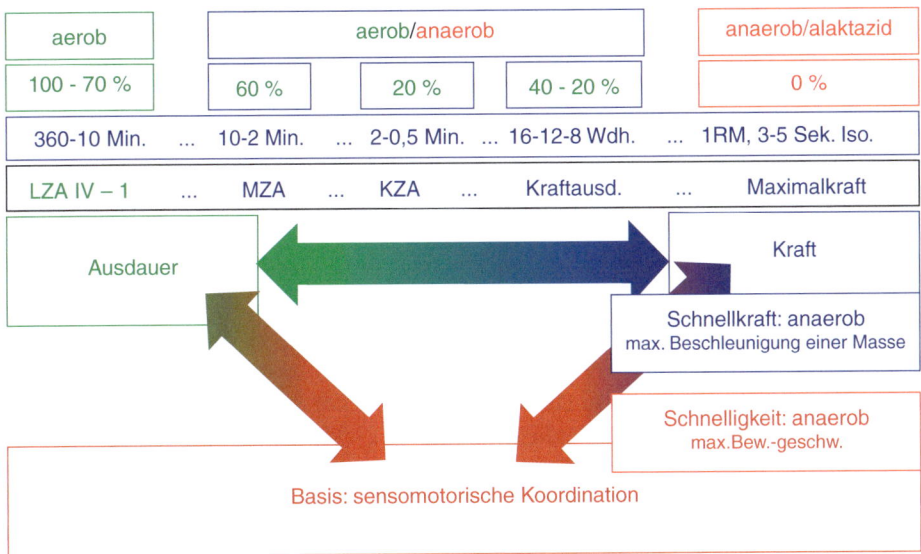

Abb. 12.6 Die Grafik kennzeichnet die energetische Absicherung der drei Beanspruchungsformen sensomotorische Koordination, Ausdauer und Kraft. Aus koordinativer Sicht werden die Bewegungen je nach der Intensität der Ausführung aerob bis anaerob alaktazid abgesichert. Die Schnelligkeit und die Schnellkraft sind keine eigenständigen Beanspruchungsformen. Die Schnelligkeit ist eine koordinativ akzentuierte und die Schnellkraft ist eine kraftakzentuierte Leistung. Von der Langzeitausdauer bis zur Maximalkraft sinkt der Anteil der aeroben ATP-Resynthese von nahezu 100 % auf 0 % ab

aufeinander abgestimmt des gesamten Körpers (Laufen). Einzelbewegungen oder Bewegungszyklen sollen mit der höchstmöglichen Geschwindigkeit ausgeführt werden. Physiologisch müssen die motorischen Einheiten aller Muskel der ausführenden Kette zeitlich aufeinander abgestimmt in kürzester Zeit mit der zz. höchsten Entladungsrate rekrutiert werden. Das ist Koordination. Der „Führungsgröße" zeitgerechte effektive Koordination ist die kontraktile Kapazität der Muskeln zwar untergeordnet, aber sie ist dennoch ein entscheidender, aber nachgeordneter Faktor der generierbaren Beschleunigung. Entsprechend ist die Schnelligkeit in der Abb. 12.5 sehr nahe der sensomotorischen Koordination in Richtung der Kraft positioniert. Schnelligkeitstraining ist somit Koordinationstraining des konkreten Bewegungsablaufs mit dem Baustein Kraft der Muskulatur. Wurde die Kraft gesteigert, muss die Koordination daraufhin neu abgestimmt werden. Es ist Koordinationstraining mit den veränderten Kraftvoraussetzungen erforderlich, um die Bewegungsleistung steigern zu können.

Die **Schnellkraft** ist gleichfalls keine „eigene" Beanspruchungsform. Die Schnellkraft soll einer zu bewegenden Masse einen hohen Kraftimpuls (N·s) geben. Die Bewegungsgeschwindigkeit einer gegebenen Teilkörpermasse soll mit einem höchstmöglichen Betrag in eine gewünschte Richtung (Vektor) maximal werden. Daraus resultiert, es wird eine maximale Geschwindigkeit oder eine Bewegung bzw. ein Antrieb in kürzester Zeit angestrebt. Physiologisch steckt hinter der Schnellkraft eine sensomotorisch koordinative Leistung, die Rekrutierung der Muskelkette für eine Kraftwirkung in eine gewünschte Richtung mit möglichst hoher kontraktiler Kapazität auszuführen. Die Rekrutierungsgeschwindigkeit der für die Bewegungs-(Kraft-)richtung relevanten motorischen Einheiten und deren Kraft sind die bestimmenden Faktoren. Das bedeutet, die Schnellkraft ist eine kraftakzentuierte sensomotorisch-koordinative Leistung des SMS und wird deshalb in der Abb. 12.5 auf der Achse Koordination-Kraft in Richtung der Kraft dargestellt.

Die **Beweglichkeit** ist mit diesem allgemeinen Begriff keine sensomotorische Leistung. Die Beweglichkeit hat zwei Komponenten, die passive und die aktive. Die **passive Beweglichkeit** hat mit dem sensomotorischen System gar nichts zu tun, denn sie basiert auf dem bevorzugt genetisch determinierten passiv einstellbaren Bewegungsumfang der Gelenke im oder auch außerhalb (Bindegewebsschwäche) des Rahmens der interindividuellen „Norm". Die **aktive Beweglichkeit** ist eine sensomotorische Leistung, denn der einzustellende ROM wird durch die Muskelaktivität eingenommen und auch aktiv in den willkürlich erreichbaren Endbereich geführt.

▶ **Wichtig** Die Beanspruchungsformen bedeuten, dass die durch ihr Training veranlassten Adaptationen, gleich den therapeutischen Wirkungen von sensomotorischem Lerntraining (Abb. 12.7), von Ausdauer- (Abb. 12.8) und Krafttraining (Abb. 12.9) sehr unterschiedlich und gegenseitig nicht austauschbar sind. Sie sind immer ergänzend und führen nur gemeinsam zu einer „optimalen" Körperstruktur und -funktion.

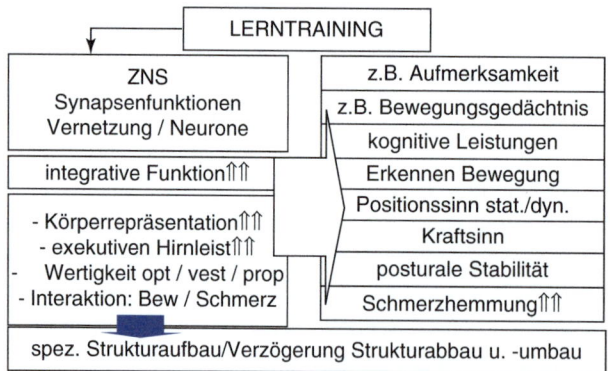

Abb. 12.7 Die Wirkungen des Lerntrainings zur Verbesserung oder Erhaltung der ZNS-Funktions- und Leistungsfähigkeit. Lerntraining führt in und zwischen den Neuronenpopulationen bewegungsspezifisch zu Veränderungen des Wirkungsgrades der synaptischen Übertragungen („long term potentation", „long term inhibition"); dem Ausbau der Vernetzung, im Hypocampus zur Neurogenese (Gedächtnis) und zur Stabilisierung der neuronalen Existenz. Entsprechend verbessert sich die integrative ZNS-Funktion mit veränderter Körperrepräsentaiton (Homunkulus), qualifizierten oder erhaltenen exekutiven Funktionen, einer Veränderung der Wertigkeiten zwischen den optischen, vestibulären und propriorezeptiven Informationen. Im Ergebnis werden die rechts beispielhaft aufgezählten Leistungen positiv beeinflusst

12.2 Therapeutisches Gesundheitstraining: psychophysische Bereitschaft und... 325

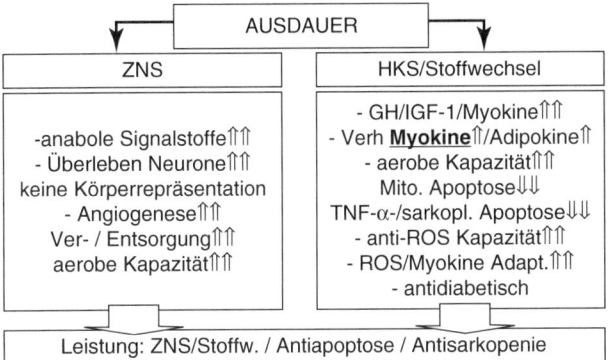

Abb. 12.8 Das Ausdauertraining ruft im ZNS eine erhöhte Produktion der anabol wirksamen Substanzen hervor, welche u. a. für das Überleben der Neurone essenziell sind. Es hat aber keinen Einfluss auf die Körperrepräsentation. Die Angiogenese wird gefördert und somit die Verbesserung der Ver- und Entsorgung als auch die aerobe Kapazität. Im peripheren Bereich wird das vermehrt ausgeschüttete Wachstumshormon mit der nachfolgenden IGF-1-Produktion als auch die kontraktionsbedingt produzierten Myokine anabol wirksam. Es entsteht eine Verschiebung zwischen den Adipokinen und den Myokinen zugunsten der Letzteren. Für den Alterungsprozess besonders wichtig sind die Reduzierung der mitochondrialen, der sarkoplasmatischen und der signalstoffgestützten (TNF-α) Apoptose. Die Abwehrkapazität für die ROS steigt, und die ROS sind zugleich mit dem Myokinen Vermittler der Muskelfaseradaptationen

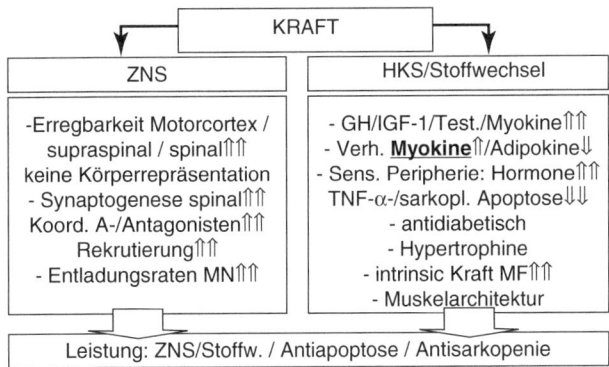

Abb. 12.9 Das Krafttraining erhöht sowohl die Erregbarkeit der zentralen (bewusster Bereich) als auch der spinalen Motoneurone (unbewusster Bereich). Einen Einfluss auf die Körperrepräsentation liegt nicht vor. Spinal wird die Synaptogense gefördert und damit die Herstellung von spezifischen Reflexverbindungen. Die spinalen Motoneurone erhöhen ihre Entladungsrate zum physiologischen Maximum, und bei vorliegender Einschränkung wird die Rekrutierungsfähigkeit verbessert. Im peripheren Bereich werden das vermehrt ausgeschüttete Wachstumshormon mit der nachfolgenden IGF-1-Produktion, das vermehrt ausgeschüttete Testosteron und die kontraktionsbedingt produzierten Myokine anabol wirksam. Es entsteht eine Verschiebung zwischen den Adipokinen und den Myokinen zugunsten der Letzteren. Für den Alterungsprozess besonders wichtig ist die Reduzierung der sarkoplasmatischen und der signalstoffgestützten (TNF-α)-Apoptose. Der Muskel hypertrophiert, und damit verändert sich auch die Muskelarchitektur. Die Intrinsic-Kraft der Muskelfasern steigt.

12.2.6 Therapeutisches Gesundheitstraining: Ausgleich myofaszialer Dysbalancen

Das Muskelgewebe ist eine komplexe Struktur aus Muskelfasern und Bindegewebe, die als untrennbare Einheit betrachtet werden muss. Es gilt, auch die (geometrischen) Relationen zwischen den Muskelfasern und dem intramuskulären Bindegewebe zu beachten und gleichfalls die Beziehung zum Epimysium und der tiefen Faszie (Turrina et al. 2013). Im Endomysium bildet das Kollagen aus architektonischer Sicht drei Netzwerke. Das bevorzugt ausgebildete Netz besteht aus parallel zur Muskelfaser angeordneten Kollagenfasern. Ein zweites Fasernetz verläuft senkrecht zur Muskelfaserachse, und ein drittes Fasernetz stellt die Verbindung zu den Nervenfasern und Gefäßen her (Järvinen et al. 2002).

Haltungsdefizite, physische Inaktivität, aber auch trainierte monotone, sportartspezifische Belastungen führen zu myofaszialen Dysbalancen, gekennzeichnet durch Muskelverkürzungen und kontraktilen Defiziten gegenüber dem anatomischen Antagonisten, der funktionell ein Synergist ist. Haltung und Inaktivität verursachen für viele Muskeln eine andauernde Annäherung von Ursprung und Ansatz. Dadurch werden der mit der anatomischen Verankerung des Muskels verbundene Dehnungszustand und entsprechend die aus der Elastizität resultierende passive Retraktionskraft (vgl. Ruhe-Dehnungs-Kurve des Muskels) verringert. Die Muskeln verkürzen bzw. adaptieren auf die „neue" bevorzugt vorliegende Ruhelänge, und gleichzeitig atrophieren sie. Zur Verkürzung neigen vorrangig die langsam kontrahierenden Muskeln. Sie realisieren vorrangig Halte- und stabilisierende Arbeit. Diese Muskeln sind somit in Abhängigkeit von der Körperposition, aber auch deren Änderung auf geringem Kraftniveau „nahezu ständig" aktiv. Die langsam geprägten Muskeln können mit ihrem geringen Innervationsverhältnis ein erforderliches Kraftniveau ermüdungsresistent feiner und präziser einstellen. Bei überwiegender „passiver" Verkürzung zwischen Ansatz und Ursprung verkürzen sie auch strukturell, und es entsteht eine Dysbalance. Bleibt eine ausreichende Aktivität aus, verlieren sie natürlich auch an Ermüdungsresistenz (aerober Kapazität). Sie sind infolge einer chronisch physischen Inaktivität strukturell verkürzt, atrophiert und gemindert ermüdungsresistent. Fehl- und Überbelastungen der Gelenkstrukturen sind das unausweichliche Ergebnis.

Die Veränderungen im myofaszialen Gewebe durch eine passive Verkürzung und zugleich Inaktivität können nur im Tierexperiment aufgeklärt werden. Die Ergebnisse belegen sehr schnell eintretende strukturelle Konsequenzen.

Der immobilisierte M. gastroc. (Ratten) verändert sehr schnell seine passiv mechanischen Eigenschaften. Der Dehnungswiderstand („elastic stiffness") fällt erheblich. Nach 7 bzw. 42 Tagen werden die Reißfestigkeit und die Energieabsorptionsfähigkeit um 20 % bzw. 34 % und 32 % bzw. 46 % kleiner (Järvinen 1977).

21 Tage Immobilisation des M. gastroc. in maximaler Annäherung von Ansatz und Ursprung (Ratten, Knie flektiert – Sprunggelenk in Extension) verkürzt die Muskel-Sehnen-Einheit um 5 %. Die Reduktion der Kraft bis zur Erschöpfung beträgt nach 1 Woche 31 % und nach 3 Wochen 48 %, und die Dehnfähigkeit vermindert sich um 21 % bzw. 36 %. Die Atrophie bei Ruhigstellung in verkürzter Position ist 3-fach ausgepräg-

ter als in gedehnter Position (Järvinen et al. 1992). Vergleichbar sind die Ergebnisse einer deutlich kürzeren, weil nur 10-tägigen Immobilisation des M. soleus (Kaninchen). In verkürzter Position (Plantarflexion) vermindern sich die Ruhe-Muskellänge und das Muskelgewicht signifikant stärker als es durch eine Immobilisation in der verlängerten Position (Dorsalflexion) stattfindet. Gleichzeitig steigt die Steifigkeit der Muskel-Sehnen-Einheit (Herbert und Balnave 1993). Bleibt die Frage nach der Anteiligkeit des Muskel- und Sehnengewebes an der Verkürzung. Das 2-wöchige Fixieren des M. soleus (Kaninchen) in der verkürzten Position verkürzt erwartungsgemäß die Muskel-Sehnen-Einheit, wobei die Sehne den größten Anteil daran hat. Dagegen haben sich die Faszikel in diesem Experiment wenig verändert (Herbert und Crosbie 1997). 3 Wochen Ruhigstellung führen zu ausgeprägten bindegewebigen Veränderungen. Der Gehalt des endo- und perimysialen Kollagens (Ratte, M. gastroc, M. soleus, M. tib. ant.) steigt deutlich, wobei der größte Teil des „neuen" Kollagens sich auf dem Sarkolemm befindet (Endomysium). Des Weiteren wird das Kollagen vermehrt, welches die Verbindungen zu den benachbarten Muskelfasern herstellt. Die Struktur der separaten Kollagennetzwerke des Endo- und des Perimysium wird gegenüber dem unbeeinflussten Muskelgewebe unkenntlich (Järvinen et al. 2002).

Der schnelle Beginn der nachteiligen inaktivitätsbedingten funktionellen und strukturellen Veränderungen wird immer wieder bestätigt. Nach einer Ruhigstellung des M. soleus in der verkürzten Position (Ratte) startet die Entwicklung der reduzierten Elastizität des Muskelgewebes, als Muskelkontraktur bezeichnet, bereits nach einer Woche. Mit der Dauer der Immobilisation von insgesamt 12 Wochen

- fällt die Gelenkmobilität systematisch ab,
- die Sarkomerlängen sind innerhalb einer Woche verkürzt, und dieser Zustand bleibt im verbleibenden Zeitraum konstant,
- der Hyalorongehalt nimmt eine vergleichbare Entwicklung mit einem schnellen Anstieg innerhalb der ersten Woche und konstanten Werten im Weiteren,
- der Hyalorongehalt im Endomysium markiert sich im histologischen Bild deutlich stärker und
- die Kollagenfibrillen des Endomysiums bleiben noch für 2 Wochen längs zur Muskelfaser angeordnet und verlaufen danach vorzugsweise senkrecht zur Faserrichtung (Verbindung mit benachbarten Muskelfasern; Okita et al. 2004).

Die Muskulatur reagiert auf ein lang dauerndes Verharren in der Annäherung von Ansatz und Ursprung nahezu unmittelbar mit einer Verkürzung der Bausteine der Myofibrillen und nachfolgend mit einem architektonischen Umbau des Endomysiums, wodurch die Muskelverkürzung gefestigt wird. Die kollagenen Verknüpfungen zwischen den Muskelfasern werden intensiver, sodass ihre gegenseitige Verschieblichkeit leidet. Zum Nachteil der Muskelsteifigkeit steigt der Hyalorongehalt des Endomysiums. Beim Verweilen in einer verkürzten passiven Muskellänge adaptiert die Muskel-Sehnen-Einheit, und gleichzeitig fördert die verkürzte Position die Muskelatrophie.

▶ **Wichtig** Die komplexen Veränderungen bei myofaszialen Dysbalancen erfordern bevorzugt aktive Programme. Die sensomotorische Koordination der Körperhaltung und der täglichen Bewegungsanforderungen mit ihren spezifischen konditionellen Fähigkeiten sind die notwendigen Inhalte. Dehnungen sind einzubeziehen, sie sind für die Entwicklung der Schmerztoleranz wichtig, aber nicht der wichtigste Baustein. Die strukturelle Reorganisation des Bindegewebes bei bestehenden Verkürzungen, immer kombiniert mit einer absoluten (Folge der Inaktivität) oder relativen (Sportler durch die Sportartspezifik) Atrophie, sind die absolute Domäne der Muskelaktivität. Bei bisher Inaktiven ist es das Training aller Beanspruchungsformen, und bei Sportlern sind es „kompensatorisch" wirksame sportartunspezifische Belastungen.

12.2.7 Therapeutisches Gesundheitstraining: Lerntraining

Lerntraining qualifiziert das Gehirn für die Handlungs- und Bewegungsplanung, die -organisation und -ausführung. Dazu gehören alle erforderlichen kognitiven Leistungen, wie die Motivation, die Idee, die Entscheidungen und die Korrekturfähigkeit. Bewegungslernen ist zugleich „Bewegungsdenken". Lernerfolge beinhalten auch immer die Potenz, die Bereitschaft zum weiteren Lernen zu fördern. Zu den gelernten Bewegungen gehört immer auch die verbesserte Kondition dafür, wodurch die Nutzungsfähigkeit im Alltag steigt.

Das Gehirn wird durch wiederholte Bewegungsaktivitäten in sehr kurzen Zeiträumen beanspruchungsspezifisch strukturiert oder restrukturiert (Abb. 12.7), obwohl für ein stabiles Lernergebnis sehr viele Bewegungswiederholungen in Abhängigkeit vom bisherigen Verlauf der Pathogenese, den bestehenden Behinderungen, dem Schmerzzustand, dem biologischen Alter, den bereits erworbenen sensomotorischen Fähigkeiten und Fertigkeiten und dem Schwierigkeitsgrad der zu erlernenden oder zu qualifizierenden Bewegung erforderlich sind. Die strukturelle Reorganisation durch Inaktivität bzw. Immobilisation erfolgt ausgesprochen schnell. Als Zeichen der sehr schnell ablaufenden Veränderungen ist bereits 16 Tage nach einer Oberarm-Verletzung die kortikale Dicke des zugehörigen gegenseitigen primären somatosensorischen und motorischen Cortex und die Struktur des kortikospinalen Trakts vermindert und als Folge des kompensatorischen sensomotorischen Mehrgebrauchs auf der Gegenseite vergrößert (Langer et al. 2012).

▶ **Wichtig** Im ZNS haben das Lerntraining zum Erwerb, der Erhaltung oder Verbesserung von Bewegungsfertigkeiten, hochspezifische Anpassungen zur Folge. Auch wenn Lerntraining eine bewegungsspezifische Konditionierung einschließt, wird der Therapieerfolg ohne Kombination mit einer allgemeinen und bewegungsunspezifischen Konditionierung begrenzt sein.

Bewegungslernen (Abb. 12.7) provoziert mit der Synaptogenese die bewegungsspezifische Vernetzung der Neuronen und damit die spezifischen, effektiven und schnellen Interaktionen zwischen den verantwortlichen neuronalen Netzwerken, die synaptischen Funktionseigenschaften ändern sich (LTP, LTD), und es findet eine Organisation oder Reorganisation der Körperrepräsentation (Homunkulus) im primären somatosensorischen und im motorischen Cortex statt (vgl. Adkins et al. 2006). Mit der bewegungsspezifischen ZNS-Struktur ist zugleich das Bewegungsgedächtnis verwirklicht.

Das Training des Bewegungskönnens muss die Grundlage jedes Therapie- und Trainingsprogramms sein, denn jede Bewegung ist primär eine Leistung der sensomotorischen Koordination (Laube 2009a). Integraler Bestandteil des Bewegungskönnens sind die direkt damit verbundenen kognitiven ZNS-Funktionen und Leistungen, dessen Hauptinstanz der frontale Cortex („supervisory attentional system") ist. Er verantwortet mit seinen engen Verbindungen zu sensorischen Assoziationsgebieten, dem limbischen System, den Basalganglien und den Hirnstammstrukturen der Schmerzhemmung die Integration von Gelerntem, die Bewertung aktueller Situationen und auf dieser Basis die situationsgerechte Handlungsregulation.

Der Alterungsprozess muss beim therapeutischen Gesundheitstraining unbedingt Beachtung finden. Er ergänzt und fördert nachteilig inaktivitäts- und krankheitsbedingte strukturelle und funktionelle Entwicklungen. Im Alter kommt es bevorzugt in der weißen (Sullivan und Pfefferbaum 2006) und grauen (Fjell et al. 2009) Substanz der frontalen Hirnregionen zur Reduzierung der strukturellen Integrität. Diese Veränderungen sind auch ein Baustein der mit dem Alter weniger effektiv werdenden Schmerzhemmung. Die kognitive Leistungsfähigkeit kann unter 2 Aspekten gesehen werden. Der erste bezieht sich auf die Kapazitäten der Informationsverarbeitung durch das ZNS. Hierbei ist die Kognition wesentlich von der Verarbeitungsgeschwindigkeit abhängig, und diese nimmt mit dem Alter ab (vgl. Salthouse 1996). Ein weiterer Aspekt fokussiert auf prozessspezifische Leistungen („process-specific accounts"), wie z. B. das Unterscheiden von Aufgaben mit und ohne exekutive Kontrollprozesse bzw. das Hin- und Herschalten zwischen verschiedenen Aufgaben. Das Altern führt zu Defiziten dieser exekutiven Prozesse wie u. a. der Koordinationsfähigkeit (Mayr et al. 1996) oder auch der Möglichkeit, schnell zwischen zwei oder mehreren Aufgaben umschalten zu können (Mayr et al. 2001). Hierbei spielen offensichtlich die o. g. Alterungsprozesse im präfrontalen Kortex (West 1996; Coxon et al. 2012) eine wichtige Rolle. Das inaktivitätsbedingte Verlernen muss mit den gleichen Konsequenzen in Verbindung gebracht werden, und so werden die Informationen zum Alter gleichfalls für die fortgeschrittene Dekonditionierung nutzbar.

Insgesamt sorgt der Alterungsprozesses für abnehmende sensorisch-kognitive und sensomotorische Fähigkeiten und Fertigkeiten, die Verschlechterung des statischen („static position sense") und des dynamischen Positionssinns („dynamic position sense" oder „velocity sense") als wichtige Elemente der posturalen Kontrolle, höhere Erkennungsschwellen von Gelenkbewegungen („movement detection threshold"), einen abnehmenden Kraftsinn und aus koordinativen Gründen eine fallende Fähigkeit, schnell einen ausreichenden Kraftwert zur Verfügung zu stellen.

▶ **Wichtig** Alle altersbedingten Veränderungen werden durch die degenerativen bzw. maladaptiven Gewebeveränderungen erweitert, indem das Afferenzmuster durch Sensorverluste betroffen, die Koordination gemindert und die Beweglichkeit eingeschränkt wird.

Während aller Bewegungsabläufe sind für die Regulation des Gleichgewichts die Afferenzen des Vestibularapparats essenziell und diejenigen der Augen wichtig. Fällt der visuelle Informationskanal aus, dann nehmen die Wertigkeiten der propriozeptiven Afferenzen des HWS-Bereiches, der Iliosakralregion und der Füße (der unteren Extremität) sowie die des Vestibularapparates für die Planung und Regulation einer sicheren und effizienten Bewegung (Bove et al. 2001) zu. Die sensorische Integration der Propriozeption und der vestibulären Informationen über die Linearbeschleunigungen (Maculae) und die Rotationsbewegungen des Kopfes (Winkelbeschleunigung in den Bogengängen) sind während einer Bewegung wesentlich an der räumlichen Orientierung beteiligt. Die Raumorientierung ist ein Schlüsselfaktor für die Regulation dynamischer Abläufe (Hollands et al. 2001). Mit den vestibulären Informationen generiert das ZNS einen Referenzrahmen, in den die propriozeptiven Afferenzen integriert werden. Grundlage ist die Konvergenz beider sensorischer Informationssysteme auf verschiedenen Ebenen des ZNS. Sie beginnt in den Vestibulariskernen (Gdowski und McCrea 2000) und ist gleichfalls auf kortikaler Ebene (Bottini et al. 2001) nachweisbar. Fallen die Vernetzung zwischen den entsprechenden Neuronenpopulationen und die Leitungsgeschwindigkeiten, dann werden posturale Kontrolle und Regulation eingeschränkt.

▶ **Wichtig** Das therapeutische Gesundheitstraining hat mit dem vielseitigen sensomotorischen „ZNS-Strukturierungstraining" (gleich sensomotorisches Koordinationstraining) inklusive der bewussten Simulation von Störungen des Gleichgewichts und der Kopplung der Sensomotorik mit kognitiven Zusatzaufgaben, sogenanntes „multitasking-Training", eine wichtige Komponente. Bewegungen unter Ausschaltung der visuellen Kontrolle unterstützen die verstärkte Nutzung propriozeptiver und vestibulärer Informationen.

12.2.8 Therapeutisches Gesundheitstraining: Ausdauer

Ausdauertraining ist Vitalität für das respiratorische und Herz-Kreislauf-System und den aeroben Energie- und Baustoffwechsel. Der Baustoffwechsel ist u. a. die Grundlage für die Aufstockung der aeroben Enzymsysteme und der Mitochondrien, der Anpassung der Mikrozirkulation und der kontraktilen Kapazität.

Im ZNS induziert Ausdauertraining (Abb. 12.8) die Angiogenese. Es hat aber keinen Einfluss auf die motorische Repräsentation der Körperregionen und die Synaptogenese, also die Vernetzung der Neuronenpopulationen (vgl. Adkins et al. 2006). Diese Trainingsform hat im Gehirn demnach ausschließlich eine Wirkung auf die wichtigen Faktoren

Blut- und damit Sauerstoff- und Substratversorgung und den neuronalen Stoffwechsel. Des Weiteren wird die Produktion des z. B. „brain derived growth factor" (BDGF) beeinflusst, welcher für das Überleben der Neurone eine wesentliche Rolle spielt. Die Ausdauer liefert im ZNS die logistischen Voraussetzungen für effektive Strukturwirkungen eines sensomotorischen Lerntrainings. Hierfür wie auch für die angestrebte Strukturerhaltung im Alterungsprozess werden die essenziellen anabolen Schnittstellensubstanzen zur Verfügung gestellt. Im Ergebnis fördert und erhält Ausdauertraining die exekutiven ZNS-Funktionen wie z. B. die Aufmerksamkeit, das Arbeitsgedächtnis und das Hin- und Herschalten zwischen zwei scheinbar gleichzeitig ablaufenden Aufgabenbearbeitungen („task switching"; Guiney und Machado 2013). Die Verzögerung des Leistungsabfalls dieser ZNS-Funktionen ist sowohl aus der Sicht des nozizeptiven Krankheitsprozesses als auch des Alterungsprozesses essenziell.

Eine inaktivitätsbedingte geringe Funktionsfähigkeit des kardiovaskulären Systems sowie des Energiestoffwechsels ist ein gut bekannter, signifikanter Risikofaktor mit hohem Vorhersagewert für

- chronische Erkrankungen der Logistiksysteme,
- die Unterstützung der Alterungsprozesse als auch
- die Gesamtmorbidität und Mortalität (vgl. u. a. „diseasome of physical inactivity", Pedersen 2009).

Z. B. ist bei Patienten mit rheumatischer Arthritis die Erhöhung der maximalen Sauerstoffaufnahme am stärksten mit der Reduzierung des Krankheitsrisikos (Stavropoulos-Kalinoglou et al. 2013) verknüpft. Im immer gleichlaufenden Alterungsprozess beeinflusst das Training über die verzögerte Abnahme der aktiven Körpermasse die Reduzierung der Sauerstoffaufnahme (Hawkins und Wiswell 2003). Hierbei ist allerdings festzustellen, dass bei bisher trainierenden Personen über 50 Jahre der Abfall der aeroben Kapazität steiler sein kann als bei inaktiven Personen. Sie reduzieren eben auch ihre Trainingsumfänge und -intensitäten, und dadurch ergänzen sich Deadaptation und Alterungsprozess. Die absoluten Werte der aeroben Kapazität bleiben bei den Aktiven aber über denen der Inaktiven, sodass Erstere die wichtigen biologischen Vorteile wie z. B. ein reduziertes Risiko für chronische Erkrankungen (Pimentel et al. 2003; Tanaka und Seals 2003) haben, aber auch die Gebrechlichkeit hinausschieben können. Die altersbedingte Abnahme der aeroben Kapazität kann mit den Faktoren reduziertes maximales Herzminutenvolumen, verringerte arteriovenöse Sauerstoffdifferenz (Tanaka und Seals 2008) und den Dysfunktionen der Mitochondrien (Powers et al. 2007, 2011; Safdar et al. 2010) belegt werden. Für die mitochondralen Dysfunktionen ist der oxidative Stress infolge sowohl chronisch physischer Inaktivität als auch des fortschreitenden Alters ein wichtiger ursächlicher Faktor.

▶ **Wichtig** Hinsichtlich des oxidativen Stresses muss hervorgehoben werden, dass systematische kontraktile Aktivität als auch Inaktivität zur Produktion von reaktiven oxidativen Substanzen (ROS) führt. Die ROS induzieren je nach Ursache ihres Entstehens adaptative oder auch deadaptative bis destruktive Antworten in den Muskelfasern. Letzteres ist abhängig vom Muster der ROS-Produktion und der aktivitätsbedingten Kapazität der endogenen protektiven Kompensations- und Reparatursysteme.

Die kontraktionsbedingten ROS (siehe besonders Ausdauerbelastungen) müssen offensichtlich als Signalsubstanzen für die Induktion adaptiver Prozesse angesehen werden, indem die oxidative Homöostase aufrechterhalten und zugleich ein Schutz vor oxidativer Strukturzerstörung gesichert wird (Pattwell und Jackson 2004).

▶ **Wichtig** Belastungsbedingte ROS müssen als aktivierende Signalsubstanzen für adäquate Adaptationsprozesse des Muskelfaserstoffwechsels als auch für die Prävention des Verlusts von Muskelmasse im Alter (Jackson 2009) angesehen werden.

Sowohl eine genetische Disposition (Tweedie et al. 2011) als auch abgeleitet eine antrainierte gute Ausdauerleistungsfähigkeit sorgt für eine erhöhte Kapazität, oxidativen Stress ohne Schädigungen zu verarbeiten. Bei diesen positiven Adaptationen interagieren die ROS offensichtlich mit den Myokinen (Scheele et al. 2009), indem sie dessen Produktion stimulieren. Die Myokine spielen dann eine prägende Rolle sowohl bei den belastungsbedingten Adaptationen der Muskelfasern und der Kommunikation mit z. B. mit dem viszeralen Fettgewebe für ein generalisiertes anti-entzündliches Milieu (vgl. Laube 2013, Abb. 12.13 und 12.14).

▶ **Wichtig** Ausdauertraining darf nicht mehr nur als Instrument zur Verbesserung der Ausdauerleistung angesehen werden (Abb. 12.8). Es muss zugleich mit der Erhöhung der zellulären Kompensations- und Reparaturfähigkeit und damit der Abwehr des oxidativen Stresses verbunden werden. Daraus resultieren, u.a. der Anstieg der Belastbarkeit, die Minderung des Risikos für chronische Erkrankungen und der Bedarf ihrer Behandlung u.a. mit dieser Therapieform. Nicht Nahrungsergänzungsmittel, sondern das Ausdauertraining wirkt effektiv als Antioxydans.

Das Ausdauertraining wird in allen Altersbereichen für die Konditionierung des kardiovaskulären Systems und den aeroben Energiestoffwechsel durchgeführt. Crane et al. 2013 untersuchten die Frage, ob ein umfängliches Ausdauertraining auch einen Einfluss auf die Muskelkraft hat. Sie konnten zeigen, dass Ausdauertraining natürlich in allen Altersgruppen (20–39 Jahre, 40–64 Jahre, 65–86 Jahre) die aerobe Kapazität erhöht. Die Kraftwerte der Muskulatur für das Greifen und z. B. des M. quadrizeps femoris fallen dennoch mit dem Alter systematisch ab, wobei aber die ausdauertrainierten Personen gegenüber den inaktiven weiterhin noch die höheren Kraftwerte aufzuweisen haben. Langzeitausdauerbelastungen haben neben den gut bekannten Kreislauf- und Stoffwechseleffekten zugleich einen Einfluss auf die Erhaltung der kontraktilen Muskelfunktion. Dieses Ergebnis könnte auf der positiven Verknüpfung der aeroben Kapazität mit der Sekretion des Wachstumshormons und der daraus resultierenden IGF-1-Produktion der Leber beruhen

(Veldhuis et al. 1997). In der Folge resultieren eine erhöhte anabole Potenz und Muskelgewebe und damit Kraft bleiben länger erhalten. Hinzu kommt, dass die Mitochondrien zu den zentralen Strukturen der inaktivitäts- und altersbedingten Muskelatrophie, aber auch der zur Sarkopenie (vgl. Krafttraining) führenden Apoptose (geregelter Zelluntergang) gehören. An der Stimulation der Apoptose beteiligen sich jedoch ebenfalls Signalstoffe wie z. B. der TNF-α (rezeptorvermittelte Apoptose), bei Inaktivität ein prägender Signalstoff des viszeralen Fettgewebes, und die Störung des Ca^{++}-Stoffwechsels des sarkoplasmatischen Retikulums (SR-Stress-vermittelte Apoptose; vgl. Powers et al. 2007).

▶ **Wichtig** Ausdauertraining hat eine wichtige Mehrfachfunktion. Es garantiert die aerobe Leistung, sichert die energetische Lebensfähigkeit der Zellen bzw. Muskelfasern, steigert die Erholungs-, Regenerations- und Reparaturkapazitäten, stimuliert die Produktion anaboler Signalsubstanzen und ist ein wesentliches Element für die Prävention der kontraktilen Atrophie.

12.2.9 Therapeutisches Gesundheitstraining: Kraft

Krafttraining veranlasst das Gehirn, die Muskelketten koordiniert für eine hohe mechanische Leistung zu rekrutieren, die Kapazität der Kraftgenerierung des Muskelgewebes zu trainieren und über die Muskelkontraktionen die mechanische Belastbarkeit der Bindegewebsstrukturen aufzubauen.

▶ **Wichtig** Ausdauer- und Krafttraining sind gleichwertig Stimulatoren der Myokinproduktion, und darüber sind sie generalisiert wirksame anti-entzündliche Interventionen. Ebenso stimulieren diese Trainingsformen die anabolen globalen und lokalen Signalstoffsysteme, womit das Training mit Strukturaufbau und Reorganisation oder auch Strukturerhaltung beantwortet wird.

Krafttraining (Abb. 12.9) verändert die Erregbarkeit der spinalen und zentralen Motoneurone, führt im spinalen Bereich zur Synaptogenese, aber hat wie das Ausdauertraining gleichfalls keinen Einfluss auf die zentrale Repräsentation im Motorcortex (vgl. Adkins et al. 2006). Diese neurophysiologischen Prozesse prägen bei Gesunden in Abhängigkeit vom Alter, der Dosierung und dem Trainingszustand den Kraftzuwachs der ersten 6–8–12 Wochen. Je nach Ausgangszustand kann in dieser Zeit ein beträchtlicher Kraftzuwachs erreicht werden, indem nach dem Ausgangswertgesetz nach Wilder (1931) und sportwissenschaftlichen Dosierungskriterien der Zuwachs desto größer sein kann, je geringer der Ausgangszustand war. Diese Verbesserung basiert auf der sensomotorischen Koordination und ist nur dynamografisch nachweisbar (Laube et al. 2001; Laube 2009a), denn eine klinisch messbare Muskelhypertrophie ist noch nicht zu verzeichnen. Deshalb fallen auch Kraftverbesserung und Muskelquerschnitt auseinander. Krafttraining ist zunächst Koordinationstraining bzw. Lerntraining. Die Koordination bezieht sich auf die möglichst zeitlich synchrone vollständige Aktivierung aller synergistisch wirkenden Muskelfaserpopulationen (kollektive Rekrutierung: Cope und Sokoloff 1999, Sokoloff et al. 1999, Rekrutierung „task groups": Hodson-Tole und Wakeling 2009) der Muskelkette jeweils unter Beibehaltung der Rekrutierungsordnung und die Abstimmung des Bahnungs-Hemmungsverhältnisses mit den anatomischen Antagonisten, die funktionell Synergisten sind. Ein wichtiges Merkmal dieser veränderten Funktion ist z. B. ein steilerer Kraftanstieg mit erhöhter EMG-Aktivität. Auch ein langfristiges kombiniertes Ausdauer- und Krafttraining bei 73-jährigen (70–82 Jahre) Männern (Morse et al. 2005) sorgt noch für einen Wiederanstieg der Rekrutierungsfähigkeit des M. triceps surae von 83,6 ± 11 % auf 92,1 ± 7,6 %. Die altersbedingte physiologische absolute Immobilisation der schnellsten Faserpopulation kann also deutlich zurückgedrängt werden und damit ihre Apoptose.

▶ **Wichtig** Die willkürliche Muskelaktivierung, die erneute Rekrutierungsfähigkeit auch der schnellen Muskelanteile ist bei dekonditionierten und maladaptierten jungen und älteren Patienten noch trainierbar und kann zur Verbesserung des Muskelstatus beitragen.

Die muskuläre Adaptation wird makroskopisch durch die Muskelfaserhypertrophie repräsentiert. Die damit verbundenen Volumenveränderungen haben zugleich einen Einfluss auf die Muskelarchitektur der gefiederten Muskeln. Des Weiteren verändern sich im mikroskopischen Bereich die kontraktilen Intrinsic-Eigenschaften der Fasern. Hierbei handelt es sich um ultrastrukturelle Veränderungen der kontraktilen Proteine. Ein sehr wichtiger Faktor insbesondere auch hinsichtlich des Alterungsprozesses ist die Erhöhung des Wirkungsgrades des Ca^{2+}-Rücktransports durch moderates und intensives Training. Muskelfaserabhängig steigern die Ca^{2+}-Pumpen die Rücktransportkapazität, und die Relaxation des krafttrainierten Muskels ist beschleunigt. Diese Verbesserung des Ca^{2+}-Rücktransports wirkt der sarkoplasmatisch bedingten Apoptose (vgl. Ausdauer) auf der Grundlage einer Störung des Ca^{2+}-Stoffwechsels entgegen.

▶ **Wichtig** Krafttraining ist Antiapoptosetraining durch eine akzentuierte Wirkung auf den Ca^{2+}-Stoffwechsel des sarkoplasmatischen Retikulums, und das Ausdauertraining ist Antiapoptosetraining durch eine akzentuierte Wirkung auf die Funktion der Mitochondrien. Beide Trainingsformen haben direkt und über diese Mechanismen eine Wirkung auf den Muskelstatus bei chronischen Erkrankungen.

Wie das Ausdauer- ist auch das Krafttraining ein intensiver Stimulus für die die Adaptationen vermittelnden anabolen Regulationssysteme. Es führt wie auch das Ausdauertraining (Pritzlaff et al. 1999) alters- und dekonditionierungsabhängig zur verstärkten Sekretion von Wachstumshormon (GH) und damit zur IGF-1-Produktion in der Leber. Gleichfalls steigt die Testosteron Ausschüttung, und die Peripherie wird durch einen Anstieg der Androgenrezeptoren dafür sensibler. Ein 9-monatiges Krafttraining (Tennisspielerinnen) erhöht die Konzentrationen von Testosteron, Insulin-like-growth-Faktor und

Kortisol in physischer Ruhe (Kraemer et al. 2003). Die hormonellen Antwortmuster entsprechen den verschiedenen Belastungsmodi, die z. B. auf Schnellkraft, Maximalkraft, Muskelhypertrophie oder Kraftausdauer ausgerichtet sind. Dabei zeigt das Testosteron offensichtlich eine sehr uniforme (Kraemer et al. 1991; Smilios et al. 2003) Reaktion.

▶ **Wichtig** Die hormonellen Antworten auf Krafttraining benötigen eine gewisse Anlaufzeit, sodass bei untrainierten Frauen und Männern ein relativ kurzes progressives Krafttraining noch nicht zu konstanten Auslenkungen führt. Die mittleren Niveaus der Testosteronkonzentrationen stehen aber mit dem Trainingsfortschritt in enger Beziehung (Häkkinen et al. 1990; Izquierdo et al. 2001).

Die hormonellen Stimulationen belegen, dass bei den chronischen Erkrankungen und im Alterungsprozess das Training der konditionellen Fähigkeiten Ausdauer und Kraft eine hochwichtige Funktion für die Erhaltung oder auch die Reorganisation der Körperstrukturen hat. Für den effektiven Erhalt einer angepassten koordinativen Leistung und zugleich des Muskelgewebes spielen das Schnelligkeits- bzw. das Schnellkrafttraining eine wesentliche Rolle. Beim schnellen Überwinden von relativ geringen Widerständen fallen die Rekrutierungsschwellen der schnellen motorischen Einheiten stark ab und sind mit denen der langsamen motorischen Einheiten fast gleich (Desmedt und Godaux 1977, 1978). Das bedeutet, bei schneller Bewegung geringer Lasten werden für die Generierung der erforderlichen Beschleunigung bereits im geringen absoluten Kraftniveau die schnellen motorischen Einheiten rekrutiert (koordinative Komponente) und damit diese Fasern auch trainiert (muskuläre Komponente). Wird die Belastung also jeweils so explosiv wie möglich ausgeführt, verbessert sich die Muskelleistung bzw. die sogenannte explosive Kraft mit submaximalen Belastungen (Izquierdo et al. 2001).

▶ **Wichtig** Das Schnelligkeits- bzw. Schnellkrafttraining mit relativ geringen Lasten kann dem physiologischen Vorgang des akzentuierten apoptotischen Abbaus der schnellen motorischen Einheiten effektiv entgegenwirken. Sehr wenig Last und subjektiv schnelle Bewegungen sind auch Patienten zumutbar und helfen, die Muskelfunktion zu erhalten und zu verbessern. Zudem ist es Koordinationstraining.

Die Ursache des Kraftverlusts bei Inaktivität und Sarkopenie kombiniert sowohl Veränderungen des neuronalen Antriebs als auch mit denen in der Muskulatur. Häkkinen et al. (1998) kombinierten mit 40- und 70-jährigen Frauen und Männern über 6 Monate ein Maximalkraft- und Explosivkrafttraining. Die Fmax. des M. quadr. fem. stieg bei den 40-jährigen Männern und Frauen im Mittel um 36 % bzw. 66 % und den 70-Jährigen um 36 % bzw. 57 %. Der Kraftanstieg der isometrischen Kontraktion wurde bei den Frauen beider Altersgruppen um ca. 30 % und den Männern um 40 % steiler. Der Verlauf dieser Verbesserung ist allerdings sehr unterschiedlich. Die Älteren gelangen erst mit den letzten beiden Trainingsmonaten zu diesem Ergebnis. Der Kraftanstieg ist wesentlich von der Geschwindigkeit der Rekrutierung der motorischen Einheiten in der aufsteigenden

Reihenfolge der Rekrutierungsordnung und den Leitungsgeschwindigkeiten der Axone der schnellen Einheiten geprägt. Letztere werden vorrangig in den Alterungsprozess einbezogen, sodass die Wirksamkeit eines entsprechenden Trainings verzögert ist. Aber nach ausreichend langer und konsequenter Trainingsdauer findet ein Adaptationsprozess statt. Die Muskelquerschnitte steigen relativ zum Kraftzuwachs gering. Die 40-jährigen Männer legten um 4,9 ± 2,5 %, die gleichaltrigen Frauen um 9,7 ± 2,5 %, die 70-jährigen Männer um 2,1 ± 1,9 % und die Frauen um 5,8 ± 2,0 % zu.

▶ **Wichtig** Insgesamt belegen die Daten der Trainingsstudie von Häkkinen et al. (1998) mit klinisch gut belastbaren Personen Folgendes:

1. Der Ausgangszustand der 40- und 70-Jährigen ist stark dekonditioniert und
2. 6 Monate konsequentes Training führt zu erheblichen Verbesserungen.
    Es kommt nur darauf an, es zu tun!

Bei den Patienten muss, gegeben durch den maladaptiven Zustand und die Schmerzen, ein deutlich längerer Wirkzeitraum veranschlagt werden, aber es kann auch die Wirksamkeit des Trainings prognostiziert werden.

Ein 6-monatiges Ganzkörperkrafttraining 3-mal/Woche mit 50 % bzw. 80 % des 1RM$_{max}$ sorgt für ausgeprägte, komplexe und auch gut vergleichbare Verbesserungen bei 60- bis 83-jährigen männlichen und weiblichen Probanden (Vincent et al. 2002). Über alle trainierten Belastungen steigt die maximale Kraft (1 RM) um 17 % für beide Trainingsintensitäten. Die muskuläre Ausdauer bei der „leg press" erhöht sich um 79 % (50 % 1RM$_{max}$) bzw. 105 % (80 % 1RM$_{max}$). Die Kraft der lumbalen Extension steigt um 63 % bzw. 40 %. Des Weiteren erhöht sich nach beiden Trainingsintensitäten die Fähigkeit, Stufen zu steigen, deutlich.

▶ **Wichtig** Das Herausragen der Wirkung von Krafttrainings auf die muskuläre Ausdauer stimmt gut mit der Tatsache überein, dass die aeroben ATP-Resynthesewege bei älteren Menschen sehr sensitiv sowohl auf Kraft als auch auf Ausdauertraining reagieren.

Ein Krafttraining über 14 Wochen vermag die Verluste und Veränderungen des neuralen Antriebs, der spezifischen Spannungsentwicklung der Muskelfasern und der Muskelarchitektur zum großen Teil wieder auszugleichen, und ebenso antworten die Sehnen mit einer verbesserten Festigkeit (Narici und Maganaris 2006). Ebenfalls reagiert das Knochengewebe (Gómez-Cabello et al. 2012). So erhöht oder erhält Krafttraining die notwendige Belastbarkeit und Stabilität der passiven Strukturen des Stütz- und Bewegungsapparates (u. a. Anti-Osteoporose). Ein 6-monatiges Krafttraining von 70-jährigen Männern und Frauen (Leenders et al. 2013) ruft erhebliche positive Effekte hervor. Der Muskelquerschnitt des M. quadr. fem. steigt um ca. 9 % mit deutlicher Beteiligung der schnellen Muskelfaserpopulation und ihrer entsprechenden Satellitenzellen, die maximale Kraft erhöht sich um 42–43 %, die Zeit für das Aufstehen vom Stuhl fällt, und die Stoffwechselprofile sowohl des Zucker- als auch des Fettstoffwechsels werden positiv verändert. Letzteres weist erneut darauf hin, dass Krafttraining bei alten Menschen in Grenzen zugleich Wirkungen eines Ausdauertrainings hat (Frontera et al. 1990; Hepple et al. 1997).

▶ **Wichtig** Krafttraining verbessert bei älteren und alten Menschen in Größenordnungen signifikant die Muskelfunktionen und darauf basierend ADL-Leistungen. Die Belastbarkeit der Bindegewebsstrukturen steigt. Beides sind anti-nozizeptive Faktoren. Allerdings in deutlich längeren Zeiträumen werden auch Patienten profitieren.

Fazit
Gesichert ist, die Folgen der Bewegungsarmut werden durch physische Belastungen verlangsamt oder in Abhängigkeit vom Stand der Pathogenese zugunsten der Lebensqualität aufgehalten oder zurückgedrängt. Die Muskulatur als Teil des SMS entscheidet als digitaler (Afferenzmuster) und biochemischer Signalgeber über die Gewebehomöostase auch der Nachbargewebe, den Stoffwechsel und das Gehirn und damit auch über die Schmerzen. Dem Gehirn müssen die noziceptiven Afferenzen „genommen" werden, um reorganisatorisch reagieren zu können.

Aufgrund der Interaktionen zwischen der Pathogenese und dem Älterwerden müssen immer beide Aspekte im therapeutischen Gesundheitstraining beachtet werden. Die zentrale Sensibilisierung hat Auswirkungen auf die kognitiv-mentalen Funktionen und Leistungen. Deren Beeinflussung ist ein primäres Ziel, um die Compliance und Resilienz aufzubauen.

Es gilt an der Fähigkeit zu arbeiten, physische Belastungen über dem täglichen Anstrengungsniveau als wichtiges Therapeutikum zu akzeptieren. Der Begriff Training ist „kein Privileg" des Leistungssports. Der Krankheitszustand und die Dekonditionierung erfordern zunächst unterdosierte Belastungen mit viel Beratung.

Das sensomotorische Lernen mit den Komponenten Bewegungsqualität, Schmerzhemmung und spezifische Konditionierung ist akzentuiert Therapie für das Gehirn. Mit einer langen Zeitkonstante führt jede systematische Veränderung des Afferenzmusters zur cerebralen Reorganisation. Ausdauertraining ist nicht nur das Instrument der Ausdauerleistung. Es hat eine Mehrfachfunktion und steigert auch die Kompensations- und Reparaturfähigkeit, die Abwehr des oxidativen Stresses und die Belastbarkeit. Krafttraining wirkt dem Gewebeuntergang entgegen (Antiapoptose). Es ist eine wichtige Komponente des Muskelstatus bei chronischen Erkrankungen. Die anabolen Antworten auf Krafttraining benötigen eine Anlaufzeit, sodass ein kurzes Training nicht zu konstanten Auslenkungen führt.

> Krafttraining verbessert bei älteren und alten Menschen die Muskelfunktionen und ADL-Leistungen. Die Belastbarkeit des Bindegewebes steigt. Beides sind antinozizeptive Faktoren. In deutlich längeren Zeiträumen werden Patienten profitieren.
>
> Die therapeutischen Wirkungen von sensomotorischem Lerntraining, Ausdauer- und Krafttraining sind unterschiedlich, gegenseitig nicht austauschbar, aber ergänzend. Nur gemeinsam führen sie zu einer gesunden bzw. gesünderen Körperstruktur und -funktion. Training ist sowohl Schmerzprävention als auch Schmerztherapie!

12.3 Sekundär und tertiär präventives Gesundheitstraining

Zielstellung Reorganisation, Verbesserung, Stabilisierung und Ausbau der Körperstrukturen und -funktionen in Richtung der physiologischen Verhältnisse (Abb. 12.10) im Sinn einer sekundären und/oder tertiären Prävention; Verlangsamung der Pathogenese der dominierenden Erkrankung und sofern vorhanden, von Multimorbiditäten; Schmerzbefreiung oder intermittierend bzw. Sicherung der bisherigen verträglichen Schmerzlinderung; ADL und berufliche Mobilität; Verschiebung der Gebrechlichkeit

Intervention Präventives Gesundheitstraining (Laube 2020); systematische Weiterführung der bisherigen Aktivitäten im Fitnessstudio und andernorts (Außenbereiche, zu Hause) nach erfolgreicher, stabil gewordener Schmerzbehandlung; Fortsetzung

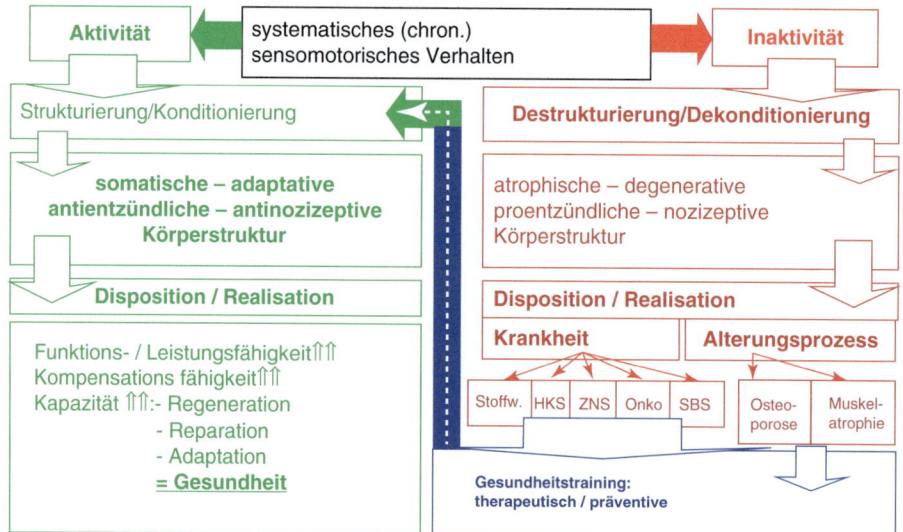

Abb. 12.10 Zusammenfassung der Pathogenese chronisch degenerativer Erkrankungen und deren Folgen für die Körperstruktur und des Alterungsprozesses mit seinen physiologischen Ab- und Umbauprozessen und dem Gesundheitstraining als die einzige struktur- und funktionsrelevante Therapieform in Richtung Reorganisation (vgl. Laube 2020)

des Belastungsaufbaus des therapeutischen Gesundheitstrainings, verzögernde Beeinflussung der Alterungsvorgänge mit den zentralen und peripheren Folgen **„ohne zeitliches Ende!"**

▶ **Wichtig** Das präventive Gesundheitstraining hat fließende Schnittstellen zum therapeutischen Gesundheitstraining. Eine Restitutio ad Integrum chronisch degenerativer (Abb. 1.2), primär entzündlicher Erkrankungen des rheumatischen Formenkreises sowie gravierender traumatischer Schädigungen unter Einbeziehung der Strukturen des sensomotorischen Systems (z. B. VKB, periphere und zentrale Nervenstrukturen) ist nicht möglich. Aus diesem Grund und wegen der Alterungsprozesse sind grundsätzlich lebenslang entgegengesetzt gerichtet wirkende Struktur- und Funktionsreize erforderlich.

Indikationen **Tertiäre Prävention** bei Patienten aller Erkrankungen in Abstimmung mit der jeweils erforderlichen fachärztlichen Therapie nach dem Belastungsaufbau durch das therapeutische Gesundheitstraining; **sekundäre Prävention** bei Personen mit generalisierten und lokalen Borderlinebefunden (HKS, Stoffwechsel, Stütz- und Bewegungsapparat) und nach Verletzungen; Verhinderung einer sekundären globalen physischen Inaktivität; „aktiver kompensatorischer Schutz" nicht betroffener Körperregionen; primäre Prävention bei klinisch gesunden Personen (Abb. 1.1)

Kontraindikationen Akute Exacerbationen, kardiologisch-internistische Gründe (relative Kontraindikation: Belastungsfreigabe durch den Fachspezialisten)

▶ **Wichtig** Es gilt die Devise, die physische Aktivität kennt keine Kontraindikation außerhalb akuter Krankheitsphasen und nach Verletzungen in den nicht direkt beeinträchtigten Körperregionen.

12.3.1 Körperstruktur: Reorganisation, Erhaltung und Verbesserung

Aus den „prevalence ratio's" des chronischen Schmerzes in Abhängigkeiten von der Häufigkeit, der Dauer und der Intensität sportlicher Freizeitaktivitäten von 20- bis 64-Jährigen (Landmark et al. 2011) wird prägnant deutlich, dass eine physische Aktivitätsdauer von mindestens 30–60 min/Woche und länger mit insbesondere intensiver Intensität einem Schmerzsyndrom entgegensteht. Eine Korrelation der Klassifikation der Freizeitaktivität mit der VO_2max. kann belegt werden (Kurtze et al. 2008). So weisen auch die Schätzwerte der kardiorespiratorischen Fitness auf der Basis des Alters, des Geschlechts, des BMI, der Ruhe-Hf und der fragebogengestützten physischen Aktivität von 32.319 Personen im Alter zwischen 35–70 Jahren aus insgesamt 8 Kohortenstudien (Stamatakis et al. 2013; Health Survey for England, Scottish Health Surveys zwischen 1994–2003), die im Mittel 9 Jahre verfolgt wurden, mit nur geringen geschlechtsbedingten Einflüssen auf eine sehr enge Verbindung zwischen der Fitness und der allgemeinen und kardiovaskulären Mortalität hin.

Die Weiterführung des therapeutischen als bevorzugt tertiär präventives Gesundheitstrainings ist möglich, wenn die aufgebaute Belastbarkeit und insbesondere die Resilienz angenähert sportwissenschaftlich begründete Dosierungen ermöglicht. Eher wird es die Regel sein, dass beide Trainingsformen parallel durchgeführt werden und sich sinnvoll ergänzen. Es gilt, langfristig den Weg von einer atrophisch-degenerativ-nozizeptiven in eine somatisch-adaptiv-anti-nozizeptive Körperstruktur einzuschlagen und ständig zu verfolgen. Dies erfolgt mit dem Wissen, dass eine Restitution ad Integrum nicht möglich ist.

12.3.2 Ausbau und Erhaltung der energetischen Sicherung aller Lebensprozesse

Alle Lebensprozesse sind energieabhängig! Die Energie, das ATP, muss mit einem „zeitlich sehr minimalen Vorschuss" zur Verfügung stehen, sodass die aerobe Energieproduktion immer „unmittelbar nahezu ohne nennenswerten Vorlauf" den aktuellen Bedarf zu decken hat (Abb. 12.6). Die Anpassung an einen erhöhten funktionsbedingten Bedarf erfolgt fließend und sehr schnell. Mit der sogenannten aeroben Schwelle (Laube 2009a) gibt es ein aerobes Maximum der Energieproduktion/Zeit zur Deckung der physischen Aktivität, ohne eine metabolische Azidose eingehen zu müssen. Übersteigt die Belastungsintensität den Bedarf der Produktionskapazität pro Zeit, ist eine sehr schnelle „Kreditaufnahme" für ca. maximal 10 s aus dem Kreatinphosphat möglich. Es steht vor allen Dingen als Puffer eines sehr steilen Anstiegs des ATP-Bedarfs zur Verfügung. Mussten die Kreatinphosphatspeicher z. B. bei sehr schnellen Bewegungen (Schnelligkeit) und beim Krafttraining voll in Anspruch genommen werden, sind 3 min Erholungszeit nötig, um sie wieder voll aufzufüllen. Bei der Dekonditionierung verlängert sich die Zeit je nach Ausprägung deutlich, was für die Erholungszeiten zwischen Belastungsserien zu beachten ist. Der mögliche „Kredit" aus dem anaeroben Stoffwechsel reicht anschließend auch nur für maximal ca. 45–50 s und hat den gravierenden Nachteil des pH-Abfalls. Die muskuläre Arbeitsfähigkeit wird entsprechend schnell limitiert, und längere Erholungszeiten zur Regeneration der metabolischen Azidose werden erforderlich.

Die energetische Absicherung steht für die Ausdauerfähigkeit, und zwar sowohl für das Erbringen einer Leistung, aber gleichfalls auch für die Erholungsprozesse. Die Erholungsvorgänge Restitution, Reparatur und Adaptation sind deutlich energieabhängig, weshalb aktive Personen einen höheren Energieverbrauch in Ruhe, einen höheren Grundumsatz, haben. Aus der Sicht dekonditionierter Patienten bedeutet also eine geringe aerobe Kapazität nicht nur

- „Ich kann nicht mehr", sondern auch
- „Ich bin zum nächsten Tag nicht voll erholt, und ich leide an einem Erholungsrückstand und werde schneller erneut müde".

12.3 Sekundär und tertiär präventives Gesundheitstraining

Im Arbeitsleben müssen dennoch erneut die gleichen Leistungen erbracht werden. Ermüdung bedeutet geminderte cerebrale Leistungen einschließlich auch für die Bewegungsausführungen. Die Bewegungsqualitäten sinken. Aus der Sicht des sensomotorischen Systems ist das gleichbedeutend mit Fehlbelastungen der Gelenk- und der myofaszialen Strukturen. Über lange Zeiträume wird aus der Qualitätsminderung der Bewegungen eine sensomotorische, implizit trainierte Koordinationsstörung, die dann in strukturelle Maladaptationen mündet.

▶ **Wichtig** In der Patientensprache bedeutet das, der Körper benötigt immer „genug Geld", ATP, um die Aktivitäten des Tages, aber auch die Erholung in der Nacht ohne Defizite und Nachteile bewältigen zu können.

Die Ausdauer steht für den Ausbau der Mikrozirkulation und die Kapazität der aeroben Energieproduktion als Endprodukt der Funktionskette der „Logistiksysteme". Mit der Mikrozirkulation als „dem Straßennetz des Gewebes" werden zugleich die Funktionen des interstitiellen Raumes, „des Transferraumes der Ver- und Entsorgung" aller Zellen und Muskelfasern gesichert und gestärkt.

▶ **Wichtig** Der Zustand der Mikrozirkulation, die Durchblutung, ist immer direkt mit dem biochemischen Milieu im interstitiellen Raum und der aeroben Kapazität der Muskelfasern (Zellen) verbunden. Sie steht für die Leistungs- und Erholungsfähigkeit auf der einen und für die Dekonditionierung als Schnittstelle zur Degeneration und der Generierung von Schmerzen auf der anderen Seite.

Der Interzellularraum, das Interstitium, hat vielfältige Funktionen und Aufgaben zu erfüllen (Abb. 12.11). Es ist:

- Medium mit Transportfunktion für Substrate des Energie- und Baustoffwechsels (O_2 und CO_2 in physikalischer Lösung, Transportproteine für nicht lösliche Substanzen, …),
- Medium mit einem biochemischen anti-nozizeptiven oder nozizeptiven Milieu (O_2-Partialdruck, ATP/ADP, Elektrolyte, Intermediärstoffwechselprodukte, pH, Prostaglandine, …),
- biochemisches Milieu mit Signalcharakter (Elektrolyte, ATP, …) im Gewebe und Transporteur von Signalsubstanzen (Informationsfunktion: Gewebshormone, parakrine Signalsubstanzen, Reservoir für Zytokine, …: Proliferation, Differenzierung, Wachstum, Entzündung, …),
- anatomischer Standort fast aller Sensoren (freie Nervenendigungen, Chemo-, Metabosensoren, korpuskuläre Sensoren) als Voraussetzung
  - der Detektion der mechanischen statischen und dynamischen Reizbedingungen für die Mechanosensoren und

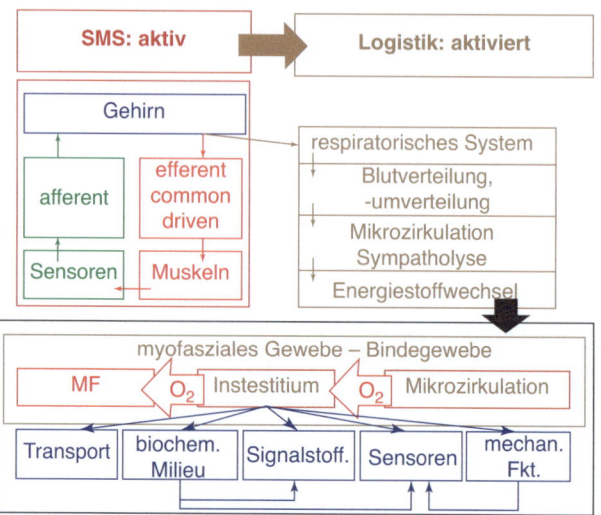

Abb. 12.11 Alle Lebensaktivitäten, sowohl die Bewegungsleistungen als auch die Erholung, sichern die Logistiksysteme die energetische Absicherung. Der Ausbau der Mikrozirkulation ist das „non plus ultra" der Gewebever- und -entsorgung, und ihr Funktionszustand bestimmt das biochemische Milieu und damit die Funktion des Interstitiums, des Austauschraumes zwischen Zellen/Muskelfasern und Blut. Das dortige Stoffwechselmilieu ist in Abhängigkeit von der Sauerstoffversorgung entweder anti- oder bei relativer Ischämie pro-nozizeptiv, ist Standort der Sensoren, realisiert mechanische Aufgaben, vermittelt die parakrinen Kommunikationen im Gewebe und transportiert u. a. die endokrinen lokalen Signalsubstanzen in die Blutgefäße

– der Detektion des biochemischen Milieus mit seinen adäquaten Reizen für die Chemo- bzw. Metabosensoren (ATP, ADP, Elektrolyte, ...: u. a. Informationen zur Präzisierung der neurovegetativen Herzschlagfrequenzregulation [Laube 1990, 2009b]) und
– der Detektion nozizeptiv relevanter Gewebebedingungen wie z. B. bei einer relativen oder auch absoluten Ischämie (vgl. myofasziale Schmerzen, Triggerpunkte als „Ausdruck einer Skelettmuskelangina pectoris, kardiale Angina pectoris, ...").

Das Interstitium ist die Quelle vielfältiger afferenter Informationen für motorische, neurovegetative, neurohumorale und nozizeptive Konsequenzen (Efferenzmuster).

▶ **Wichtig** Zu beachten ist, die neurovegetative sympathische Efferenz zum kontrahierenden Muskelgewebe würde zur Vasokonstriktion und somit zur Drosselung der Durchblutung führen. Deshalb ist im arbeitenden Muskel der Mechanismus der Sympatholyse aktiv, der die vasokonstriktorischen sympathischen Aktivitäten aufhebt. Die Vasodilatation und somit die notwendige Mehrdurchblutung wird durch die lokalen stoffwechselbedingten Prozesse und neurogene Reaktionen absichert.

Mit dem Sensorbesatz ist das Interstitium die Quelle vielfältiger reflektorischer Verknüpfungen für die lokale Durchblutungsregulation, und der Faseranteil steht für die mechanische Festigkeit und/oder Elastizität des Gewebes.

Die nozizeptiven C-Fasern haben eine 3-fache Funktion. Sie

1. generieren die Noziafferenzen für die Schmerzempfindung,
2. vermitteln über einen Axonreflex (über Kollateralen des Axons ohne synaptische Übertragung ausgelöst) die Freisetzung vasodilatatorischer Substanzen und somit eine neurogene Vasodilatation (z. B. Rötung und Schwellung um eine schmerzhafte Verletzung) und
3. setzen Neuropeptide für die Auslösung einer neurogenen Entzündung frei.

Gering intensive (frequente) Entladungen der Nozizeptoren lösen noch keine Schmerzempfindung aus (Torebjork und Hallin 1974), aber rufen bereits eine Vasodilatation hervor. Steigt die Aktivität der gleichen Nozizeptoren an, sodass es dann auch zur Schmerzempfindung kommt (Torebjork und Hallin 1974), wird die Vasodilatation nicht weiter verstärkt (Parkhouse und Le Quesne 1988). Nozizeptoren sind auch Regulatoren der Durchblutung.

▶ **Wichtig** Die Intervention Ausdauer und die Argumentation dafür darf gegenüber dem Patienten nicht nur einseitig auf die Leistung ausgerichtet sein, obwohl sie natürlich das praktische Vorgehen bestimmt. Ausdauer ist Gewebeversorgung, und die energetische Absicherung dient auch der Erholung, der Regenerations- und Reparaturfähigkeit des Organismus. Die Ausdauer (vgl. Abschn. 12.1 und 12.2) verbessert die Versorgung des Gehirns, die Gehirnfunktion, wirkt neuroprotektiv und steht für adäquat durchblutete und anti-nozizeptive Gewebeverhältnisse. Sie ist ohne eine lineare Verknüpfung ein wichtiger Baustein der Schmerztherapie. Die Muskelaktivitäten (Ausdauer, Kraft) aktivieren kurzfristig das endocannabinoide und das opioide System, wodurch eine Hypoalgesie entsteht, und mittel- bis langfristig provozieren sie über die Myokinproduktion (vgl. Abschn. 12.3.3.2) einen generalisierten anti-entzündlichen Gewebestatus. Die Ausdauer liefert die Energie für effektive Adaptationsprozesse des Koordinations- und des Krafttrainings. In der Patientensprache heißt das, „für Investitionen des Körpers müssen die „Finanzmittel", das ATP, zur Verfügung stehen, und das bedeutet Ausdauer."

12.3.3 Muskelaktivitäten: Vermittler vielfältiger Abstimmungen und Wechselwirkungen zwischen Geweben und Organen

12.3.3.1 Muskelaktivität: Stimulator globaler anaboler Hormone

▶ **Wichtig** Auch die Funktionsfähigkeit und die effektive Wirkungsweise der anabolen Systeme ist ein Trainingsprodukt! Die Trainierbarkeit muss erarbeitet werden, denn Training ist auch Training der Trainierbarkeit!

Das **Wachstumshormon** („growth hormone", GH) ist eigentlich eine große Familie von Varianten, die viele Zielgewebe haben. Die Stimulation der Freisetzung erfolgt sowohl

- durch Afferenzen aus Skelettmuskeln mit hohem FTF-Muskelfaseranteil als auch
- durch humorale Rückkopplung.

Physische Belastungen stimulieren potent die Freisetzung von GH-Varianten. Die reflektorische Freisetzung durch die Wirkung der Gewichtskraft, der Gravitation, schafft im Kindesalter in Kombination mit den physischen Belastungen die Basisfestigkeit des Skeletts. Kraft- und Ausdauerbelastungen sind später die führenden Stimulatoren. Das GH hat „nur" Stoffwechselwirkungen. „Anabol wird das GH", indem es die Leber den endokrinen anabol wirkenden insulinähnlichen Wachstumsfaktor-1 (IGF-1) produzieren lässt (Achse GH-IGF-1).

Das IGF-1 ist eine Superfamilie. Das endokrine IGF-1 der Leber wird durch das auto- und parakrin wirkende IGF-1 der Gewebe ergänzt. Die mechanischen Beanspruchungen (Mechanotransduktion) des Muskel- und Bindegewebes sind der adäquate Reiz zur Produktion der lokalen Signalsubstanz.

Die IGF-1-Familie hat ein großes Spektrum metabolischer und anaboler Wirkungen (Abb. 12.12). Es sind die Aktivierung, Proliferation und Differenzierung der Satellitenzellen (Muskelfaserreparatur, Hypertrophie), die Steigerung der Größe von Myotuben (fusionierte Myoblasten), der Proteinsynthese, der Myelinisierung, des Axonsproutings, der Reparaturmechanismen der Muskelfasern, es erhöht die Insulinsensitivität und wirkt global anti-diabetogen. Belastungen stimulieren intensitätsabhängig die lokale Produktion. Die GH-IGF-1-Achse reagiert uneinheitlich (Nindl und Pierce 2010).

Bei der Realisation der Adaptationen werden sehr komplexe Interaktionen wirksam. Die Achse GH-IGF-1 geht Wechselbeziehungen mit weiteren anabolen Teilsystemen ein, und diese Interaktionen haben eine Schlüsselstellung für die adaptiven Prozesse. Die Ak-

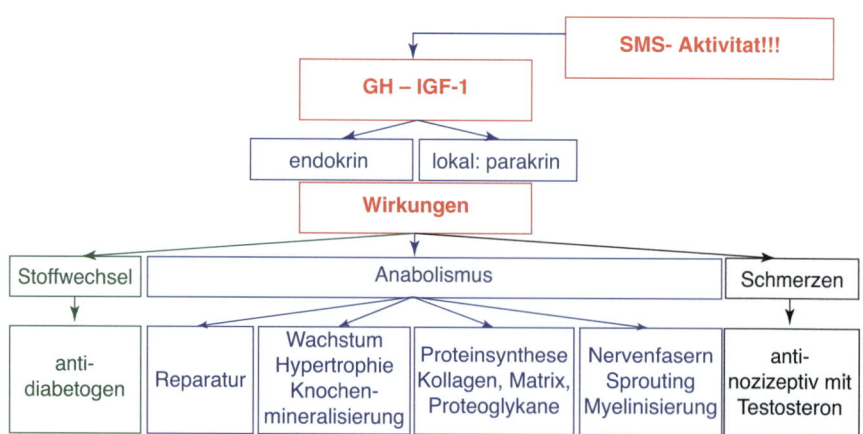

Abb. 12.12 Die Wirkungen der endokrinen GH-IGF-1 Achse und des lokalen IGF-1 der Gewebe

tivierungen der Achse und die endokrinen Spiegel der Hormone sind individuell, weil sie abhängig vom Trainingszustand sind, und die Parameter Art, Umfang und Intensität des Trainings beeinflussen die GH-IGF-1-Achsen und ihre Interaktionen.

▶ **Wichtig** Die GH-IGF-1-Achse gehört während der gesamten Lebensspanne zu den Hauptakteuren der Muskelhomöostase, der Hypertrophieentwicklung sowie des Knochenstoffwechsels.

Das Wachstumshormon (GH) steigt infolge sehr vieler verschiedener Ausdauer- („die Ausdauer" gibt es nicht) und Kraftbelastungen („die Kraft" gibt es nicht) sehr unterschiedlich an. Die Dauer der Belastungen ist ein wichtiger Stimulator. Generell interagieren das globale IGF-1 mit dem der lokalen Produktion der Muskelfasern und weiteren anabolen Hormonen. Z. B. aktiviert das lokale IGF-1 die Satellitenzellen in Zusammenarbeit mit dem freien Testosteron. Gleichfalls werden die Proteinsynthese und die Myogenese angeregt und die Apoptose gehemmt.

▶ **Wichtig** Training bedeutet immer auch Schädigungen der Muskelfasern, wodurch die Signalwege der Hypertrophie gefördert werden (Paulsen et al. 2012). Der „Trainingszustand" der anabolen Systeme steht somit auch für die Kapazität und Effektivität der Reparaturmechanismen. Wegen der trainingsbedingt verbesserten Reparaturkapazität gehören auch mindestens vier onkologische Krankheitsbilder zu der „diseasome of physical inacitivity".

Das **Testosteron** ist eine anabole Schlüsselsubstanz. Es wird von der globalen HPG- und HPA-Achse und lokal durch die aktiven Muskelfasern (Sato und Iemitsu 2015; Aizawa et al. 2011) zur Verfügung gestellt. Es hat ein großes Wirkungsspektrum. Entsprechend gibt es „eigene" multiple intrafusale Signalwege. Es arbeitet mit der IGF-1-Familie und dem mechanischen Wachstumsfaktor zusammen. Die strukturelle Adaptation lebt aber nicht von der absoluten Testosteronmenge, sondern von der Anzahl der Rezeptoren. Der Sensorgehalt bestimmt die LBM und den Querschnitt der Typ-2-Fasern (Morton et al. 2018).

Die Wirkungen sind konzentrationsabhängig anabol und anti-katabol und betreffen die Reparatur-, Remodulierungs- und Hypertrophieprozesse, die neuronalen Strukturen, die Aktivierung, Profilierung und Differenzierung der Satellitenzellen inklusive ihres Einbaus in die Muskelfasern, die Förderung der Kommunikation zwischen den Satellitenzellen und die IGF-1-Produktion in ihnen und den Muskelfasern.

Die myogene Eigenproduktion ist bei Männern und Frauen sehr ähnlich (Vingren et al. 2008), vermittelt weiterhin den Glukosetransport in die Muskelfasern und wirkt anti-diabetogen (Levinger et al. 2016). Die Knochen helfen dabei, indem die mechanisch belasteten Osteoblasten Osteocalcin produzieren, dass die Testosteronproduktion der Gonaden und die des Insulins anregt und die Insulinsensitivität steigert (Karsenty 2012; Oury et al. 2011, 2013a, b).

▶ **Wichtig** Das endokrine Testosteron greift in das Schmerzgeschehen ein. Es ist auf supraspinaler und spinaler Ebene an der Schmerzwahrnehmung sowie der Modifikation der Schmerzschwellen beteiligt. Die Hirnstammstrukturen der Schmerzhemmung und -modulation (PAG, RVM, Locus caeruleus) und das spinale Netzwerk des Hinterhorns besitzen Testosteronrezeptoren. Das Testosteron wird zur antinozizeptiven Substanz, indem die Substanz P der nozizeptiven Neuronen eine Reaktionskaskade startet, die aus dem Testosteron endogene Opioide entstehen lässt.

12.3.3.2 Muskelaktivität: Signalstoffe der Muskulatur

Die Muskelkontraktionen haben weit mehr Funktionen, als „nur" der aktive Stabilisator von Gelenken bzw. der „Motor" von Gelenkbewegungen zu sein. Aktive Muskeln bauen mithilfe ihrer eigenen Signalstoffe, den Myokinen,

- die Mikrozirkulation aus (Vasogenese), beteiligen sich
- beim Krafttraining an der erweiterten Ausstattung mit kontraktilen Elementen und
- beim Ausdauertraining an der Steigerung der aeroben Kapazität (anabol),
- qualifizieren und erhöhen die Kapazität der Reparaturmechanismen (Regenerationsfähigkeit),
- arbeiten mit dem Immunsystem zwecks Erkennens übermäßig geschädigter Strukturen zwecks ihrer Beseitigung zusammen (u. a. anti-onkologisch) und
- sorgen mit den anabolen Wirkungen auf den aeroben zugleich für einen anti-diabetischen Stoffwechsel (Abb. 12.13).

Darüber hinaus kommuniziert die aktive Muskulatur mit dem Gehirn („muscle-brain cross talk"), den Knochen („muscle-bone cross talk"), der Leber und dem Fettgewebe.

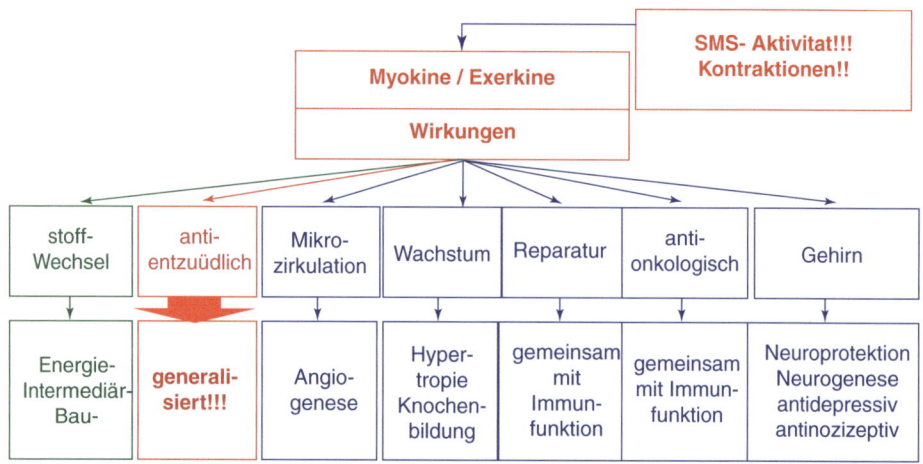

Abb. 12.13 Die Muskelkontraktionen stimulieren die Produktion der muskeleigenen Signalstoffe, womit sehr wichtige struktur- und vor allem gesundheitsrelevante Konsequenzen realisiert werden

▶ **Wichtig** Aus gesundheitlicher Sicht steht die Muskulatur über ihre Signalstoffe, den Myokinen, für die Aktivierung und Aufrechterhaltung einer anti-entzündlichen Signalnetzwerkkaskade in allen Geweben des Körpers.

Die Myokine sind die Gegenspieler der pro-entzündlichen Signalstoffe des viszeralen Fetts. Funktionsdiagnostisch ist der Trainingszustand der Muskulatur

- direkt an der aeroben Kapazität oder den sogenannten Schwellen (VO_2max., Laktat-Leistung) erkennbar oder indirekt an den Ergebnissen von Lauf- oder Gehtests (beachte: nur die Muskulatur der unteren Extremitäten, Körperstamm, nicht Schultergürtel–obere Extremitäten) ableitbar und
- direkt mit den statischen und/oder dynamischen Kraftwerten von Muskeln und Muskelketten bestimmbar.

▶ **Wichtig** Der Muskelstatus bestimmt den körperlichen Entzündungsstatus, das Risiko, an chronisch degenerativen Erkrankungen zu erkranken oder ihre Pathogenese voranschreiten zu lassen. Der Muskelstatus darf sicher auch als Marker der Schmerzhemmung und der Schmerzmodulationsfähigkeit angesehen werden.

12.3.3.3 Muskelaktivität: Kommunikation Muskulatur – Gehirn

Die Domäne der Untersuchung der vorteilhaften Wirkungen regelmäßiger physischer Trainingsaktivitäten für die Leistungsfähigkeit und Gesundheit war bisher vorrangig die Körperperipherie. In Relation dazu, und auch weil inzwischen exzellente diagnostische Zugangswege entwickelt worden sind (fMRT, Sekretome), stehen seit einigen Jahren das Gehirn und die signalstoffgestützten Wechselbeziehungen zwischen den Geweben mehr und mehr im Fokus des Interesses. Positive gegenseitige Verknüpfungen zwischen Training und der Gehirnleistung sind bekannt.

▶ **Wichtig** Eine systematische SMS-Aktivität hat vermittelt über die Muskelaktivitäten sehr vielfältige komplexe Rückwirkungen u. a. auf das Gehirn selbst bis in die höchsten Funktionsebenen.

Regelmäßige Muskelaktivitäten sind sehr effektive präventive und therapeutische Intervention gegen Angst und Depressionen und damit verbunden auch für eine gut funktionierende Schmerzmodulation (vgl. Schmerzkomponenten). Die Stimmung wird aufgehellt, für die Entwicklung kognitiver Leistungen ist sie sehr wirksam und im Kindesalter sogar essenziell (Abb. 5.1). Bei gesunden Erwachsenen wird die Kognition gefördert, und die Emotionen werden ausgeglichener. Bei onkologisch Erkrankten (Mamma-Ca.) können durch einen frühzeitigen Beginn aerober Therapiebelastungen positive Wirkungen auf die cerebrale Verarbeitungsgeschwindigkeit erwarten werden (Campbell et al. 2018; Hartman et al. 2018). Ebenso werden lt. einer Metaanalyse das Gedächtnis (Erickson et al. 2011; Firth et al. 2018), das Selbstwertgefühl, die sozialen Kompetenzen unterstützt und die

Folgen der cerebralen Alterungsprozesse für die Aufmerksamkeit, die Exekutivfunktionen, das Gedächtnis, die Verarbeitungsgeschwindigkeiten, aber weniger für das Arbeitsgedächtnisses verzögernd beeinflusst werden (Angevaren et al. 2008; Smith et al. 2010). Gleichfalls zeigt eine Metaanalyse, dass zur Verbesserung des Arbeitsgedächtnisses kognitiv unauffälliger Personen in nahezu der gesamten Alterspanne (5 bis älter 65 Jahre) ein längerfristiges, systematisches Training erforderlich ist (Rathore und Lom 2017).

▶ **Wichtig** Mit der Analyse des muskulären Sekretoms und den Wirkungen ihrer Komponenten hat sich auch ein intensiver „muscle-brain cross talk" herausgestellt (Abb. 12.14). Vertreter der Muskel-Gehirn-Kommunikation beeinflussen signifikant die Neuroprotektion und -genese, die kognitiven Funktionen, die Nahrungsaufnahme und wie in allen anderen Geweben auch den Entzündungsstatus (Pedersen 2019).

Das endokrine Myokin Cathepsin B, welches die Blut-Hirn-Schranke überwinden kann, könnte die muskuläre Quelle der beanspruchungsbedingt stimulierten BDNF-Produktion im Hippocampus und darüber der dortigen Neurogenese und verbesserten Gedächtnisleistung sein. Sportliches Laufen steigert die Cathepsin B-Konzentration sowohl im M. gastroc. als auch im Plasma. Die Expression von BDNF in hippocampalen Pro-

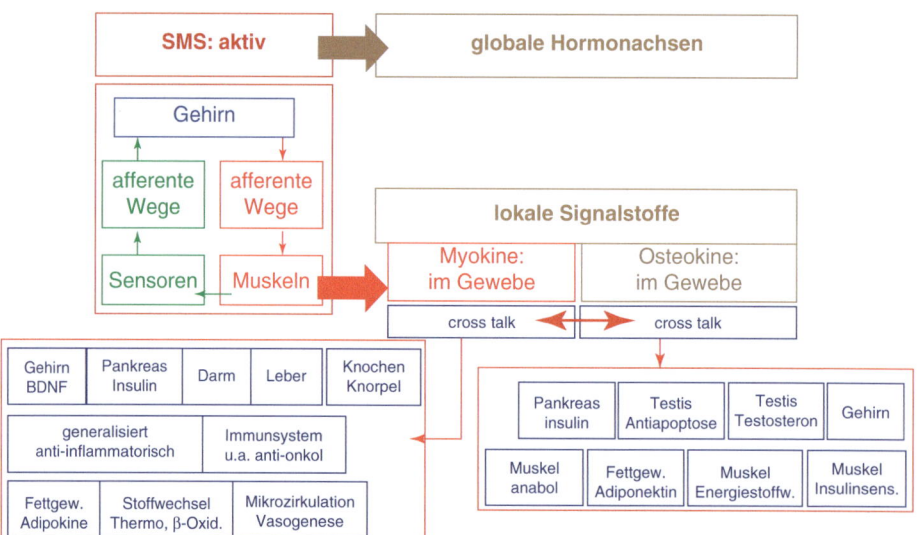

Abb. 12.14 Die aktive Muskulatur ist selbst Signalstoffproduzent und stimuliert weitere Gewebe, ihrerseits Signalstoffe zu produzieren. Mit ihnen treten die Gewebe in einen vielfältigen „cross talk" untereinander, um die Beanspruchungen gegenseitig abzustimmen und die erforderlichen Adaptationen zu generieren. Der aktive Muskel hat so neuroprotektive Rückwirkungen auf das Gehirn. Es wird eine intensive Interaktion zwischen dem Muskel- und dem Knochengewebe angeregt, und beide Gewebe kommunizieren wiederum mit vielen weiteren Zielgeweben, bzw. ihre Signalstoffe haben generalisierte Wirksamkeiten

genitorzellen mit den daraus folgenden positiven Effekten steigt. Wird experimentell die Cathepsin B-Produktion verhindert, treten diese Effekte nicht ein. Die Neurogenese und das räumliche Gedächtnis bleiben unberührt (Mäuse). Beim Menschen steigert eine Laufbandbelastung den Cathepsin-Spiegel gleichfalls, und er korreliert mit der Fitness und der Gedächtnisfunktion des Hippocampus (Moon et al. 2016). Mit der muskulär angetriebenen BDNF-Produktion wird gleichzeitig die mit diesem Hormon verbundene anti-depressive und angstmindernde Wirkung hervorgerufen. Zur Pathophysiologie der Depression gehört die reduzierte BDNF-Produktion der sehr stresssensiblen Hirnregion Hippocampus (Zaletel et al. 2017). Ein weiterer Vertreter der Muskel-Hirn-Kommunikation mit Auswirkungen auf den BDNF und den positiven Folgen für die Neurogenese, das Lernen, das Gedächtnis und die Stimmung ist das Irisin (entsteht aus dem Membranprotein FNDC5).

Das IL-6 hat neben weitreichenden multiplen Wirkungen im Stoffwechsel und in antientzündlichen Prozessen auch eine Funktion bei der zentral regulierten Kontrolle der Körpermasse über Neuropeptide des Hypothalamus. Im Ergebnis ist physische Aktivität ein Appetithemmer.

Die Muskelaktivität verschiebt die Bilanz von den neurotoxischen zu den neuroprotektiven Metaboliten des Tryptophan-/Kynurenin-Stoffwechsels. Die Kynurinsäure hat peripher anti-diabetische Wirkungen, und sie kann die Blut-Hirn-Schranke nicht überwinden, wodurch stressinduzierte neuronale Entzündungen und negative Wirkungen auf die synaptische Plastizität (Depression) zurückgedrängt werden (Pedersen 2019).

Die Aktivitäten der Myokine werden peripher und zentral durch das Adiponectin des Fettgewebes im Sinne eines Fett-Gehirn-Crosstalks synergistisch unterstützt. In vergleichbarer Art und Weise ist auch der Leber-Gehirn-Crosstalk mittels der Hepatokine (IGF-1: BDNF-Expression; Fibroblast-Faktor 21: Insulinsensitivität, Kognition, Körpergewicht) zentral wirksam.

▶ **Wichtig** Der vom Gehirn mittels der Muskelkontraktionen angetriebene „musclecross talk" ist eine wesentliche Komponente einer gesunden und leistungsfähigen Gehirnfunktion.

12.3.3.4 Muskelaktivität: Antrieb für Signalsubstanzen der Knochen

Der Knochen ist wie der Muskel auch ein hormonproduzierendes Organ (Wei und Karsenty 2015). Das Osteocalcin ist hierbei die Signalsubstanz für die Knochenbildung, indem es die Ca-Einlagerung fördert, die Osteoklastenaktivität reguliert und so ein regulativer Faktor des „modelling" bzw. „remodelling" ist.

▶ **Wichtig** Intensive SMS-Aktivitäten aktivieren im Knochen- wie auch allen anderen Bindegewebsstrukturen das biologische Prinzip, dass eine beanspruchungsgerechte maximale Festigkeit mit minimaler Masse und optimaler Geometrie entsteht bzw. erhalten bleibt. Muskelaktivitäten bestimmen die Struktur und Festigkeit und damit die Belastbarkeit des Skeletts. „Muskeltraining ist Skeletttraining."

Bis 1964 war zwar grundsätzlich bereits bekannt, dass Osteoblasten Knochengewebe auf- und Osteoklasten abbauen, aber die Mechanismen auf der Gewebeebene und die biomechanischen Einflussfaktoren waren noch unbekannt. Ab 1964 wurden die Funktionen der Zellen auf dem Gewebelevel und die sie regulierenden Faktoren verstärkt untersucht. Die Ergebnisse mündeten in das Utah-Paradigma (Frost 2000, 2001), welches die bisherigen Vorstellungen zur Knochenphysiologie und auch das Wolff-Gesetz ergänzten und erweiterten. Die erweiterte Sicht bezieht mechanische und nicht mechanische Faktoren für die Gewebefunktion ein. Es sind 4 grundlegende Mechanismen:

1. „growth" (Vermehrung von Zellen und Interzellularsubstanz ohne Form und Organisationstruktur),
2. „modelling" (mechanische Belastungen führen zu zweckmäßigen Formen, Größen und Organisationsstrukturen) und
3. „remodelling" mit dem „conservation mode" (keine Gewebe-, Funktionsverluste) oder „disuse mode" (Gewebe-, Funktionsverluste).

Diese Mechanismen sind allen Bindegewebsstrukturen (Knochen, Knorpel, Sehnen, Bänder, Faszien) eigen. Auf mechanische Belastungen reagieren sie mit einer Modulierungsschwelle, ab der die Gewebeanpassung startet und unterhalten wird. Das Gewebe wird strukturell verstärkt und/oder gleichfalls die Mikro- und Makroarchitektur den wirkenden Beanspruchungen angeglichen („growth", „modelling"). Dieser mechanisch kontrollierte Adaptationsmechanismus wird beim Unterschreiten der Schwelle unwirksam und der De-Adaptationsmechanismus („remodelling disuse-mode") biologisch relevant.

4. Der Maintenance-Mechanismus sichert die Konstanz der biochemischen und physikalischen Eigenschaften und Struktur einschließlich der Reagibilität auf die gewebrelevanten Reize.

▶ **Wichtig** Für die Festigkeit und Belastbarkeit der Bindegewebsstrukturen müssen mechanische Belastungen wiederholt eine Beanspruchungsschwelle überschreiten, was durch einen inaktiven Lebensstil nicht oder zu selten gewährleistet werden kann. Klinisch weisen zunächst Gelenkkapseln, Faszien, Sehnen und Bänder eine verminderte Belastbarkeit auf, was sich in Entzündungsreaktionen und Degenerationen äußert, und zuletzt das Skelett, welches eine Osteopenie und später eine Osteoporose ausbildet.

Die Knochenmineraldichte („bone mineral density") und die Knochenfestigkeit („bone strength") sind das Ergebnis einer mechanisch-biologischen Regulation des Gewebes selbst, wobei die Muskelkontraktionen als Stimulator erforderlich sind. Die Signalstoffinteraktionen zwischen Muskel und Knochen, der „muscle-bone cross talk", erweitert das Wolff'sche Gesetz (1892). Es sah entsprechend des Entwicklungsstandes zunächst korrekt die Knochenfestigkeit, -dichte und Trabekelstrukur als eine alleinige Funktion der mechanischen Beanspruchung an. Darin eingeschlossen ist die Mechanostat-Theorie (Frost 2003). Sie beschreibt die Mechanismen mithilfe der die Knochenmasse und -architektur in einem angepassten physiologischen Fenster gehalten werden. Den mechanisch vermittelten Vorgängen liegt die Mechanotransduktion zugrunde, infolgedessen das metabolische Gleichgewicht eingestellt wird. Es gilt zu beachten, dass nicht nur absolute Belastungen, sondern auch die sensomotorische Koordination darauf einen Einfluss nimmt. Sie bestimmt die Biomechanik der Gelenkführungen und darüber die mechanischen Beanspruchungen der Gelenkstrukturen, die ein „modelling" oder „remodelling" verursachen können.

Für den Knorpel kann eine Beziehung zwischen dem Wachstum und den einwirkenden Zug- und Kompressionskräften aufgestellt werden, mit der die Ausrichtung, Form, Krümmung, Kongruenz und die Oberflächenglätte in einem wachsenden Gelenk bestimmbar ist (Frost 1979, 1989, 1990, 1997, 1999, 2000; Gottliebsen et al. 2016). Darin eingeschlossen ist die Minimierung und das „biologische" Erkennen von Mikroschädigungen und dessen begrenzte Reparatur (Poole et al. 1987).

12.3.3.5 Muskelaktivität: Kommunikation Knochen – Gehirn

Das Osteocalcin der den Knochen formenden Osteoblasten sichert lokal die Homöostase dieser Zellen, indem es ihren Glucosemetabolismus, die Insulinsensitivität und die Energieproduktion fördert und sichert. Inzwischen muss die Wirkungspalette im Sinn eines „bone-brain cross talks" auch auf die kognitiven Leistungen des Gehirns ausgeweitet werden (Shan et al. 2019). Es kann die Blut-Hirn-Schranke überwinden und sammelt sich bevorzugt im Hirnstamm, dem Thalamus und dem Hypothalamus. Dort beeinflusst es die Neuronen verschiedener Transmittersysteme und die Hormonproduktion (Serotonin, Noradrenalin, GABA, Dopamin, BDNF; Khrimian et al. 2017). Es ist an der Gehirnentwicklung beteiligt, unterstützt später die kognitiven Funktionen und hat insgesamt neuroprotektive Eigenschaften (Oury et al. 2013a, b). Im Parkinson-Tiermodell (Ratten) ist der Hormonspiegel reduziert. Eine Substitution verbessert die motorischen Dysfunktionen, mindert die Astrozyten- und Mikrogliaproliferation in der Substantia nigra und reduziert die Neurotoxizität und somit die 6-Hydroxydopamine (6-OHDA)-vermittelte Dyskinesie (Guo et al. 2018). Es wirkt dem Abbau der dopaminergen Neuronen (Antiparkinson) entgegen und mindert glia-vermittelte Entzündungsreaktionen.

Die bedeutsame Wirksamkeit des Osteocalcins für die kognitiven Leistungen erfolgt einmal indirekt über die Regulation der Glucosehomöostase der Neuronen oder direkt über die Neuronennetzwerke, die das Verhalten regulieren. So kann Blut sehr junger Tiere die Verluste der altersbedingten neuronalen Plastizität mindern und die kognitive Funktion verbessern (Villeda et al. 2014). Blut ohne Osteocalcin hat diese Wirkung nicht, und eine Osteocalcinsupplementierung baut ein Angst- und depressives Verhalten sowie auch räumliche Lern- und Gedächtnisdefizite ab (Oury et al. 2013a, b). Im Alterungsprozess scheint das Hormon einen wesentlichen Beitrag zur Aufrechterhaltung der kognitiven Leistungen zu leisten (Oury et al. 2013a, b; Khrimian et al. 2017).

▶ **Wichtig** Die intensive mechanische Beanspruchung des Skeletts ist ein wesentliches Element für die cerebrale Gewebehomöostase und die Funktions- und Leistungsfähigkeit des Gehirns auf höchster Ebene. Da die kognitiven Leistungen positiv beeinflusst werden, darf auch ein günstiger Einfluss auf die kognitive Schmerzkomponente angenommen werden, und die Wirkungen im Hirnstamm können die Strukturen der Schmerzhemmung und -modulation einbeziehen.

12.3.3.6 Muskelaktivität: Kommunikation Knochen–Muskel–Fett–Organe

Die anatomische und funktionelle Zergliederung in Muskulatur und Skelett ist im Sinne der Systembetrachtung und von Funktionskrankheiten absolut zu überwinden. Der „muscle-bone cross talk" (Abb. 12.15) ist zz. bevorzugt aus der muskulären Sicht bearbeitet. Beide Strukturen müssen aber anhand von mechanischen und Signalstoffinteraktionen als ein gemeinsames Funktionssystem betrachtet werden, welches durch eine ausreichend intensive SMS-Funktion angeregt und ständig unterhalten werden muss. Die Kommunikation besteht aber nicht nur zwischen Muskulatur, Knochen- und Fettgewebe, sondern sie erfolgt auch mit den Testes, der Leber, dem Pankreas und dem Dünndarm („bone-muscle-fat-organe cross talk"). Auf die Kommunikation Muskel-Gehirn und Knochen-Gehirn wurde eingegangen.

Der funktionelle „cross talk" erfolgt seitens der Muskulatur u. a. mit den **Myokinen Irisin** und **Osteoglycin** und seitens des Knochens mit dem **Osteokin Osteocalcin**

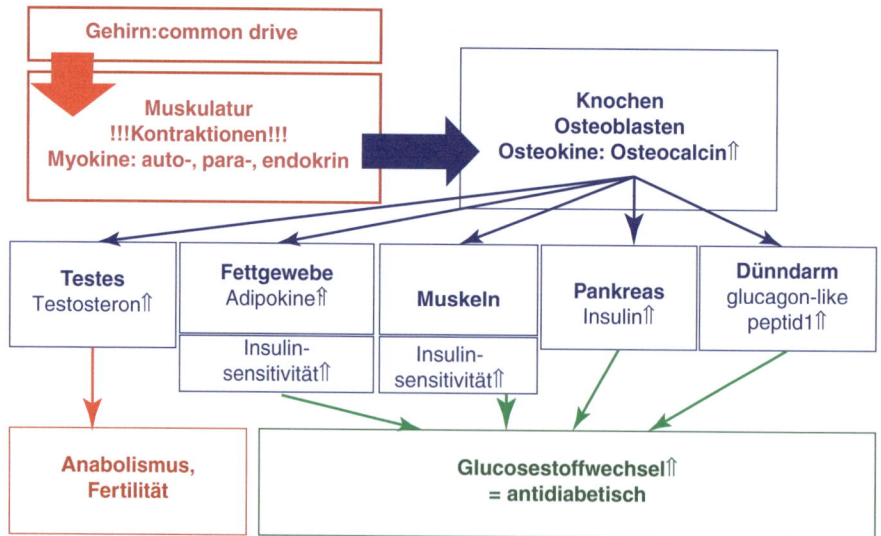

Abb. 12.15 „muscle-bone cross talk". Die Muskelkontraktionen veranlassen, vermittelt durch die Mechanotransduktion der Osteoblasten und Osteoklasten die Produktion des Osteokins Osteocalcin. Das Osteocalcin stimuliert die Produktion von Testosteron, Insulin, glucagon-like peptid1 und Adipokinen. Im Ergebnis wird der anabole Stoffwechsel unterstützt und der Glucosestoffwechsel antidiabetisch geprägt (vgl. Karsenty 2012; Oury et al. 2011, 2013a, b; Kanazawa 2015)

(Osteoblasten). Die gegenseitige bewegungsbedingte Beeinflussung startet bereits beim Embryo, wo die Muskelaktivitäten die Skelettentwicklung antreiben. Diese Wechselbeziehungen und Abhängigkeiten bleiben während des gesamten Lebens bestehen. In der Kindheit und Jugend sind intensive Belastungen großer Muskelgruppen für die Entwicklung einer guten mechanischen Belastbarkeit der Knochen, aber auch des Knorpelgewebes an mindestens 3 und besser mehr Tagen in der Woche (60 min und länger/Tag; WHO recommendations 2011) essenziell. Die adäquaten Reize für einen optimalen anabolen „bone-muscle talk" liefern nur hohe Intensitäten und optimales Maximalkrafttraining. Es generiert die notwendigen hohen mechanischen Belastungen für den Knochen, denn es rekrutiert die FTF-Fraktion bzw. in der Muskelkette die FTF-Muskeln vollständig, die die Myokineproduktion zur Protektion der Apoptose der Osteozyten stimulieren (Jähn et al. 2012).

▶ **Wichtig** Kurze sehr hohe Intensitäten oder primär weniger intensive Aktivitäten bis zur ausgeprägten Ermüdung, die letztendlich auch den gesamten FTF-Anteil beteiligen müssen, sind für die Knochenbelastbarkeit und zugleich für die Steigerung der Schmerztoleranz und -hemmung am effektivsten. Mit diesen struktur- und schmerzrelevanten Beanspruchungen werden wichtige Interaktionen mit den antientzündlichen Aktivitäten der Myokine wirksam.

Das **Osteocalcin** (Abb. 12.14 und 12.15) hat ein weites Wirkungsspektrum. Es reicht von einem Einfluss auf das Gehirn (Abschn. 12.3.3.5) über einen direkten Effekt auf die kontraktile Kapazität, die Insulinsekretion, -resistenz bis zur Testosteron- und Spermienproduktion der „testis". Das Osteokin aktiviert die Leydingzellen der „testis" zur Produktion von Testosteron (nicht in den Ovarien). Das Fettgewebe wird zur Adipokinproduktion angeregt, wodurch u. a. die Insulinsensitivität des Gewebes steigt. Es unterstützt diese Wirkung auch im Muskelgewebe. Die β-Zellen im Pankreas erhöhen die Insulinproduktion. Dies erfolgt zugleich auch über die osteocalcin-vermittelte glucagon-like peptid-1-Produktion (GLP-1) des Dünndarms, welches dann die Insulinfreisetzung stimuliert (Mizokami et al. 2013). In diese regulativen Crosstalk-Prozesse ist auch das Vitamin D eingebunden. Über seine bekannte Funktion hinausgehend spielt es offensichtlich eine wesentliche Rolle bei der Modulation der Myokine und Osteokine und damit auch bei der Stimulation des „muscle-bone cross talks" (Gunton et al. 2015).

Die vielseitigen Wirkungen des Osteocalcins sind experimentell belegt. Fehlt es im Tierexperiment, dann resultieren daraus als Merkmale des beeinträchtigten Fett- und Glucosestoffwechsels eine Hyperglykämie, Glucoseintoleranz, eine gesteigerte Insulinresistenz und geminderte Insulinsensitivität, eine reduzierte β-Zellfunktion und Adiponektionexpression, eine gesteigerte Fettmasse und erhöhte Serumtriglyceridspiegel. Gleichfalls sind die Apoptose der Keimzellen gesteigert, die Volumina der „testes" geringer, die Testosteronspiegeln vermindert, die Spermatogenese eingeschränkt, die physische Leistungsfähigkeit reduziert, und die muskulären Adaptationen auf physische Belastungen bleiben uneffektiv. Im Alter ist es ein notwendiger Baustein für die Stimulation der Proteinsynthese in den Muskelfasern und damit für die Erhaltung der Muskelmasse, aber nicht der Kraft. (Lee et al. 2007; Oury et al. 2011; Mera et al. 2016a, b).

Bei aeroben Belastungen steigen die Serumspiegel des Osteocalcins, insbesondere wenn das Insulin abfällt. Die Wirkung des Hormons für die Muskeladaptation basiert vorrangig auf der Unterstützung des Energiestoffwechsels und der Produktion und Freisetzung von IL-6, das rückgekoppelt wieder das bioaktive Osteocalcin ansteigen lässt. Diese Muskel-Knochen-Kopplung promotet die muskuläre Adaptation im jüngeren Alter und kann die altersbedingte Abnahme der Anpassungsfähigkeit verzögern (Mera et al. 2016a, b). Die den verminderten Osteocalcinspiegeln geschuldeten pathophysiologischen Auswirkungen auf den Energiestoffwechsel lassen bei Labortieren den klinischen Phänotyp eines Diabetes Typ II entstehen. Sie sind bei Patienten mit metabolischem Syndrom und dem Diabetes zu finden (Liu et al. 2015; Yeap et al. 2015; Liu et al. 2016; Massera et al. 2018).

▶ **Wichtig** Praktisch sprechen die Wirkungen des Osteokins Osteocalcin dafür, dass der Pathogenese der Stoffwechselerkrankungen metabolisches Syndrom und Diabetes mellitus Typ II auch ein defizitärer „muscel-bone cross talk" zugrunde liegt und präventiv wie therapeutisch Krafttraining eine wesentliche Intervention darstellt.

Osteozyten und Osteoblasten, angeregt durch Vit. D (Calcitriol), produzieren „fibroblast growth factor" (FGF23) für die Verknüpfung des Knochens mit dem Phosphatstoffwechsel und negativ korreliert zur Belastung mit dem Sclerostin (Hemmung Osteogenese, Knochenabbau). Der FGF23 löst in der Nebenschilddrüse ein endokrines negatives Feedback zum Parathormon für die Regulation der Ca-Homöostase (Calcium-Phosphat-Mobilisierung aus Knochengewebe) aus. Defizitäre FGF23-Spiegel spielen beim Alterungsprozess eine Rolle. Des Weiteren werden der „transforming growth factor beta" (TGFβ) und Faktoren der IG-1-Familie synthetisiert. In vitro als auch im Tierexperiment hemmen die Signalstoffe von Maus-Myoblasten und -Myotuben (C2C12) deutlich die Knochenresorption in vitro, weil sie die Osteoklasten supprimieren und die Apoptose unterdrücken (Lee et al. 2019).

▶ **Wichtig** Die lokal produzierten Wachstumsfaktoren des Knochens leisten einen Beitrag zur Regulation des Ca-Phosphat-Stoffwechsels mit Konsequenzen für das Knochengewebe, Zellmembranfunktionen, den Energiestoffwechsel und der Funktion des Phosphats als Energiespeicher und -überträger und des Calciums als Signalstoff (z. B. elektromechanische Ankopplung zur Muskelkontraktion).

> **Fazit**
> Die Devise gilt, physische Aktivität kennt keine Kontraindikation außerhalb akuter Krankheits- oder Verletzungsphasen. Das präventive Gesundheitstraining hat fließende Schnittstellen zum therapeutischen Gesundheitstraining. Alle Trainingsformen müssen die Pathogenese und die Alterungsprozesse beachten. Das tertiäre präventive Training ist möglich, wenn die aufgebaute Belastbarkeit und die Resilienz jeweils angenähert und mit Variationen sportwissenschaftlich begründete Dosierungen ermöglicht.
>
> Auch die Funktionsfähigkeit und die effektive Wirkungsweise der anabolen Systeme, als die essenziellen Vermittler zwischen Belastung und Anpassung, sind ein Trainingsprodukt!
>
> Die Ausdauer darf nicht nur auf die Leistung ausgerichtet sein, obwohl sie das praktische Vorgehen bestimmt. Sie ist Versorgung der myofaszialen Strukturen, des Gehirns, energetische Absicherung der Erholung, Regeneration und Reparatur und anti-entzündlich. Sie steht für anti-nozizeptive Gewebe und ist ein Baustein der Schmerztherapie.
>
> Mit der Analyse des muskulären Sekretoms und der Wirkungen ihrer Komponenten hat sich ein intensiver „muscle-brain" und „muscle-bone cross talk" herausgestellt. Die Kommunikation sorgt für Neuroprotektion, -genese und kognitive Funktionen. Im Knochen wie in allen Bindegewebsstrukturen wird das biologische Prinzip verwirklicht, eine maximale Festigkeit mit minimaler Masse und optimaler Geometrie zu kombinieren. „Muskeltraining ist Skeletttraining." Skelettbeanspruchungen sind ein wesentliches Element der cerebralen Gewebehomöostase und der Funktions- und Leistungsfähigkeit auf höchster Ebene. Kognitive Leistungen und damit auch die kognitive Schmerzkomponente werden positiv beeinflusst. Ebenso die Strukturen der Schmerzhemmung und -modulation im Hirnstamm. Der „muscle-bone cross talk" ist anti-diabetogen. Krafttraining ist eine wichtige Intervention.
>
> Der Muskelstatus (Ausdauer und Kraft) ist ein Marker des Gesundheitsstaus und der Schmerzhemmung und -modulation.

12.4 Multidisziplinäre Schmerztherapiekomponenten: Schmerzverarbeitung, aktiver Lebensstil, Ernährung

Zielstellung Ständig begleitende Beratung zugunsten eines gesundheitsorientierten Lebensstils zur Minimierung bzw. dem Abbau der Hauptrisikofaktoren

Intervention Begründungen, Anleitungen, Beratungen und Inanspruchnahme erweiterter Betreuungs- und Therapiemaßnahmen

1. zugunsten systematischer Bewegungsaktivitäten als wesentliche biologisch notwendige gesundheitsrelevante Komponente des Lebensstils,
2. zur kognitiv-mentalen Bewältigung der Schmerzsituation,
3. zugunsten einer Ernährung mit ausgeglichener Energiebilanz zur Erhaltung eines gesunden Körpergewichts oder dessen Reduktion in diese Richtung (BMI) und einer vollwertigen, dem Nährstoffbedarf angepassten Ernährung und
4. zur Einstellung des Konsums des Genussgifts Tabak und Konsumierung einer verträglichen Dosis von Alkohol.

Indikationen Alle Schmerzsyndrome

Kontraindikationen Keine

12.4.1 Hauptrisikofaktoren im Blickfeld

Biologische, psychologische und soziale Faktoren sind an der Entwicklung und Aufrechterhaltung chronischer Schmerzerkrankungen beteiligt. Diese Faktorengruppen müssen sich entsprechend in den Therapieschemata widerspiegeln.

▶ **Wichtig** Lebensstilveränderungen mit den Komponenten Bewegung, vollwertige Ernährung eventuell mit Nahrungsmittelergänzungen bei klinischem Bedarf in Kombination mit einer kalorischen Restriktion sind die effektiven präventiven und therapeutischen Strategien zur Erhaltung und Verbesserung der Mitochondrienfunktion, gleichbedeutend der Reduzierung des oxidativen Stresses (Dikalov und Dikalova 2016).

Damit in direktem Zusammenhang hat sich die aktive Intervention zum Auf- und Ausbau der Mikrozirkulation (Vasogenese, Gefäßdichte) bei Fibromyalgie als sehr erfolgsträchtig erwiesen (Srikuea et al. 2013). Es gilt bei allen Schmerzsyndromen therapeutischen psychologischen Einfluss zu nehmen, damit das erforderliche Ausdauertraining für alle Körperregionen akzeptiert und trotz wechselnd intensiver Beschwerden ausgeführt wird.

Man sollte annehmen, dass eine Kombination von physischen Belastungen mit einer kognitiven Verhaltenstherapie vorteilhaft ist. Das „review" und die Metaanalyse von Cheng und Cheng (2019) liefert aber große Unterschiede in den 18 einbezogenen Studien. Sie bewegen sich zwischen keinen bis zu kleinen und sehr großen Auswirkungen bis zum zweiten Follow-up-Jahr. Bleiben die wenigen deutlich positiven „Ausreißer" unberücksichtigt, gibt es keinen direkten Effekt auf die Schmerzintensität und eine nur schwache

Verbesserung in den Nachuntersuchungen. Die Behinderung wird dagegen direkt und im „follow-up" schwach, aber übereinstimmend günstig beeinflusst.

12.4.2 Lebensstil – aktive Leistung des Gehirns

Physische Belastungen sind das wesentliche Element zur strukturellen und funktionellen Reorganisation zumindest in Richtung der physiologischen Verhältnisse. Die mit der kognitiv-bewertenden, der affektiv-emotionalen und der neurovegetativ-humoralen Schmerzkomponente (Stressachse) ausgedrückten Veränderungen beim Schmerzpatienten sind Ausdruck

- dysbalancierter, defizitärer oder auch maladaptiv basierter Funktionen des Gehirns als Ergebnis des ständigen nozizeptiven Verarbeitungsbedarfs
- als Folge chronisch zu geringer (PC-Arbeit, sitzend, stehend) oder auch monotoner, einseitiger und chronisch fehlbelastender Bewegungsanforderungen (z. B. Handwerk) jeweils ohne ausreichenden Ausgleich und
- sozialer Faktoren.

Die Gehirnfunktion ist pathophysiologisch verändert. Daraus resultieren bei Schmerzpatienten die Reduzierung der Mobilität, die verstärkte Ermüdbarkeit, Schlafstörungen, die gut bekannten Komorbiditäten depressive Verstimmung bzw. Depression und Angst, das erhöhte Risiko für die Entwicklung kognitiver Nachteile bei der Aufmerksamkeit und dem Gedächtnis, Einschränkungen beim Management täglicher kognitiv gestützter Tätigkeiten und ein gesteigertes Risiko der Demenz (Health and Retirement Study; Whitlock et al. 2017).

Diese cerebralen pathophysiologischen Entwicklungen können durch physische Belastungen nachhaltig beeinflusst werden, denn das Gehirn ist das Organ für Entscheidungen, die Motivation, die Organisation aller täglicher Handlungen und Bewegungen.

▶ **Wichtig** Das Gehirn muss im Krankheitsfall als Körperorgan ständig für gesundheitlich vorteilhafte Handlungen motiviert und insbesondere praktisch gefordert werden, um seine pathophysiologische Funktion zu reorganisieren. Nur die praktischen Handlungen mit ihren Ergebnissen sind die adaptiven Reize für das Gehirn.

Dieser Prämisse folgend wird bei chronischen Schmerzsyndromen der Fokus auf die nicht pharmakologische (und die nicht opioiderge) Therapie gelegt (Centers for Disease Control and Prevention's: „opioid-prescribing guidelines"; Dowell et al. 2016). Die Stimmung ist ein wichtiger potenziell anti-nozizeptiver cerebraler Funktionszustand und die Kreativität spiegelt die funktionellen Möglichkeiten wider. Bei Gesunden (n = 31 und 32, 19–59 Jahre) kann man davon ausgehen, dass aerobe Belastungen (25 min konventionell aerob oder Tanz) unabhängig voneinander die Stimmung, aber auch die Kreativität signifikant (p < 0,001) stark ansteigen lassen (Steinberg et al. 1997). Ein solches Resultat kann auch nach einer bzw. 3 Krafttrainingseinheiten (60 min, große Muskelgruppen, 3 × 12 Wdh./Übung mit 1 min Pause) bei Fibromyalgiepatienten (n = 28, 51,9 ± 10,2 Jahre) hervorgerufen werden. Die Stimmung (Brunel Mood Scale), gemessen an den Merkmalen reduzierte Verärgerung, Depression, Ermüdung, Spannung und Verwirrung wird deutlich positiv verändert (Andrade et al. 2019). So ist das Ergebnis eines systematischen „reviews" (Andrade et al. 2018) auch nur folgerichtig. Krafttraining mit Interventionszeiträumen von 3 bis 21 Wochen (82 % der Studien: 2x/Woche, initiale Intensität: 40 % MVC_{max}/Wdh., Serie: 4–20 Wdh., keine spezifischen Protokolle) reduziert bei FM-Patienten die Schmerzen, die Depression, die Angst, die Ermüdbarkeit und die Anzahl der „tender points" und steigert die Schlafqualität, die funktionelle Kapazität und die Lebensqualität.

▶ **Wichtig** Physisches Training ist auch ein Training des emotionalen Zustandes. Auch für das Gehirn gilt, nur die Funktion für die Aneignung von Wissen und der Transfer der wissensbasierten Funktion in psychophysische Aktivität erhält oder schafft eine „gesunde bzw. beim Patienten eine gesündere Struktur".

Da der aktive Lebensstil primär ein z. T. erheblich geänderter qualitativer (Handlungsinhalte) und quantitativer (Häufigkeit bestimmter vorteilhafter Tätigkeiten) cerebraler Antrieb ist, gilt es,

- durch Informationen psychologisch die Schmerzbewältigung anzugehen und zu üben, z. B. durch Ablenkungsstrategien,
- das Verständnis und die Bereitschaft für physische Aktivitäten zu erreichen,
- aus dem Verständnis die Motivation zu entwickeln und Entscheidungen zu treffen, das tägliche Leben mit mehr Bewegungsaktivitäten bewältigen zu wollen, und
- letztendlich aus der kognitiven Verarbeitung die Konsequenz zu ziehen, ein Gesundheitstraining zum eigenen Vorteil! aufzunehmen.

▶ **Wichtig** Gesundheitstraining ist eine Maßnahme, die ausschließlich dem „eigenen" Vorteil dient, und der Vorteil ist auch nur durch „eigenes" Handeln zu haben.

12.4.3 Ernährung notwendiger Einflussfaktor

▶ **Wichtig** „Die Gesundheit" wird heute leider viel zu stark auf die Ernährung reduziert, weil vielleicht die Ernährung keine körperlichen Anstrengungen verursacht. Sie ist wichtig, aber erst in Kombination mit der physischen Aktivität „vollwertig"!

Das Ergebnis der psychologischen Interventionen zugunsten der Schmerzbewältigung und der Aufnahme regelmäßiger physischer Aktivitäten „zum eigenen Vorteil" sollte um den Faktor Ernährung erweitert und den Faktor Genussgifte entweder beseitigt oder in den „verträglichen Rahmen" eingegrenzt werden. Die Ernährung wird von der WHO als bedeutender Lebensstilfaktor angesehen. Es gibt fortschreitend immer mehr wissenschaftliche Daten zugunsten oder auch zum Nachteil des Gesundheitszustandes. Deshalb ist sie eine wesentliche und vor allen Dingen auch eine gute willkürlich modifizierbare Komponente des Lebens mit prädiktivem und potenziell ursächlichem Wert für bzw. gegen chronische Erkrankungen (WHO 2003). Chronische Schmerzen können als das Ergebnis u. a. von oxidativem, nicht belastungsbedingtem Stress und Entzündungsreaktionen angesehen werden. Diese Faktoren können auch ernährungsbedingt eine Unterstützung erfahren (Seaman 2002). Aus diesem Grund erfolgt immer intensiver die Suche nach einer Verbindung zwischen oxidativem Stress und Entzündungsstatus und der Ernährung als eine therapeutische Intervention. Dazu kommt, dass Schmerzmedikamente erhebliche Nebenwirkungen verursachen.

▶ **Wichtig** Inzwischen werden die Wirkungen diätetischer Maßnahmen global auf die Schmerzen und immer mehr bis auf die zellulären Ebenen untersucht und sichtbar gemacht. Aufgrund der sehr komplexen Zusammenhänge zwischen der Ernährung, den chronischen Erkrankungen und den Schmerzen haben die Studien noch zu häufig eine relativ geringe methodische Qualität.

Den Zusammenhängen zwischen der Ernährung, den Nahrungsbestandteilen und chronischen muskuloskelettalen Erkrankungen widmen sich Elma et al. (2020a, b). Sie fanden für ein „review" nur 9 experimentelle und 3 Beobachtungsstudien. Die Quintessenz war:

- eine vegane Ernährung kann chronische Schmerzen senken,
- bei Personen mit rheumatischer Arthritis können die Nahrungskomponenten Calcium, Folsäure, Zink, Magnesium und Vitamin B6 fehlen,
- die Patienten mit Fibromyalgie nehmen zu wenig Kohlenhydrate, Eiweiß, Lipide, Vitamin A, E und K, Selen und Zink auf,
- bei der Osteoarthritis ist die Schmerzintensität mit der Kohlenhydrat- und Fettaufnahme und
- bei der Fibromyalgie ist die Schmerzschwelle mit der Eiweißzufuhr positiv korreliert.

▶ **Wichtig** Es kann belegt werden, die Ernährung hat einen Einfluss auf die Krankheiten und die Schmerzen, sodass wirksame Empfehlungen gegeben werden können, aber eine Dosis-Wirkungs-Beziehung zwischen bestimmten Erkrankungen oder gesundheitlichen Zuständen und den Nahrungsbestandteilen kann noch nicht abgeleitet werden.

„Die Ernährung muss vollwertig sein." Das bedeutet, sie muss alle Nährstoffe und Substanzen für den Bau- und Betriebsstoffwechsel enthalten und kalorisch dem Bedarf entsprechen. Kalorischer Bedarf heißt, das Körpergewicht ist und bleibt im empfohlenen Bereich des BMI zwischen 18,5–25 kg/m², und unter Beachtung des Alters beträgt es bei über 65-Jährigen maximal 27 kg/m² (Volkert et al. 2006), oder es erfolgt eine entsprechende Reduktion. Bei den Genussgiften sollte

- die Abstinenz gegenüber dem Nikotin das absolute Ziel sein,
- der Alkoholkonsum der Verträglichkeit bzw. der Abbaukapazität der Leber entsprechen (Frauen max. 12 g/d, Männer max. 24. g/d) und
- immer nach der Devise „die Dosis macht das Gift" der Zucker als Genussgift begriffen, eingestuft und der Verzehr entsprechend praktiziert werden.

▶ **Wichtig** Das Paradigma, dass eine kalorische Restriktion den Alterungsprozess verzögert und damit entsprechend auch den Abbau der physischen Fitness beeinflusst und im Ergebnis die Lebenserwartung verlängert, ist anerkannt, wobei das Verhindern des Übergewichts bereits eine gravierende Komponente des positiven Effekts ist (Sohal und Forster 2014).

An der Verzögerung der Alterungsprozesse durch eine kalorische Restriktion ist die Achse GH-IGF-1 beteiligt. Die Lebensdauer ohne Unterbindung der GH-Wirkung, aber mit Restriktion entspricht etwa den Individuen, bei denen die GH-Rezeptoren geblockt sind und die Nahrungsaufnahme frei zugänglich ist. Eine unterkalorische Ernährung begünstigt die positive Entwicklung der Insulinsensitivität, wie sie bei Individuen ohne GH-Wirksamkeit gefunden werden kann. Daraus folgt, dass bei freier Nahrungsaufnahme somatotrophe Signalwege in die Regulation der Alterungsprozesse und in logischer Konsequenz in die der Lebensspanne eingebunden sind. Über sie werden auch die Auswirkungen der kalorischen Restriktion auf die Lebensdauer vermittelt (Bonkowski et al. 2006).

Eine fachkompetente Ernährungsberatung und dessen Umsetzung in eine Reduzierung und/oder Erhaltung des Körpergewichts muss als ein hochwichtiges und wertvolles Instrument für den Gesundheitsstatus genutzt werden. Sowohl mit

- dem Übergewicht als Ausdruck der Bilanzverschiebung zwischen Kalorienaufnahme und -verbrauch,
- der Adipositas als komplexe metabolische und hormonelle Stoffwechselstörung,
- dem dann immer übermäßig vorhandenen viszeralen Fett mit seiner generalisiert wirkenden entzündungsfördernden Hormonproduktion,
- der immer verbundenen Insulinresistenz,
- der in aller Regel geringen aeroben Kapazität und
- den damit kombinierten Defiziten der muskulären Stabilisations-, Kompensations- und dynamischen Funktionsfähigkeit als Grundlage systematisch inadäquat hoher mechanischer Beanspruchungen des passiven Stütz- und Bewegungsapparates

sind die Symptome einer chronischen Erkrankung benannt, die auch nachgewiesene Risikofaktoren und Promotoren dieser Erkrankungen sind.

Die fachkompetent geführte Reduzierung des Körpergewichts ist immer auch damit verbunden, dass Nahrungsmittel mit der zu empfehlenden Zusammensetzung eingesetzt werden und sie zusätzlich zur körperlichen Aktivität die Entzündungsprozesse minimieren. Der Bedarf an allen für das „optimale" Funktionieren des Organismus erforderlichen Mikronährstoffen, Vitaminen und Spurenelementen muss gedeckt werden. Bei bestimmten Erkrankungen müssen Nahrungskomponenten auch minimiert oder sogar ausgeschlossen werden.

So wird z. B. bei der **Fibromyalgie** eine inadäquate Versorgung mit Aminosäuren, Elektrolyten, Vitaminen und Spurenelementen diskutiert. Das Fehlen essenzieller Nahrungskomponenten soll die Dysfunktion der Schmerzhemmmechanismen unterstützen und die Ermüdung mitbegründen. Nach der Anpassung der Nahrungskomponenten an den Bedarf wird von einer Minderung des Schmerzniveaus berichtet (Bjørklund et al. 2018).

Die **Osteoarthritis** als chronisch degenerativer Gelenkstrukturumbau kennt keine effektive Einflussnahme auf den Fortschritt. Der myofasziale Status beeinflusst zwar nachweislich die Schmerzen aber nicht sicher den strukturellen Arthroseprozess. Nach einem systematischen „review" (Gallagher et al. 2015) wird in 75–65 % der sehr wenigen relevanten Studien durch orales Chondroitinsulfat und Glucosamine der Knorpelverlust vermindert. NSAR, Vitamin D und E haben darauf keinen Effekt. In einem späteren „review" (Messina et al. 2019) weisen einige klinische Studien zu Ernährungsinterventionen mit Glucosamine und Chrondroitinsulfat gleichfalls eine deutlich verzögernde Wirksamkeit auf. Die Schwere der Symptome kann gelindert werden. Die Studienlage am Menschen ist aber noch nicht geeignet, um eine sichere Aussage treffen zu können.

▶ **Wichtig** Der längerfristige Einsatz bestimmter Nährstoffe bei der Osteoarthrose kann als koadjuvante Therapie gelten. Modifikationen der Ernährung zur vorteilhaften Beeinflussung der Fett- und Cholesterinspiegel und eine kalorische Restriktion zur Gewichtsreduktion sind auf alle Fälle zu empfehlen, um u. a. indirekt über die mechanische Gelenkentlastung die Geschwindigkeit des Arthroseprozesses zu drosseln.

Die Cochrane-Analyse zum Einsatz von Chondroitin bei der Osteoarthritis (RCTs: 43, 4962 Personen mit Chondroitin, 4148 Personen Placebo oder andere Kontrollsubstanzen; Singh et al. 2015) kann auf der Basis von Kurzzeitstudien mit meistens geringer Qualität hinsichtlich der Schmerzsituation einen Vorteil zugunsten der Substitution gegenüber dem Placebo aufzeigen. Auf der VAS-Skala von 0–100 ist der Vorsprung mit 8 Punkten gering bis moderat. Mit dem Lequesnes-Index (0–24 Punkte; Schmerz, Gehleistung, Alltagsbewältigung) resultiert ein Vorteil von 2 Punkten. Beide Verbesserungen werden noch als klinisch relevant eingestuft. Eine 8-wöchige Supplementierung von nicht tierischem Chondroitinsulfat gegenüber einem Placebo bei adipösen Personen mit moderater Gonarthrose (n = 24, 48,7 ± 16,3 Jahre, BMI 32,1 ± 1,8; Rondanelli et al. 2020) führt zu einer signifikanten Verbesserung des WOMAC-Index (p = 0,000) und reduziert den Entzündungsstatus, gemessen am CRP-Wert (p = 0,022), und die entzündliche Reaktion auf eine 15-minütige Fahrradergometerbelastung mit 55–60 % Hf_{max}. Im Gruppenlängsschnitt werden auch für die Funktion des Kniegelenkes und das metabolische Profil positive Veränderungen sichtbar. Die Nahrungsergänzung durch Nutrazeutika (Nahrungsprodukte, Extrakte, Derivate: Vitamine, Kräuter, Aminosäuren, Enzyme, Elektrolyte, Mineralien) als potenziell pharmakologisch vorteilhaft wirkende Substanzen (Santini et al. 2017) können einen Nutzen für die LDL-Cholesterin- und Glucosespiegel, den Blutdruck und Markern und Symptomen der primär entzündlichen und degenerativen Osteoarthritis haben (Bergamin et al. 2019).

Eine ansteigende Anzahl von „reviews" weist darauf hin, dass das Ernährungsverhalten, die Qualität der Nahrungsmittel und die Zusammensetzung nachweisbare Einflussfaktoren auf die metabolische Homöostase und chronische muskuloskelettale Schmerzzustände sind.

▶ **Wichtig** Einzelheiten und die konkreten Wechselbeziehungen zwischen Nahrungsaufnahme, -zusammensetzung, chronischen Erkrankungen und Schmerzen hinsichtlich von Übergewicht, Entzündungen, zentraler Sensibilisierung und der Gewebehomöostase (z. B. pH) gilt es aber noch zu klären (Rondanelli et al. 2018; Petersson et al. 2018; Bjørklund et al. 2019; Du et al. 2019; Elma et al. 2020a, b; Mendonça et al. 2020; Genel et al. 2020).

Es geht auf der einen Seite vorrangig um die Bedarfsdeckung von Nahrungsbestandteilen wie z. B. Aminosäuren und auf der anderen Seite um die Minimierung von Anteilen wie z. B. dem Zucker. Werden gesunde Personen (24–42 Jahre, BMI 25–29,9 kg/m^2) über 24 Wochen jeweils 30 % kalorienreduziert mit geringer (LG) oder hoher (HG) glykämischer Belastung ernährt, fallen bei gleichem Gewichtsverlust die CRP-Werte bei den Probanden mit geringem Zuckeranteil um 35 % ab ($p \leq 0,01$), und bei denjenigen mit viel Zucker bleiben die Werte unverändert. Werden die Werte auf die basalen CRP-Werte und die Gewichtsänderung adjustiert, bleibt die mittlere CRP-Änderung beider Gruppen ohne statistischen Unterschied (LG: $-1,44 \pm 0,44$ mg/L; HG: $0,41 \pm 0,91$ mg/L HG, $p = 0,13$) (Pittas et al. 2006).

▶ **Wichtig** Auf die Glucose-Insulin-Dynamic hat der absolute Gewichtsverlust einen größeren Einfluss als die Nahrungszusammensetzung.

Bisher sind spezielle Nahrungsmittelgruppen gegen muskuloskelettale Schmerzen nicht sicher definiert.

Insbesondere bei Personen mit **Osteoarthritis** können mit einer relativ großen Variation ernährungsphysiologischer Interventionen (vegan, mediterran, verschiedene Früchte und Öle, Vitamin D, nicht denaturiertes Kollagen Typ II) die muskuloskelettalen Schmerzen gemindert werden. U. a. fallen die Konzentrationen von Entzündungsmarkern im Blut (Il-6, IL-1β, TNF-α) ab (Mendonça et al. 2020). Polyphenole, sehr reichlich in Blueberries vorhanden, eingenommen über 4 Monate (tgl. 40 g gefriergetrocknetes Pulver) verbessern bei der **Gonarthrose** (Du et al. 2019) signifikant (p < 0,05) den WOMAC-Score inklusive die Subscores für den Schmerz, die Steifigkeit und die ADLs. Die Placebogruppe reagiert darauf nicht. Parameter des Ganges verändern sich vorteilhaft. Entzündungsmarker im Blut (TNF-α, Interleukine) bleiben dagegen unbeeinflusst bzw. weisen nur einen Trend zur Veränderung auf. Von drei Diätformen (antioxidativ, kohlenhydratarm, mediterran) weisen insbesondere die mit reduziertem Zuckerkonsum und die mediterrane Diät schmerzlindernde Effekte über die Beeinflussung des oxidativen Stresses und der Entzündungen auf. Die antioxidative Diät könnte eine Rolle spielen. Die Ergebnisse dazu sind zz. nicht ausreichend schlüssig (Kaushik et al. 2020).

Diäten ohne tierische Produkte lassen bei der **rheumatischen Arthritis** die Intensität der Entzündung und die Gelenksymptome abflauen. Trotz offensichtlich vorhandener auch sehr individueller Reaktionen auf bestimmte vegane Nahrungskomponenten dürfte ein Wirkungsmechanismus die Beeinflussung des Darmmikrobioms sein (Alwarith et al. 2019). Gleichfalls ist bei dieser Erkrankung mit einer kleinen Anzahl von Studien die mediterrane Ernährungsform als vorteilhaft ermittelt worden, indem die Schmerzen und Schwellungen abklingen. Insbesondere scheinen ungesättigte Omega-3-Fettsäuren die Potenz zu haben, die Entzündung zu reduzieren. Robuste Schlussfolgerungen können aber zz. noch nicht formuliert werden (Petersson et al. 2018). Als anti-nozizeptiv wurden Substanzen der Ingwerpflanze („terumbone"), Flavanoide, Curcumin, Omega-3-Fettsäuren und Taurine ermittelt, und Spurenelemente und Mineralien scheinen wichtig zu sein (Bjørklund et al. 2019).

Fibromyalgie und das chronische Ermüdungssyndrom sind Syndrome der zentralen Sensibilisierung mit sehr hoher interindividueller Heterogenität, weshalb die Behandlungsführung schwierig ist. Eine Reihe von Nahrungsmitteln wurde als schmerzverstärkend erkannt, aber deren dauerhafter Verzicht kann eine Fehlernährung begründen. Übergewicht fördert FM-Symptome. Obwohl eine kalorische Restriktion zwecks Gewichtsreduktion die depressive Stimmung, die Ermüdbarkeit und das Schmerzmuster bessern, kann das Übergewicht zz. nicht als Faktor der FM betrachtet werden. Bei bestehender sehr hoher krankheitsspezifischer Individualität und in Abhängigkeit von der Krankheitsschwere, einer vorliegenden Multimorbidität, der laufenden Pharmatherapie und von Lebensmittelverträglichkeiten sind bei diesen Krankheitsbildern Anpassungen der Ernährung hinsichtlich der Kalorienmenge, der Diätformen einschließlich von Variationen, der Vermeidung von Additiven, von Mikronährstoffen und Supplementierungen (Vitamine, Minerale, Antioxydantien, anti-entzündlich, …) geeignet, die Symptome abzumildern (Aguilar-Aguilar et al. 2020).

Ein „review" über Studien zu **schmerzlindernden Diäten** (Dragan et al. 2020) kann, obwohl die Probandengruppen sehr klein und das Design kritikwürdig waren und die Wiederhol- und Durchführbarkeit schwierig sein dürfte, Ergebnisse zu ihren Gunsten aufzeigen. Es wird empfohlen, verstärkt die ernährungsbedingte Einflussnahme auf die Signalwege der Schmerzentwicklung zu analysieren. Rondanelli et al. (2018) beschreiben im „review" die Wirkungen von biochemischen Nahrungskomponenten, die denen von Arzneimitteln vergleichbar sind, und entwerfen als hypothetischen Vorschlag eine Nahrungspyramide zur Minderung chronischer Schmerzen. Nach der Pyramide sollten Kohlenhydrate mit geringem glykämischen Index und Früchte, Gemüse, natives Olivenöl, Joghurt und 125 ml Rotwein täglich konsumiert werden. Innerhalb von 7 Tagen werden Hülsenfrüchte und Fisch (4x), weißes Fleisch, Eier, Frischkäse (2x) und rotes Fleisch (1x) empfohlen. Die Autoren gehen davon aus, dass Schmerzpatienten zusätzlich Vitamin B12, D, ungesättigte Omega-3-Fettsäuren und Ballaststoffe benötigen.

Zur Überprüfung der Auswirkungen einer „low-inflammatory diet" (Diät oder Supplementation) auf das Körpergewicht, den Entzündungsstatus, Gelenksymptome und die Lebensqualität bei Osteoarthritis, rheumatoider Arthritis und seronegativen Arthropathien fanden sich nur fünf geeignete Studien (Genel et al. 2020). Die Qualität der diätetischen Interventionen konnte nicht beurteilt werden, und die Wirkungsnachweise (GRADE) waren dazu noch sehr gering. Die Metaanalyse spricht aufgrund der Gewichtsentwicklung und der der Entzündungsmarker auf einem sehr geringen Nachweislevel für diese Diät. Die physischen Funktionen, der allgemeine Gesundheitszustand und die Gelenkschmerzen bleiben ohne Veränderung (Genel et al. 2020).

▶ **Wichtig** Die vielfältigen Wirkfaktoren und die ableitbaren Wechselbeziehungen in Abhängigkeit vom Krankheitsstatus zeigen, dass die Ernährungstherapie nur durch fachkompetente Personen durchgeführt werden kann.

12.4.4 Physische Belastungen – höchste Wirksamkeit

▶ **Wichtig** Für die **Fibromyalgie** hebt, basierend auf einer Metaanalyse aus 107 „reviews" und/oder Metaanalysen, die European League Against Rheumatism (Macfarlane et al. 2017) die physische Belastung als die einzige stark wirksame (… only „strong for" therapy-based recommendation …) Therapieempfehlung hervor.

Experten stufen auf der Grundlage hochwertiger Analysen, die aber dennoch als einzelne jeweils nur relativ geringe Wirkungen ausweisen, die Therapie in mehrere Phasen ein:

1. Information und Aufklärung
2. Nicht pharmakologische Therapien: aerobe Belastungen (hohe Wirksamkeit) eventuell kombiniert mit weiteren physikalischen Therapieformen

plus individuell angepasst

3. psychologische Therapieformen: kognitive Verhaltenstherapie (schwache Wirksamkeit),
4. Pharmakotherapie: Depression, Angst, Schmerzen, Schlaf
5. multimodale Programme: bei schweren Behinderungen.

12.4 Multidisziplinäre Schmerztherapiekomponenten: Schmerzverarbeitung, aktiver...

▶ **Wichtig** Die Guidelines für den **„low back pain"** enthalten generell die nicht pharmakologische Behandlungskomponente „regelmäßige physische Aktivität". Sie wird in vielen hoch entwickelten Ländern sogar als die alleinige Therapieform benannt oder in Verbindung mit weiteren nicht pharmakologischen Interventionen.

Zum Therapiekonzept gehören Informationen zur Entwicklung der Erkrankung und zur Selbstverantwortung, aktive Interventionen und, wenn die Beschwerden therapieresistent bleiben, auch psychologische Programme. Physische Aktivitätspausen oder Medikamente sind nur bei Verschlechterungen indiziert und werden allgemein nicht empfohlen. Die aktiven Programme haben das Ziel, die Funktion zu verbessern bzw. eine Verschlechterung zu verhindern. Eine Überlegenheit eines aktiven Programms gegenüber anderen kann zz. nicht festgestellt werden. Physische Aktivität ist und bleibt die Therapie der ersten Wahl (Shipton 2018).

▶ **Wichtig** Auch in den Empfehlungen für die Behandlung der **Osteoarthritis** (OARSI 2014) stehen primär physische Aktivitäten im Vordergrund: „… recommends that patients and their physicians always start with nondrug therapies, especially physical activity (Kraft, Ausdauer, Tai chi: koordiniert fließend ineinandergehende Bewegungsabläufe im Stehen) and maintaining a healthy weight (minus 5 % in 20 Wochen sehr effektiv), which are often as effective at managing symptoms of knee OA as drug treatments that carry more risk."

Zu den physischen Belastungen gehören auch Informationen, Beratungen, Anleitungen und die Vermittlung von Bewältigungsstrategien. Ein systematisches „review findet" in 19 Studien mit Gonarthrosepatienten und jeweils hoher methodologischer Qualität (PEDro Scale) trotz einer großen Variation der Heimtrainingsprogramme in der Regel signifikante positive Auswirkungen auf die Schmerzen und die Funktion. Des Weiteren liegen für das Balancetraining, das sogenannte pro-priozeptive Training und dem Tai-Chi, alles Formen des sensomotorischen Lerntrainings, hinsichtlich der Effektivität eine geringe, aber anwachsende Unterstützung vor (Anwer et al. 2016).

▶ **Wichtig** Die relativ geringe Wirksamkeit der koordinativen Therapieinterventionen ist nicht verwunderlich, denn jede sensomotorische Beanspruchungsform hat ihre „eigene" Wirkung. Für einen großen und optimalen Effekt wird die Kombination mit dem Kraft- und Ausdauertraining benötigt, und die erforderlichen Interventionsdauern sind bis zur Regelmäßigkeit auszuweiten.

Die Behandlung der **Coxarthrose** mit physischen Belastungen und manualtherapeutischen Maßnahmen (PEDro: hohe Qualität) führt mit einem hohen Nachweislevel (Oxford Centre of Evidence-Based Medicine scale) zur Minderung der Schmerzen, der Steigerung des ROM und der Funktion. Werden die Therapieformen kombiniert, werden die Auswirkungen auf die benannten „outcomes" unterschiedlich (Ceballose-Laita et al. 2019).

Letzteres spricht dafür, dass jede Therapieform ihre nicht austauschbaren Wirkungen hat und dass es adaptive Interaktionen zwischen den Belastungsformen gibt.

Im **Training von Gesunden** werden grundsätzlich in jeder Sportart die gleichen drei Grundbelastungsformen, Koordination, Ausdauer und Kraft eingesetzt, aber dessen Anteiligkeiten, Modifikationen und Spezifizierungen weisen sportartspezifisch gravierende Unterschiede auf. Jedes Training, jede aktive Therapie hat ihre Indikation und Zielrichtung. Für eine Sportart ist die Antwort einfach. Die Trainingsinhalte sind auf das Erlernen und Qualifizieren der sportartspezifischen Bewegungsformen mit ihren konditionellen Grundlagen ausgerichtet, und sogenanntes unspezifisches Training wird zum Ausgleich der spezifischen Monotonie, für die Erhaltung der Lernfähigkeit über die Vielfältigkeit von Bewegungsformen und zur Sicherung und Verbesserung der Belastbarkeit durchgeführt.

Das **Training von Patienten** kennt keine sportlichen „letztendlich doch immer einseitig auf eine Sportart ausgerichteten Ziele". Die Zielstellung ist eine „gute allgemeine, d. b. alle Körperbereiche betreffende Muskelfunktion". Sie ist gleichbedeutend mit einem allgemeinen anti-entzündlichen muskulären Status. Das erfordert vielfältige Belastungsformen, die optimalerweise alle Körperregionen mit allen sensomotorischen Beanspruchungsformen trainieren. Dieser Anspruch entspricht selbst beim Gesunden schon einem nicht erreichbaren „Ideal". Bei den Patienten sind zusätzlich die Faktoren Erkrankung, Stand der Pathogenese, Intensität und Dauer der Schmerzen, Alter, Compliance und Resilienz einzubeziehen. Dennoch ist und bleibt die Hauptzielstellung „Vielseitigkeit"! „Ein Patient muss keinen Wettkampf gewinnen". Er sollte durch möglichst viele Bewegungsfertigkeiten mit den zu ihnen gehörenden konditionellen Leistungen eine gute Belastbarkeit für die täglichen Anforderungen und darüber hinaus konditionell einen anti-entzündlichen Status haben.

▶ **Wichtig** Es gibt kein konkretes therapeutisches „Rezept"-Trainingsprogramm für welche Diagnose auch immer. Die erforderlichen Inhalte, die sensomotorischen Beanspruchungsformen, sind grundsätzlich klar. Aber die Häufigkeit ihres Einsatzes, die Dosierungen und die Umfänge jeder Beanspruchungsform als auch das Training jeder Körperregion sind offene „therapiemethodische" Fragen. Wie im Sport die Bewegungsspezifik, bestimmen bei den Patienten die ADLs (Beruf, Freizeit) als die hauptsächlichen Leistungsfaktoren in Kombination mit den zugrunde liegenden doch vielseitigen allgemeinen konditionellen Anforderungen den Bedarf des Trainings eines Patienten.

Beim **chronischen Ermüdungssyndrom** sind die Wirkungen aerober Belastungen (Gehen, Schwimmen, Fahrradfahren) und des Tanzens mit sehr variabler Intensität von gering bis zu intensiv über Interventionszeiträume von 12–26 Wochen analysiert worden. Das „review" zur Wirksamkeit dieser physischen Belastungen (8 RCTs, 1518 Personen; Diagnose lt. Centers for Disease Control and Prevention oder Oxford criteria) ergibt, dass die Müdigkeit abgebaut, die physische Funktion, der allgemeine subjektive Gesundheitszustand und die Schlafqualität verbessert werden können. Die Therapieergebnisse der einzelnen physischen Belastungsarten sind heterogen. Der Vergleich der Resultate mit der Intervention kognitive Verhaltenstherapie weist für die Ermüdbarkeit, die physische Funktion, die Depression, die Angst, die Schmerzen, den subjektiven Gesundheitszustand und den Schlaf entweder geringe oder keine Unterschiede auf. Die physische Belastung ist dem „pacing" (neurolinguistische Methode zur Harmonisierung des Ausdrucksverhaltens gegenüber einer anderen Peson) überlegen (Larun et al. 2017).

Bei **rheumatologischen Erkrankungen**, bei denen auch die nicht inflammatorisch bedingten Schmerzen eine Rolle spielen, haben nicht pharmakologische Therapien häufig Wirkungen, welche den pharmakologischen gleichen oder sie sogar übertreffen. Dies kann für die Schmerzen und die Funktion belegt werden. Eine Einschränkung beim Einsatz der nicht pharmakologischen Therapieformen resultiert aus der inadäquaten Ausbildung der Praktiker und der daraus resultierenden Bewertung ihrer Vorteile gegenüber der Medikation. Den Empfehlungen der Pain Management Task Force of the American College of Rheumatology sollte ein größeres Gewicht beigemessen werden (Borenstein et al. 2017). Darin eingeschlossen sind physische Aktivitäten, Wissensvermittlung, Ernährung, Gewichtskontrolle, kognitive Verhaltenstherapie und Selbstmanagement.

Da viele Interventionen **chronische Schmerzen** beeinflussen, sind 218 Studien zu den Wirkungen nicht pharmakologischer Interventionen (Massage, Yoga, kognitive Verhaltenstherapien, Akupunktur, multidisziplinäre Rehabilitation, spinale Manipulation, Ultraschall) bei CLBP, chronischen Nackenschmerzen, Osteoarthrose des Knie- und Hüftgelenks sowie im Bereich der Hand, Fibromyalgie und Spannungskopfschmerz analysiert worden (Skelley et al. 2018). Verglichen wurde gegenüber sogenannter „üblicher", keiner, vorgetäuschter und pharmakologischer Therapie, Placebo als auch gegenüber physischer Belastung („exercise"). Die Patienten wiesen zu Beginn eine Schmerzintensität von >5 (VAS: 0–10) auf, und die Erkrankungsdauer lag zwischen 3 Monaten und >15 Jahren. Auf die Schmerzen des CLPB und die Funktion haben physische Belastungen bis zum 6. Monat mit geringer Nachweisstärke einen leichten Effekt, der auch noch in den mittleren Zeitbereich des 6.–12. Monats hineinreicht. Eine hochintensive multidisziplinäre Rehabilitation (≥20 h/Woche bzw. >80 h gesamt) ist einem nicht intensiven Programm nicht überlegen. Chronische Nackenschmerzen reagieren kurz- und langfristig (≥12 Monate) auf eine kombinierte aktive Therapie (Kraft, Ausdauer, Mobilität) mit leichten Verbesserungen der Schmerzen und der Funktion. Physische Belastungen haben bei der Gonarthrose im Kurzzeit- bis in den Mittelzeitbereich hineinreichend moderat positive Auswirkungen auf die Gelenkfunktion. Das Gleiche gilt mit moderatem Effekt auch für die Schmerzen. Langfristig (≥12 Monate) zeigen sich mit geringer Nachweisstärke die Funktion, aber nicht mehr die Schmerzen positiv beeinflusst. Die Schmerzen und die Funktion bei der Coxarthrose verändern sich bis zum 6. Monat infolge physischer Belastungen vorteilhafter als nach sogenannter üblicher Therapie. Die Wirkung auf die Funktion verlängert sich bis in den 6.–12. Monat hinein. Physische Belastungen verursachen bei der Fibromyalgie bis zum 6. Monat einen Vorteil mit geringer Beweisstärke für die Funktion, und mit moderater Stärke sinken die Schmerzen. Weiter bis zum 12. Monat überdauert mit moderatem Effekt die funktionelle Wirkung. Dies gilt auch mit geringer Nachweisstärke für die Interventionen myofaszialer „release" und die multidisziplinäre Rehabilitation. Die Bewegungstherapie gehört zu den Interventionen, die in der Regel konsistent zu dauerhaft leichten bis zu moderaten Verbesserungen der Schmerzen und der Funktion führen. Ähnliche Auswirkungen haben die multidisziplinäre Rehabilitation, die Akupunktur, die kognitive Verhaltenstherapie und Mind-body-Interventionen (sogenannte Gesundheits- und Fitnessinterventionen wie Yoga, Tai Chi, Pilates).

Bei der Behandlung der Gon- und Coxarthrose können die Wissensvermittlung, physische Belastungen und der Gewichtsverlust als die Säulen der nicht pharmakologischen Behandlung bezeichnet werden. Das aktivierende Selbstmanagement, körperliche Belastungen und der Gewichtsverlust sind die Hauptfaktoren der Schmerzlinderung und der Funktionsverbesserung. Allerdings setzt die Effektivität eine Änderung des Verhaltens voraus, was sehr schwierig zu erreichen ist (Gay et al. 2016).

▶ **Wichtig** Der Lebensstil mit der wissensbasierten Motivation und der Umsetzung in regelmäßige körperliche Belastungen, in aller Regel verbunden mit einem gesunden oder gesünderen Körpergewicht, als Ergebnis einer guten Gesundheitskompetenz ist das nicht pharmakologische therapeutische Nonplusultra gegen chronisch degenerative und Schmerzerkrankungen. Ein kombiniertes Therapiekonzept muss dem Schmerzpatienten die Schmerzen möglichst nicht pharmakologisch lindern, damit die „cerebralen Ressourcen zur Wissensaufnahme und -verarbeitung" frei gemacht und physische Aktivitäten ermöglicht werden. Psychologische Interventionen zur essenziell erforderlichen physischen Aktivitätsänderung sind einsetzen, um insgesamt die Bereitschaft und Fähigkeit zu entwickeln, langfristig wiederholte aktive Belastungen zum ausschließlich eigenen Vorteil zu realisieren. Der ausschließlich „eigene gesundheitliche Vorteil" muss argumentativ und begründend immer im Vordergrund stehen, denn nur wer die Belastungen realisiert, wird auch die Vorteile der Schmerzlinderung und der Verbesserung der Lebensqualität haben können.

Fazit
Biologische, psychologische und soziale Faktoren sind an der Entwicklung und Aufrechterhaltung chronischer Schmerzen beteiligt. Diese Faktorengruppen müssen sich in der Therapie widerspiegeln. Das Gehirn ist „nozizeptiv erkrankt" und muss „als Körperorgan der Entscheidungen" für gesundheitliche Handlungen motiviert und praktisch gefordert werden, um sich zu reorganisieren. Praktisches Handeln sind die adaptiven Reize. Physisches Training ist auch Training des emotionalen und kognitiven Zustandes. So gilt, „nur die Funktion für die Aneignung von Wissen und der Transfer der wissensbasierten Funktion in psychophysische Aktivität erhält eine ‚gesunde' oder schafft beim Patienten eine ‚gesündere' Struktur".

Diätetische Maßnahmen werden immer mehr untersucht. Die Ernährung beeinflusst die Krankheiten und Schmerzen. Die komplexen Zusammenhänge und

Wechselbeziehungen zwischen der Ernährung, chronischen Erkrankungen und den Schmerzen sind sehr schwierig zu objektivieren. Wirksame Empfehlungen können gegeben, aber Dosis-Wirkungsbeziehungen noch nicht abgeleitet werden. **„Die Ernährung muss vollwertig sein."** Alle Substanzen für den Bau- und Betriebsstoffwechsel müssen enthalten und kalorisch dem Bedarf entsprechen. Die Auswahl und Zusammensetzung generieren anti-entzündliche Wirkungen.

Das **Paradigma der kalorischen Restriktion** zugunsten der Verzögerung der Alterungsprozesse mit Vorteilen auch zugunsten der physischen Fitness ist anerkannt. Das Verhindern des Übergewichts ist bereits eine gravierende Komponente.

Bei der **Fibromyalgie** können Anpassungen der Ernährung die Symptome mildern. Bestimmte Nährstoffe sind bei **Osteoarthrosen** eine ko-adjuvante Therapie. Modifikationen der Fett- und Cholesterinspiegel und eine kalorische Restriktion sind zu empfehlen, um u. a. auch über das Gewicht die Gelenkentlastung zu drosseln. Der Verzicht auf tierische Produkte lässt bei der **rheumatischen Arthritis** die Intensität der Entzündung und die Gelenksymptome abflauen.

Schmerzlindernde Diäten und „low-inflammatory diet" können positive Ergebnisse hervorrufen. Details und die konkreten Wechselbeziehungen zwischen der Nahrungsaufnahme, -zusammensetzung, den chronischen Erkrankungen und Schmerzen hinsichtlich des Übergewichts, Entzündungen, zentraler Sensibilisierung und der Gewebehomöostase sind zu klären. Die Ernährungstherapie muss von fachkompetenten Personen durchgeführt werden.

Für keine Diagnose gibt es zz. ein konkretes therapeutisches „Rezept"-Ernährungs- und Trainingsprogramm. Die Parameter Nahrungszusammensetzung und die Häufigkeit, Dosierungen und Umfänge jeder Beanspruchungsform sind offene Fragen. Wie im Sport bestimmen bei den Patienten der Energie- und Baustoffwechselbedarf und die beruflichen und freizeitlichen ADLs mit ihren konditionellen Leistungsfaktoren in Kombination mit den vielseitigen allgemeinen konditionellen Anforderungen den Bedarf der Therapie.

Literatur

Adkins DL, Boychuk J, Remple MS, Kleim JA. Motor training induces experience-specific patterns of plasticity across motor cortex and spinal cord. J Appl Physiol. 2006;101(6):1776–82. Epub 2006 Sep 7.

Ageberg E, Roos EM. Neuromuscular exercise as treatment of degenerative knee disease. Exerc Sport Sci Rev. 2015;43(1):14–22.

Ageberg E, Link A, Roos EM. Feasibility of neuromuscular training in patients with severe hip or knee OA: the individualized goal-based NEMEX-TJR training program. BMC Musculoskelet Disord. 2010;11:126.

Aguilar-Aguilar E, Marcos-Pasero H, Ikonomopoulou MP, Loria-Kohen V. Food Implications in Central Sensitization Syndromes. J Clin Med. 2020;9(12):4106. https://doi.org/10.3390/jcm9124106.

Aizawa K, Iemitsu M, Maeda S, Mesaki N, Ushida T, Akimoto T. Endurance exercise training enhances local sex steroidogenesis in skeletal muscle. Med Sci Sports Exerc. 2011;43(11):2072–80. https://doi.org/10.1249/MSS.0b013e31821e9d74.

Alwarith J, Kahleova H, Rembert E, Yonas W, Dort S, Calcagno M, Burgess N, Crosby L, Barnard ND. Nutrition interventions in rheumatoid arthritis: the potential use of plant-based diets. A review. Front Nutr. 2019;6:141. https://doi.org/10.3389/fnut.2019.00141. eCollection 2019.

Ambrose KR, Golightly YM. Physical Exercise as Non-Pharmacological Treatment of Chronic Pain: Why and When. Best Pract Res Clin Rheumatol. 2015;29(1):120–30. https://doi.org/10.1016/j.berh.2015.04.022. Epub 2015 May 23.

Andrade A, de Azevedo Klumb Steffens R, Sieczkowska SM, Peyré Tartaruga LA, Torres Vilarino G. A systematic review of the effects of strength training in patients with fibromyalgia: clinical outcomes and design considerations. Adv Rheumatol. 2018;58(1):36. https://doi.org/10.1186/s42358-018-0033-9.

Andrade A, De Azevedo Klumb Steffens R, Mendes Sieczkowska S, Reis Coimbra D, Torres Vilarino G. Acute effect of strength training on mood of patients with fibromyalgia syndrome. Reumatismo. 2019;71(3):141–7. https://doi.org/10.4081/reumatismo.2019.1169.

Angevaren M, Aufdemkampe G, Verhaar HJ, Aleman A, Vanhees L. Physical activity and enhanced fitness to improve cognitive function in older people without known cognitive impairment. Cochrane Database Syst Rev. 2008;3:CD005381.

Anwer S, Alghadir A, Brismée JM. Effect of home exercise program in patients with knee osteoarthritis: a systematic review and meta-analysis. J Geriatr Phys Ther. 2016;39(1):38–48. https://doi.org/10.1519/JPT.0000000000000045.

Aosaki T, Tsubokawa H, Ishida A, Watanabe K, Graybiel AM, Kimura M. Responses of tonically active neurons in the primate'ts striatum undergo systematic changes during behavioral sensorimotor conditioning. J Neurosci. 1994;14(6):3969–84.

Beltran-Carrillo VJ, Tortosa-Martinez J, Jennings G, Sanchez ES. Contributions of a group-based exercise program for coping with fibromyalgia: a qualitative study giving voice to female patients. Women Health. 2013;53:612–29.

Bergamin A, Mantzioris E, Cross G, Deo P, Garg S, Hill AM. Nutraceuticals: reviewing their role in chronic disease prevention and management. Pharmaceut Med. 2019;33(4):291–309. https://doi.org/10.1007/s40290-019-00289-w.

Bjørklund G, Dadar M, Chirumbolo S, Aaseth J. Fibromyalgia and nutrition: therapeutic possibilities? Biomed Pharmacother. 2018;103:531–8. https://doi.org/10.1016/j.biopha.2018.04.056. Epub 2018 Apr 24.

Bjørklund G, Aaseth J, Doşa MD, Pivina L, Dadar M, Pen JJ, Chirumbolo S. Does diet play a role in reducing nociception related to inflammation and chronic pain? Nutrition. 2019;66:153–65. https://doi.org/10.1016/j.nut.2019.04.007. Epub 2019 Apr 26.

Bonkowski MS, Rocha JS, Masternak MM, Al Regaiey KA, Bartke A. Targeted disruption of growth hormone receptor interferes with the beneficial actions of calorie restriction. Proc Natl Acad Sci U S A. 2006;103(20):7901–5. https://doi.org/10.1073/pnas.0600161103. Epub 2006 May 8.

Borenstein DG, Hassett AL, Pisetsky D. Pain management in rheumatology research, training, and practice. Clin Exp Rheumatol. 2017;35(Suppl 107(5)):2–7. Epub 2017 Sep 28.

Bottini G, Karnath HO, Vallar G, Sterzi R, Frith CD, Frackowiak RS, Paulesu E. Cerebral representations for egocentric space: functional-anatomical evidence from caloric vestibular stimulation and neck vibration. Brain. 2001;124:1182–96.

Bove M, Diverio M, Pozzo T, Schieppati M. Neck muscle vibration disrupts steering of locomotion. J Appl Physiol. 2001;91:581–8.

Branstrom H, Fahlstrom M. Kinesiophobia in patients with chronic musculoskeletal pain: differences between men and women. J Rehabil Med. 2008;40:375–80.

Campbell KL, Kam JWY, Neil-Sztramko SE, Liu Ambrose T, Handy TC, Lim HJ, Hayden S, Hsu L, Kirkham AA, Gotay CC, McKenzie DC, Boyd LA. Effect of aerobic exercise on cancer-associated cognitive impairment: a proof-of-concept RCT. Psychooncology. 2018;27(1):53–60. https://doi.org/10.1002/pon.4370. Epub 2017 Feb 10.

Ceballos-Laita L, Estébanez-de-Miguel E, Martín-Nieto G, Bueno-Gracia E, Fortún-Agúd M, Jiménez-Del-Barrio S. Effects of non-pharmacological conservative treatment on pain, range of motion and physical function in patients with mild to moderate hip osteoarthritis. A systematic review. Complement Ther Med. 2019;42:214–22. https://doi.org/10.1016/j.ctim.2018.11.021. Epub 2018 Nov 27.

Cheng JOS, Cheng ST. Effectiveness of physical and cognitive-behavioural intervention programmes for chronic musculoskeletal pain in adults: a systematic review and meta-analysis of randomised controlled trials. PLoS One. 2019;14(10):e0223367. https://doi.org/10.1371/journal.pone.0223367. eCollection 2019.

Cook DB, Stegner AJ, Ellingson LD. Exercise alters pain sensitivity in Gulf War veterans with chronic musculoskeletal pain. J Pain. 2010;11:764–72.

Cope TC, Sokoloff AJ. Orderly recruitment among motoneurons supplying different muscles. J Physiol. 1999;93:81–5.

Coxon JP, Van Impe A, Wenderoth N, Swinnen SP. Aging and inhibitory control of action: cortico-subthalamic connection strength predicts stopping performance. J Neurosci. 2012;32(24):8401–12. https://doi.org/10.1523/JNEUROSCI.6360-11.2012.

Crane JD, Macneil LG, Tarnopolsky MA. Long-term aerobic exercise is associated with greater muscle strength throughout the life span. J Gerontol A Biol Sci Med Sci. 2013;68(6):631–8. https://doi.org/10.1093/gerona/gls237. Epub 2012 Dec 3.J Gerontol A Biol Sci Med Sci. 2013. PMID: 23213030.

Crist RE, Kapadia MK, Westheimer G, Gilbert CD. Perceptual learning of spatial localization: specificity for orientation, position, and context. J Neurophysiol. 1997;78:2889–94.

Desmedt JE, Godaux E. Ballistic contractions in man: characteristic recruitment pattern of single motor units of the tibialis anterior muscle. J Physiol. 1977;264:673–93.

Desmedt JE, Godaux E. Ballistic contractions in fast or slow human muscles: discharge patterns of single motor units. J Physiol. 1978;285:185–96.

Dikalov SI, Dikalova AE. Contribution of mitochondrial oxidative stress to hypertension. Curr Opin Nephrol Hypertens. 2016;25(2):73–80. https://doi.org/10.1097/MNH.0000000000000198.

Dowell D, Haegerich TM, Chou R. CDC guideline for prescribing opioids for chronic pain—United States, 2016. J Am Med Assoc. 2016;315:1624–45.

Dragan S, Șerban MC, Damian G, Buleu F, Valcovici M, Christodorescu R. Dietary patterns and interventions to alleviate chronic pain. Nutrients. 2020;12(9):2510. https://doi.org/10.3390/nu12092510.

Du C, Smith A, Avalos M, South S, Crabtree K, Wang W, Kwon YH, Vijayagopal P, Juma S. Blueberries improve pain, gait performance, and inflammation in individuals with symptomatic knee osteoarthritis. Nutrients. 2019;11(2):290. https://doi.org/10.3390/nu11020290.

Eccleston C, Crombez G. Pain demands attention: a cognitiveaffective model of the interruptive function of pain. Psychol Bull. 1999;125:356–66.

Ellingson LD, Koltyn KF, Kim JS, Cook DB. Does exercise induce hypoalgesia through conditioned pain modulation? Psychophysiology. 2014;51(3):267–76. https://doi.org/10.1111/psyp.12168. Epub 2013 Dec 20.

Elma Ö, Yilmaz ST, Deliens T, Clarys P, Nijs J, Coppieters I, Polli A, Malfliet A. Chronic musculoskeletal pain and nutrition: where are we and where are we heading? PMR. 2020a;12(12):1268–78. https://doi.org/10.1002/pmrj.12346. Epub 2020 Mar 20.

Elma Ö, Yilmaz ST, Deliens T, Coppieters I, Clarys P, Nijs J, Malfliet A. Do nutritional factors interact with chronic musculoskeletal pain? A systematic review. J Clin Med. 2020b;9(3):702. https://doi.org/10.3390/jcm9030702.

Erickson KI, Voss MW, Prakash RS, Basak C, Szabo A, Chaddock L, et al. Exercise training increases size of hippocampus and improves memory. Proc Natl Acad Sci USA. 2011;108:3017–22. https://doi.org/10.1073/pnas.1015950108.

Fetz EE, Baker MA. Operantly conditioned patterns on precentral unit activity and correlated responses in adjacent cells and contralateral muscles. J Neurophysiol. 1973;36(2):179–204.

Fingleton C, Smart K, Doody C. Exercise-induced hypoalgesia in people with knee osteoarthritis with normal and abnormal conditioned pain modulation. Clin J Pain. 2017;33:395–404.

Firth J, Stubbs B, Vancampfort D, Schuch F, Lagopoulos J, Rosenbaum S, et al. Effect of aerobic exercise on hippocampal volume in humans: a systematic review and meta-analysis. NeuroImage. 2018;166:230–8. https://doi.org/10.1016/j.neuroimage.2017.11.007.

Fjell AM, Westlye LT, Amlien I, Espeseth T, Reinvang I, Raz N, Agartz I, Salat DH, Greve DN, Fischl B, Dale AM, Walhovd KB. High consistency of regional cortical thinning in aging acros multiple samples. Cereb Cortex. 2009;19:2001–12.

Fridén C, Thoors U, Glenmark B, Kosek E, Nordmark B, Lundberg IE, Opava CH. Higher pain sensitivity and lower muscle strength in postmenonpausal women with early rheumatoid arthritis compared with age-matched healthy women--a pilot study. Disabil Rehabil. 2013;35(16):1350–6. https://doi.org/10.3109/09638288.2012.731469. Epub 2013 Jan 18.

Frontera WR, Meredith CN, O'Reilly KP, Evans WJ. Strength training and determinants of VO2max in older men. J Appl Physiol. 1990;68(1):329–33.

Frost H. A chondral modeling theory. Calcif Tissue Int. 1979;28(1):181–200.

Frost HM. Pathogenesis of congenital hip dysplasia (CDH). A proposal. Vet Comp Orthop Traumatol. 1989;1:1–10.

Frost HM. Skeletal structural adaptations to mechanical usage (SATMU): 3. The hyaline cartilage modeling problem. Anat Rec. 1990;226(4):423–32. https://doi.org/10.1002/ar.1092260404.

Frost HM. Biomechanical control of knee alignment: some insights from a new paradigm. Clin Orthop Relat Res. 1997;335:335–42.

Frost HM. Joint anatomy, design, and arthroses: insights of the Utah paradigm. Anat Rec. 1999;255(2):162–74. https://doi.org/10.1002/(SICI)1097-0185(19990601)255:2<162::AID-AR6>3.0.CO;2-1.

Frost HM. The Utah paradigm of skeletal physiology: an overview of its insights for bone, cartilage and collagenous tissue organs. J Bone Miner Metab. 2000;18:305–16.

Frost HM. From Wolff's law to the Utah paradigm: insights about bone physiology and its clinical applications. Anat Rec. 2001;262:398–419.

Frost HM. Bone's Mechanostat: a 2003 update. Anat Rec. 2003;275A:1081–101.

Fuchs J, Prütz F. Prävalenz von Gelenkschmerzen in Deutschland. J Health Monito. 2017;2(3). https://doi.org/10.17886/RKI-GBE-2017-056.

Gajsar H, Titze C, Konietzny K, Meyer M, Vaegter HB, Hasenbring MI. Cognitive inhibition correlates with exercise-induced hypoalgesia after aerobic bicycling in pain-free participants. J Pain Res. 2020;13:847–58. https://doi.org/10.2147/JPR.S238718. eCollection 2020.

Gallagher B, Tjoumakaris FP, Harwood MI, Good RP, Ciccotti MG, Freedman KB. Chondroprotection and the prevention of osteoarthritis progression of the knee: a systematic review of treatment agents. Am J Sports Med. 2015;43(3):734–44. https://doi.org/10.1177/0363546514533777. Epub 2014 May 27.

Gay C, Chabaud A, Guilley E, Coudeyre E. Educating patients about the benefits of physical activity and exercise for their hip and knee osteoarthritis. Systematic literature review. Ann

Phys Rehabil Med. 2016;59(3):174–83. https://doi.org/10.1016/j.rehab.2016.02.005. Epub 2016 Apr 1.

Gdowski GT, McCrea RA. Neck propriorezeptive inputs to primate vestibular nucleus neurons. Exp Brain Res. 2000;135(4):511–26.

Geneen LJ, Moore RA, Clarke C, Martin D, Colvin LA, Smith BH. Physical activity and exercise for chronic pain in adults: an overview of Cochrane reviews. Cochrane Database Syst Rev. 2017;4:Cd011279.

Genel F, Kale M, Pavlovic N, Flood VM, Naylor JM, Adie S. Health effects of a low-inflammatory diet in adults with arthritis: a systematic review and meta-analysis. J Nutr Sci. 2020;9:e37. https://doi.org/10.1017/jns.2020.31. eCollection 2020.

Gómez-Cabello A, Ara I, González-Agüero A, Casajús JA, Vicente-Rodríguez G. Effects of training on bone mass in older adults: a systematic review. Sports Med. 2012;42(4):301–25. https://doi.org/10.2165/11597670-000000000-00000.

Gottliebsen M, Shiguetomi-Medina JM, Rahbek O, Møller-Madsen B. Guided growth: mechanism and reversibility of modulation. J Child Orthop. 2016;10(6):471–7. https://doi.org/10.1007/s11832-016-0778-9. Epub 2016 Nov 8.

Guiney H, Machado L. Benefits of regular aerobic exercise for executive functioning in healthy populations. Psychon Bull Rev. 2013;20(1):73–86. https://doi.org/10.3758/s13423-012-0345-4.

Gunton JE, Girgis CM, Baldock PA, Lips P. Bone muscle interactions and vitamin D. Bone. 2015;80:89–94. https://doi.org/10.1016/j.bone.2015.02.029. Epub 2015 Mar 6.

Guo XZ, Shan C, Hou YF, Zhu G, Tao B, Sun LH, Zhao HY, Ning G, Li ST, Liu JM. Osteocalcin ameliorates motor dysfunction in a 6-hydroxydopamine-induced Parkinson's disease rat model through AKT/GSK3β signaling. Front Mol Neurosci. 2018;11:343. https://doi.org/10.3389/fnmol.2018.00343. eCollection 2018.

Hackett J, Naugle KE, Naugle KM. The decline of endogenous pain modulation with aging: a meta-analysis of temporal summation and conditioned pain modulation. J Pain. 2020;21(5–6):514–28. https://doi.org/10.1016/j.jpain.2019.09.005. Epub 2019 Sep 25.

Hansen S, Vaegter HB, Petersen KK. Pretreatment exercise-induced hypoalgesia is associated with change in pain and function after standardized exercise therapy in painful knee osteoarthritis. Clin J Pain. 2020;36(1):16–24.

Hartman SJ, Nelson SH, Myers E, Natarajan L, Sears DD, Palmer BW, Weiner LS, Parker BA, Patterson RE. Randomized controlled trial of increasing physical activity on objectively measured and self-reported cognitive functioning among breast cancer survivors: the memory & motion study. Cancer. 2018;124(1):192–202. https://doi.org/10.1002/cncr.30987. Epub 2017 Sep 19.

Hassett AL, Williams DA. Non-pharmacological treatment of chronic widespread musculoskeletal pain. Best Pract Res Clin Rheumatol. 2011;25:299–309.

Hawkins S, Wiswell R. Rate and mechanism of maximal oxygen consumption decline with aging: implications for exercise training. Sports Med. 2003;33(12):877–88.

Henneman E. Relation between size of neurons and their susceptibility to discharge. Science. 1957;126:1345–7.

Henneman E, Sojmen G, Carpenter DO. Functional significance of cell size in spinal motoneurones. J Neurophysiol. 1965;28:560–80.

Hepple RT, Mackinnon SL, Goodman JM, Thomas SG, Plyley MJ. Resistance and aerobic training in older men: effects on VO2peak and the capillary supply to skeletal muscle. J Appl Physiol. 1997;82(4):1305–10.

Herbert RD, Balnave RJ. The effect of position of immobilisation on resting length, resting stiffness, and weight of the soleus muscle of the rabbit. J Orthop Res. 1993;11(3):358–66. https://doi.org/10.1002/jor.1100110307.

Herbert RD, Crosbie J. Rest length and compliance of non-immobilised and immobilised rabbit soleus muscle and tendon. Eur J Appl Physiol Occup Physiol. 1997;76(5):472–9. https://doi.org/10.1007/s004210050277.

Higgins SC, Adams J, Hughes R. Measuring hand grip strength in rheumatoid arthritis. Rheumatol Int. 2018;38(5):707–14. https://doi.org/10.1007/s00296-018-4024-2. Epub 2018 Apr 6.

Hodson-Tole EF, Wakeling JM. Motor unit recruitment for dynamic tasks: current understanding and future directions. J Comp Physiol B. 2009;179:57–66.

Hollands MA, Sorensen KL, Patla AE. Effects of head immobilization on the coordination and control of head and body reorientation and translation during steering. Exp Brain Res. 2001;140(2):223–33.

Häkkinen K, Pakarinen A, Kyröläinen H, Cheng S, Kim DH, Komi PV. Neuromuscular adaptations and serum hormones in femals during prolonged power training. Int J Sports Med. 1990;11:91–8.

Häkkinen K, Newton RU, Gordon SE, McCormick M, Volek JS, Nidl BC, Gotshalk LA, Cambell WW, Evans WJ, Häkkinen A, Humphries BJ, Kraemer W. Changes in muscle morphology, electromyographic activity, and force production characteristics during progressive strength training in young and older men. J Gerontol A Biol Sci Med Sci. 1998;53:B415–23.

Izquierdo M, Häkkinen K, Ibanez J, Garrues M, Antòn A, Zùniga A, Larriòn JL, Gorostiaga EM. Effects of strength training on muscle power and serum hormones in middle-aged and older men. J Appl Physiol. 2001;90:1497–507.

Jackson MJ. Redox regulation of adaptive responses in skeletal muscle to contractile activity. Free Radic Biol Med. 2009;47(9):1267–75. Epub 2009 Sep 11.

Jähn K, Lara-Castillo N, Brotto L, Mo CL, Johnson ML, Brotto M, Bonewald LF. Skeletal muscle secreted factors prevent glucocorticoid-induced osteocyte apoptosis through activation of β-catenin. Eur Cell Mater. 2012;24:197–209; discussion 209-10. https://doi.org/10.22203/ecm.v024a14.

Järvinen M. Immobilization effect on the tensile properties of striated muscle: an experimental study in the rat. Arch Phys Med Rehabil. 1977;58(3):123–7.

Järvinen MJ, Einola SA, Virtanen EO. Effect of the position of immobilization upon the tensile properties of the rat gastrocnemius muscle. Arch Phys Med Rehabil. 1992;73(3):253–7.

Järvinen TA, Józsa L, Kannus P, Järvinen TL, Järvinen M. Organization and distribution of intramuscular connective tissue in normal and immobilized skeletal muscles. An immunohistochemical, polarization and scanning electron microscopic study. J Muscle Res Cell Motil. 2002;23(3):245–54. https://doi.org/10.1023/a:1020904518336.

Kadetoff D, Kosek E. The effects of static muscular contraction on blood pressure, heart rate, pain ratings and pressure pain thresholds in healthy individuals and patients with fibromyalgia. Eur J Pain. 2007;11:39–47.

Kanazawa I. Osteocalcin as a hormone regulating glucose metabolism. World J Diabetes. 2015;6(18):1345–54. https://doi.org/10.4239/wjd.v6.i18.1345.

Karsenty G. The mutual dependence between bone and gonads. J Endocrinol. 2012;213(2):107–14. https://doi.org/10.1530/JOE-11-0452. Epub 2012 Mar 9.

Karst M. Chronische Schmerzen – ein Update. Anästh Intensivmed. 2014;55:190–7.

Kaushik AS, Strath LJ, Sorge RE. Dietary interventions for treatment of chronic pain: oxidative stress and inflammation. Pain Ther. 2020;9(2):487–98. https://doi.org/10.1007/s40122-020-00200-5. Epub 2020 Oct 21.

Kayo AH, Peccin MS, Sanches CM, Trevisani VF. Effectiveness of physical activity in reducing pain in patients with fibromyalgia: a blinded randomized clinical trial. Rheumatol Int. 2012;32:2285–92.

Keller A, Iriki A, Asanuma H. Identification of neurons producing long-term potentiation in the cat motor cortex: intracellular recordings and labeling. J Comp Neurol. 1990;300(1):47–60.

Kelley GA, Kelley KS, Hootman JM, Jones DL. Exercise and global well-being in communitydwelling adults with fibromyalgia: a systematic review with meta-analysis. BMC Public Health. 2010;10:198.

Khrimian L, Obri A, Ramos-Brossier M, Rousseaud A, Moriceau S, Nicot AS, Mera P, Kosmidis S, Karnavas T, Saudou F, Gao XB, Oury F, Kandel E, Karsenty G. Gpr158 mediates osteocalcin's regulation of cognition. J Exp Med. 2017;214(10):2859–73. https://doi.org/10.1084/jem.20171320.

Kim DJ, Yu JH, Shin MS, Shin YW, Kim MS. Hyperglycemia reduces efficiency of brain networks in subjects with type 2 diabetes. PLoS One. 2016;11(6):e0157268. https://doi.org/10.1371/journal.pone.0157268. eCollection 2016.

Kluding PM, Pasnoor M, Singh R, Jernigan S, Farmer K, Rucker J, Sharma NK, Wright DE. The effect of exercise on neuropathic symptoms, nerve function, and cutaneous innervation in people with diabetic peripheral neuropathy. J Diabetes Complication. 2012;26(5):424–9. https://doi.org/10.1016/j.jdiacomp.2012.05.007. Epub 2012 Jun 18.

Kluding PM, Pasnoor M, Singh R, D'Silva LJ, Yoo M, Billinger SA, LeMaster JW, Dimachkie MM, Herbelin L, Wright DE. Safety of aerobic exercise in people with diabetic peripheral neuropathy: single-group clinical trial. Phys Ther. 2015;95(2):223–34. https://doi.org/10.2522/ptj.20140108. Epub 2014 Oct 2.

Knauf MT, Koltyn KF. Exercise-induced modulation of pain in adults with and without painful diabetic neuropathy. J Pain. 2014;15(6):656–63. https://doi.org/10.1016/j.jpain.2014.02.008. Epub 2014 Mar 13.

Kosek E, Ekholm J, Hansson P. Modulation of pressure pain thresholds during and following isometric contraction in patients with fibromyalgia and in healthy controls. Pain. 1996;64:415–23.

Koltyn KF, Brellenthin AG, Cook DB, Sehgal N, Hillard C. Mechanisms of exercise-induced hypoalgesia. J Pain. 2014;15(12):1294–304. https://doi.org/10.1016/j.jpain.2014.09.006.

Kraemer WJ, Gordon SE, Fleck SJ, Marchitelli LJ, Mello R, Dziados JE, Friedl K, Harman E, Maresh C, Fry AC. Endogenous anabolic hormonal and growth factor responses to heavy resistance exercise in males and females. Int J Sports Med. 1991;12:228–35.

Kraemer WJ, Käkkinen K, Triplett-McBride NT, Fry AC, Koziris LP, Ratamess NA, Bauer JE, Volek JS, McConnell T, Newton RU, Gordon SE, Cummings D, Hauth J, Pullo F, Lynch JM, Mazzetti SA, Knuttgen HG. Physiological changes with periodized resistance training in women tenis players. Med Sci Sports Exerc. 2003;35:157–68.

Kurtze N, Rangul V, Hustvedt BE, Flanders WD. Reliability and validity of selfreported physical activity in the Nord-Trondelag Health Study: HUNT 1. Scand J Public Health. 2008;36:52–61.

Landmark T, Romundstad P, Borchgrevink PC, Kaasa S, Dale O. Associations between recreational exercise and chronic pain in the general population: evidence from the HUNT 3 study. Pain. 2011;152(10):2241–7. https://doi.org/10.1016/j.pain.2011.04.029. Epub 2011 May 23.

Langer N, Hänggi J, Müller NA, Simmen HP, Jäncke L. Effects of limb immobilization on brain plasticity. Neurology. 2012;17. https://doi.org/10.1212/WNL.0b013e31823fcd9c.

Lannersten L, Kosek E. Dysfunction of endogenous pain inhibition during exercise with painful muscles in patients with shoulder myalgia and fibromyalgia. Pain. 2010;151:77–86.

Larsson A, Palstam A, Bjersing J, Löfgren M, Ernberg M, Kosek E, Gerdle B, Mannerkorpi K. Controlled, cross-sectional, multi-center study of physical capacity and associated factors in women with fibromyalgia. BMC Musculoskelet Disord. 2018;19(1):121. https://doi.org/10.1186/s12891-018-2047-1.

Larun L, Brurberg KG, Odgaard-Jensen J, Price JR. Exercise therapy for chronic fatigue syndrome. Cochrane Database Syst Rev. 2017;4(4):CD003200. https://doi.org/10.1002/14651858.CD003200.pub7.

Laube, W. Zur Rückführung des vegetativ-chronotropen Tonus, der Erholung im neuromuskulären System und den Wechselbeziehungen zwischen beiden Funktionssystemen nach Auslösung einer identischen anaeroben Stoffwechselsituation durch verschiedene Belastungsarten. Dissertation B (Dr. med. sc.), Humboldt-Universität zu Berlin, Bereich Medizin Charité, Physiologisches Institut. 1990.

Laube W. Physiologie, Leistungsphysiologie, Pathophysiologie und Trainingslehre. In: Hütter-Becker A, Dölken M, Herausgeber. Biomechanik, Bewegungslehre, Leistungsphysiologie, Trainingslehre. Stuttgart/New York: Thieme; 2004. S. 127–319.

Laube W, Herausgeber. Sensomotorisches System. Stuttgart/New York: Thieme;2009a.

Laube W. Diagnostik der Leistungen des Sensomotorischen Systems: Koordination – Ausdauer – Kraft. In: Laube W, Herausgeber. Sensomotorisches System. Stuttgart/New York: Thieme; 2009b. S. 228–74.

Laube W. Physiologie des Zyklus Belastung – Beanspruchung – Ermüdung – Erholung – Adaptation. In: Laube W, Herausgeber. Sensomotorisches System. Stuttgart/New York: Thieme; 2009c. S. 499–555.

Laube W. Training der Sensomotorischen Hauptbeanspruchungsformen Koordination, Ausdauer und Kraft. In: Laube W, Herausgeber. Sensomotorisches System. Stuttgart/New York: Thieme; 2009d. S. 556–600. und 617–637.

Laube W. Physiologie, Leistungsphysiologie, Pathophysiologie. In: Hütter-Becker A, Dölken M, Herausgeber. Biomechanik, Bewegungslehre, Leistungsphysiologie, Trainingslehre. Stuttgart/New York: Thieme; 2011. S. 129–308.

Laube W. Muskelaktivität: Prägung des ZNS und endokrine Funktion – somatische oder degenerativ-nozizeptive Körperstruktur. Man Med. 2013;51:141–50. https://doi.org/10.1007/s00337-012-0989-1.

Laube W. Sensorik, sensomotorisches System und Alterungsprozess. in: van den Berg F, Wulf D: Angewandte Physiologie. Bd. 6 Alterungsprozesse und das Alter verstehen. Thieme, Stuttgart-New York, 2008;169–194.

Laube W. Sensomotorik und Schmerz. Wechselwirkung von Bewegungsreizen und Schmerzempfinden. Berlin/Heidelberg: Springer;2020.

Laube W, Kirste H-J, Jetter H. Fähigkeitsbezogene Funktionsdiagnostik in der orthopädischen Rehabilitation – indikationsgerechte Therapie und Qualitätssicherung. 10. Rehabilitationswissenschaftliches Kolloquium des VdR, Halle/S. DRV Schriften. 2001;26:296–7.

Laube W, Kaune M, Pfaff G. Polyneuropathie, Schmerz und Diabetes mellitus Typ II (Teil 4). Orthopädieschuhtechnik – Zeitschrift für Prävention und Rehabilitation. Heft. 2019;3:26–30.

Lee NK, Sowa H, Hinoi E, Ferron M, Ahn JD, Confavreux C, Dacquin R, Mee PJ, McKee MD, Jung DY, Zhang Z, Kim JK, Mauvais-Jarvis F, Ducy P, Karsenty G. Endocrine regulation of energy metabolism by the skeleton. Cell. 2007;130(3):456–69. https://doi.org/10.1016/j.cell.2007.05.047.

Lee JY, Park SJ, Han SA, Lee SH, Koh JM, Hamrick MW, Kim BJ. The effects of myokines on osteoclasts and osteoblasts. Biochem Biophys Res Commun. 2019;517(4):749–54. https://doi.org/10.1016/j.bbrc.2019.07.127. Epub 2019 Aug 5.

Leenders M, Verdijk LB, van der Hoeven L, van Kranenburg J, Nilwik R, van Loon LJ. Elderly men and women benefit equally from prolonged resistance-type exercise training. J Gerontol A Biol Sci Med Sci. 2013;68(7):769–79. https://doi.org/10.1093/gerona/gls241. Epub 2012 Dec 7.J Gerontol A Biol Sci Med Sci. 2013. PMID: 23223011.

Lemley KJ, Hunter SK, Bement MK. Conditioned pain modulation predicts exercise-induced hypoalgesia in healthy adults. Med Sci Sports Exerc. 2015;47(1):176–84. [PubMed: 24870571].

Levinger I, Lin X, Zhang X, Brennan-Speranza TC, Volpato B, Hayes A, Jerums G, Seeman E, McConell G. The effects of muscle contraction and recombinant osteocalcin on insulin sensitivity ex vivo. Osteoporos Int. 2016;27(2):653–63. https://doi.org/10.1007/s00198-015-3273-0. Epub 2015 Aug 11.

Lima LV, Abner TSS, Sluka KA. Does exercise increase or decrease pain? Central mechanisms underlying these two phenomena. J Physiol. 2017;595(13):4141–50. https://doi.org/10.1113/JP273355. Epub 2017 May 26.

Liu DM, Guo XZ, Tong HJ, Tao B, Sun LH, Zhao HY, Ning G, Liu JM. Association between osteocalcin and glucose metabolism: a meta-analysis. Osteoporos Int. 2015;26(12):2823–33. https://doi.org/10.1007/s00198-015-3197-8. Epub 2015 Jun 19.

Liu JM, Rosen CJ, Ducy P, Kousteni S, Karsenty G. Regulation of glucose handling by the skeleton: insights from mouse and human studies. Diabetes. 2016;65(11):3225–32. https://doi.org/10.2337/db16-0053.

Löfgren M, Opava CH, Demmelmaier I, Fridén C, Lundberg IE, Nordgren B, Kosek E. Long-term, health-enhancing physical activity is associated with reduction of pain but not pain sensitivity or improved exercise-induced hypoalgesia in persons with rheumatoid arthritis. Arthritis Res Ther. 2018a;20(1):262. https://doi.org/10.1186/s13075-018-1758-x.

Löfgren M, Opava CH, Demmelmaier I, Fridén C, Lundberg IE, Nordgren B, Kosek E. Pain sensitivity at rest and during muscle contraction in persons with rheumatoid arthritis: a substudy within the Physical Activity in Rheumatoid Arthritis 2010 study. Arthritis Res Ther. 2018b;20(1):48. https://doi.org/10.1186/s13075-018-1513-3.

Lundberg M, Larsson M, Ostlund H, Styf J. Kinesiophobia among patients with musculoskeletal pain in primary healthcare. J Rehabil Med. 2006;38:37–43.

Macfarlane GJ, Kronisch C, Dean LE, Atzeni F, Häuser W, Fluß E, Choy E, Kosek E, Amris K, Branco J, Dincer F, Leino-Arjas P, Longley K, McCarthy GM, Makri S, Perrot S, Sarzi-Puttini P, Taylor A, Jones GT. EULAR revised recommendations for the management of fibromyalgia. Ann Rheum Dis. 2017;76(2):318–28. https://doi.org/10.1136/annrheumdis-2016-209724. Epub 2016 Jul 4.

Massera D, Biggs ML, Walker MD, Mukamal KJ, Ix JH, Djousse L, Valderrábano RJ, Siscovick DS, Tracy RP, Xue X, Kizer JR. Biochemical markers of bone turnover and risk of incident diabetes in older women: the cardiovascular health study. Diabetes Care. 2018;41(9):1901–8. https://doi.org/10.2337/dc18-0849. Epub 2018 Jul 12.

Mayr U, Kliegl R, Krampe R. Sequential and coordinative processing dynamics in figural transformation across the life span. Cognition. 1996;59:61–90.

Mayr U, Spieler DH, Kliegl R. Aging and executive control. New York: Routledge;2001.

Meinel K, Schnabel G. Bewegungslehre – Sportmotorik: Abriß einer Theorie der sportlichen Motorik unter pädagogischem Aspekt. 9. Aufl. Berlin: Sportverlag;1998.

Mendonça CR, Noll M, Castro MCR, Silveira EA. Effects of nutritional interventions in the control of musculoskeletal pain: an integrative review. Nutrients. 2020;12(10):3075. https://doi.org/10.3390/nu12103075.

Mengshoel AM, Vollestad NK, Forre O. Pain and fatigue induced by exercise in fibromyalgia patients and sedentary healthy subjects. Clin Exp Rheumatol. 1995;13:477–82. [PubMed: 7586780].

Mera P, Laue K, Ferron M, Confavreux C, Wei J, Galán-Díez M, Lacampagne A, Mitchell SJ, Mattison JA, Chen Y, Bacchetta J, Szulc P, Kitsis RN, de Cabo R, Friedman RA, Torsitano C, McGraw TE, Puchowicz M, Kurland I, Karsenty G. Osteocalcin signaling in myofibers is necessary and sufficient for optimum adaptation to exercise. Cell Metab. 2016a;23(6):1078–92. https://doi.org/10.1016/j.cmet.2016.05.004.

Mera P, Laue K, Wei J, Berger JM, Karsenty G. Osteocalcin is necessary and sufficient to maintain muscle mass in older mice. Mol Metab. 2016b;5(10):1042–7. https://doi.org/10.1016/j.molmet.2016.07.002. eCollection 2016 Oct.

Messina OD, Vidal Wilman M, Vidal Neira LF. Nutrition, osteoarthritis and cartilage metabolism. Aging Clin Exp Res. 2019;31(6):807–13. https://doi.org/10.1007/s40520-019-01191-w. Epub 2019 Apr 13.

Mizokami A, Yasutake Y, Gao J, Matsuda M, Takahashi I, Takeuchi H, Hirata M. Osteocalcin induces release of glucagon-like peptide-1 and thereby stimulates insulin secretion in mice. PLoS One. 2013;8(2):e57375. https://doi.org/10.1371/journal.pone.0057375. Epub 2013 Feb 20.

Moon HY, Becke A, Berron D, Becker B, Sah N, Benoni G, Janke E, Lubejko ST, Greig NH, Mattison JA, Duzel E, van Praag H. Running-induced systemic Cathepsin B secretion is associated with memory function. Cell Metab. 2016;24(2):332–40. https://doi.org/10.1016/j.cmet.2016.05.025. Epub 2016 Jun 23.

Morse CI, Thom JM, Mian OS, Muirhead A, Birch KM, Narici MV. Muscle strength, volume and activation following 12-month resistance training in 70-year-old males. Eur J Appl Physiol. 2005;95:197–204.

Morton RW, Sato K, Gallaugher MPB, Oikawa SY, McNicholas PD, Fujita S, Phillips SM. Muscle androgen receptor content but not systemic hormones is associated with resistance training-induced skeletal muscle hypertrophy in healthy, Young Men. Front Physiol. 2018;9:1373. https://doi.org/10.3389/fphys.2018.01373. eCollection 2018.

Narici MV, Maganaris CN. Adaptability of elderly human muscles and tendons to increased loading. J Anat. 2006;208(4):433–43.

Naugle KM, Fillingim RB, Riley JL 3rd. A meta-analytic review of the hypoalgesic effects of exercise. J Pain. 2012;13(12):1139–50. https://doi.org/10.1016/j.jpain.2012.09.006. Epub 2012 Nov 8.

Naugle KM, Cruz-Almeida Y, Fillingim RB, Riley JL 3rd. Offset Analgesia Is Reduced in Older Adults. Pain. 2013;154(11):2381–7.

Naugle KM, Naugle KE, Fillingim RB, Riley JL 3rd. Isometric exercise as a test of pain modulation: effects of experimental pain test, psychological variables, and sex. Pain Med. 2014;15(4): 692–701.

Naugle KM, Cruz-Almeida Y, Vierck CJ, Mauderli AP, Riley JL 3rd. Age-related differences in conditioned pain modulation of sensitizing and desensitizing trends during response dependent stimulation. Behav Brain Res. 2015;289:61–8.

Naugle KM, Naugle KE, Riley JL 3rd. Reduced modulation of pain in older adults after isometric and aerobic exercise. J Pain. 2016;17(6):719–28. https://doi.org/10.1016/j.jpain.2016.02.013. Epub 2016 Mar 15.

Naugle KM, Ohlman T, Wind B, Miller L. Test-retest instability of temporal summation and conditioned pain modulation measures in older adults. Pain Med. 2020;21(11):2863–76. https://doi.org/10.1093/pm/pnaa288. Online ahead of print.

Newcomb LW, Koltyn KF, Morgan WP, Cook DB. Influence of preferred versus prescribed exercise on pain in fibromyalgia. Med Sci Sports Exerc. 2011;43:1106–13.

Nindl BC, Pierce JR. Insulin-like growth factor I as a biomarker of health, fitness, and training status. Med Sci Sports Exerc. 2010;42:39–49. https://doi.org/10.1249/MSS.0b013e3181b07c4d.

Nudo RJ, Williken GW, Jenkins WM, Merzenich MM. Use-dependent alterations of movement representations in primary motor cortex of adult squirrel monkeys. J Neurosci. 1996;15: 785–807.

OARSI (Osteoarthritis Research Society International). Non-surgical management of knee osteoarthritis, March 4, 2014 Patient Summary. https://oarsi.org/sites/default/files/library/2014/pdf/patientsumfinal.pdf.

Okita M, Yoshimura T, Nakano J, Motomura M, Eguchi K. Effects of reduced joint mobility on sarcomere length, collagen fibril arrangement in the endomysium, and hyaluronan in rat soleus muscle. J Muscle Res Cell Motil. 2004;25(2):159–66. https://doi.org/10.1023/b:jure.0000035851.12800.39.

Oury F, Sumara G, Sumara O, Ferron M, Chang H, Smith CE, Hermo L, Suarez S, Roth BL, Ducy P, Karsenty G. Endocrine regulation of male fertility by the skeleton. Cell. 2011;144(5):796–809. https://doi.org/10.1016/j.cell.2011.02.004. Epub 2011 Feb 17.

Oury F, Ferron M, Huizhen W, Confavreux C, Xu L, Lacombe J, Srinivas P, Chamouni A, Lugani F, Lejeune H, Kumar TR, Plotton I, Karsenty G. Osteocalcin regulates murine and human fertility through a pancreas-bone-testis axis. J Clin Invest. 2013a;123(6):2421–33.

Oury F, Khrimian L, Denny CA, Gardin A, Chamouni A, Goeden N, Huang YY, Lee H, Srinivas P, Gao XB, Suyama S, Langer T, Mann JJ, Horvath TL, Bonnin A, Karsenty G. Maternal and offspring pools of osteocalcin influence brain development and functions. Cell. 2013b;155(1):228–41. https://doi.org/10.1016/j.cell.2013.08.042.

Parkhouse N, Le Quesne PM. Impaired neurogenic vascular response in patients with diabetic and neuropathic foot lesions. New Engl J Med. 1988;318:1306–9.

Pattwell DM, Jackson MJ. Contraction-induced oxidants as mediators of adaptation and damage in skeletal muscle. Exerc Sport Sci Rev. 2004;32(1):14–8.

Paulsen G, Mikkelsen UR, Raastad T, Peake JM. Leucocytes, cytokines and satellite cells: what role do they play in muscle, damage and regeneration following eccentric exercise? Exerc Immunol Rev. 2012;18:42–97.

Pedersen BK. The diseasome of physical inactivity and the role of myokines in muscle-fat cross talk. J Physiol. 2009;587:5559–68.

Pedersen BK. Physical activity and muscle-brain crosstalk. Nat Rev Endocrinol. 2019;15(7):383–92. https://doi.org/10.1038/s41574-019-0174-x.

Pedersen BK, Saltin B. Exercise as medicine—evidence for prescribing exercise as therapy in 26 different chronic diseases. Scand J Med Sci Sports. 2015;25(suppl 3):1–72.

Petersson S, Philippou E, Rodomar C, Nikiphorou E. The Mediterranean diet, fish oil supplements and Rheumatoid arthritis outcomes: evidence from clinical trials. Autoimmun Rev. 2018;17(11):1105–14. https://doi.org/10.1016/j.autrev.2018.06.007. Epub 2018 Sep 10.

Picavet HS, Hazes JM. Prevalence of self-reported musculoskeletal diseases is high. Ann Rheum Di. 2003;62:644–50.

Pimentel AE, Gentile CL, Tanaka H, Seals DR, Gates PE. Greater rate of decline in maximal aerobic capacity with age in endurance-trained than in sedentary men. J Appl Physiol. 2003;94(6):2406–13. Epub 2003 Jan 17.

Pittas AG, Roberts SB, Das SK, Gilhooly CH, Saltzman E, Golden J, Stark PC, Greenberg AS. The effects of the dietary glycemic load on type 2 diabetes risk factors during weight loss. Obesity (Silver Spring). 2006;14(12):2200–9. https://doi.org/10.1038/oby.2006.258.

Poole CA, Flint MH, Beaumont BW. Chondrons in cartilage: ultrastructural analysis of the pericellular microenvironment in adult human articular cartilages. J Orthop Res. 1987;5(4):509–22. https://doi.org/10.1002/jor.1100050406.

Powers SK, Kavazis AN, McClung JM. Oxidative stress and disuse muscle atrophy. J Appl Physiol. 2007;102(6):2389–97. Epub 2007 Feb 8.

Powers SK, Smuder AJ, Criswell DS. Mechanistic links between oxidative stress and disuse muscle atrophy. Antioxid Redox Signal. 2011;15(9):2519–28. https://doi.org/10.1089/ars.2011.3973. Epub 2011 Jun 17.

Pritzlaff CJ, Wideman L, Weltman JY, Abbott RD, Gutgesell ME, Hartman ML, Veldhuis JD, Weltman A. Impact of acute exercise intensity on pulsatile growth hormone release in men. J Appl Physiol. 1999;87:498–504.

Rathore A, Lom B. The effects of chronic and acute physical activity on working memory performance in healthy participants: a systematic review with meta-analysis of randomized controlled trials. Syst Rev. 2017;6(1):124. https://doi.org/10.1186/s13643-017-0514-7.

Reijmer YD, Leemans A, Brundel M, Kappelle LJ, Biessels GJ. Utrecht Vascular Cognitive Impairment Study Group: disruption of the cerebral white matter network is related to slowing of information processing speed in patients with type 2 diabetes. Diabetes. 2013;62(6):2112–5. https://doi.org/10.2337/db12-1644. Epub 2013 Jan 24.

Rice D, Nijs J, Kosek E, Wideman T, Hasenbring MI, Koltyn K, Graven-Nielsen T, Polli A. Exercise-induced hypoalgesia in pain-free and chronic pain populations: state of the art and future directions. J Pain. 2019;20(11):1249–66. https://doi.org/10.1016/j.jpain.2019.03.005. Epub 2019 Mar 21.

Riley JL, King CD, Wong F, Fillingim RB, Mauderli AP. Lack of endogenous modulation and reduced decay of prolonged heat pain in older adults. Pain. 2010;150:153–60.

Rioult-Pedotti MS, Friedman D, Donoghue JP. Learning induced LTP in neocortex. Science. 2000;290:533–6.

Rondanelli M, Faliva MA, Miccono A, Naso M, Nichetti M, Riva A, Guerriero F, De Gregori M, Peroni G, Perna S. Food pyramid for subjects with chronic pain: foods and dietary constituents as anti-inflammatory and antioxidant agents. Nutr Res Rev. 2018;31(1):131–51. https://doi.org/10.1017/S0954422417000270. Epub 2018 Apr 22.

Rondanelli M, Miraglia N, Putignano P, Peroni G, Faliva MA, Naso M, Gasparri C, Infantino V, Nichetti M, Volpi N, Capitani F, Mantovani V, Perna S. Short- and long-term effectiveness of supplementation with non-animal chondroitin sulphate on inflammation, oxidative stress and functional status in obese subjects with moderate knee osteoarthritis before and after physical stress: a randomized, double-blind, Placebo-controlled trial. Antioxidants (Basel). 2020;9(12):1241. https://doi.org/10.3390/antiox9121241.

Safdar A, Hamadeh MJ, Kaczor JJ, Raha S, Debeer J, Tarnopolsky MA. Aberrant mitochondrial homeostasis in the skeletal muscle of sedentary older adults. PLoS One. 2010;5(5):e10778. https://doi.org/10.1371/journal.pone.0010778.

Salthouse TA. The processing-speed theory of adult age differences in cognition. Psychol Rev. 1996;103:403–28.

Sandal LF, Roos EM, Bøgesvang SJ, Thorlund JB. Pain trajectory and exercise-induced pain flares during 8 weeks of neuromuscular exercise in individuals with knee and hip pain. Osteoarthr Cartil. 2016;24(4):589–92. https://doi.org/10.1016/j.joca.2015.11.002. Epub 2015 Nov 10.

Santini A, Tenore GC, Novellino E. Nutraceuticals: a paradigm of proactive medicine. Eur J Pharm Sci. 2017;96:53–61.

Sato K, Iemitsu M. Exercise and sex steroid hormones in skeletal muscle. J Steroid Biochem Mol Biol. 2015;145:200–5. https://doi.org/10.1016/j.jsbmb.2014.03.009. Epub 2014 Apr 3.

Scheele C, Nielsen S, Pedersen BK. ROS and myokines promote muscle adaptation to exercise. Trends Endocrinol Metab. 2009;20(3):95–9. Epub 2009 Mar 9.

Scudds RJ, McD Robertson J. Empirical evidence of the association between the presence of musculoskeletal pain and physical disability in community-dwelling senior citizens. Pain. 1998;75:229–35.

Seaman DR. The diet-induced proinflammatory state: a cause of chronic pain and other degenerative diseases? J Manipulative Physiol Ther. 2002;25:168–79.

Shan C, Ghosh A, Guo XZ, Wang SM, Hou YF, Li ST, Liu JM. Roles for osteocalcin in brain signalling: implications in cognition- and motor-related disorders. Mol Brain. 2019;12(1):23. https://doi.org/10.1186/s13041-019-0444-5.

Shen J, Fox LE, Cheng J. Swim therapy reduces mechanical allodynia and thermal hyperalgesia induced by chronic constriction nerve injury in rats. Pain Med. 2013;14:516–25.

Shipton EA. Physical therapy approaches in the treatment of low back pain. Pain Ther. 2018;7(2):127–37. https://doi.org/10.1007/s40122-018-0105-x. Epub 2018 Sep 18.

Singh JA, Noorbaloochi S, MacDonald R, Maxwell LJ. Chondroitin for osteoarthritis. Cochrane Database Syst Rev. 2015;1:CD005614. https://doi.org/10.1002/14651858.CD005614.pub2.

Skelly AC, Chou R, Dettori JR, Turner JA, Friedly JL, Rundell SD, Fu R, Brodt ED, Wasson N, Winter C, Ferguson AJR. Noninvasive nonpharmacological treatment for chronic pain: a systematic review [Internet]. Rockville (MD): Agency for Healthcare Research and Quality (US); 2018 Jun. Report No.: 18-EHC013-EF. AHRQ Comparative Effectiveness Reviews.

Skou ST, Roos EM, Laursen MB, Rathleff MS, Arendt-Nielsen L, Simonsen OH, Rasmussen S. Total knee replacement plus physical and medical therapy or treatment with physical and medical therapy alone: a randomised controlled trial in patients with knee osteoarthritis (The MEDIC-study). BMC Musculoskelet Disord. 2012;13:67.

Skou ST, Roos EM, Laursen MB, Rathleff MS, Arendt-Nielsen L, Simonsen O, Rasmussen S. A randomized, controlled trial of total knee replacement. N Engl J Med. 2015;373:1597–606. https://doi.org/10.1056/NEJMoa1505467.

Smilios I, Pilianidis T, Karamouzis M, Tokmakidis SP. Hormonal responses after various resistance exercise protocols. Med Sci Sports Exerc. 2003;35:644–54.

Smith PJ, Blumenthal JA, Hoffman BM, Cooper H, Strauman TA, Welsh-Bohmer K, Browndyke JN, Sherwood A. Aerobic exercise and neurocognitive performance: a meta-analytic review of randomized controlled trials. Psychosom Med. 2010;72(3):239–52. https://doi.org/10.1097/PSY.0b013e3181d14633. Epub 2010 Mar 11.

Sohal RS, Forster MJ. Caloric restriction and the aging process: a critique. Free Radic Biol Med. 2014;73:366–82. https://doi.org/10.1016/j.freeradbiomed.2014.05.015. Epub 2014 Jun 2.

Sokoloff AJ, Siegel SG, Cope TC. Recruitment order among motoneurons from different motor nuclei. J Neurophysiol. 1999;81:2485–92.

Srikuea R, Symons TB, Long DE, Lee JD, Shang Y, Chomentowski PJ, Yu G, Crofford LJ, Peterson CA. Association of fibromyalgia with altered skeletal muscle characteristics which may contribute to postexertional fatigue in postmenopausal women. Arthritis Rheum. 2013;65(2):519–28. https://doi.org/10.1002/art.37763.

Stamatakis E, Hamer M, O'Donovan G, Batty GD, Kivimaki M. A non-exercise testing method for estimating cardiorespiratory fitness: associations with all-cause and cardiovascular mortality in a pooled analysis of eight population-based cohorts. Eur Heart J. 2013;34(10):750–8. https://doi.org/10.1093/eurheartj/ehs097. Epub 2012 May 3.

Staud R, Robinson ME, Price DD. Isometric exercise has opposite effects on central pain mechanisms in fibromyalgia patients compared to normal controls. Pain. 2005;118:176–84.

Staud R, Robinson ME, Weyl EE, Price DD. Pain variability in fibromyalgia is related to activity and rest: role of peripheral tissue impulse input. J Pain. 2010;11(12):1376–83.

Stavropoulos-Kalinoglou A, Metsios GS, Veldhuijzen van Zanten JJ, Nightingale P, Kitas GD, Koutedakis Y. Individualised aerobic and resistance exercise training improves cardiorespiratory fitness and reduces cardiovascular risk in patients with rheumatoid arthritis. Ann Rheum Dis. 2013;72(11):1819–25. https://doi.org/10.1136/annrheumdis-2012-202075. Epub 2012 Nov 15.Ann Rheum Dis. 2013. PMID: 23155222.

Steinberg H, Sykes EA, Moss T, Lowery S, LeBoutillier N, Dewey A. Exercise enhances creativity independently of mood. Br J Sports Med. 1997;31(3):240–5. https://doi.org/10.1136/bjsm.31.3.240.

Suga N, Xiao Z, Ma X, Ji W. Plasticity and cortifugal modulation for hearing in adult animals. Neuron. 2002;36:9–18.

Sullivan EV, Pfefferbaum A. Diffusion tensor imaging and aging. Neurosci Biobehav Rev. 2006;30:749–61.

Swain DP, Abernathy KS, Smith CS, Lee SJ, Bunn SA. Target heart rates for the development of cardiorespiratory fitness. Med Sci Sports Exerc. 1994;26:112–6.

Swain RA, Harris AB, Wiener EC, Dutka MV, Morris HD, Theien BE, Konda S, Engberg K, Lauterbur PC, Greenough WT. Prolonged exercise induces angiogenesis and increases cerebral blood volume in primary motor cortex of the rat. Neuroscience. 2003;117:1037–46.

Tanaka H, Seals DR. Invited Review: Dynamic exercise performance in Masters athletes: insight into the effects of primary human aging on physiological functional capacity. J Appl Physiol. 2003;95(5):2152–62.

Tanaka H, Seals DR. Endurance exercise performance in Masters athletes: age-associated changes and underlying physiological mechanisms. J Physiol. 2008;586(1):55–63. Epub 2007 Aug 23.

Torebjork HE, Hallin RG. Identification of afferent C units in intact human skin nerves. Brain Res. 1974;67:387–403.

Tour J, Löfgren M, Mannerkorpi K, Gerdle B, Larsson A, Palstam A, Bileviciute-Ljungar I, Bjersing J, Martin I, Ernberg M, Schalling M, Kosek E. Gene-to-gene interactions regulate endogenous pain modulation in fibromyalgia patients and healthy controls-antagonistic effects between opioid and serotonin-related genes. Pain. Jul 2017;158(7):1194–203.

Tudor-Locke C, Bassett DR Jr. How many steps/day are enough? Preliminary pedometer indices for public health. Sports Med. 2004;34:1–8.

Turrina A, Martínez-González MA, Stecco C. The muscular force transmission system: role of the intramuscular connective tissue. J Bodyw Mov Ther. 2013;17(1):95–102. https://doi.org/10.1016/j.jbmt.2012.06.001. Epub 2012 Jul 4.

Tweedie C, Romestaing C, Burelle Y, Safdar A, Tarnopolsky MA, Seadon S, Britton SL, Koch LG, Hepple RT. Lower oxidative DNA damage despite greater ROS production in muscles from rats selectively bred for high running capacity. Am J Phys Regul Integr Comp Phys. 2011;300(3):R544–53. Epub 2010 Dec 9.

Vaegter HB, Handberg G, Graven-Nielsen T. Hypoalgesia after exercise and the cold pressor test is reduced in chronic musculoskeletal pain patients with high pain sensitivity. Clin J Pain. 2016;32(1):58–69.

Vaegter HB, Handberg G, Emmeluth C, Graven-Nielsen T. Preoperative hypoalgesia after cold pressor test and aerobic exercise is associated with pain relief 6 months after total knee replacement. Clin J Pain. 2017;33(6):475–84. https://doi.org/10.1097/AJP.0000000000000428.

Vaegter HB, Madsen AB, Handberg G, Graven-Nielsen T. Kinesiophobia is associated with pain intensity but not pain sensitivity before and after exercise: an explorative analysis. Physiotherapy. 2018;104(2):187–93.

Veldhuis JD, Iranmanesh A, Weltman A. Elements in the pathophysiology of diminished growth hormone (GH) secretion in aging humans. Endocrine. 1997;7(1):41–8.

Vierck CJ, Cannon RL, Fry G, Maixner W, Whitsel BL. Characteristics of temporal summation of second pain sensations elicited but brief contact of glaborous skin by a preheated probe. J Neurophysiol. 1997;78:992–1002. [PubMed: 9307129].

Vierck CJ, Whitsel BL, Favorov OV, Brown AW, Tommerdahl M. Role of primary somatosensory cortex in the coding of pain. Pain. 2013;154:334–44. [PubMed: 23245864].

Villeda SA, Plambeck KE, Middeldorp J, Castellano JM, Mosher KI, Luo J, Smith LK, Bieri G, Lin K, Berdnik D, Wabl R, Udeochu J, Wheatley EG, Zou B, Simmons DA, Xie XS, Longo FM, Wyss-Coray T. Young blood reverses age-related impairments in cognitive function and synaptic plasticity in mice. Nat Med. 2014;20(6):659–63. https://doi.org/10.1038/nm.3569. Epub 2014 May 4.

Vincent KR, Braith RW, Feldman RA, Magyari PM, Cutler RB, Persin SA, Lennon SL, Gabr AH, Lowenthal DT. Resistance exercise and physical performance in adults aged 60–83 years. J Am Geriatr Soc. 2002;50:1100–7.

Vingren JL, Kraemer WJ, Hatfield DL, Anderson JM, Volek JS, Ratamess NA, Thomas GA, Ho JY, Fragala MS, Maresh CM. Effect of resistance exercise on muscle steroidogenesis. J Appl Physiol. 2008;105:1754–60. https://doi.org/10.1152/japplphysiol.91235.2008.

Volkert D, Berner YN, Berry E, Cederholm T, Coti Bertrand P, Milne A, Palmblad J, Schneider S, Sobotka L, Stanga Z, DGEM (German Society for Nutritional Medicine), Lenzen-Grossimlinghaus R, Krys U, Pirlich M, Herbst B, Schütz T, Schröer W, Weinrebe W, Ockenga J, Lochs H, ESPEN (European Society for Parenteral and Enteral Nutrition). ESPEN guidelines on enteral nutrition: geriatrics. Clin Nutr. 2006;25(2):330–60. https://doi.org/10.1016/j.clnu.2006.01.012.

Wei J, Karsenty G. An overview of the metabolic functions of osteocalcin. Rev Endocr Metab Disord. 2015;16:93–8.

West R. An application of prefrontal cortex function theory to cognitive aging. Psychol Bull. 1996;120:272–92.

Westcott WL. Resistance training is medicine: effects of strength training on health. Curr Sports Med Rep. 2012;11:209–16.

Wilder J. „Ausgangswert-Gesetz" – Ein unbeachtetes Gesetz, seine Bedeutung für Forschung und Praxis. Klin Wschr. 1931;10:1189–94.

Whitlock EL, Diaz-Ramirez LG, Glymour MM, Boscardin WJ, Covinsky KE, Smith AK. Association between persistent pain and memory decline and dementia in a longitudinal cohort of elders. JAMA Intern Med. 2017;177(8):1146–53. https://doi.org/10.1001/jamainternmed.2017.1622.

WHO. Diet, nutrition, and the prevention of chronic diseases: report of a joint WHO/FAO expert consultation, Bd. 916. Geneva, Switzerland: World Health Organization;2003.

Wolff J. Das Gesetz der Transformation der Knochen. Berlin: Hirschwald;1892.

World Health Organization. Global recommendations on physical activity for health. 1. Exercise. 2. Life style. 3. Health promotion. 4. Chronic disease – prevention and control. 5. National health programs. 2011.

Wylde V, Dieppe P, Hewlett S, Learmonth ID. Total knee replacement: is it really an effective procedure for all? Knee. 2007;14(6):417–23.

Yeap BB, Alfonso H, Chubb SA, Gauci R, Byrnes E, Beilby JP, Ebeling PR, Handelsman DJ, Allan CA, Grossmann M, Norman PE, Flicker L. Higher serum undercarboxylated osteocalcin and other bone turnover markers are associated with reduced diabetes risk and lower estradiol concentrations in older men. J Clin Endocrinol Metab. 2015;100(1):63–71. https://doi.org/10.1210/jc.2014-3019.

Yoo M, D'Silva LJ, Martin K, Sharma NK, Pasnoor M, LeMaster JW, Kluding PM. Pilot study of exercise therapy on painful diabetic peripheral neuropathy. Pain Med. 2015;16(8):1482–9. https://doi.org/10.1111/pme.12743. Epub 2015 Mar 20.

Zaletel I, Filipović D, Puškaš N. Hippocampal BDNF in physiological conditions and social isolation. Rev Neurosci. 2017;28(6):675–92. https://doi.org/10.1515/revneuro-2016-0072.

Teil IV

Einführung in die Praxis der „Regulatorischen" Schmerztherapie bei chronischen Schmerzsyndromen verschiedener Ursachen

Die Elemente der „Regulativen" Schmerztherapie nach dem Daase-Konzept und das therapeutische Gesundheitstraining

13.1 Anamnese und Befundaufnahme

Die Anamnese und die manuelle Befundaufnahme sollen als ein kompakter Überblick auch mit dem Ziel „der weitestgehenden Vollständigkeit", sofern das überhaupt möglich ist, verstanden werden. Entsprechend ist eine „detaillierte, praktische Anleitung" nicht angestrebt worden (s. **Schmerztherapie ohne Medikamente – Leitfaden zur endogenen Schmerzhemmung für Therapeuten**). Es liegen bei der Zuordnung von Inhalten zu den verschieden benannten Anamnesezielstellungen, dessen allgemeiner Oberbegriff die Eigenanamnese ist, Überlappungen vor, die sich kaum vermeiden lassen. So ist die Anamnese der körperlichen Aktivitäten ein Teil der Eigenanamnese. In der Regel wird die Anamnese der körperlichen Aktivitäten auch als Sportanamnese bezeichnet. Unter diesem Begriff wäre sie auch wieder unvollständig, denn die arbeitsbedingten physischen Aktivitäten würden nicht darunterfallen, sondern sich in der Berufsanamnese wiederfinden.

In einer Praxis, die sich auf die Behandlung von Schmerzpatienten spezialisiert hat, liefert der Grundsatz

> „Ohr gemeinsam mit dem Auge an erster Stelle weit vor Labor und Bildgebung",

obwohl immer wichtig!, die essenziellen Informationen

- zum potenziellen Ursachengefüge der Schmerzerkrankung aus biopsychosozialer Sicht (Kap. 1 und 5),
- zu den erforderlichen Interventionen der nicht medikamentösen Schmerzlinderung (Abschn. 11.1, 11.2, 11.3, und 11.4),

- zu den notwendigen, grundsätzlich immer einheitlichen dauerhaft wirkenden therapeutischen Konsequenzen (therapeutisches und tertiäres Gesundheitstraining; vgl. Abschn. 12.2 und 12.3),
- zum voraussichtlichen, aus biologischer Sicht eigentlich nie endenden Therapiezeitraum mit nachhaltiger Wirksamkeit und dessen Absicherung,
- zum umgehenden und immer wieder begleitenden Informations- und Beratungsbedarf und
- zum Bedarf der Erweiterung und Zusammensetzung des Therapieteams.

Nach einem weiteren sehr wichtigen Grundsatz,

„Man sucht, sieht, findet, erkennt und bewertet nur das, worüber man Wissen und praktische Erfahrungen erworben hat",

erfolgt die systematische, strukturierte und gezielte Befragung und darauffolgend die körperliche Untersuchung ohne und nach der Indikationsstellung zur Präzisierung mit apparativen Hilfsmitteln.

Der **Allgemeinanamnese** sind vor allem die Faktoren Körpergewicht und dessen Entwicklung, Ernährung (bei Bedarf detaillierte Anamnese Ökotrophologie, Ernährungsberatung), Informationen zum Schlaf und der subjektiven Erholungsfähigkeit, psychomentale und psychosoziale Belastungen (vgl. auch Berufs-, Familien-, Sozialanamnese), die Konsumption von Genussgiften (Nikotin, Alkohol, u. a.) und die Einnahme von Medikamenten zu entnehmen.

Die subjektive Erholungsfähigkeit auch im Verlauf z. B. einer Woche gibt Auskunft über die Belastbarkeit bzw. die Belastungsverträglichkeit. Eine inadäquate Erholung bzw. eine zu schnelle erneute Ermüdungsentwicklung mindert die Fähigkeit zur Stabilisation der Körperhaltung und die Bewegungsqualität und steigert damit die Gelenkbelastungen. Sie ist ein wesentlicher Faktor von zunächst über eine unbekannt lange Zeit nicht subjektiv auffallenden chronischen Fehlbelastungen, die sich „als deutlicher Ermüdungszustand äußern". Ermüdung und der Bedarf gleiche Arbeitsanforderungen realisieren zu müssen, sind konträr wirksam. Psychomentale und psychosoziale Belastungen können die affektiv-emotionale Komponente und die bewertende kognitive Komponente des Schmerzes prägen und unterhalten.

So sind aus der **Eigenanamnese** stattgefundene Verletzungen des Stütz- und Bewegungsapparates und bisher überstandene oder weiterhin vorliegende Erkrankungen entzündlicher und/oder degenerativer Art sehr relevante Informationen. Ein besonderer Schwerpunkt sind die Erkrankungen der Gruppe der „diseasome of physical inactivity", aber auch Erkrankungen, die nicht zu dieser Gruppe gehören. Sehr wichtig und direkt damit verbunden sind therapeutische und verhaltensbedingte Aspekte wesentlich, die eine Komponente der Anamnese der physischen Aktivitäten (Beruf, Sport) sind und aus denen eine sekundäre Inaktivität mit ihren zusätzlichen längerfristig hinzugetretenen pronozizeptiven Folgen abgeleitet werden muss. Zu beachten ist auch, dass Verletzungen des

Stütz- und Bewegungsapparates immer zugleich Verletzungen des sensomotorischen Systems sind. In Abhängigkeit vom Verletzungsort und des Umfangs der Schädigung ist das sensomotorische System auf der sensorischen Seite strukturell verändert, und ein impliziter Lernvorgang verändert die Bewegungsausführungen und potenziell die Belastbarkeit. Ebenso verändern degenerative und entzündliche Erkrankungen die Struktur und Funktion des sensomotorischen Systems, und sie werden deshalb zu indirekten Ursachen einer nachteiligen Sensomotorik (Kap. 5). Gleiches gilt für den Alterungsprozess, das biologische Alter, dessen Auswirkungen mit denen einer physischen Inaktivität parallel gehen. Internistische Erkrankungen wie die arterielle Hypertonie, die Adipositas, das metabolische Syndrom bis hin zum Diabetes mellitus Typ II sind mit übergroßem Anteil durch körperliche Inaktivität bedingt, und eine primäre und in aller Regel eine sekundäre körperliche Inaktivität liegen als eine Hauptursache vor.

Die **Familienanamnese** hilft, epigenetische und zugleich soziale Faktoren für oder gegen die körperliche Aktivität oder Inaktivität wahrscheinlich zu machen. Familiäre und sozial geprägte Verhaltensnormen und persönliche somatische und psychische Eigenschaften können erkannt werden. Ebenso werden biologische Dispositionen für Erkrankungen ableitbar. Gleichfalls kann die Familienanamnese gemeinsam mit den Hinweisen aus der Eigen- und Sozialanamnese Informationen zur Compliance, Resilienz und Belastbarkeit liefern. Letztere haben Konsequenzen für den Umfang und die Inhalte des Informations- und Beratungsbedarfs und dessen sprachliche Ausdrucksweise.

Aus der **Sozialanamnese** sind vor allen Dingen die Bildung, der Beruf und die familiären Lebensbedingungen wichtig. Der Bildungsgrad spielt für die Gesundheitskompetenz und in der Folge bei chronischen Schmerzerkrankungen eine große Rolle. Alle drei Faktoren stehen in großem Maß für die individuellen, aber auch familiär gestützten Fähigkeiten und Fertigkeiten, gesundheitliche Lösungsstrategien zu suchen, zu entwickeln und die Umsetzung zu organisieren. Daraus resultieren der Lebensstil und u. a. auch die Gesundheitskompetenz, die bei einem zu großen Anteil der Menschen verbesserungswürdig ist. Nach Jordan und Hoebel (2015) haben nach den Kriterien der HLS-EU-Q16 (Europäische Health Literacy Survey, skalierte Kurzform mit 16 Items) nur 55,8 % der Erwachsenen eine „ausreichende", 31,9 % eine „problematische" und 12,3 % eine „inadäquate" Gesundheitskompetenz. Der Bildungsgrad ist ein bestimmender Faktor. Dagegen sind das Geschlecht und das Alter unwesentlich. Charakteristisch ist eine geringe Gesundheitskompetenz mit einem geminderten körperlichen und psychischen Gesundheitszustand gekoppelt. Mit den sozialen Bedingungen wird auch das aktuelle Zeitbudget „für die eigene Gesundheit" erkennbar und ob und in welchem Umfang Änderungen möglich sein können. Letzteres ergibt sich auch aus dem bisherigen Verhalten während der Krankheitsentwicklung bis zur Schmerzerkrankung, denn Schmerzpatienten haben in aller Regel bereits sehr viele Arztbesuche und wiederholte therapeutische Interventionen hinter sich.

Die **Anamnese der körperlichen Aktivitäten** (Beruf, Sport) ist die Voraussetzung für das Erkennen bzw. die Prognose

- der Ursachen bzw. das Risikoprofil von Schmerzsyndromen (siehe: „disuse syndrome", „sedentary death syndrome", „office syndrome", „handy syndrome", „diseasome of physical inactivity", Kap. 1),
- berufsbedingter einseitig monotoner Belastungen in Art, Umfang und Intensität (PC, Bandarbeit, Handwerker mit spezifischem Belastungsprofil) und den Arbeitsbedingungen als Quelle von chronischen Fehl- und Überbelastungen mit oder ohne aktiven Ausgleich,
- des Ausprägungsgrades der regionalen und/oder generalisierten Dekonditionierung und/oder Fehlbelastung,
- der somatischen Potenzen für Adaptationen (u. a. Trainingszustand der globalen und lokalen anabolen Systeme),
- der psychischen Potenzen u. a. der wahrscheinlichen Compliance und der Resilienz,
- der wahrscheinlichen Schmerzempfindlichkeit und der Schmerztoleranz,
- der voraussichtlich vorliegenden physischen und mentalen Belastbarkeit,
- der Akzeptanz und Realisierbarkeit individuell angepasster hoher körperlicher Anstrengungen und
- der Fähigkeit, wirksame körperliche Belastungen tolerieren und dosieren zu können.

Aus den Informationen zu den körperlichen Aktivitäten und den sozialen Faktoren und Bedingungen wird prognostisch das voraussichtliche Verhalten im Therapieprozess ableitbar. Somit sind diese Informationen auch eine sehr wesentliche Quelle für die Informationen und Beratungen der Patienten. Dies resultiert einmal aus der Tatsache, dass **körperliche Aktivitäten das therapeutische Hauptinstrument** sind und die körperlichen Aktivitäten durch die Faktoren **Ernährung** und bei Bedarf auch durch die **kognitive Verhaltenstherapie** (Abschn. 12.4) ergänzt werden müssen.

Die **Jetztanamnese** charakterisiert den aktuellen physischen und psychischen Zustand und die Schmerzsituation. Der Schmerzpatient beschreibt entsprechend der sensorisch-diskriminativen Komponente die Lokalisation bzw. die Lokalisationen der Schmerzen, die Schmerzqualität, das intermittierende oder dauerhafte Auftreten, die Schmerzintensitäten und die Provozierbarkeit oder auch die Minderung der Schmerzen durch Körperhaltungen und/oder Bewegungen oder passive Interventionen wie z. B. Wärme oder auch Selbstmassage. Die Art und Weise der Darstellung und das Verhalten während der Anamnese und der Schmerzbeschreibung wird durch die affektiv-emotionale und die kognitiv-bewertende Schmerzkomponente bestimmt. Hinweise auf diese Komponenten liefert auch schon die Beobachtung des Patienten beim Betreten des Raumes, die „nonverbale Körpersprache" während der anamnestischen Befragung und später während der körperlichen Untersuchung.

Die Eigenanamnese und hier insbesondere der Anteil zu den körperlichen Aktivitäten muss der Frage nachgehen, ob in der aktuell schmerzenden Körperregion primär die Ursache zu suchen ist, sie das „schwache Glied" einer Funktionskette ist oder ob der eigentliche Ursprungsort entfernt liegt. So gilt es, bei HWS-Beschwerden die Statik der gesamten Funktionskette bis zu den Füßen und umgekehrt zu untersuchen.

13.1 Anamnese und Befundaufnahme

Fragen zur Schmerzsituation im Verlauf einer pedokranialen myofaszial-skelettalen Kette sind erforderlich. Sie müssen immer auch im Kontext der täglichen Belastungen oder auch der körperlichen Inaktivität eingeordnet und bewertet werden. Zur Bewertung der Schmerzsituation, aber auch der Fähigkeiten, die Schmerzen kognitiv einordnen und bewältigen zu können, gilt es, den Patienten berichten zu lassen. „Hierfür muss Zeit sein!" Der Patient sollte auch über die von ihm angenommenen Ursachen der Schmerzen sprechen und vielleicht schon über die aus seiner Sicht erforderlichen Maßnahmen.

Wichtige Hinweise resultieren aus der Angabe von morgendlichen Schmerzen mit Steifigkeit und „sogenannten Anlaufschmerzen", indem sie sich nach einer benennbaren Zeit mit Bewegungen zurückbilden und nach Ruhephasen zurückkehren. Sehr häufig ergeben sich aus solchen Informationen Anhaltspunkte für die zu begründenden aktiven therapeutischen Konsequenzen.

Fazit
Die Anamnese liefert nicht nur Informationen über den bisherigen und den aktuellen Gesundheitsstatus einschließlich des Entwicklungsstandes einer Schmerzerkrankung und begründet damit

- die Schwerpunkte der physischen Untersuchung der myofaszial-skelettalen Strukturen,

sondern

- weist auf die therapierelevanten Eigenschaften der Persönlichkeit des Patienten hin,
- gibt dem Therapeuten Hinweise zum Ursachengefüge der Schmerzsituation und daraus abgeleitet auch zum voraussichtlichen Verhalten im Therapieprozess,
- beschreibt den Einfluss bzw. den Stand der kognitiv-bewertenden und der emotional-affektiven Schmerzkomponente als wesentliche Merkmale der zentralen Sensibilisierung und
- prognostiziert die physische und kognitiv-mentale Belastbarkeit und Belastungsverträglichkeit.

Die Chancen für die Veränderung in Richtung des notwendig aktiveren Lebensstils werden abschätzbar. Diese Informationen haben direkt Konsequenzen für das Vorgehen, das Verhalten und die Therapiebegründungen und Beratungen des Therapeuten.

Bei der **manuellen körperlichen Untersuchung** zur Befundaufnahme liegt der Fokus ganz auf dem myofaszial-skelettalen System. So können z. B. Schmerzen des Hüftgelenks potenziell aus vielfältigen Quellen stammen (Battaglia et al. 2016). Es sind Prozesse des Gelenkes selbst, aber auch in benachbarten Gelenkstrukturen inklusive des unteren Rückens und den zugehörigen myofaszialen Strukturen.

Das Fibromyalgiesyndrom und das myofasziale Schmerzsyndrom sind aus peripherer Sicht chronische nicht entzündliche Erkrankungen mit Befunden im Muskelgewebe und im Bereich der Insertionen. Die generalisierte Schmerzempfindlichkeit bei der Fibomyalgie wird einer zentralnervösen Störung der nozizeptiven Verarbeitungs- und Hemmsysteme zugeschrieben. Peripher gibt es eine große Ähnlichkeit zwischen den „tender points" und den „trigger points", die jeweils als charakteristisch für die Fibromyalgia bzw. die myofaszialen Schmerzen angesehen werden. Man findet sie auch bei beiden Krankheitsentitäten in unterschiedlicher Anzahl. Die Termini „tender points" und „trigger points" werden nicht eindeutig getrennt, was auch daran liegt, dass keine einheitliche und für die Diagnostik klare Nomenklatur vorhanden ist.

Der hauptsächliche Unterschied zwischen „tender points" und „trigger points" ist,

- die „tender points" sind mechanosensible Punkte im Sinn einer Allodynie bevorzugt im Übergangsbereich Muskel-Sehne ohne eine palpable knotenförmige Struktur und ohne „referred pain", und sie werden vorrangig durch ihre Lokalisation definiert, und
- die Triggerpunkte sind kleine regionale Kontrakturknoten, die gleichfalls im Sinn einer Allodynie druckschmerzhaft oder hyperalgisch an ihrem Ort und im Bereich des myotendinösen Übergangs oder auch mit einem „referred pain" reagieren. Das Interstitium in der direkten Umgebung des Triggerpunktes ist hypoxisch, azidotisch, nozizeptiv, indem es SP (Schmerzübertragung, Entzündung, Gefäßpermeabilität) und CGRP (Vasodilatation, Entzündungsmediator) weitere sensibilisierend wirkende Substanzen enthält.

Auch bei einer Gonarthrose sind myofasziale Schmerzen und das Vorhandensein von Triggerpunkten eine wesentliche Komponente des Schmerzbildes und der Behinderung (Dor und Kalichman 2017). Die Prävalenz von Triggerpunkten mit ihren myofaszialen Schmerzcharakteristika ist bei der Epikondylitis lateralis hoch, und myofasziale Veränderungen werden sogar zur Ätiologie der Epikondylitis gezählt. Entsprechend sind auch myofasziale Therapietechniken wirksam (Shmushkevich und Kalichman 2013). Auch bei der Fibromyalgie werden die Triggerpunkte zu den bedeutsamen Faktoren der Genese gezählt (Alonso-Blanco et al. 2011; Fernández-de-Las-Peñas und Arendt-Nielsen 2016; Castro-Sanchez et al. 2017).

Der **myofasziale Status** hat mehrere wichtige diagnostische Komponenten mit direkten therapeutischen Konsequenzen.

1. Die Schmerzen sind zum sehr großen Teil, wenn nicht sogar überwiegend myofaszialen Ursprungs.

13.1 Anamnese und Befundaufnahme

2. Chronische myofasziale Schmerzen sind als Zeichen der peripheren Sensibilisierung die Stimulatoren der Entwicklung der zentralen Sensibilisierung.
3. Ein atropher Muskelstatus steht für den pro-entzündlichen Gesamtkörperstatus.
4. Der atrophe Zustand der Muskulatur ist ein grober Marker der sensomotorischen Gelenkführung, der statischen und dynamischen Kompensationsfähigkeit und somit der Fehlbelastung der Gelenkketten.
5. Der Muskelstatus beschreibt indirekt die Belastbarkeit der Bindegewebestrukturen und den Funktionsstatus der Faszien.

▶ **Wichtig** Die therapeutische Konsequenz aller dieser Faktoren ist das Muskeltraining als die einzige nachhaltig wirksame Intervention direkt für den Muskelstatus und alle Bindegewebestrukturen in Kombination mit schmerzlindernden passiven Anwendungen.

Die Befundung beginnt mit der **Beobachtung des Bewegungsverhaltens** beim Betreten des Raumes und allen sensomotorischen Aktivitäten wie dem Gehen, Hinsetzen, Aufstehen, den Positionierungen auf der Untersuchungsliege und den Ausführungen von zu untersuchenden Bewegungen wie z. B. der aktiven Beweglichkeitsprüfung. Die **Körperhaltungen** und die Bewegungsausführungen, insbesondere die Zügigkeit und Präzision der Bewegungen und deren potenzielle Beeinträchtigung durch Schmerzen sind zu beachten. Schonhaltungen und Bewegungseinschränkungen werden sichtbar. Dieses sensomotorische Bewegungsverhalten gilt es auch, mit den Angaben von Schmerzlokalisationen und -intensitäten lt. VAS in Relation zu setzen. Nicht selten besteht ein abzuklärendes Missverhältnis zwischen der Intensitätsangabe und dem Bewegungsverhalten.

Die optische Beurteilung des Körperstatus im Stehen, aber ebenso während der verschiedenen Körperpositionen und Bewegungen des Untersuchungsganges gibt Hinweise auf myofaziale Veränderungen und Schmerzauslösungen oder –verstärkungen (Abb. 13.1).

Die **passive und aktive Beweglichkeit** der Gelenke in der Schwerpunktregion, aber auch in der nicht oder nicht vorrangig betroffenen Region gibt Auskunft über

- eine physiologische, „normale" oder eingeschränkte Beweglichkeit,
- Differenzen zwischen einer „normalen" passiven und der aktiven Beweglichkeit,
- die Dehnfähigkeit der myofaszialen und vor allen Dingen der Kapsel-Bandstrukturen des Gelenkes bzw. der Gelenkkette der Wirbelsäule,
- strukturelle Bewegungseinschränkungen und
- schmerzbedingte Bewegungseinschränkungen bzw. die Schmerztoleranz gegenüber intensiven, weil endgradigen mechanischen Belastungen der Gelenkkapsel (Abschn. 11.2 und 11.4).

Die Prüfung der Gelenkbeweglichkeit bis in den Endbereich des ROM bzw. der möglichen Körperhaltung sind zugleich Dehnungen der Gelenkkapseln und von arthromuskulärfaszialen Ketten. Sie können als Funktionstests für den ROM und die Muskulatur des

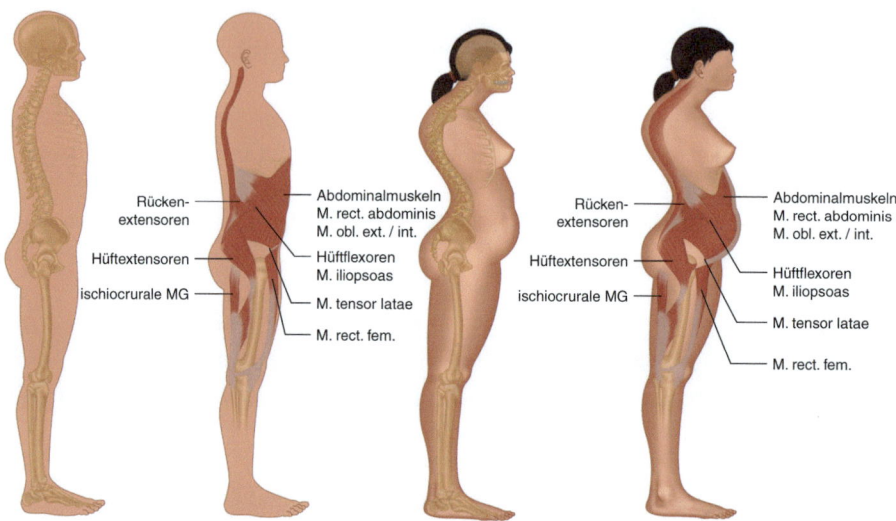

Abb. 13.1 Die Körperhaltung gibt Auskunft über die statischen und die ableitbaren dynamischen Belastungsverhältnisse des Stütz- und Bewegungsapparates. Ist das Einnehmen einer „guten, aufrechten" Körperhaltung möglich, werden damit Defizite der und in den myofazialen Ketten sichtbar

Gelenks angesehen werden, und sie werden im Therapieprogramm Bewegungsausführungen zur Steigerung der Schmerztoleranz als die wesentliche Komponente eines gesteigerten Bewegungsumfangs (Abschn. 11.2). Auch der Begriff Muskelfunktionstest hat zwei Aspekte. Erstens für die Frage, ob die willkürliche Innervation und die kontraktile Kapazität der Muskulatur in der Lage ist, das Gelenk in den ROM-Endbereich zu bringen (Defizit zwischen passiv und aktiv?) und zweitens, ob die sensomotorische Funktion bestimmte Bewegungsausführungen oder Haltungen über die Zeit ermöglicht, woraus Rückschlüsse auf konditionelle Funktionsdefizite gezogen werden müssen. Z. B. zeigt das Aufrichten aus dem Liegen mit aufgesetzten Füßen eine ausreichend oder defizitär dynamisch funktionierende Bauchmuskulatur und der Biering-Sørensen-Test die statische Ausdauer der Rückenmuskulatur an.

Liegen Differenzen zwischen einer „normalen" passiven und der aktiven Beweglichkeit vor, muss bei fehlenden oder nur sehr geringen Schmerzen die Kraftfähigkeit der Muskulatur verantwortlich sein. Eine geminderte Kraft zur vollen Nutzungsfähigkeit des ROM kann u. a. bei der neurologischen Diagnose einer funktionellen Teilparese des M. quadr. fem. nach einer Ruptur des vorderen Kreuzbandes vorhanden sein oder auch nach Verletzungen des Schultergelenks. Auch in fortgeschrittenen Stadien der Arthrose sind ausgeprägte Kraftdefizite gegenüber gleichaltrigen Personen ohne klinisch relevante Arthrose zu verzeichnen, die den aktiven Bewegungsumfang einschränken können. Die Beweglichkeitsprüfung spürt auch sogenannte myofaziale Dysbalancen und Muskelverkürzungen auf. Hinweise darauf ergeben sich bereits aus der Körperhaltung, die mit den Komponen-

13.1 Anamnese und Befundaufnahme

ten aktueller psychischer Zustand, Schmerzen und passiven und aktiven Defiziten des Stütz- und Bewegungsapparates verbunden ist. Ebenfalls ergeben sich bei den aktiven Prüfungen einzelner Gelenke und insbesondere der Gelenkketten der Wirbelsäule Hinweise auf Einschränkungen der sensomotorischen Koordination und der Faszienverschieblichkeit. Veränderungen der Verschieblichkeit von Nerven durch Faszienverklebungen oder auch myofasziale Kompressionen infolge eines gesteigerten passiven Muskeltonus werden mittels der neurodynamischen Tests objektiviert. Der absolute Klassiker ist der Lasègue-Test (1864). Die eingeschränkte Gleitfähigkeit des Nervens verursacht eine mechanische Irritation und führt beim Einnehmen konkreter Gelenkpositionen bzw. Körperhaltungen zur gesteigerten Sensitivität. Mithilfe dieser Tests können neben der Beweglichkeit und der Faszienverschieblichkeit auch nozizeptive Gewebeverhältnisse im Innervationsgebiet von den neuropathischen Konsequenzen durch Störungen des Nervens selbst unterschieden werden.

Der Status des Stütz- und Bewegungsapparates wird somit unter verschiedenen Gesichtspunkten geprüft. Es sind

- die passive Beweglichkeit,
- die aktive Beweglichkeit,
- Dysbalancen zwischen anatomischen A- und Antagonisten (funktionell sind es immer Synergisten!) anhand von
  - Verkürzungen als Ergebnis dauerhafter Haltungsdefizite,
  - Verkürzungen als Ergebnis funktioneller Adaptationen auf die Länge (den Gelenkwinkel, die Körperhaltung) mit der sehr häufig die höchste kontraktile Leistung im Bewegungsvollzug generiert wird (Sportler),
  - kontraktilen Defiziten als Ergebnis einer chronischen Minderbeanspruchung und
  - relativen kontraktilen Defiziten gegenüber dem funktionellen Synergisten als Ergebnis einer differenten Beanspruchung bei beruflichen oder sportlichen Belastungen.

Myofasziale Dysbalancen haben somit immer zwei Komponenten:

1. eine absolute oder relative Verkürzung und
2. eine absolute oder relative kontraktile Schwäche.

Die Ursache einer gesteigerten passiven Beweglichkeit kann auch habituell bei einem physiologischen leptosomen Körperbautyp, aber auch infolge einer genetisch determinierten Bindegewebeschwäche sein. Die aktive Beweglichkeit bis in den „normalen" ROM-Endbereich, gegeben durch den statistischen Mittelwert mit seinem Schwankungsbereich bei klinisch gesunden Personen ohne Zustände nach Verletzungen, kann durch myofasziale Verkürzungen (s. o.) und/oder Kraftdefizite eingeschränkt sein. „Übermäßig" ausgeprägte, wobei dies nicht definiert ist, anatomische oder funktionelle Missverhältnisse zwischen den anatomischen Gegenspielern werden als Ursachen von Fehlbelastungen und längerfristig auch Schmerzen diskutiert. Insbesondere kontraktile Abschwächungen haben ihre nachteiligen Auswirkungen beim funktionellen Synergismus der Muskeln bei Körperhaltungen und Bewegungen. Sie werden demnach als eine Komponente der sensomotorischen Koordination wirksam, indem die konditionellen Fähigkeiten der Muskeln die spezifische Bewegungsausführung wesentlich mitbestimmen.

Entsprechung ist die Beweglichkeit von Gelenken als auch bei der Einnahme von Körperhaltungen (akzentuiert Körperstamm) sowohl ein Test des passiven myofaszialen Status (Verkürzung, Verklebungen) als auch der kontraktilen Kapazität. Da das Ausmaß der maximalen Bewegungsmöglichkeit auch die Schmerzempfindlichkeit und die Schmerztoleranz anspricht (Abschn. 11.2 und 11.4), werden bei der Beweglichkeitsprüfung zugleich diese Faktoren für diese konkreten Belastungen einschätzbar. Des Weiteren ist die aktive Bewegung im ROM eine sensomotorisch koordinative Leistung, dessen Ausführungsqualität eingeschätzt werden kann.

Die klinische Untersuchung beinhaltet somit umfänglich die Prüfung des myofaszialen Status unter den benannten Komponenten und Zielstellungen. Es werden die folgenden Muskeln bzw. Muskelgruppen geprüft, die zur Verkürzung neigen: M. pect. major/minor, M. teres major, M. levator scapulae, M. trap. pars desc., M. latissimus dorsi, M. rhomboideus major und minor, M. iliopsoas, M. rect. fem., ischiocrurale Muskelgruppe, Adduktorengruppe, M. trizeps surae. Abgeschwächt ist sehr häufig die Bauchmuskulatur als Synergist der autochtonen Rückenmuskulatur.

Zur Beurteilung der myofaszialen Gewebeeigenschaften und der Schmerzsituation ist die **Palpation** sowohl

- für die Charakterisierung des Gewebestatus als auch
- für das gezielte Auffinden der zunächst bevorzugt passiv zu behandelnden Therapieorte, wie z. B. von Triggerpunkten, passiv hypertonen Muskelbereichen und von Funktionsstörungen der Wirbelsäule (s. manualtherapeutische Diagnostik) essenziell wichtig. Sie prägen die Schmerzsituation und die Belastbarkeit. Der aktive Therapieanteil muss dann immer folgen.

Der Geübte ertastet die Gewebekonsistenz, die Verschieblichkeit, die elastischen Eigenschaften und die Schmerzempfindlichkeit. Die Gewebeeigenschaften bzw. der myofasziale Tonus ist von einer Reihe von Faktoren abhängig. Zu diesen gehören

- der Dehnungszustand des Muskels, gegeben durch die anatomisch bedingt gedehnte Aufhängung zwischen Ansatz und Ursprung und somit auch durch die aktuelle Gelenkposition,
- der Trainingsstatus der Muskulatur (atroph, normotroph, hypertroph),
- strukturelle Verkürzungen durch dauerhaft dysbalancierte Körperhaltungen, aber auch bei Sportlern durch Adaptationen der myofaszialen Länge an die Gelenkposition (Muskellänge) mit dem bewegungsbedingt höchsten Krafteinsatz (die Trainingsspezifik generiert auch die spezifische Struktur der funktionellen Synergisten [anatomisch von A- und Antagonist]),

13.1 Anamnese und Befundaufnahme

- die lokale und globale Mikrozirkulation des Muskels und damit die Sauerstoffversorgung für die ATP-Resynthese mit direkter Auswirkung auf die Relaxationsfähigkeit der Muskelfasern (ATP als Weichmacher; siehe u. a. Triggerpunkte) und das interstitielle Milieu,
- der Füllungszustand der Gewebekompartimente (intra-, extrazellulär bzw. interstitiell),
- die Muskelfaserzusammensetzung,
- die Muskeltemperatur,
- der Ermüdungszustand der Muskulatur und
- der willkürliche Aktivierungszustand durch z. B. Halteaktivitäten, da die Muskelfasern durch die Kontraktion ihre passiv-mechanischen Eigenschaften verändern.

Damit sind die Einflussfaktoren für das Palpationsergebnis benannt, woraus sich sowohl die einzuhaltenden Untersuchungsbedingungen ergeben als auch beim Vorliegen eines Befundes auf dessen Ursache hingewiesen wird. Steigerungen des myofaszialen Tonus sind bevorzugt einer defizitären Mikrozirkulation zuzuschreiben. Eine relative Ischämie verursacht gleichzeitig eine Kontraktur, und sie ist die Hauptursache für ein nozizeptives Gewebemilieu.

Um eine mögliche primär ursächliche oder auch gleichzeitig vorliegende neurologische Quelle der Schmerzen (Radikulopathien) und damit auch von Muskelatrophien und Sensibilitätsstörungen in einem Versorgungsgebiet aufzudecken, sind die klinischen Symptome mit den Dermatomen, Myotomen und Sklerotomen zu vergleichen. Hierbei sind auch wieder die neurodynamischen Tests hilfreich.

Da periphere Verletzungen (Gelenke, Bänder, …) in aller Regel auch das sensomotorische System betreffen, indem die sensorische Seite betroffen ist, oder nach Muskelverletzungen im Effektor eine narbige Ausheilung stattgefunden hat, sind die myofaszialskelettalen Strukturen dieser Körperregionen speziell zu untersuchen. Sie könnten eine Quelle von Funktionsstörungen sein, die auch im Verlauf der myofaszialen Kette Beschwerden auslöst.

In der Konsequenz ist es immer erforderlich, zwar Schwerpunkte, aber immer auch den gesamten Stütz- und Bewegungsapparat zu untersuchen und dabei das sensomotorische Verhalten des Patienten zu beobachten und das Vorhandensein oder die Provokation von Schmerzen zu dokumentieren.

Fazit
Die Anamnese und die manuelle Befundung folgen immer zwei Grundprinzipien: Erstens **„Ohr gemeinsam mit dem Auge an erster Stelle weit vor Labor und Bildgebung"** und zweitens **„Man sucht, sieht, findet, erkennt und bewertet nur das, worüber man Wissen und praktische Erfahrungen erworben hat"**. Es gilt zu beachten, dass chronische Schmerzen zwar eine pathophysiologische Basis haben, aber dass sie immer eine individuelle, absolut subjektiv geprägte Symptomatik

darstellen und eine Entwicklungsgeschichte haben. Entsprechend stehen bei der Anamnese die verschiedenen Einflussfaktoren aus der biologischen (physiologisch-pathophysiologischen), der psychisch-mentalen und der sozialen Sicht im Vordergrund. Sehr wichtig sind Informationen, die auf die Gesundheitskompetenz, den affektiv-emotionalen und kognitiv-bewertenden Funktionszustand und die psychische wie physische Erholungsfähigkeit hinweisen.

Bei der Befundaufnahme liegt der Fokus ganz auf dem Funktionszustand des sensomotorischen Systems, dem motorischen Verhalten und dem myofaszial-arthroskelettalen System. Der arthro-myofasziale Status ist die Hauptquelle von Informationen, um Schmerzursachen, aber auch Schmerzfolgen zu erkennen. Der myofasziale Befund lässt eine atrophische und damit konditionell defizitäre Muskulatur mit pro-entzündlichen Folgen in allen Geweben erkennen und ist der Marker von biomechanischen Fehlbelastungen und einer verminderten Bindegewebebelastbarkeit. Triggerpunkte als Merkmal regionaler Störungen der Mikrozirkulation und/oder „tender points" als Merkmal einer regional gestörten Mechanosensibilität sind wesentliche Quellen der peripheren und zentralen Sensibilisierung.

Die passive und aktive Beweglichkeit ergibt mögliche Differenzen zwischen der üblichen passiven und der aktiven Beweglichkeit. Strukturelle und/oder schmerzbedingte Bewegungseinschränkungen werden sichtbar. Funktionstests für den ROM, die Muskulatur und die peripheren Nerven ermöglichen Rückschlüsse auf konditionelle Funktionsdefizite, funktionelle und strukturelle Dysbalancen zwischen funktionellen Synergisten (anatomischen Antagonisten) und nozizeptive Gewebeverhältnisse in Abgrenzung zu auch neuropathischen Schmerzen. Mit der Palpation werden schmerzhafte, sensible und passiv hypertone Muskelbereiche diagnostiziert. Sie sind vorrangig das Ergebnis von Mikrozirkulationsstörungen und prägen wesentlich die Schmerzsituation und die Belastbarkeit.

Bei Schmerzpatienten muss immer der gesamte Stütz- und Bewegungsapparat untersucht werden, wobei das sensomotorische Verhalten, der myofasziale Status und das Schmerzbild eine „diagnostische", weil auch „therapeutische Einheit" bilden.

13.2 Periostdruck-, Faszienmassage und passive Dehnungen nach dem Daase-Konzept

13.2.1 Periostdruckmassage

Die Zielstellung der Periostreizung ist die „therapeutische Provokation" intensiver Schmerzen zur Aktivierung des neurophysiologischen Mechanismus „Schmerz hemmt Schmerz" (Kap. 6 und 7). Diese Intervention ist sehr effektiv. Nach der schmerzhaften Interventionsphase ist sie fast unmittelbar wirksam, indem die Schmerzen bereits nach einer Therapiesitzung für wenige Stunden um bis zu 50 % reduziert sein können (Kap. 6). 3 bis 5 Interventionen können für einen individuell differenten Zeitraum das Schmerzniveau deutlich senken.

▶ **Wichtig** Bei der Periostdruckmassage handelt es sich aber nicht um eine ursächliche Therapiemaßnahme. Ursächlich wäre, die funktionelle Integration bzw. Reintegration der Schmerzhemmung mit einer verstärkten Wirksamkeit in den Bewegungsprogrammen zu verankern. Das geht nur durch physische Aktivität. Die antinozizeptiv reorganisatorischen aktiven Interventionen mit aufbauender Dosierung werden aber durch die symptomatische Schmerzlinderung möglich. Die aktiven Therapiemaßnahmen sollten mit den „passiven" Maßnahmen begleitet werden.

Die mechanische nozizeptive **Periostdruckstimulation** oder **Periostdruckmassage** erfolgt vorrangig kleinflächig mit dem Daumen oder mit anderen Fingern. Die Finger werden vor allem im Bereich des Kopfes eingesetzt. In den Bereichen Körperstamm, Becken und der unteren Extremität kann auch mit weiteren Varianten bzw. Arbeitstechniken der Stimulation gereizt werden. Insgesamt besteht eine Wahlmöglichkeit zwischen den folgenden Stimulationstechniken:

- mit dem Daumen
- mit der Fingerkuppe des Zeige- oder Mittelfingers (besonders am Kopf)
- mit dem proximalen Interphalangealgelenk in maximaler Flexion
- mit dem Os pisiforme bei dorsalflektiertem Handgelenk
- mit der Phalanx media bei flektiertem proximalen und distalen Interphalangealgelenk
- mit dem Olecranon bei maximal flektiertem Ellenbogengelenk und
- mit den Unterarmen, als großflächige, mehr myofasziale Reizsetzung

Je nach angewandter Arbeitstechnik sind die gereizten Flächen von den individuellen anatomischen Verhältnissen der „therapeutischen Finger", des Olecranon, des Os pisiforme usw. und der Ausführungstechnik (s. u.) abhängig. Hilfsmittel, die eine mehr punktförmige Stimulation erlauben würden, werden nicht eingesetzt. Potenziell denkbar wären noch Algometer zur reproduzierbaren Dosierung und Überprüfung der Druckintensitäten. Letzteres wäre notwendig, um einen quantitativen Bezug zwischen der Stimulation und der Wirkung herstellen zu können.

▶ **Wichtig** Wie bei jeder Hands-on-Technik besteht auch bei der Periostdruckmassage der große Nachteil, dass es keine standardisierte und damit absolut reproduzierbare Therapietechnik ist.

Es müssen die grundsätzlichen Ausführungen und die zu beachtenden Faktoren exakt beschrieben werden, und die manuelle Ausführung erfordert ein umfängliches Training. Dennoch wird es in der Praxis große Variationen geben (vgl. Abschn. 11.1: „deep friction"). Objektive „physikalische Parameter" der Ausführung und zu deren Kontrolle kennt die therapeutische Praxis nicht. Im therapeutischen Alltag sind die Intensität der Druckausübung, die Einwirkungszeiten, die Richtungen, die vom Therapeuten generierten Vibrationen, also die wesentlichen physikalischen Parameter der Intervention absolut nicht standardisiert und auch bei manueller Ausführung nicht standardisierbar. Sie sind bei wissenschaftlichen Untersuchungen notwendig, aber nur mit sehr hohen methodischen Anforderungen und entsprechendem Aufwand zu ermitteln.

Der intensive Druck auf das Periost wird über 60–120 s aufrechterhalten. Er soll dauerhaft eine Schmerzintensität von VAS 8/10 auslösen. Nach jeder Reizung bzw. der Reizserie erfolgen für ca. 10 s Klopfungen und Ausstreichungen als „ausklingende emotionale" Nachinterventionen. Die Klopfungen werden mit der zur leichten Hohlform geformten flachen Hand auf dem behandelten Bezirk durchgeführt und Ausstreichungen folgen.

Die intensive Periostdruckmassage bedeutet, es wird eine nozizeptive Stresssituation mit einer hohen emotionalen Beanspruchung hervorgerufen. Der Stress ist wiederum ein wichtiger Teil der anti-nozizeptiven Gegenregulation, zu der auch die Aktivierung der deszendierenden Schmerzhemmung gehört. Die Stimulation erfolgt primär mit einem konstanten Druck. Aber es gilt auch zwei physiologischen Phänomenen, den Rezeptoradaptationen, aber auch der Habituation, entgegenzuwirken. Die Habituation ist die reduzierte Antwort- bzw. Reaktionsbereitschaft auf Reizsetzungen, die, sofern ähnlich bereits einmal erlebt, subjektiv als nicht bedeutsam eingestuft worden waren oder aktuell als eher unbedeutend eingestuft werden. Je nach der individuellen, durch die zentrale Sensibilisierung bestimmten Schmerzbewertung durch die kognitiv-bewertende, aber auch dem Zustand der emotional-affektiven Schmerzkomponente wird es bei den Schmerzpatienten Unterschiede bei dieser Reaktion geben. Die Reaktion auf Schmerzreize ist gesteigert und die Habituation wahrscheinlich gemindert. Des Weiteren ist die Schmerztoleranz bei ihnen gering. Um den individuellen Krankheitszuständen und den subjektiven Reaktionen gerecht zu werden und um Gewöhnungseffekte zu minimieren, wird bei wiederholter Druckausübung der Reizmodus variiert. Die konstante mechanische Stimulation wird mit gleicher Zielstellung, Intensitäten von VAS 8/10 zu erreichen, an- und abschwellend, vibrierend, zirkulierend und/oder in Kombinationen ausgeführt. So stehen mehrere Reizmodi zur Verfügung, mit deren Hilfe physiologischen Reaktionen mit Minderungen der empfundenen Schmerzintensität wie der Gewöhnung entgegengewirkt werden kann.

Mehr im Detail können die Drucktechniken wie folgt beschrieben werden:

Gleichbleibender Druck Der Periostdruck auf dem Periostareal bleibt während 60–120 s unverändert. Die Schmerzintensität soll ohne nachzudrücken stabil bleiben.

Druck an- und abschwellend Der Periostdruck auf dem Behandlungsareal wird während des Stimulationszeitraumes dem Atemrhythmus des Patienten angepasst. Mit der Ausatmung wird der Druck bis zur Schmerzintensität VAS 8/10 anschwellend verstärkt und der Einatmung abschwellend auf ca. VAS 5-6/10 gesenkt.

Gleichbleibende Vibration Der Periostdruck erfolgt über den gesamten Stimulationszeitraum vibrationsartig. Gegeben durch die subjektiven Empfindungen des Therapeuten werden mittels isometrischer Anspannungen „gleichmäßige" Vibrationen aus dem gesamten Körper heraus erzeugt. Die nicht behandelnde Hand des Therapeuten umschließt dabei die stimulierende Therapeutenhand, um leichter Vibrationen generieren und auf den Patienten übertragen zu können. Die Schmerzintensität soll ebenfalls VAS 8/10 betragen.

Vibrationen an- und abschwellend Der Periostdruck wird mit dem Atemrhythmus des Patienten synchronisiert. In der Ausatemphase schwellen die Vibrationen an, und die Schmerzintensität erreicht VAS 8/10, und in der Einatemphase schwellen die Vibrationen wieder ab, sodass die Schmerzen auf ca. VAS 5-6/10 fallen.

Gleichbleibende Zirkelungen Der Periostdruck erfolgt während der gesamten Stimulationszeit mit gleichmäßigen Zirkelungen der Fingerbeere.

Zirkelungen an- und abschwellend Der Periostdruck wird an- und abschwellend kombiniert mit Zirkelungen in Synchronisation mit dem Atemrhythmus ausgeführt. Mit der Ausatmung schwillt der Druck mit den Zirkelungen an und der Einatmung ab.

Mit diesen Drucktechniken und den immer immanent automatisch vorhandenen Variationen der Einwirkungsrichtungen ist im tendinös-periostalen Bereich gleichzeitig ein Mobilisationseffekt, aber auch potenziell ein durchblutungsfördernder Effekt verbunden. Bei der Reizung an der Wirbelsäule (Dornfortsätzen) wird auch bewusst neben der Schmerzsetzung eine zusätzliche dosierte mobilisierende Wirkung angestrebt. Eine vorherige manualtherapeutische Diagnostik des Bewegungssegments ist durchzuführen. Dies führt auch zur Beobachtung, dass nach der Behandlung an der Wirbelsäule von den Patienten sehr häufig eine höhere schmerzlindernde Wirkung angegeben wird. Systematische Untersuchungen liegen dazu aber nicht vor.

Eine Sonderform der Anwendung sind sogenannte **„Schmerz-Blockbehandlungen"**. Sie kommen beim Vorliegen großer Schmerzareale zur Anwendung. Die Intervention wird nicht mehr auf den ausschließlich stärksten Schmerzpunkt ausgerichtet. Es werden nacheinander die Schmerzpunkte mit absteigender Mechanosensibilität gereizt. Dieser Reizmodus resultiert aus der Erfahrung, dass die Lokalisationen mit der höchsten mechanischen Schmerzintensität diejenigen mit der geringeren maskieren können. In der Regel werden mindestens 8 Schmerzpunkte, die zueinander in näherer Umgebung liegen und zu einem Derma- bzw. Myotom oder auch Sklerotom gehören, behandelt.

▶ **Wichtig** Das Hauptmerkmal der therapeutischen Intervention Periostdruckreizung ist die wiederholt provozierte sehr hohe Schmerzintensität über einen relativ langen Zeitraum. Die Periostreizung zielt ausschließlich auf die Beanspruchung der Schmerzhemmsysteme ab. Manuelle Variationen der Reizsetzung sollen die Effektivität der Wirksamkeit sichern.

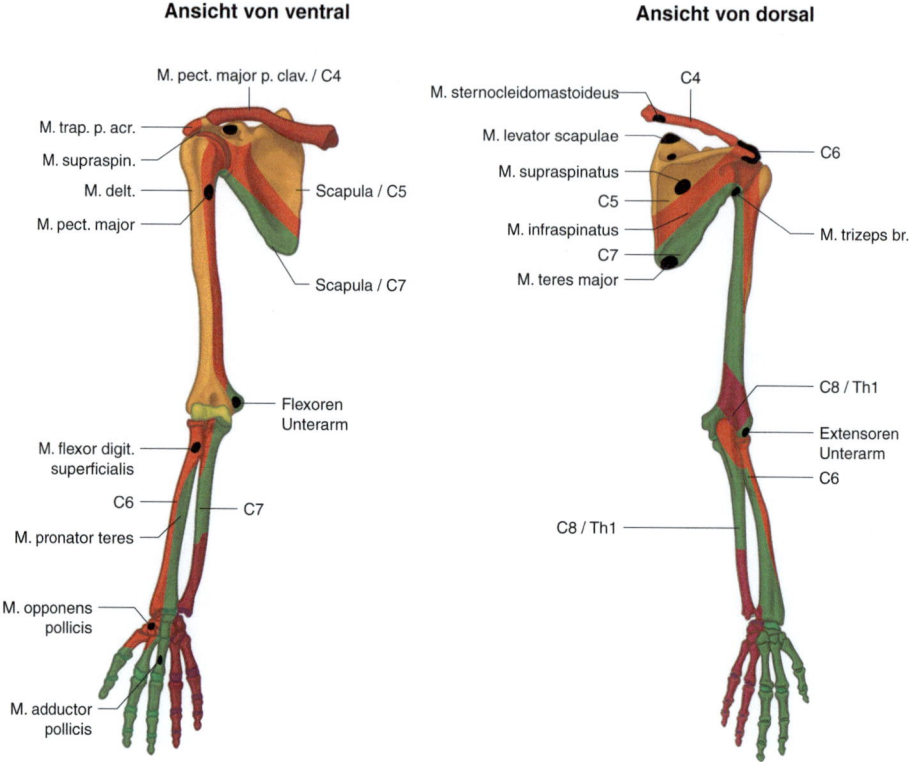

Abb. 13.2 Die Interventionspunkte der tendinös-periostalen Reizungen an der oberen Extremität

Die Lokalisationen der **periostalen Interventionspunkte** sind gut zugänglich und befinden sich in allen Regionen des Skeletts. Entsprechend der segmentalen Anatomie ist mit ihnen der Zugang zum größten Teil der Sklerotome gegeben. Sehr häufig (s. u.) handelt es sich auch um **tendinös-periostale Interventionspunkte**, indem die Insertionsbereiche konkreter Muskeln gereizt werden.

Die folgenden Aufzählungen und die Abb. 13.2 und 13.3 beschreiben bzw. zeigen die Lokalisationen der Interventionspunkte bzw. -bereiche. Am Kopf sind es die tendinös-periostalen Lokalisationen folgender Muskeln:

Muskel	Reizort/Nervenversorgung
• M. rectus sup., med., inf.	*Reizung*: Insertion Anulus tendineus communis (os frontale)
	Nervenversorgung: N. oculomotorius (3. Hirnnerv)
• M. masseter p. profunda	*Reizung*: Proc. zygomaticus (Os temporale), Ramus und Angulus mandibulae
	Nervenversorgung: N. mandibularis (N. trigeminus 5. Hirnnerv)

13.2 Periostdruck-, Faszienmassage und passive Dehnungen nach dem Daase-Konzept

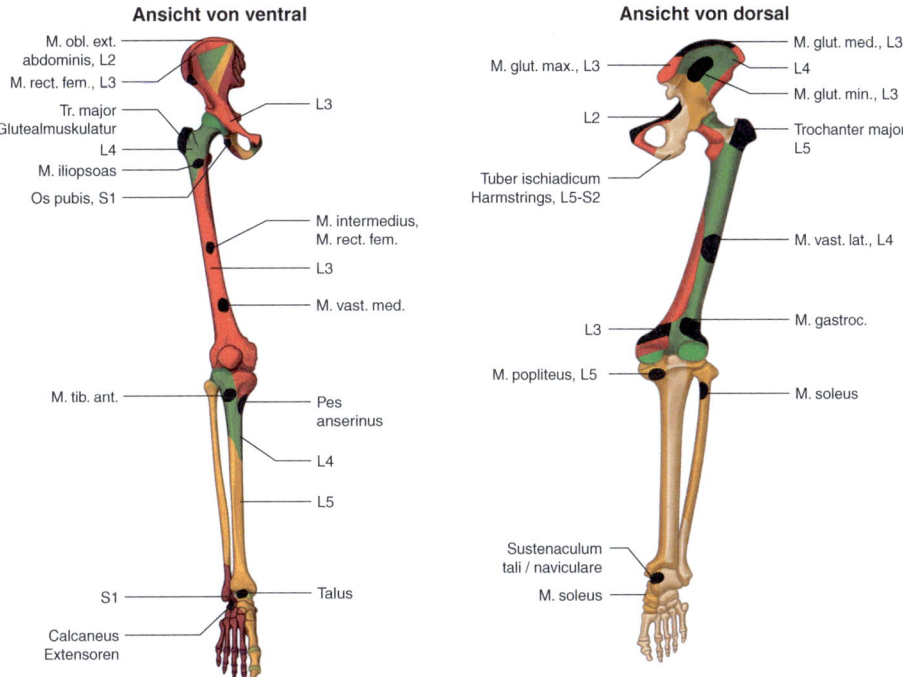

Abb. 13.3 Die Interventionspunkte der tendinös-periostalen Reizungen an der oberen Extremität

Muskel	Reizort/Nervenversorgung
• M. masseter p. superficialis	*Reizung*: os zygomaticum, Ramus und Angulus mandibulae
	Nervenversorgung: N. mandibularis (N. trigeminus 5. Hirnnerv)
• M. temporalis	*Reizung*: Proc. Coronideus mandibulae, Fossa temporalis
	Nervenversorgung: N. mandibularis (N. trigeminus 5. Hirnnerv)
• M. splenius capitis	*Reizung*: Proc. mastoideus (Os temporale), Linea nuchae (os occipitale), Proc. spinosi C3-Th3
	Nervenversorgung: N. spinalis (R. posteriores, C2-Th3; lt. Literatur auch größerer Ursprungsbereich benannt)
• Mm. semispinalis	*Reizung*: zwischen Linea nuchea superior und inferior (Os occipitale)
	Nervenversorgung: N. spinalis (R. posteriores) C3-Th6
• M. rect. capitis post. major	*Reizung*: Linea nuchae inf. (Os occipitale)
	Nervenversorgung: N. spinalis (R. posteriores) C1-C2
• M. rect. capitis post. minor	*Reizung*: Linea nuchae inf. (Os occipitale)
	Nervenversorgung: N. spinalis (R. posterior) C1

Am Schultergürtel und der oberen Extremität sind es die tendinös-periostalen Lokalisationen folgender Muskeln:

Muskel	Reizort/Nervenversorgung
• M. sternocleidomastoideus	*Reizung*: Proc. mastoideus, Linea nuchae sup.
	Manubrium sterni; Caput claviculare und lateral
	Nervenversorgung: N. accessories, Äste Plexus cervicalis, C1-C3/C4
• M. pect. major	*Reizung*: Clavicula med., Sternum intercostal 1-4, Crista tuberculi majoris humeri
	Nervenversorgung: N. pect. med./lat. (Plexus brachialis), C5-Th1
• M. pect. minor	*Reizung*: Proc. coracoideus
	Nervenversorgung: N. pect. med./lat. (Plexus brachialis), C5-Th1
• M. trapezius p. desc., hori.	*Reizung*: Protuberantia occipitalis ext., Linea nuchae sup., Clavicula (lat. Drittel), Acromion, Spina scapulae, Dornfortsätze Th1-Th12
	Nervenversorgung: N. accessories, Äste Plexus cervicalis (C3-C4)
• M. delt. p. acromialis, spinalis	*Reizung*: Clavicula lat. Drittel, Acromion, Spina scapulae (lat.-mittl. Bereich), Tuberositas deltoidei
	Nervenversorgung: N. axillaris, Plexus brachialis, C5-C6
• M. supraspinatus	*Reizung*: Fossa supraspinata. Tuberculum majus *Nervenversorgung*: Plexus brachialis, N. suprascapularis, C4-C6
• M. infraspinatus	*Reizung*: Fossa infraspinata (med.), Tuberculum majus
	Nervenversorgung: Plexus brachialis, N. suprascapularis, C4-C6
• M. teres major	*Reizung:* Angulus inf. scapulae,
	Nervenversorgung: Plexus brachialis, N. thoracodorsalis, C6-C7, N. subscapularis C5-C6
• M. levator scapulae	*Reizung*: Angulus sup. scapulae
	Plexus cervicalis, C3-C5, Plexus brachialis, N. subscapularis, C6-C7
• M. rhomboideus	*Reizung*: Margo med. Scapulae
	Nervenversorgung: Plexus brachialis, N. dorsalis scapulae (C5 teilweise C4-C6)
• M. triceps brachii	*Reizung*: Tuberculum infraglenoidale scapulae *Nervenversorgung*: Plexus brachialis, N. radialis, C6-C8
• M. bizeps brachii	*Reizung*: Proc. coracoideus, Tuberositas radii
	Nervenversorgung: Plexus brachialis, N. musculocutaneus, C5-C7
• Flexoren ulnare Gruppe	*Reizung*: Epicondylus med., Ventralfläche Radius dist. Tuberositas rad. (M. flex. digit. superficialis, M. pronator teres)
	Nervenversorgung: N. medianus C6-C7, N. ulnaris, C7-Th1
• Extensoren radiale Gruppe	*Reizung*: Epicondylus lat.
	Nervenversorgung: Plexus brachialis, N. radialis, C6-C7
• M. opponens pollicis	*Reizung*: Tuberculum ossis trapezii, Retinaculum flexorum
	Nervenversorgung: Plexus brachialis, N. medianus, C6-C8, auch C8-Th1
• M. adductor pollicis	*Reizung*: Os metacarpale III
	Nervenversorgung: Plexus brachialis, N. ulnaris, C8-Th1

13.2 Periostdruck-, Faszienmassage und passive Dehnungen nach dem Daase-Konzept

An der Wirbelsäule erfolgen die Reizungen im Bereich der Bewegungssegmente C1/C2 bis L5/S1. Die Interventionspunkte entsprechen den Kapseln der Facettengelenke, sind die Processus spinosii und transversii bzw. die tendinös-periostalen Lokalisationen der inserierenden Muskeln des transversospinalen und des spinalen Systems (M. scalenus: Tuberculum anterius und posterius, C3-C7; M. semispinalis, C7-Th8; M. rotatores, nur BWS; M. erector spinae/M. multifidus, C5-S4-Lig. sacroiliacum, Christa iliaca).

Am Körperstamm und der unteren Extremität wird an den tendinös-periostalen Lokalisationen folgender Muskeln gereizt:

Muskel	Reizort/Nervenversorgung
• M. rectus abdominis	*Reizort*: Insertion Knorpel 5.-7. Rippe, Proc. xiphoideus, Os pubis, Symphyse
	Nervenversorgung: N. spinalis, Th1-Th12
• M. obliquus externus abd.	*Reizort*: 5.-12. Rippe, Christa iliaca
	Nervenversorgung: N. spinalis, Th5-Th12
• M. latissimus dorsi	*Reizort*: Crista tuberculi minoris und Sulcus intertubercularis (Humerus)
	Nervenversorgung: Nervus thoracodorsalis (Plexus brachialis) C6-C8
• M. iliopsoas	*Reizort*: Trochanter minor
	Nervenversorgung: Plexus lumbalis, L1-L4
• M. quadratus lumborum	*Reizort*: Christa iliaca
	Nervenversorgung: N. spinalis Th12-L3
• M. iliocostalis lumborum	*Reizung*: Christa iliaca, os sacrum
	Nervenversorgung: N. spinalis (R. posteriores) Th7-L3
• M. gluteus max., med., min.	*Reizort*: max.: Linea glutea post., os sacrum-os coccyges; med.: zwischen Linea glut. post. und ant., min.: zwischen Linea glut. ant. und inf. (vom M. glut. med. überdeckt); M. glut. med. und min.: Trochanter major
	Nervenversorgung: M. glut. max.: Plexus sacralis/N. glut. inf., L5-S2; M. glut. med./min: N. glut. sup., L4-S1
• M. piriformis	*Reizort*: Trochanter major (Apex)
	Nervenversorgung: Plexus sacralis, L5-S2
• M. adductor magnus	*Reizort*: Tuber ischiadicum, Epikondylus med.
	Nervenversorgung: Plexus lumbalis, N. obturatorius, L2-L4, Plexus sacralis, N. tibialis L4-L5
• M. semitendinosus	*Reizort*: Tuber ischiadicum, Pes anserinus (mit M. sartorius, M. gracilis)
	Nervenversorgung: Plexus sacralis, N. tibialis, L5-S2
• M. semimembranosus	*Reizort*: Tuber ischiadicum
	Nervenversorgung: Plexus sacralis, N. tibialis, L5-S2
• M. biceps femoris	*Reizort*: Tuber ischiadicum, Caput fibulae
	Nervenversorgung: Plexus sacralis, N. tibialis, N. peroneus, L5-S2
• M. rectus femoris	*Reizort*: Spina iliaca ant. inf.

Muskel	Reizort/Nervenversorgung
	Nervenversorgung: Plexus lumbalis, N. femoralis, L2-L4
• M. vastus lateralis	*Reizort*: ca. Mitte Femur lateral
	Nervenversorgung: Plexus lumbalis, N. femoralis, L2-L4
• M. vast. medialis	*Reizort*: Grenze mittl.-unt. Drittel Femur medial
	Nervenversorgung: Plexus lumbalis, N. femoralis, L2-L4
• M. tensor fascia latae	*Reizort*: Spina iliaca ant. sup.
	Nervenversorgung: Plexus sacralis, L4-S1
• M. sartorius	*Reizung*: Spina iliaca ant. sup., Pes anserinus (M. gracilis, M. semitendinosus)
	Nervenversorgung: N. femoralis L2-L4
• M. popliteus	*Reizung*: dorsale Gelenkkapsel, Planum popliteum tibiae
	Nervenversorgung: N. tibialis (N. ischiadicus, Plexus sacralis) L4-S3
• M. tibialis ant.	*Reizort*: Condylus lat. tibiae
	Nervenversorgung: Plexus sacralis, N. ischiadicus, N. fib. profundus, L5-S1
• M. soleus	*Reizort*: Caput fibulare, oberes Drittel dorsal Fibula
	Nervenversorgung: Plexus sacralis, N. ischiadicus, S1-S2
• M. gastrocnemius	*Reizort*: Epicondylus med. und lat.
	Nervenversorgung: Plexus sacralis, N. ischiadicus, N. tibialis, S1-S2

Am Fuß wird plantar im Bereich der Zehengrundgelenke, der Schäfte der Metatarsalknochen, des Sustentaculum tali (Calcaneus), des Os naviculare und am Calcaneus (M. extensor digitorum brevis) gereizt.

Die **Auswahl der Interventionspunkte** in Relation zur betroffenen oder bevorzugt betroffenen Körperregion kann nach mehreren Kriterien erfolgen. Ausgangspunkt ist, dass die CPM die schmerzlindernde Auswirkung nozizeptiver heterotoper Reizungen beschreibt (Kap. 6). Bei der Diagnostik wird die Schmerzsituation durch die konditionierenden Reize auf einer Körperseite geschaffen und deren Auswirkungen auf die Bewertung sensorischer Testreize auf der anderen Seite geprüft. Beim Gesunden stimulieren die konditionierenden Schmerzreize die Hemmung, und bei Schmerzpatienten ist die Hemmung eingeschränkt oder paradox. Bei den Patienten liegt eine entgegengesetzte Situation vor. Die Schmerzen sind vorhanden, und wegen der zentralen Sensibilisierung erfolgt eine eingeschränkte oder sogar keine effektive Schmerzhemmung. Die „therapeutisch gesetzten Schmerzen" aktivieren die Schmerzhemmung.

Bei der Diagnostik der Schmerzhemmkapazität werden die diagnostischen sensorischen Testreize entweder zeitlich

- parallel (sensorische Testung während der Konditionierung) oder
- sequenziell (sensorische Testung nach der Konditionierung) durchgeführt.

Des Weiteren lindern die konditionierenden Schmerzreizungen die Schmerzempfindung der sensorischen Testreize, wenn sie gegenüber dem diagnostischen Reiz

- sowohl im Bereich der nicht dominanten
- als auch im Bereich der dominanten, kontralateralen Körperseite gesetzt werden.

Da experimentelle, diagnostische und damit auch therapeutische intensive Schmerzreize zu einer generalisierten Reduzierung der Schmerzempfindungen führen (Kap. 6 und 7 und Abschn. 11.2), können in der Praxis die Interventionspunkte der Periostdruckreizung

- auf der gleichen Körperseite fern oder nah der schmerzenden oder bevorzugt schmerzenden Körperstruktur gewählt werden

und dementsprechend

- sowohl im Derma-, Myo- oder Sklerotom als auch außerhalb in benachbarten Segmenten,

aber sogar auch

- weit entfernt auf der gegenüberliegenden Seite liegen.

Grundsätzlich kann mit allen Positionen bzw. Kombinationen der angestrebte schmerzlindernde Effekt ausgelöst werden. Dennoch ist die Intensität der Schmerzlinderung auch abhängig von der Lokalisation der therapeutischen Reizsetzung, indem nicht von allen Körperstellen bzw. mit jeder Kombination eine identisch ausgeprägte Wirkung hervorgerufen wird. Das ist auch der Grund, dass viele gut zugängliche Periostpunkte und tendinös-periostale Lokalisationen benannt sind. Die Lokalisation der individuell effektivsten Wirksamkeit muss geprüft werden. Es gibt aber nicht nur den sich generalisiert auswirkenden, über den Hirnstamm vermittelten CPM-Effekt, sondern auch eine segmental propriospinale Modulation nozizeptiver Afferenzen. Der letztgenannte Mechanismus reagiert auf therapeutische Schmerzreize in der Nähe der krankheitsbedingten Schmerzquelle stärker, aber der Effekt ist insgesamt schwächer und bildet sich schneller zurück (Kap. 6). Entsprechend ist eine Reizung auch im Myo- oder Sklerotom eine begründete Intervention. Für den therapeutischen Alltag ist somit eine Auswahl von Interventionspunkten im oder benachbarten Myo- oder Sklerotom, also nah der Hauptschmerzquelle, als auch entfernt auf der gleichen, aber auch auf der entgegengesetzten Körperseite, also weit entfernt von der Hauptschmerzquelle, eine nach aktuellem Wissen nachvollziehbare Vorgehensweise.

Dies entspricht der aktuellen praktischen Durchführung. Es werden

- in Abhängigkeit von der Verträglichkeit Interventionspunkte in der Nähe der Schmerzquelle behandelt, und sie rücken nach Möglichkeit im Verlauf der Behandlung in diese Richtung vor, und

- gleichzeitig erfolgt entweder, ausgeführt als Periostdruckmassage, oder als Faszienmassage (Abschn. 13.3) eine Schmerzstimulation in entfernten, nicht oder weniger betroffenen Körperregionen auf der gleichen wie der entgegengesetzten Körperseite.

Des Weiteren werden diese beiden Interventionen durch die auch auf die Schmerzlinderung ausgerichtete passive und aktive Beweglichkeit der Wirbelsäule und/oder der peripheren Gelenke ergänzt, indem die endgradig provozierten Afferenzen aus den Gelenkkapseln ausgenutzt werden und die Schmerztoleranz geschult wird (Abschn. 11.2 und 11.4).

Es resultiert die praktische Frage nach einem zu empfehlenden Reizmuster. Welche Interventionspunkte nah und/oder fern und welche Kombination der Reizungen beim einzelnen Patienten die effektivsten sein werden, kann zz. nicht benannt werden. Das macht eine Standardisierung dieser „Hands-on-Technik" zusätzlich nicht möglich.

13.2.2 Fasziendruckmassage

Die Fasziendruckmassage ist nach der Periostdruckmassage der nächste systematische Baustein mit zentraler und erweitert auch mit peripherer Wirksamkeit. Nachdem die Periostreizung ausschließlich auf die Aktivierung der zentralnervösen Mechanismen der Schmerzlinderung ausgerichtet ist, werden mit der Fasziendruckmassage diese Mechanismen weiterhin stark angesprochen. Die provozierte Schmerzintensität soll gleichfalls bei VAS 8/10 liegen. Zusätzlich werden periphere Wirkungen hervorgerufen. Dies sind die Lösung von Faszienverklebungen, die Durchblutungsförderung und die Anregung des myofaszialen Stoffwechsels mit anti-nozizeptiven Konsequenzen für das Gewebemilieu und den passiven Muskeltonus.

Die Faszienmassage wird mit einer intermittierenden wellenförmigen Druck-Slide-Technik ausgeführt. Es werden die gleichen manuellen Arbeitstechniken wie bei der Periostmassage (Fingerkuppe, Daumen, proximales Interphalangealgelenk, …; Abschn. 13.2) eingesetzt. Massiert wird z. B. über den gesamten Verlauf des ventralen, lateralen und dorsalen Oberschenkels, wobei der lokalisierte Massagedruck vor allem auf das myofasziale Gewebe einwirkt. An der Tibia ist es das Periost. Die folgenden Faszienmassagen mit dem jeweiligen manuellen Stimulationsmodus werden z. B. ausgeführt (Abb. 13.4):

- mit dem proximalen Interphalangealgelenk in maximaler Flexion:
- Oberschenkel ventral und dorsal,
- mit dem Daumen: Oberschenkel lateral, Wirbelsäule paravertebral, Unterschenkel anterior, medial, posterior medial/lateral, Plantaraponeurose.

13.2 Periostdruck-, Faszienmassage und passive Dehnungen nach dem Daase-Konzept

Abb. 13.4 Die Faszienmassage am Beispiel paravertebral und am Unterschenkel ventral

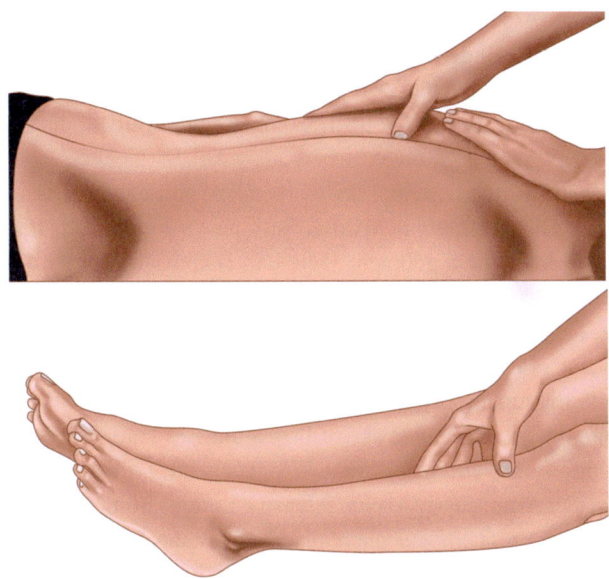

13.2.3 Passive statische und dynamische Kapseldehnungen im Endbereich des ROM

Die Gelenkkapseldehnungen sind Therapiebausteine mit zwei Zielstellungen:

1. Kapseldehnungen durch die Einnahme des maximalen ROM verursachen Sensoraktivierungen in der Kapsel mit u. a. auch anti-nozizeptiver Wirkung und die Schmerztoleranz wird ausgebaut (Abschn. 11.2 und 11.4).
2. Kurzfristig wird infolge der dehnungsbedingt veränderten passiv-mechanischen Eigenschaften der Bindegewebestrukturen (Hysterese) und einer erhöhten Toleranz gegenüber dem Dehnreiz der ROM gesteigert.

Ist das Gelenk schmerzhaft, kann der ROM auch bereits als Ergebnis der Schmerzreduktion durch die Periostreizung und die Faszienmassage vergrößert sein.

Zunächst wird die Beweglichkeit geprüft, um das aktuelle Limit zu erkennen. Ausgehend von diesem Ergebnis erfolgt die passiv-assistive Gelenkführung in den ROM-Endbereich. Dieses Prozedere wird sowohl in den Hauptbewegungsrichtungen, aber auch den zwischen ihnen liegenden Richtungen ausgeführt. Die passiven Gelenkmobilisationen werden erneut mit der Atmung synchronisiert und mit isometrischen Kontraktionen im Sinn der postisometrischen Relaxation kombiniert. Nach einer in der Ausatemphase vorausgehenden maximalen isometrischen Kontraktion über ca. 6–8 s wird mit der Einatmung die Gelenk- oder die Halteposition passiv in eine verstärkte Dehnposition gedrückt.

Die großen Gelenke werden einzeln behandelt und die Wirbelsäule mittels endgradiger Positionierungen. In der Weiterentwicklung erfolgen die Bewegungen in den und im ROM-Endbereich oder den Positionen des Körperstamms auch aktiv. Die Kapseldehnungen können mit der Periostreizung ergänzt werden, um zusätzlich den schmerzhemmenden Effekt auszunutzen.

Am Hüftgelenk und der Wirbelsäule soll das Prozedere beispielhaft beschrieben werden. Das **Hüftgelenk** wird assistiv-passiv in die höchstmögliche Flexion, Außenrotation und Adduktion gebracht. Mit der Daumenkuppe wird der myotendinöse Ansatz des M. gluteus maximus stark gereizt. Der Druckreiz mit der subjektiven Schmerzstärke VAS 8/10 wird in der aufgeforderten Einatemphase ausgeübt. Mit der Ausatmung erfolgt die verstärkte passive Dehnung in Richtung der eingestellten Gelenkposition. Mit der erneuten Einatmung beginnt der nächste Zyklus. Er wird über 2–3 min durchgeführt. Die Dehnung wird durch eine aktive Bewegung des Hüftgelenkes in die Extension, Innenrotation und Abduktion ausgeleitet. Die **Wirbelsäule** wird aus der Bauchlage durch das Aufstützen beider Arme passiv in eine intensive Lordosierung gebracht und der Kopf zusätzlich rekliniert. Der Therapeut unterstützt assistiv die Lordosierung der Wirbelsäule. Er setzt mit dem Daumen während der Einatmung einen schmerzenden Druckreiz (VAS 8/10) auf den Ursprung des M. iliocostalis lumborum. Mit der Ausatmung wird die Extension der Wirbelsäule erweitert, und dieser Zyklus erfolgt gleichfalls über 2–3 min. Zum Abschluss wird der Vierfüßlerstand eingenommen und aktiv die Wirbelsäule flektiert und extendiert.

> **Fazit**
> Die tendinös-periostale Reizung aktiviert den zentralen Mechanismus „Schmerz hemmt Schmerz". Sie erfolgt kleinflächig mit verschiedenen Arbeitstechniken. Hilfsmittel werden nicht eingesetzt. Der Druck wird gleichbleibend, an- und abschwellend, vibrierend und zirkulierend ausgeübt. Es besteht wie bei jeder „Hands-on-Technik" der Nachteil, dass es keine standardisierte und reproduzierbare Therapietechnik ist. Objektive „physikalische Parameter" kennt die therapeutische Praxis nicht. Die Intensität des Drucks, dessen Stabilität, die Wirkrichtungen und die generierten Vibrationen bleiben unbekannt. Der Druck soll über ca. 60–120 s einwirken und Schmerzen von VAS 8/10 auslösen. Es ist eine nozizeptive Stresssituation mit hoher emotionaler Beanspruchung, die Teil der anti-nozizeptiven Gegenregulation ist. Die Reizpunkte befinden sich in allen Regionen des Skeletts. Sie liegen sowohl nah, aber auch entfernt der hauptsächlichen Schmerzquelle, sodass die Reizung im, aber auch außerhalb des betroffenen Segments erfolgt. Der schmerzlindernde Effekt kann generell ausgelöst werden, obwohl das Ausmaß auch lokalisationsabhängig ist.
>
> Die Fasziendruckmassage soll identische Schmerzen auslösen. Sie hat die gleiche zentrale und erweitert eine periphere Wirkung. Peripher werden Faszienverklebungen gelöst, die Durchblutung und der myofasziale Stoffwechsel mit anti-nozizeptiven Konsequenzen gefördert. Sie wird mit einer intermittierenden

> wellenförmigen Druck-Slide-Technik ausgeführt. Massiert wird jeweils über einen Abschnitt einer myofaszialen Kette.
>
> Passive und aktive Kapseldehnungen im ROM-Endbereich aktivieren Mechanoafferenzen mit anti-nozizeptiven Wirkungen zur Entwicklung der Schmerztoleranz und kurzfristig werden die passiv-mechanischen Eigenschaften des Bindegewebes mit erhöhter Toleranz gegenüber Dehnungen verändert. Das aktuelle Bewegungslimit wird ermittelt und die Gelenkführung sowohl in den Hauptbewegungs- und den Zwischenrichtungen ausgeführt. Es erfolgt eine Synchronisierung mit der Atmung und die sogenannte postisometrische Relaxation wird ausgenutzt.

13.3 Das Painlessmotion-Programm nach dem Daase-Konzept und das therapeutische Gesundheitstraining

13.3.1 Painlessmotion-Übungen

Die aktiven Interventionen, hier zusammengefasst als Painlessmotion-Programm, werden unmittelbar mit den schmerzreduzierenden passiven Interventionen Periostdruck- und Fasziendruckmassage entlang von Abschnitten der pedokranialen Ketten kombiniert, oder sie schließen sich direkt diesen Interventionen in der Therapieeinheit an. Painlessmotion weist darauf hin, dass mit den Bewegungsausführungen weiterhin die Beeinflussung der Schmerzen im Vordergrund steht und noch nicht die sensomotorische Koordination und die bewegungsspezifischen oder allgemeinen konditionellen Fähigkeiten. Die bewegungstherapeutischen Belastungen beginnen in Abhängigkeit vom möglichen sensomotorischen Ausführungs- und/oder dem Schmerzniveau assistiv und werden aktiv weitergeführt. Sie sind zugleich die empfohlenen „schmerzbeeinflussenden" Bewegungsübungen im Heimprogramm und sollten täglich in 2 kurzen Einheiten von ca. 10 min ausgeführt werden.

Mit den aktiven sensomotorischen Belastungen startet die sehr langfristige antinozizeptive Reorganisation der Körperperipherie, und die zentrale De-Sensibilisierung soll auf den Weg gebracht werden. Da der therapeutische Weg nur ein sehr lang andauernder Prozess sein kann, erlernt der Patient die Belastungen der „aktiven Sensomotorik", und es wird erklärt, begründet und empfohlen, zum eigenen gesundheitlichen Vorteil die Aktivitäten in den Lebensalltag einzubauen. Von „aktiver Sensomotorik" darf gesprochen werden, weil auch die „passiven", dehnenden Bewegungen im ROM-Endbereich (Abschn. 11.2) pro-priozeptive und nozizeptive Afferenzen hervorrufen, die von den zentralen sensomotorischen Strukturen verarbeitet werden müssen. So werden mit der passiven Bewegungsausführung einerseits die integralen Mechanismen der Schmerzhemmung und der -toleranz beansprucht, und gleichfalls muss die Sensorempfindlichkeit der Muskelspindeln ständig der aktuellen Muskellänge, gleichbedeutend der Gelenkposition, angepasst werden, damit es zu keinen spastischen Reaktionen kommt. Des Weiteren werden die Bewegungen bewusst und können verbalisiert werden, woran alle höchsten cerebralen Strukturen auch der Sensomotorik beteiligt sind. So fordern auch passive Bewegungen das sensomotorische System, ohne dass die extrafusale Muskulatur in Funktion versetzt wird. Psychomotorische Aktivitäten im Sinn des Abwehrverhaltens können je nach Ängstlichkeit und Schmerzauslösung provoziert werden. Die Fortsetzung der Painlessmotion-Sensomotorik ist dann das therapeutische und das präventive Gesundheitstraining (Abschn. 12.3 und 12.4).

Die Grundlage der unter dem Begriff „painlessmotion" ausgeführten Körperhaltungen in den und im vorrangig endgradigen Bewegungsbereich kombiniert mit Muskelkontraktionen im Wechsel mit Relaxationsphasen (postisometrische Relaxation) sind sportmethodische Erfahrungen, praktische subjektive Informationen zur Wirksamkeit sogenannter „komplimentärer Bewegungsprogramme" wie dem Qi-Gong und Ähnlichen und ebenso beobachtete Konsequenzen aus dem bisherigen therapeutischen Vorgehen. Die Erfahrung bezieht sich vor allen Dingen auf die Faktoren Erweiterung des ROM, Abbau von subjektiven myofaszialen Verspannungszuständen, die Linderung von Schmerzen, die Verbesserung der Bewegungsqualität und des allgemeinen Befindens durch die mit hoher Aufmerksamkeit wiederholten Körperhaltungen und systematisch langsam und „mit Bedacht" ausgeführten „korrekten" Bewegungen. Die wichtige und wirksame Funktion der Aufmerksamkeit mit einer gezielten Bewegungsausführung ergibt sich auch aus dem Prinzip des sensomotorischen Lernens. Die ersten Schritte des Lernens benötigen die Konzentration auf den Bewegungsablauf, also eine hohe Aufmerksamkeit als den Mechanismus zur „Filterung" der „wichtigen" Informationen für die Bewegung aus dem afferenten Muster. Die Bewegungsempfindung wird zunächst „bewusst" trainiert und zur Grundlage der bewegungsspezifischen cerebralen Reorganisation, des Lernens. Mit deren Fortschritt kann die Aufmerksamkeit für die gelernte Bewegung oder deren Teilabschnitt erneut abnehmen, denn die bewegungsspezifische strukturelle Adaptation ist zugleich ein Gedächtnisinhalt. Somit ist das Painlessmotion-Programm auf die Qualifizierung einfacher Haltungen und Bewegungen ausgerichtet. Der maximale Bewegungsrahmen wird intensiv ausgenutzt. Deshalb sind Bewegungen in den maximalen ROM-Bereich u.a. ein Element der Schmerzhemmung, denn die endgradigen Gelenkbewegungen und Haltungen sprechen die auch anti-nozizeptiv wirksamen Mechanoafferenzen an. Wie bei allen Dehnprogrammen wird auch die Schmerztoleranz positiv angesprochen (Abschn. 11.2 und 11.4).

Die Painlessmotion-Übungen werden in 2 Gruppen eingeteilt:

1. Soloübungen im Stehen mit sehr geringem sensomotorischen Anforderungsniveau (Basisübungen) und Bewegungsausführungen bis in die endgradigen Positionen
Der Schmerzpatient ist sensomotorisch koordinativ hochgradig dekonditioniert und verfügt entsprechend auch über eine eingeschränkte Körperwahrnehmung. Die Basisübungen haben das Ziel, das Körperbewusstsein, die Wahrnehmung der Körperhaltung und -stellung, zu schulen. Der Patient wird aufgefordert, aufmerksam auf die Position des Kopfes zum Oberkörper, die Haltung des Schultergürtels, die Beckenaufrichtung bzw. das Einnehmen einer „physiologischen" LWS-Lordose, die Beinachse und die Stellung der Füße

zu achten. Ein „Haltungs- bzw. Bewegungsleitbild", was auch den Körperbautyp berücksichtigt, wird vorher als „Zielstellung" mit dem Patienten besprochen. Die Bewegungsausführungen werden mit tiefen Atemexkursionen kombiniert, um während der Haltungen und Bewegungen den Parasympathikotonus zur Reduzierung des vorliegenden hohen Sympathikotonus zu fördern. Der Fokus Bewusstwerden der Körperhaltung, -stellung und der Bewegungsausführungen zielt vor allem auf das „sensomotorische Kompartiment Propriozeption" ab. Das sensomotorische System arbeitet funktionell immer als ein unteilbares System. So gibt es kein pro-priozeptives Training. Das „sensomotorische Kompartiment Motorik" ist vom pro-priozeptiven nicht zu trennen, kann aber durch Lernschritte mit bewusst gesteigerter Aufmerksamkeit akzentuiert gefördert werden. Da der motorische Anteil immer stattfindet und stattfinden muss, um die für die Propriozeption notwendigen Rückinformationen zu generieren, wird der angestrebte Erfolg der Haltung und Bewegung subjektiv einschätzbar und bewertbar.

▶ **Wichtig** Die Propriozeption ist die zeitliche und räumliche Wahrnehmung der Körperhaltungen und dessen Veränderungen während der Bewegungen auf der Basis der protophatischen, epikritischen, optischen und akustischen Sensibilität als Voraussetzung, eine Bewegung beginnen und weiter ausführen zu können und den Bewegungserfolg erkennen zu können.

Bei den Basisübungen handelt es sich um sehr einfache, systematisch langsam nacheinander auszuführende Muskelkontraktionen, Körperhaltungen und Bewegungen bis in die letztendlich maximal dehnenden Körperendpositionen. Die sensomotorischen Aktivitäten bestehen

- in isometrischen und/oder dynamischen Kontraktionen z. B. der Fußmuskulatur (ohne Weiteres vergleichbar dem kurzen Fuß nach Janda) und/oder z. B. der Muskulatur der gesamten unteren Extremität und
- in bewusst ausgeführten „kleinen" Bewegungen von Körperkompartimenten wie z. B. des Beckens, des Schultergürtels, der HWS bzw. des Kopfes usw.

Die 8 Haltungs- und Bewegungsausführungen beziehen alle Körperregionen ein. Systematisch werden alle Gelenke aktiv mit dem Ziel des maximal aktiv erreichbaren ROM in Endposition bewegt. Die Systematik der Bewegungsausführungen beginnt cranial und wird nach caudal fortgeführt. In einer Therapie- oder häuslichen Übungseinheit sollen stets jeweils 8 Wiederholungen mit den Atemexkursionen ausgeführt werden (Lernen, Stabilisieren).

Die Basisübungen sind Interventionen für Patienten mit intensivem Schmerzniveau, nahezu generalisierter Schmerzausbreitung (Fibromyalgie) und multiplen Gelenkbeteiligungen (Polyarthritis) mit erheblichen Einschränkungen des Bewegungsverhaltens sowohl wegen der Schmerzen als auch fortgeschrittener Gelenkfunktionsstörungen. Dem stark beeinträchtigten Schmerzpatienten soll mit den Bewegungsausführungen praktisch demonstriert werden, dass er das Ausmaß von einfachen Bewegungen schmerzadaptiert kontrollieren und bis an die Verträglichkeitsgrenze heranführen kann. Bei weniger ausgeprägter Krankheitssymptomatik können diese Übungen auch übersprungen werden, oder sie werden in der ersten Therapieeinheit „einführend" durchgeführt.

2. 4-Phasen-Dehnübungen
Es werden Haltungen eingenommen und Bewegungsabläufe durchgeführt, die jeweils in 4 sehr konzentriert und ebenfalls langsam auszuführende Abschnitte gegliedert sind. Solche Bewegungsausführungen sind für alle Körperregionen definiert. Es gibt Übungen für die Augenmuskulatur, den Kopf-HWS-Bereich, den Körperstamm und die unteren Extremitäten. Es werden jeweils selbstassistierte passive und aktive Dehnungen, intensive isometrische Kontraktionen mit nachfolgend erneuten Dehnungen und zum Abschluss aktive „kompensatorische" Bewegungen realisiert. Die Ausgangspositionen sind Dehnpositionen von Gelenkketten, die auf einer Matte liegend bzw. kniend oder im Stehen eingenommen werden. Die Dauer jeder Phase basiert auf einer vorgegebenen Anzahl von z. B. 8 bis 10 tiefen Atemzügen, und die phasenhafte Ausführung wird mit dem Atemrhythmus koordiniert. Während der tiefen Ein- und Ausatmung wird die Parasympathikusaktivität gefördert. Die Übungen werden zunächst auf die besonders betroffene Körperregion ausgerichtet, wobei im folgenden Therapieablauf diese Bevorzugung bzw. Einschränkung aufgehoben wird.

▶ **Wichtig** Die Painlessmotion-Bewegungen zielen vorrangig auf zentrale Wirkungen zur anti-nozizeptiven Qualifizierung der Schmerzhemmmechanismen und der Schmerztoleranz, auf die kognitive und emotionale Schmerzverarbeitung und eine bewusste, kontrollierte „einfache" Sensomotorik. Über den Atemrhythmus wird Einfluss auf die neurovegetative Regulation genommen. Die Übungen sollen ein erster wirkungsbasierter Schritt sein, um dem Patienten den Bedarf einer ständigen körperlichen Aktivität als Bestandteil des Alltages zu demonstrieren.

▶ **Wichtig** Die peripheren Wirkungen der Painlessmotion-Bewegungen beziehen sich auf die Beweglichkeit der Gelenke oder Gelenkketten, die passiv-mechanischen Eigenschaften der Bindegewebestrukturen und die Funktion der Faszien als Verschiebeschichten. Mit den Zyklen intensive Muskelkontraktion – Entspannung wird die Durchblutungsregulation gefördert, der Stoffwechsel stimuliert und erneut begonnen, die Muskulatur als Produzent entzündungshemmender Substanzen zu aktivieren. In der Summe alles anti-nozizeptive Zielstellungen.

3. Übungen mit koordinativ komplexeren Bewegungsanforderungen
Diese Übungen folgen dem trainingsmethodischen Prinzip „vom Leichten zum nächstschwierigeren Anforderungsniveau". Die vorrangig auf die u. a. schmerzlindernden endgradigen Körperhaltungen und Bewegungen ausgerichteten sogenannten 4-Phasen-Übungen werden durch gleichgewichtsorientierte und ansteigend koordinativ anspruchsvollere Bewegungsformen erweitert. Die Übungsausführungen sind auf den Einsatz

großer Muskelgruppen zur globalen Aktivierung der pedokranialen Ketten ausgerichtet. Fortschreitend wird ein schmerzadaptiertes Teil- und Ganzkörpertraining unter systematischer Einbeziehung der betroffenen Körperregion angestrebt. Hilfsmittel zur Destabilisierung z. B. des Stehens werden genutzt.

13.3.2 Die gesamte Therapiekette mit dem Gesundheitstraining

Die bisher beschriebenen Schritte Periostdruck-, Faszendruckmassage, passive und aktive ROM-Bewegungen und die die Beweglichkeit und die Körperwahrnehmung fördernden Körperhaltungen und Bewegungen („painlessmotion") beschreiben die sogenannte „Regulative Schmerztherapie" nach dem Konzept von Daase im engen Sinn (Abb. 13.5 und 13.6 oben). Sie wird mit dem therapeutischen Gesundheitstraining fortgesetzt (Abb. 13.6 unten und 13.7) und kann für Körperregionen parallel oder später ganz durch das präventive Gesundheitstraining entweder für Teilkörper- oder auch für alle Körperregionen abgelöst werden. Je nach Schwere des Krankheitsbildes wird aber das therapeutische Training das ständig bestimmende Element sein.

Die Abb. 13.5, 13.6 und 13.7 geben einen Überblick über die gesamte Therapiekette. Die sehr schmerzhafte Reizung des Periosts und der myofaszialen Strukturen sowie die Interventionen zugunsten der Gelenkbeweglichkeit sind durchgängig auf die zentrale Wirkung Stimulation und Entwicklung der Schmerzhemmung und -toleranz ausgerich-

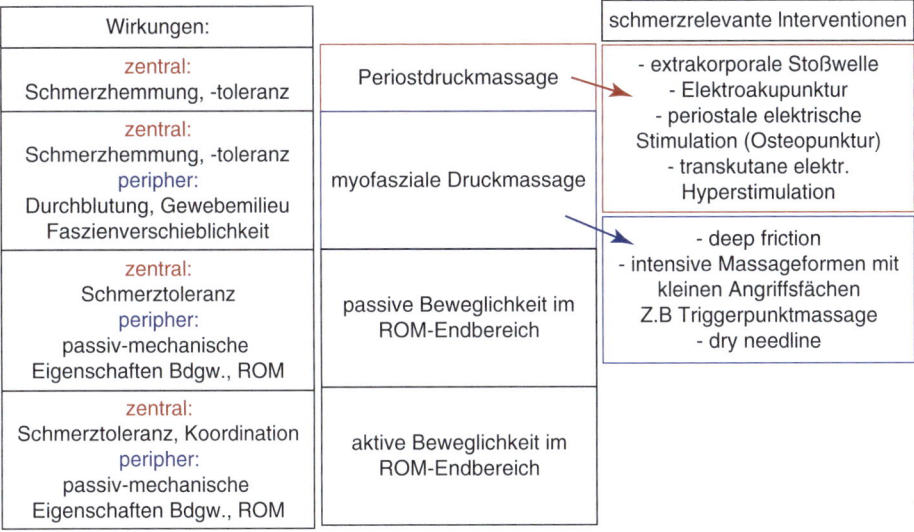

Abb. 13.5 Im mittleren Bereich sind die Interventionen der „Regulativen Schmerztherapie" benannt, links die wesentlichen (nicht vollständigen) Wirkungen und rechts sind Interventionen angegeben, die gleichfalls eine schmerzrelevante Wirksamkeit nach dem Mechanismus „Schmerz hemmt Schmerz" haben

Wirkungen:		vergleichbare Interventionen
zentral: Schmerzhemmung, -toleranz, Koordination i.gesamten ROM peripher: Faszienverschieblichkeit passiv-mechanische Eigenschaften Bdgw., ROM, sehr gering: Stoffw.	4-Phasen Basisdehnubungen 4-Phasen-Dehnungen (dehnende Ausgansposition, Kontraktion–Relaxation mit Dehnung–kompensierende Gegenbewegung und Haltung)	passive und aktive Dehnungen nach unterschiedlichen Mode
zentral: Koordination (Qualifikation Ziel-, Stützsensomotorik), Integration Schmerzhemmung peripher: Faszienverschieblichkeit passiv-mechanische Eigenschaften Bdgw., ROM, Durchblutung, Stoffwechsel Gewebemilieu, Gelenkfüssigkeit	koordinative Bewegungen (Balance, pedo-kraniale Ketten koordinative Vorbereitung des Krafttrainings ohne / mit Hillfsmittein / Geräten	alle, auf das bewegungsspezifische Qualifizieren order Erlernen der posturalen Mechanismen ausgerichteten Bewegungsausführungen

Abb. 13.6 Die Basisdehn- und die 4-Phasen-Dehnübungen wirken über die Gelenkkapselafferenzen und die zentrale Wirkung der Schmerztoleranz schmerzhemmend

Wirkungen:	Therapeutisches Gesundheitstraining modifiziert durch Stand Pathogenese / Belastbarkeit	
zentral: Durchblutung, Protektion, Schmerzhemmung peripher: aerobe Kapazität (Regeneration!), Durchblutung, Gewebemilieu, Entzündungsmilieu (Myokine), cross talks (u.a. Gehirn!),	Ausdauer	- Gehen / Laufen - Fahrrad - Crosstrainer - Rundern - Handkurbel - Schwimmen
zentral: Schmerzhemmung, -toleranz peripher: Durchblutung, Gewebemilieu, Bdgw-strukturen, aerobe Kapazität Entzündungsmilieu (Myokine), cross talks (u.a. Gehirn!),	Kraft	alle Körperregionen! - Kraftausdauer ohne / mit Hilfsmitteln (z.B. Theraband) / Geräten

Abb. 13.7 Das therapeutische Gesundheitstraining wird mit allen möglichen Bewegungsarten des Ausdauertrainings und dem an den Stand der Pathogenese und der Belastbarkeit angepassten Krafttraining im Kraftausdauerbereich ausgeführt

tet. Die Massage hat peripher Einfluss auf die Durchblutung und damit das interstitielle Gewebemilieu. Die Beweglichkeitsanforderungen beeinflussen je nach Dauer und Häufigkeit der Ausführung für einen jeweils kurzen Zeitraum die passiv-mechanischen Eigenschaften der Bindegewebestrukturen (Hysterese; Abschn. 11.2). Wegen der Hysterese entladen die Mechanorezptoren gering später bzw. erreichen später die maximale Entladungsrate. Die durch diese Informationen als auch durch die der Nozizeptoren entstehende ziehende Schmerzempfindung entsteht bei leicht höherem Gelenkwinkel, und ebenfalls ist die zentrale Toleranz erhöht. Der ROM wird größer. Die Aktivierung des „Schmerz-hemmt-Schmerz-Mechanismus" ist auch eine wesentliche Komponente weiterer therapeutischer Interventionen. Diese sind in der Abb. 13.5 auf der linken Seite benannt. Auch andere schmerzhafte Massageformen beanspruchen diesen Mechanismus und wirken mit allen daraus folgenden Effekten auch durchblutungsfördernd.

Die 4-Phasen-Dehnübungen (Abb. 13.6) sind die Fortsetzung der passiven und aktiven Bewegungsausführungen einzelner Gelenke oder Gelenkketten. Durch den Kontraktions-Relaxations-Zyklus soll der Dehnreiz in der Relaxationsphase weiter gesteigert werden. Es erfolgt zugleich eine Synchronisation mit einem tiefen, langsamen Atemrhythmus zur Stimulation des Parasympathikus, was über den in Wechselbeziehung abfallenden Sympathikotonus einen Einfluss auf die kardiale und vaskuläre Funktion hat. Die Wirkungen der als „painlessmotion" beschriebenen Dehnübungen können auch mit weiteren Dehntechniken hervorgerufen werden (Abb. 13.6 rechts).

Das therapeutische Gesundheitstraining (Abb. 13.7) nutzt alle Arten des Ausdauertrainings. Grundsätzlich immer und je nach der Generalisierung des Krankheitsbildes im Speziellen gilt es, den entsprechenden aeroben Muskelstatus in allen Körperregionen zu verbessern. Die strukturelle und funktionelle Basis der Durchblutung und das damit verbundene anti-nozizeptive interstitielle Gewebemilieu sind wesentliche Faktoren der peripheren Sensibilisierung. „Eine relative Ischämie verursacht Schmerzen". Des Weiteren verursachen die Muskelaktivitäten des Ausdauertrainings die Produktion von Myokinen, wovon dessen generalisierte anti-entzündliche Wirkungskomponente aus der Sicht des Schmerzpatienten besonders wertvoll ist. Ebenso ist die Neuroprotektion infolge des Muskel-Gehirn-Crosstalks (Abschn. 12.3) hervorzuheben. Die letztgenannte Wirkungskomponente wird noch durch die Vasogenese besonders auch im motorischen Cortex ergänzt. Ausdauertraining entwickelt nicht nur in der Skelettmuskulatur, sondern auch im Gehirn die Gefäßinfrastruktur der Mikrozirkulation. Das mit den verschiedenen Belastungsarten realisierte Ausdauertraining ist auch für die Gelenke der jeweils beteiligten pedokranialen Ketten sehr wichtig. Die zyklischen Bewegungen sind der adäquate Reiz für die Produktion der Gelenkflüssigkeit als dem Nährmedium des Knorpels. Das der zentralen Belastbarkeit, u. a. gegeben durch die Anstrengungstoleranz, und insbesondere der Belastbarkeit der bindegewebigen Strukturen angepasste Krafttraining wird zunächst im geringen bis mittleren Kraftausdauerbereich ausgeführt. Diese Belastungsform verbessert wie auch das Ausdauertraining die Versorgungsinfrastruktur des Bindegewebes. Sofern verträglich, kann nach einem entsprechenden Belastungsaufbau auch „dosiert im Anschlussbereich" für das Maximalkrafttraining gearbeitet werden. Das Krafttraining regt wie das Ausdauertraining die Myokinproduktion an.

Nicht in den Abbildungen dargestellt kann bei entsprechendem Verlauf das therapeutische in das präventive Gesundheitstraining übergehen. Beide unterscheiden sich eigentlich nur in der Dosierung der Belastungen. Im therapeutischen Training muss die Dosierung nach den krankheitsbedingten Bedingungen erfolgen, und im präventiven können die sportwissenschaftlich aufgezeigten effektiven Dosierungen zur Anwendung kommen. Da es beim Bestehen chronisch degenerativer Erkrankungen und ihrer Fortentwicklung zur chronischen Schmerzerkrankung keine restitutio at integrum geben kann, wird es sich durchgängig um das therapeutische Gesundheitstraining handeln.

Fazit
Das auf Dehnungen ausgelegte Painlessmotion- Programm ist auf die Schmerzlinderung ausgerichtet. Es ist auch das Heimprogramm. Damit startet die langfristige anti-nozizeptive Reorganisation der Körperperipherie und die zentrale De-Sensibilisierung. Es fördert die Beweglichkeit und darüber die Schmerztoleranz, beeinflusst myofasziale Verspannungen über die Durchblutung und das allgemeine Befinden. Eine erste Gruppe sehr einfacher Basisübungen ist für schwer Schmerzerkrankte konzipiert. die zweite wird durch Übungen für alle Körperregionen gebildet.

Painlessmotion zielt vorrangig auf die anti-nozizeptive Qualifizierung der Schmerzhemmmechanismen und der Schmerztoleranz, auf die kognitive und emotionale Schmerzverarbeitung und eine bewusst ausgeführte und kontrollierte „einfache" Sensomotorik. Über den Atemrhythmus wird Einfluss auf die neurovegetative Regulation genommen. Peripher werden die Beweglichkeit, die passiv-mechanischen Eigenschaften des Bindegewebes, die Faszien als Verschiebeschichten und die Durchblutung angesprochen. In der Summe anti-nozizeptive Zielstellungen.

Es schließen sich sensomotorische Bewegungsanforderungen zur Schulung der posturalen Regulationen an. Parallel oder sequenziell beginnt das therapeutische Gesundheitstraining für alle Körperregionen. Es nutzt alle Arten des Ausdauertrainings. Die Durchblutung und das interstitielle Gewebemilieu sind Faktoren der peripheren Sensibilisierung. Ausdauertraining entwickelt die Gefäßinfrastruktur der Mikrozirkulation in der Skelettmuskulatur und im Gehirn. Die Myokinen mit der generalisierten anti-entzündlichen Wirkungskomponente sind für Schmerzpatienten besonders wichtig. Der Muskel-Gehirn-Crosstalk wirkt neuroprotektorisch. Das Krafttraining wird zunächst im Kraftausdauerbereich durchgeführt. Die Dosierung erfolgt in Abhängigkeit von der „zentralen" Belastbarkeit, gegeben durch die Anstrengungstoleranz, und der „peripheren", gegeben durch die der bindegewebigen Strukturen. Die Versorgungsinfrastruktur wird verbessert, und die Myokine werden stimuliert. Je nach Klinik und Verträglichkeit kann ein Belastungsaufbau in Richtung Maximalkraft stattfinden.

Literatur

Alonso-Blanco C, Fernández-de-las-Peñas C, Morales-Cabezas M, Zarco-Moreno P, Ge HY, Florez-García M. Multiple active myofascial trigger points reproduce the overall spontaneous pain pattern in women with fibromyalgia and are related to widespread mechanical hypersensitivity. Clin J Pain. 2011;27(5):405–13. https://doi.org/10.1097/AJP.0b013e318210110a.

Battaglia PJ, D'Angelo K, Kettner NW. Posterior, lateral, and anterior hip pain due to musculoskeletal origin: a narrative literature review of history, physical examination, and diagnostic imaging. J Chiropr Med. 2016;15(4):281–93. https://doi.org/10.1016/j.jcm.2016.08.004. Epub 2016 Oct 21.

Castro-Sanchez AM, Garcia-Lopez H, Mataran-Penarrocha GA, Fernandez-Sanchez M, Fernandez-Sola C, Granero-Molina J, Aguilar-Ferrandiz ME. Effects of dry needling on spinal mobility and trigger points in patients with fibromyalgia syndrome. Pain Physician. 2017;20(2):37–52.

Dor A, Kalichman L. A myofascial component of pain in knee osteoarthritis. J Bodyw Mov Ther. 2017;21(3):642–7. https://doi.org/10.1016/j.jbmt.2017.03.025. Epub 2017 Apr 6.

Fernández-de-Las-Peñas C, Arendt-Nielsen L. Myofascial pain and fibromyalgia: two different but overlapping disorders. Pain Manag. 2016;6(4):401–8. https://doi.org/10.2217/pmt-2016-0013. Epub 2016 Jun 14.

Jordan S, Hoebel J. Gesundheitskompetenz von Erwachsenen in Deutschland. Ergebnisse der Studie „Gesundheit in Deutschland aktuell" (GEDA). Bundesgesundheitsbl. 2015;58:942–50. https://doi.org/10.1007/s00103-015-2200-z. Online publiziert: 31. Juli 2015, Springer-Verlag, Berlin/Heidelberg 2015.

Shmushkevich Y, Kalichman L. Myofascial pain in lateral epicondylalgia: a review. J Bodyw Mov Ther. 2013;17(4):434–9. https://doi.org/10.1016/j.jbmt.2013.02.003. Epub 2013 Apr 21.

Stichwortverzeichnis

A

Achillodynie chronisch
    Mechanismus Schmerz hemmt Schmerz 185
    zentrale Sensibilisierung 184
Aerobe Belastung
    Stimmung und Kreativität 357
Allgemeinanamnese 388
Alterungsprozess
    Sympathikotonie 54
Anamnese
    Grundsatz 387
    körperliche Aktivitäten 389
Angiogenese
    Arthrose 64
Angst
    Faktor der Schmerzintensität 295
Anstrengung
    wiederkehrendes Therapieelement 292
Anstrengungsgrad
    ADL-Aktivitäten 314
Arthrose
    Adipositas 27
    Entzündungen 250
    Kindes- und Jugendalter 26
    sensomotorisches System 245
Ausdauer
    Synonym für 341
Ausdauertraining
    Antioxydans 332
Autonomes Nervensystem
    nozizeptive Stressoren 52
    primäre Osteoarthritis 63
A-δ-Faser
    Schmerzwahrnehmung 105

B

Baroreflexsensitivität
    autonomes Nervensystem 53
Beanspruchungsform
    Ausdauer 322
    Kraft 322
    sensomotorische Koordination 321
Befund
    Beweglichkeit 393
    Bewegungsverhalten 393
    Gewebestatus 396
    myofasziale Dysbalancen 395
    Palpation 396
    Status Stütz- und Bewegungsapparat 395
    tender points 392
    trigger points 392
Befundaufnahme
    manuelle Untersuchung 392
Belastbarkeit 6, 26
    Dekonditionierung 79
    Fehl- und Überernährung 7
    Reparaturkapazität 79
Belastungsaufbau 291
Bewältigungsstrategie
    Prognose 170
Beweglichkeit 324
    aktiv 324
    passiv 324
Bewegungshandlung
    dynamischer Ansatz 320
Bewegungsmangel 5
    Wirkungen 7
Bindegewebsstruktur
    Beanspruchungsschwelle 350

Biopsychosoziales Konzept 51
Bone-brain cross talk 351
Bone-muscle-fat-organe cross talk 352
Bone-muscle talk 353

C

Cerebrale Reorganisation 169
Cerebrale Sensibilisierung
   ähnliche Klinik 291
   eigenständige Schmerzerkrankung 28
C-Faser
   Schmerzwahrnehmung 105
Chronisch degenerative Erkrankung
   diseasome of physical inactivity 10
   disuse syndrome 8
   Gehirn 10
   Office-Syndrom 9
   Risikofaktoren 3
   Risiko für weitere 11
   Schmerzen 14
   sedentary death syndrome 8
Chronische Erkrankung
   Disposition 5
Chronischer low back pain 30
   zentrale Sensibilisierung 177
Chronischer Schmerz
   Entwicklung Disposition 52
   physische Belastung 367
   Sympathikusaktivität 185
Chronischer Schmerzpatient
   Zustand 309
Chronischer Schulterschmerz
   zentrale Sensibilisierung 182
Chronische Schmerzerkrankung
   Faktoren 356
Chronisches Ermüdungssyndrom
   physische Belastung 366
Chronisches regionales Schmerzsyndrom 31
Chronisches Schmerzsyndrom 3
Chronisch myofaszialer Schmerz
   Sympathikusaktivität 53
Complex regional pain syndrome
   Sympathikotonus 62
Compliance 24
Conditioned pain modulation 44, 48, 167
   Biomarker 169
   Confounder 146
   Definition 93

Diagnostik 96
Diagnostikmodus 145
   neuropathischer Schmerz 104
   paralleler Diagnostikmodus 145
   Prognosemöglichkeiten 144
   Prognostik 170
   psychophysisches Wahrnehmungs- und
      Verhaltenskorrelat 94
   sequenzieller Diagnostikmodus 145
   Therapieinterventionen 94
Counter-irritation 43, 44
   Entwicklung der Erkärung 45
   Heilverfahren 45
   Lehre 44
   spinobulbospinale Loops 48
Counter-stimulation 43
Coxarthrose
   physische Belastung 365
CPM-Diagnostik
   Beispiele Testdesign 149
   diagnostische Reflexe 148
   diagnostische Schmerzstimuli 147
   konditionierende Schmerzstimuli 146
   Reliabilität 150
CPM-Effekt
   EIH-Effekt 151
CPM und EIH
   Interaktionen 120
   Wechselbeziehungen 120
Cross talk 84
   Myokine 12

D

Degenerative Arthrose
   Verlaufsform der Arteriosklerose 14
Dekonditionierung
   Gehirn 79
Dekonditionierungszustand 82
Diabetogene Stoffwechsellage
   Arthrosen 14
Diagnostiktool
   conditioned pain modulation 143
   Offset-Analgesie 152
Diffuse noxious inhibitory control 44, 96
   Mechanismus 47
Diseasome of physical inactivity 76, 214
   Zusatz Osteoarthrosen 12
Disuse syndrome 76, 214

Dry needling
  anti-nozizeptive Fernwirkungen 237
  Durchblutung 236
  Fibromyalgie 238
  interstitielles Milieu 237
  Schmerz hemmt Schmerz 235
  Triggerpunkte 235
  Wirkmechanismen 236
Durchblutung
  periphere Sensibilisierung 268
Dysbalance
  Stütz- und Bewegungssystem 6

E
Eigenanamnese 388
EIH-Beanspruchung
  Trainingszeitraum 290
EIH-Training 314
Elektroakupunktur
  anti-nozizeptive Mechanismen 233
  Opioide 233
  Schmerz hemmt Schmerz 232
Ellenbogengelenk
  Sensorversorgung 248
Endocannabinoides System
  trainingsmethodische Parameter 199
Endogene Analgesie 93
Energiestoffwechsel
  Ausdauer 322
  Kraft 322
Epigenetischer Faktor
  muskuloskelettale Schmerzerkrankung 213
Epigenetischer Mechanismus
  Schmerzen 214
Erholungsfähigkeit
  physisch fordernde Berufe 5
Erkrankung
  rheumatischer Formenkreis 25
Ermüdung
  Faktor myoskelettaler Erkrankungen 5
Ernährung
  Fibromyalgie 361
  muskuloskelettale Erkrankungen 359
  Osteoarthritis 361
  vollwertig 359
Ernährungsberatung
  Instrument Gesundheitsstatus 360
Ernährungsverhalten

  chronische muskuloskelettale
    Schmerzen 362
Exercise induced hypoalgesia 290
  alte Menschen 110
  anti-nozizeptive Mechanismen 112
  Arthrosen 296
  autonomes Nervensystem 116
  Belastungen und Intensitäten 113
  blood flow restriction 113
  cannabinoides und opioides System 116
  conditioned pain modulation 110, 295, 297
  Definiton 110
  Diabetes mellitus Typ II 301
  Diagnostikmodus 158
  Dosierung Schmerzpatienten 293
  Dosis-Wirkung 202
  endocannabinoides System 115, 198
  Fibromyalgie 298
  Genetik 119
  HPA- und HPG-Achse 117
  hypertension-associated hypoalgesia 122
  Mechanismen 111
  Mechanismus 197
  muskuloskelettale Schmerzen 293
  Neuropathie 201
  psychologische Merkmale 293
  rheumatoide Arthritis 300
  Schmerzhemmmechanismen 200
  Schmerzpatienten 110
  Senioren 303
  Teilkörperbelastungen 112
  Therapieintervention 113
  Trainingsreiz 293
  Training und Effektstärken
    Gesunde 205
  Ursachengefüge 200
Extrakorporale Stoßwelle
  Schmerz hemmt Schmerz 238
  Wirkmechanismen 239

F
Facettengelenk
  arthrotische Entwicklungen 78
Fähigkeit 321
  konditionell 321
  koordinativ 321
Faktor Ernährung 358
Familienanamnese 389

Fasziendruckmassage
  Praxis 408
Fertigkeit 317, 321
Fett-Gehirn-Crosstalk 349
Fibromyalgie 31
  Ermüdung 35
  Ernährung 363
  Gehirn 180
  Opioide mit paradoxer Wirkung 179
  Pathophysiologie 63
  physische Belastung stark wirksam 364
  sympathisch vermitteltes
    Schmerzsyndrom 63
  zeitliche Summation 106
  zentrale Sensibilisierung 32, 179
Fitness
  Mortalität 340
Flaggensystem 227
Freie Nervenendigung 244

G
Gehirnfunktion
  Schmerzpatienten 357
Gelenkkapsel
  Nozizeptoren 245
Gelenkkapseldehnung
  Zielstellungen 409
Gelenkmobilisation
  Schmerzhemmung 251
Gelenkstruktur
  Innervation 243
Genetischer Marker
  muskuloskelettale Schmerzerkrankung 213
Genussgift 360
Gesundheit
  Faktor Ernährung 358
Gesundheitskompetenz 4
Gesundheitstraining 218
  Alterungsprozess 329
  Ausdauertraining 330
  Definition 313
  eigener Vorteil 358
  Interventionen 315
  Krafttraining 333
  Lerntraining 328
  therapeutisch 417
Gesundheitszustand
  Promotoren 75
Golgi-ähnliche Endigung 244

H
Handgelenk
  Sensorversorgung 248
Hands-on-Technik
  Nachteil 399
Herzschlagfrequenzvariabilität
  autonomes Nervensystem 53
Heterotopic noxious counter-stimulation 47
Hüftgelenk
  Sensorversorgung 249
Hypertension-associated hypoalgesia 52
  Auto-Algometrie 159
  Diagnostikmodus 159
  pulpar test 159
  Schmerzen 186

I
IGF-1
  Superfamilie 344
Inhibitory conditioned pain modulation 48
Interstitium 341
Interventionspunkt
  Auswahl 406

J
Jetztanamnese 390

K
Kalorische Restriktion
  Alterungsprozess 360
Katastrophisieren
  Prognose 170
Kinesiophobie
  muskuloskelettale Schmerzen 295
Kniegelenk
  Beispiel nervale Funktionen 245
  Sensorversorgung 249
Knochenfestigkeit 350
Knochenmineraldichte 350
Körperliche Aktivität
  nicht pharmakologische
    Intervention 291
Körperstruktur und -funktion
  pathophysiologisch 14
  physiologisch 14
Kognitive Verhaltenstherapie
  Schmerzerkrankung 356

L

Langzeitpotenzierung 320
Lebensprozess
   energieabhängig 340
Lebensstil
   Risikofaktoren 3
Lebensstil aktiv
   cerebraler Antrieb 358
Lebensstilfaktor
   Ernährung 359
Leber-Gehirn-Crosstalk 349
Leistungsfähigkeit physisch
   Knorpelentwicklung 27
Lernen
   somatotope Repräsentation 318
   synaptische Plastizität 318
Lernprozess
   sensomotorisch 317
Lernprozess implizit
   Krankheit, Verletzung, Alter 319
Lifestyle network 3
Limbisches System 24
Low back pain
   Lebensstilfaktoren 60
   physische Belastung Empfehlung 365
Low back pain chronisch
   4 Cluster 176
   neuropathische Schmerzen 177
   paravertebrale Muskulatur 176
   zentrale Sensibilisierung 177
Low-inflammatory diet 364

M

Maitland 251
Massage 269
   anti-nozizeptiver Effekt 272
   Durchblutung 270
   Steifigkeit myofasziales
      Gewebe 273
   Wirksamkeit generalisiert 264
   Wirksamkeit kurz 260
Massagetechnik
   Hilfsmittel 263
Massagetherapie
   evidence map 260
McKenzie 252
Metabolische Osteoarthrose 79
Meta-inflammation 12
Mikrozirkulation
   Knochen 13
   Schulter-Nacken-Schmerzen 65
Mobilisation
   cervikogene Schmerzen 254
   chronischer LBP 253
   Gonarthrose 255
   passiv mechanische Eigenschaften 258
   patellofemorale Schmerzen 255
   physiologische Wirkprinzipien 256
Mulligan 252
Muscle-bone cross talk 350, 352
Muskelaktivität
   anti-nozizeptive Substanzen 199
   Appetithemmer 349
   BDNF-Produktion 349
   Belastbarkeit des Skeletts 349
   essenzieller Stimulator 15
   Gehirnleistung 347
   muscle-brain cross talk 347
Muskelenergietechnik
   Wirksamkeit 261
Muskelkater
   Gewebeschäden 263
Muskelkontraktion
   Myokine 346
Muskelschmerz
   sympathische Aktivität 58
Muskelstatus
   Schmerzen und Funktion 308
Muskeltonus 252
Muskuloskelettaler Schmerz
   genetischer Marker 213
Muskuloskelettale Schmerz
   kognitive Funktionen 294
Myofascial-Release-Technik
   Wirksamkeit 261
Myofaszialer Schmerz
   limbisches System 56
Myofaszialer Status 392
Myofasziales Schmerzsyndrom
   Sympathikotonus 65
Myokine
   cross talks 12
   Wirkungen 346

N

NEMEX 290
Nozizeption
   Bewegungsapparat 267

Nozizeptive C-Faser
  3-fach-Funktion 343

O

Office-Syndrom 13, 214
Offset-Analgesie
  conditioned pain modulation 102
  Definition 102
  Diagnostikmodus 153
  neuropathischer Schmerz 104
Osteoarthritis
  Ernährung 362
  physische Belastung 365
Osteoarthrose
  bildgebend 175
  conditioned pain modulation 174
  quantitative sensorische Tests 176
  Schmerzsystem reaktionsfähig 176
  zentrale Sensibilisierung 173
Osteocalcin
  modelling und remodelling 349
  Wirkungen 353
  Wirkungen Gehirn 351

P

Pacini corpuscle 244
Painlessmotion 411
  2 Übungsgruppen 412
  Ziel – Wirkungen 412
Parasympathikotonus
  Lebensqualität 61
Pathogenese
  chronisch degenerative Erkrankungen 11
  chronische Schmerzen 215
  Linie Arthrosen 84
  Linie diseasome of physical inactivity 84
  periphere Sensibilisierung 85
  zentrale Sensibilisierung 86
Pathogenetische Kette
  Ausgangspunkte 81
  chronisch degenerative Erkrankungen 80
Periost
  Innervation 225
Periostale elektrische Stimulation
  Schmerz hemmt Schmerz 229
Periostbehandlung
  conditioned pain modulation 48

Periostdruckmassage
  Drucktechniken 400
  Interventionspunkte 402
  Methodik 399
  nicht ursächlich wirksam 399
  nozizeptive Stresssituation 400
  passiver Baustein 226
  vergleichbare Interventionen 229
  Wirkungen physiologisch 228
Periostmassage
  Schmerz hemmt Schmerz 225
Periostreizung
  rheumatoide Arthritis 29, 30
  Schmerzminderung 228
Peripherer Schmerzgenerator 217
Periphere Sensibilisierung 3, 14
  Sympathikotonie 55
Persistent systemic low grade inflammation 11
  Knochen 13
  Maladaptationen 16
Physical inactivity network 3
Physiotherapeutische Intervention
  conditioned pain modulation 48
Physische Belastung
  Erwachsenenalter 81
  Genetik 9
  Gesundheitskompetenz 4
  Kindes- und Jugendalter 81
  Reorganisation 357
  Therapieempfehlungen 308
Physische Inaktivität
  Interaktion Alterungsprozess 6
  Kindes- und Jugendalter 6
Physisches Training
  emotionaler Zustand 358
PNF-Dehntechnik 252
Präfrontaler Cortex
  Schmerzkontrolle 200
Prävalenz
  chronische Schmerzen 17
  muskuloskelettale Erkrankungen 17
Primäre entzündliche
  Erkrankung 25
Primäre nicht entzündliche Erkrankung 26
Psychophysische Belastbarkeit
  dynamisches Produkt 78
  kein Messwert 77
Psychophysische Entwicklung
  Kind und Jugendlicher 73

Stichwortverzeichnis

R

Regulative Schmerztherapie
  Abgrenzung 219
  Begriff unkorrekt 219
  Definition 217
  Komponenten 219
  passive Elemente 217
  Periostmassage 228
  Therapiekette 415
Reorganisation funktionell
  Mechanismen 320
Resilienz 24
Rheumatische Arthritis
  Ernährung 363
Rheumatoide Arthritis 29
Rheumatologische Erkrankung
  physische Belastung 367
RIII-Flexorreflex
  Definition 106
  Diagnostikmodus 156
  Feedbacktraining 108
  Gonarthrose 108
  Stress 107
RIII-Reflex 97
Rückenschmerz
  unspezifisch 30
Ruffini corpuscle 244

S

Sauerstoffdefizit
  Wirkungen 268
Schmerz
  Antizipation 99
  Faktoren 24
  Gehirn 215
  myofaszial-skelettal 34
  Sinnesmodalität 98
  Stresssysteme 24
Schmerz chronisch
  Entzündungen 28
  Prävalenz 216
  prevalence ratio's 339
Schmerzerkrankung
  gemeinsame Merkmale 4
  hinzukommende Erkrankung 171
Schmerzhemmkapazität
  Diagnostik 137
  diagnostische Tools 142

Einflussfaktor Alter 137
Einflussfaktoren 137
Einflussfaktor Geschlecht 138
Einflussfaktor Hormonsystem 139
Einflussfaktor physische Aktivität 140
Einflussfaktor psychischer Zustand 139
Einflussfaktor Schlaf 138
Schmerzhemmung
  Locus caeruleus 98
  Ncl. reticularis dors. medullaris 98
  rostrale ventromediale Medulla (RVM) 98
Schmerzintensität
  Effektivität der Intervention 292
Schmerzkontrolle endogen
  Schmerzpatienten 167
Schmerzkrankheit
  autonome Balance und HPA-Achse 52
  Faktoren des Risikos 140
Schmerzlindernde Diät 363
Schmerzmatrix 23, 56
Schmerzmodulation
  Gesunde 142
  Hirnstamm 98
  periaquäduktales Grau (PAG) 98
  positive Faktoren 144
  Schmerzpatienten 142
Schmerzsyndrom
  Hauptursache 214
  Körperhomöostase 53
Schmerztherapie
  Therapiephasen 364
Schmerztoleranz
  Belastungsintensitäten 112
  Dehnungen 257
Schmerztyp 24, 27
Schmerzwahrnehmung 167
Schnelligkeit 322
Schnellkraft 323
Schultergelenk
  Sensorversorgung 248
Schulter-Nacken-Schmerz 65
Sendentary death syndrome 76, 214
Sensibilisierung 100
  chronische Schmerzen 168
Sensomotorische Aktivität
  essenzieller Realisationsfaktor 73
  Muskelstatus 76
  Prävention und Therapie 74
  psychophysische Entwicklung 74

Sensorentladung
   Gelenkposition 244
Sensorklasse 244
Sensorversorgung
   Facettengelenke 246
Sinus tarsi
   Sensorversorgung 250
Sitzen-Syndrom 214
Somatosensorisch evoziertes Potenzial
   Definition 109
   Diagnostikmodus 158
Sozialanamnese 389
Sprache
   Wahrnehmung 73
Stress
   Verarbeitung 23
Sympathikotonus
   Fibromyalgie 60
   low back pain 58
Sympathikusaktivität
   motorische Endplatten 57
   Schmerzintensität 57
   zentrale Sensibilisierung 63
Sympatholyse 342
   chronisch myofasziale Schmerzen 54
   Mechanismus 54
Systemtheorie 51
   Bewegungssegment 51
   Mikrozirkulation 51

T
Tender point 34
Tendinopathie
   Gehirn 182
   periphere Sensibilisierung 181
Testosteron
   Schmerzgeschehen 346
   Wirkungen 345
Therapeut
   Verantwortung 4
Therapeutisches Gesundheitstraining 16, 311
   Säulen 316
Therapeutisches Training 9
Tiefe Querfriktion
   Schmerz hemmt Schmerz 239
Training

   Definition 218
   kein Privileg des Leistungssports 218, 312
   pädagogischer Prozess 314
   Patient 218
   Sport und Therapie 312
   Therapieschritte 316
Training von Gesunden 366
Training von Patienten 366
Transkutane elektrische Hyperstimulation
   Schmerz hemmt Schmerz 234
Triggerpunkt 55
   autonome Regulationsstörungen 55
   Fibromyalgie 32
   interstitielles Milieu 56
   tender point 33
Triggerpunkte
   neurophysiologische Verknüpfungen 237
Triggerpunktkompression
   neurovegetatives Gleichgewicht 57
Triggerpunktmassage
   Schmerzlinderung 271
Tuning curve
   Neurone 320

U
Untersuchung
   Grundsatz 388
Utah-Paradigma 350

V
Verlernen 318

W
Wachstumshormon
   Wirkungen 344
Weichteilintervention
   Durchblutung 262
Wolff-Gesetz 350

Z
Zeitliche Summation
   Definition 105
   Diagnostikmodus 154

Zentrale PNP 311
Zentrale Schmerzsensibilisierung
 ausgeweitet 101
Zentrale Sensibilisierung 23, 100, 167
 Disposition 3

Funktionsstörungen 172
kognitive Funktionen 312
Maladaptation des Gehirns 14
MRI 169